U0259634

"十三五"国家重点图书出版规划项目

国家出版基金项目
NATIONAL PUBLICATION FOUNDATION

盱江

医学医案精选

XUJIANG YIXUE YIAN JINGXUAN

盱江医学（分科研究第一辑）

徐春娟 陈 荣 主编

江西科学技术出版社

图书在版编目(CIP)数据

盱江医学医案精选 / 徐春娟,陈荣主编. -- 南昌 : 江西科学技术出版社,2020.12

(盱江医学 / 陈明人主编. 分科研究. 第一辑)

ISBN 978 - 7 - 5390 - 7611 - 9

Ⅰ.①盱…　Ⅱ.①徐…　②陈…　Ⅲ.①医案 - 汇编 - 抚州 - 古代　Ⅳ.①R249.1

中国版本图书馆 CIP 数据核字(2020)第 243827 号

国际互联网(Internet)地址:

http://www.jxkjcbs.com

选题序号:ZK2020327

图书代码:D20012 - 101

出 品 人:温　青

策划编辑:张　旭

责任编辑:王凯勋　李智玉

责任印制:夏至寰

盱 江 医 学 医 案 精 选

XUJIANG YIXUE YIAN JINGXUAN

徐春娟　陈荣　主编

出版 发行	江西科学技术出版社有限责任公司
社址	南昌市蓼洲街 2 号附 1 号
	邮编:330009　电话:(0791)86615241　86623461(传真)
印刷	雅昌文化(集团)有限公司
经销	各地新华书店
开本	710mm×1000mm　1/16
字数	560 千字
印张	34.25
版次	2020 年 12 月第 1 版　2020 年 12 月第 1 次印刷
书号	ISBN 978 - 7 - 5390 - 7611 - 9
定价	140.00 元

前　言

　　"邺水朱华,光照临川之笔"。盱江(又称抚河)流域位于江西东部,古属临川郡。江西文化源远流长,而盱江流域自唐宋以来一直是我国南方的文化发达地区。盱江两岸,土地肥沃,物产富饶,水陆交通便利,经济文化发达,印刷业昌盛。临川因此被称为"才子之乡",又有"临川才子金溪书"之说。据相关研究,我国历代举办了195次科举考试,其中有临川籍731人高中进士。列入《中国历代名人辞典》的临川鸿儒达100多人。唐宋八大家,盱江地区占王安石、曾巩两大家。"宋词四开祖,临川有两晏",其中晏殊被称为"北宋前期一代词宗"。明代临川汤显祖被称为"东方莎士比亚"。可见当地名儒巨公,不可胜数,盱江流域是我国古代人杰地灵、名人辈出之宝地。

　　盱江流域文化渊源有自,是江西文化的核心地带。江西书院文化勃兴于宋,自此,书院数量在全国始终处于领先地位,而盱江流域又为全国书院最盛地区。千百年来这里尊师重教,教育发达,当地人乐读书而好文辞。据清乾隆《临川县志·风土志》记载:"地无乡城,家无贫富,其子弟无不学,诗书之声,尽室皆然。"抚河地区,书院林立。早在北宋景祐、宝元年间,"盱江学派"的领军人物李觏在建昌军南城创办的盱江书院,成为盱江文化教育重要的策源地与传播地,是当时重要的学术活动中心与人才培育基地。李觏的学术成就与教育事功,不仅得到范仲淹等名流的高度评价与鼎力推崇,而且也得到了朝廷及全国最高学府的认同与采纳。当时实行"文官之治",政府重视文士的培养和儒学人才的选拔。盱江不仅为国家培养了大批有用之才,还应运产生了为数众多的儒医人才。明代儒医相通的聂尚恒每以"达则为良相,不达则为良医"自勉。盱江流域有史料记载的2016位医家绝大多数出自儒门。文是基础,医是楼，医儒相通，在仕宦之途不顺时，不少旴江文人选择从医来实现自己济世亲民的抱负，形成了"士人达医"之风尚，子承父业，师徒授受蔚然成风，对旴江医学的形成发展影响颇大。

根据近年来对旴江医学史的考证，从西汉迄民国，旴江流域有医药家2016人、医籍711种。仅明一代就有名医326人，医籍275种。旴江流域孕育了旴江医学流派、杏林文化。在江西古代十大名医中，旴江医家占八位，分别为陈自明、危亦林、龚廷贤、龚居中、李梴、喻昌、黄宫绣、谢映庐。其中陈自明被称为中医妇科学的奠基人，危亦林的骨伤技术居于当时世界领先水平，龚廷贤、李梴等的医学著作在海外有深远影响。旴江医学在中国医学史、中外交流史上占有重要地位。

旴江医家医案是旴江医学璀璨的明珠。国学大师章太炎先生曾云："中医之成绩，医案最著。"医案者，医者治病成败之案例也。医案记载医师辨证论治思路，同时还有方法学、中医理论及经验、文献学等多方面意义。旴江医学医案在中医史上有重要影响。《寓意草》《谢映庐医案》为旴江医学医案精品，也是我国古代医案的杰出代表。《寓意草》医理严谨，文采斐然，是我国古代医案难得的珍品，甚至曾有学者提出："喻嘉言著《寓意草》，实为最早之医案专著也。"该书结构严谨，层次分明，条理清晰，夹叙夹议，论证严密，逻辑性强，用词精辟，真实地记录了喻氏医病救人的经历，且由于作者扎实的文学写作功底，书中文章多是可供文学欣赏的美文，可读性强，因此该书既是一部中医学著作，同时也是一部具有文学特征的作品。《寓意草》自其问世至今，其各种版本在70种左右。众多的版本，不仅说明了《寓意草》的价值，也足以证明喻昌医学思想的影响。谢映庐私淑喻昌，医风、文风一脉相承，因此《寓意草》《谢映庐医案》成为旴江医著中医文兼茂的"并蒂莲"，传为一时佳话。《谢映庐医案》论病议病，切中肯綮，处方立法，匠心独运，颇具喻昌《寓意草》之遗风。

本书精选了明清旴江医家最有特色的医案，收录了《易氏医按》《奇效医述》《寓意草》《谢映庐医案》《医案偶存》等被当时和后世医家视为上乘之作的医案著作。本书还采撷了新中国成立前后诸如李元馨、傅思义、万贤伯、释觉音等21位现代旴江医家部分医案，使古今医学智慧相辉映，继承与发扬相结合，更能突出旴江医家的学术成就。

本书对医案入选并非兼收并蓄，而是求真务实，去伪存真，去粗取精，选择理法方药完整,对临床确有指导意义的精品案例。如遇下列情况,则不予收录:症状描述过于简单,不能说明问题者;写作杂乱,误漏字较多者;纯理论探讨,无实例者;疗程过短,疗效不确切,如许多治疗精神错乱、癫痫、梅毒等的病案;限于历史条件,病因不明者,如六旬妇女,天癸久竭,突发崩漏者;古今病无法对应,如"琉璃疽",以及并非出血性紫癜之"葡萄疫";实用性不强、难以操作,如"鞋带灸"等;并非误诊、误治的死亡病例;含有迷信唯心内容者。入选的医案,均认真校勘,多方考证。古人引用经文,往往不太严密。本书为保持原貌,对引用有误,但不影响文义者,一般不加改正,但不加引号。

本书对全部医案进行了精细点评,引经据典,深入分析,必求甚解。不仅对原作者理法方药及论治特色做了剖析,对有关疾病沿革和原方出处均进行了严格考证,并结合现代中西医临床研究动态和药理研究成果进行了拓展分析。

本书通过对盱江医学医案的发掘整理,旨在使盱江医学这颗灿烂的地方医学明珠,古为今用,为后学者提供学习和借鉴,从而在现代中医临床、教育、科研中增添光彩。

本书编审过程中,始终得到江西中医药大学何晓晖教授的热心指导。在此谨致谢忱!

编　者

二○二○年七月 南昌

目 录

第四章　旴江医学内科医案

第八章　盱江医学五官科医案

第一章
盱江医学概述

中医药学源远流长,学术流派林立。各家学术思想薪火相承,是中医学术史上一道靓丽的风景线。各家之间既互相争鸣,又互相渗透、取长补短。各中医流派代表医家在历史的长河中,针对疾病谱的变化,在前人的基础上博采众长、开拓创新,或提出不同的学术见解,或开创临床新领域,并通过著书立说来扩大其影响,引起当时及后来学者的共鸣,逐渐形成具有独特学术理论和诊疗特色的医学流派,如伤寒学派、河间学派、攻邪学派、易水学派、丹溪学派、温病学派等。各医学流派的发展促进中医药学理论逐渐拓展和深化,使中医药临床实践技术得以进步和提升。我国地域辽阔,不同的气候环境和区域文化催生出具有地域特色的中医学术流派,如新安医学、岭南医学、孟河医学、盱江医学等,不仅为当地人民群众健康服务,也为中国传统医学的发展做出重要贡献。

第一节 盱江医学对中医学的贡献和影响

盱江,古称盱水,现名抚河,流经江西省东中部的广昌、南丰、南城、黎川、资溪、金溪、乐安、宜黄、崇仁、抚州、东乡、丰城、樟树、进贤、南昌(县、市)、新建等16个县市。盱江流域,土地肥沃,人杰地灵,经济文化发达,历代名医辈出,有"名医之乡"之美誉,数以百计闻名于世的杰出医学人物在江西境内形成了一枝独秀的医学群体——盱江医学。盱江医学是我国历史跨度较长、著作和医家颇多的地方医学流派之一,也是在海外影响很大的地方流派之一。

一、盱江流域医家、医著概况

据江西中医药大学谢强教授考证,自西汉以来盱江流域各县有传略可考的医家有2016人,医学著作有711种。在江西省历代十大名医之中,陈自明、危亦林、龚廷贤、龚居中、李梴、喻昌、黄宫绣、谢星焕皆出自盱江流域。他们中不少出生于医学世家。如宋代陈自明祖上三代行医,至陈自明学术上最有成就,成为当时一大名医,著有《管见大全良方》《妇人大全良方》《外科精要》等。元代危亦林五世祖危云仙是宋代本地名医,精于大方脉科(内科);伯祖子美专妇人及骨伤镜等科;祖父碧崖精通小方脉科(儿科);伯父熙载善治目疾及肺痨。亦林家学渊源，勤奋好学，综先辈之长，精研内、外、妇、儿、骨伤、眼目等科，是一位学识渊博、技术全面的医学家，著有《世医得效方》。明代龚廷贤出身于世医家庭，一生著作颇丰，如《万病回春》《寿世保元》《种杏仙方》《云林神彀》《济世全书》《小儿推拿秘旨》《鲁府禁方》《本草炮制药性赋定衡》《医学准绳》《秘授眼科百效全书》《复明眼方外科神验全书》《痘疹辨疑全录》等。父龚信精医术，曾供职太医院，著有《古今医鉴》；弟廷器、子懋升、侄懋官均为医官。谢庄泉是赫赫有名的谢氏医家第六代传人，谢氏医家中最值得一提的就是谢星焕（著有《谢星焕医案》）和谢佩玉（谢星焕之孙）。近代李元馨出生于中医世家，深得祖父李圃孙（抚州名医）真传，主要著有《李元馨医案》《临床治验漫谈》《治疗下肢闭塞性脉管炎一例》等。此外，如南宋黎民寿的《黎居士简易方》，元代杜本的《敖氏伤寒金镜录》，元代萨谦斋的《瑞竹堂经验方》，明代李梴的《医学入门》，明代龚居中的《痰火点雪》《外科活人定本》《外科百效全书》《幼科百效全书》《女科百效全书》《小儿痘疹医镜》《福寿丹书》等，清代喻昌的《寓意草》《尚论篇》《医门法律》，清代曾鼎的《医宗备要》《幼科指归》《痘疹会通》《妇科指归》，清代邹岳的《外科真诠》，清代陈当务的《证治要义》，清代黄宫绣的《医学求真录》《脉理求真》《本草求真》等，清代徐文弼的《寿世传真》等，都是国内有一定影响的医学著作。

二、旴江医家的贡献与影响

旴江医家人物众多，医学理论渊博，实践经验丰富，著作涉及医学基础理论和临床各学科，其中不少学术经验、处方用药仍指导于现代临床。

1. 陈自明

南宋妇产科专家陈自明不但精通临床医术，并且对于中国医学理论的发展做出了重大贡献，特别是关于妇产科病理的研究，为中医妇产科奠定了坚实的基础。他的《妇人大全良方》是我国现存最早的一部综合性妇产科专著。该书成书之前虽有一些妇科和产科书籍，但"纲领散漫而无统，节目谆略而未备，医者尽于简易，不能深求遍览"，也就是说还没有系统化、专门化的著作，已有的一些论著只是一些零散的治疗经验，不成系统，且妇产分离，有鉴于此，陈自明"采摭诸家，提纲挈领"，总结南宋前40余部医著及当时130多名医家的经验，按调经、众疾、求嗣、胎教、妊娠、坐月、产难、产后8门对妇产科疾病做了全面、明了的分类,系统地介绍了妇人各阶段的生理、病理、疾病及治疗特点,为授胎、养胎、胎教、生产及产后护理等提供了丰富的措施与方法,并提出了许多有重要影响的学术见解,使我国古代妇产科成为一门系统性的专科。如在产科技术方面创立了对倒产、偏产、坐产、盘肠产等难产的有效处治方法,其中有世界上最早的臀位助产法文献记载,"盘肠产"及其处治方法补充了《十产》之未备;以兔脑髓为主药佐以芳香药物制成催生丹,催生效用冠于宋以前诸催生方之首。后世医家王肯堂评价道:"《良方》出而闺阃之调,将大备矣。"鉴于陈氏对中医妇科的创造性贡献,现代学者中国中医研究院蔡景峰先生认为陈自明为我国妇产科的主要奠基人之一。《妇人大全良方》亦被公认为是中医妇产科学的奠基之作,在中医妇产科学发展上起到了承前启后的重要作用。明清时期的许多妇产科学著作,如王肯堂的《女科证治准绳》、萧埙的《女科经纶》、武之望的《济阴纲目》、万全的《万氏女科》、傅青主的《傅青主女科》等有影响的著作均借鉴《妇人大全良方》的成果而成,可见其影响之大。此外,陈自明倡导晚婚优育,尤其注重胎养胎教,在《妇人大全良方》中首次专列"胎教门",论述胎教的方法及妊娠各期胎儿发育情况与饮食起居、精神情志、身体状态、医药宜忌等关系,指出孕妇的视听言行等日常行为对胎儿生长发育产生的影响,其学术观点对现今优生优育仍有一定的借鉴意义。

陈自明的另一部著作《外科精要》,倡导内外合用治疗痈疽,开创了外科辨证论治之先河,对中医外科学发展产生了重大影响。明代薛己校注此书时说:"虽以疡科名其书,而其治法固多合内外之道,如作渴、泄泻、灸法等论,诚有以发《内经》之微旨。"

2. 危亦林

元代南丰危亦林是我国古代杰出的医学发明家,通晓内、妇、儿、眼、骨、喉、口齿各科,尤擅长骨科。其所著《世医得效方》专辟"正骨兼金镞科",使正骨科成为独立的学科,故此卷被称为"中国第一部正骨学专著",危亦林也被称为"中国第一位正骨科学家"。《世医得效方》系统地整理了元代以前中医骨伤科学的成就,详细介绍了四肢骨折、脱位、跌打损伤的手术和整复手法,骨伤手术麻醉方法,骨伤外科手术器械及骨伤内服、外用方药等。特别对骨折脱位的诊断分类、整复固定以及手术麻醉等方面有诸多的创新发明,达到了当时的世界领先水平,开创了正骨整复手法之先河。危氏将清创疗法使用范围拓宽,用于骨折的治疗,还对针、剪、刀、钳、凿、麻线、桑白线等医疗手术器械进行了记载,特别是创制了缝合针——曲针,引丝线或桑白皮线,由内向外逐层缝合,堪称世界医学史上的重要发明。《世医得效方》记述应用草乌散全身麻醉进行金疮和正骨手术,是世界麻醉史上现存最早的全身麻醉医学文献。书中还详细地叙述内服麻醉剂和外用麻醉药的方法,并且提出服用麻醉剂的原则,为后世医家正确掌握中药麻醉方法提供了经验,从而为我国骨伤科学的发展做出了重大贡献。《世医得效方》记载了骨伤内服药方35首,外用药方40首,剂型有汁剂、水剂、散剂、糊剂、药膏、膏药等数种,对后世骨伤用药产生了深刻的影响。危亦林为中国骨伤科学的学科发展做出了杰出的贡献,无愧为中华民族历史上伟大的骨科专家之一。

3.席弘

宋代临川针灸名家席弘,是江西针灸学派鼻祖。席弘和他的传人席灵阳、席玄虚、席洞玄、席松隐、席云谷、席素轩、席雪轩、席秋轩、席顺轩、席肖轩、席天章、席伯珍等一脉相传,家传针灸十二代,从宋至明,历久不衰,针术广为传播。席弘第十代孙席顺轩除传子外,还传徒陈会(字善同,号宏纲,江西丰城人),自此,席氏针灸由家传变为师传。陈会传徒曾思明、姜彦思、胡思文、卢庭芳、吴复谦、刘瑜、傅永哲、夏国宝、陈德华、董仕珉、刘瑾、尹思正、林唯固、邹尚友、王济方、袁绍安、康叔达、王玉庆、董谊、眷谷、徐洪、雷善、郑宗和、徐恭、邹用霖共25人,门徒扩大至江苏、安徽、四川、广东等地,成为我国历史上影响颇大的地方针灸流派。席弘针灸学派针技特色鲜明,选穴精确,手法精细,捻转补泻独具一格,如"行针审穴""补泻迎随"等,穴位与手法并重。南昌宁献王朱权崇尚方术和道教,爱好针灸,访得陈会传人刘瑾,学习并倡导针灸,撰有《寿域神方》《乾坤生意》《臞仙活人心法》等医学著作,且对传播针灸医学及使席弘一派针道远扬起到积极的推动作用。刘瑾受宁献王之命,辑录其师《广爱书》主要内容改成《神应经》,初刊后在明代影响很大,各针灸书竞相引用。通过一些医家对席弘一派针灸著述进行的改编,如徐凤《针灸大全》所载的《席弘赋》,高武《针灸聚英》的《天元太乙歌》,朱权《乾坤生意》所载的《长桑君天星秘诀歌》,李梴《医学入门》所载的《杂病穴法歌》等,可以看出席弘针派的学术经验在整个明代的传播过程。以席弘为宗的江西针灸派系,始于南宋初期,历史长,传播广,在我国针灸史上有着重要的地位,对针灸学进步起到重要的推动作用。席弘学派的相关著作,体现了南宋江西针灸学家席弘的学术思想,时至今日仍有强大的生命力。

4.其他医家

元代清江医家杜本增订敖继翁《金镜录》一书,将原12舌苔图增为36图,并列治法方药,于至正元年(1341)撰成《敖氏伤寒金镜录》。该书为我国现存最早的舌诊专著,也是世界上现存最早的舌诊专著。《敖氏伤寒金镜录》在察舌辨证上,以广义伤寒立论,补仲景《伤寒论》之未逮;又受刘河间火热论之影响,以火热学说论舌苔,补河间火热学说之缺遗,确立了一套比较系统的"辨舌用药"体系。《敖氏伤寒金镜录》的成书,标志着外感病舌诊法的形成,不仅促进了中国舌诊学的发展,也为后世温病学说的形成与成长做出了重要贡献。明代金溪痨瘵专家龚居中精医术,擅长内、外、妇、儿诸科,所著《痰火点雪》是我国第一部理论与临床紧密结合的痨瘵(结核病)治疗专书,具有较高的学术价值,其中多种治疗肺结核方剂用药平和,对该病的治疗仍然具有指导意义。黄宫绣是我国清代一位著名的医学家,特别注重实践,探求真理,故其著作,概以"求真"冠名,如《医学求真录》《脉理求真》《本草求真》。其中《本草求真》在我国中药学史上具有重要地位,其未采用历代本草书籍延用的部属分类法,即将药物按草木、谷菜、金石等种属进行编次,而是将药物按功效异同进行分类,颇具独到之处,为现代临床中药学的中药功效分类法奠定了基础。《本草求真》的编写体例与现行中医药高校《中药学》教材的编写体例,虽有精粗之别,却无本质差异。清代临床名家谢星焕崇尚医德、擅长内科,每年从端午至重阳都要自制时令成药金不换正气丸布施于人,受益者不计其数;其《谢星焕医案》有述治答问两类,所治验250余案,分为21门,大多为他医误治失治,或久治不愈的疑难病症。每案病因、病机、辨证、立方均有详细论述,尤对伤寒、中风、癃闭、冲逆、淋浊、产后、幼科惊风等病证有独特的见解。

三、盱江医学的海外影响

盱江医学是我国著名地方流派之一,也是在海外有影响的中医流派,不仅在我国医学史上具有重要地位,还为日本汉方医学、朝鲜医学、越南医学的启蒙和发展做出了不可磨灭的贡献。

1.龚廷贤

有"医林状元"美誉的明代名医龚廷贤,不仅医术高明,著作颇丰,而且对中日医学交流做出了突出贡献。龚廷贤被公认为是对日本江户时代的汉方医学有重大影响的人物。他的著作《万病回春》被奉为后世派的经典,同时也被古方派、折衷派、考证派所推崇。故医史学家大塚敬节曾评论曰:"《万病回春》是江户时代最常用常读的书。"如江户时期后世派第一人曲直濑玄朔极重视《万病回春》,其著作《众方规矩》(江户时代医师必备书)及其弟子甲贺通元的著作《古今方汇》、女婿兼弟子冈本玄冶的著作《玄冶方考》《玄冶方口解》中,均大量引载了《万病回春》的处方,并应用于临床实践。《众方规矩》共收载 120 首基本处方,约 60% 引自《万病回春》,若包括龚氏《寿世保元》及《济世全书》,则共引龚廷贤处方达 73%;在处方解说和治验例中,也用到该书的很多处方,引自龚廷贤著作达 60% 以上。《古今方汇》收录 1263 首基本处方,至《重订古今方汇》增加至 1800 余首,引自《万病回春》的内容占引文一半,算上引自《寿世保元》《济世全书》等的内容,可达 80%。此外,长泽道寿在京都学医期间,曾刻苦攻读过《万病回春》;香月牛山在治疗中也多采用《万病回春》中的理论和方法。山胁东洋之子山胁东门认为《万病回春》是后世派的经典著作,并指出龚廷贤不是只用补益方法,也用大黄、巴豆攻下之法,但后世派仅偏于用补益之品治疗,岂不与《万病回春》原意相悖。山胁东门的弟子原南阳与吉益南涯的弟子中川修亭等古方派大家也认为《万病回春》是临床实用的参考书。折衷派医师和田东郭与幕末考证派的巨梁山田业广都等户时代一流临床医师,均把《万病回春》作为必读书。近年,日本对汉方医学即传统医学越来越重视,纳入保险的汉方成药有 128 种。汉方成药制剂处方来源,除《伤寒论》《金匮要略》经方外,有约 11% 来源于龚廷贤《万病回春》。该书在日本是唯一与《伤寒杂病论》相提并论的中国医书,影响非同一般。

2. 李梴

李梴的《医学入门》不仅在中国医学史上具有重大影响,在国际上也被认为是东方传统医学屈指可数的医学著作之一。早在江户时期,《医学入门》传入日本,受到汉方医学道三学派古林见宜等的高度重视,认为"学医不可无规格(规格即李梴《医学入门》)"。他后来在大阪设学舍,对学医的弟子一律以《医学入门》为教材,从而使《医学入门》在日本广泛流传,影响深远。《医学入门》传入李朝后,被朝鲜医家奉为临证圭臬,形成盛极一时的"入门派"。当代韩国学者车雄硕研究发现,高度概括了中医精髓及介绍了丰富医疗信息的明代李梴《医学入门》,在朝鲜时期韩医学的乡药化进程中起着举足轻重的作用,并且成为当时知识分子所喜爱的书籍,被认为是对韩医学影响最大的中国医书。如《东医宝鉴》中已经充分活用,引用数据 2820 次,共引 13.89 万余字,占杂病引条数的 46%,占全书篇幅的 16.01%;之后朝鲜出版的《及幼方》《方药合编》等医书当中亦引用较多内容。特别是 1831 年《医学入门》被选为医科取才考试科目,在朝鲜医者心中,《医学入门》是与被誉为朝鲜经典医著的《东医宝鉴》具有同等重要性的医学书籍。

3. 其他医家

危亦林的《世医得效方》不仅推动了我国骨伤科的发展,难能可贵的是在国际医学交流中也产生了影响。如危亦林的"脊椎骨折复位及固定术技术"在中世纪流传至西方。《世医得效方》传入日本之后成为构筑日本古代正骨术的重要基石之一,正骨药物内服、全身麻醉法、十不治证、六出臼、四折骨理论等方面对古代日本接骨术的形成产生了重大影响。杜本的《敖氏伤寒金镜录》在日本的广泛流传,不但对汉方医学之诊法产生了深刻的影响,也为日后汉方医学的舌诊流派,如痘疹派舌诊的形成奠定了基础。喻昌的著作《尚论篇》《医门法律》很早就东渡扶桑,对日本医家有很大的影响。如古方派代表人物名古屋玄医早年学习后世方派学术,40 岁后,得到喻昌《尚论篇》《医门法律》,遂刻意复古,开始力排李朱医学,脱离曲直濑道三学派,重视对《伤寒论》的研究,并大力阐述仲景学说的重要性,形成了新的医学思想。当代中国学者廖育群提出:"始创其说(古方派)的名古屋玄医,在儒学复古风兴起之前,依然因为读清代喻昌的《尚论篇》而发奋研究古代医经。"

四、盱江医学在中医学的地位和作用

人杰地灵的盱江流域,是中医药文化的沃土,历代名医辈出,薪火相传。盱江医著,梨枣再易,不仅在国内影响深远,而且漂洋过海,饮誉海外,为中外医学交流做出了不可磨灭的贡献。综上所述,盱江医学学术成就与贡献主要有如下特点。

1. 有力地推动中医学科的发展

许多盱江医家具有杰出的专科特长,且能潜心钻研理论,推动了学科的发展。如席弘精于针灸学的研究,成为江西针灸流派的鼻祖。陈自明潜心钻研中医妇产科,博采众长,结合家传验方及自身的丰富临证经验,汇聚宋代以前的妇产科学术思想,编成我国现存最早的一部综合性妇产科专著《妇人大全良方》,为后世中医妇产科的发展奠定了基础。危亦林的《世医得效方》按元代医学十三科目分类,由历代著名方剂和家传验方汇编而成,书中系统地整理了当时骨伤科的成就,首创悬吊复位法治疗脊柱骨折,发明杵撑法和架梯法治疗肩关节脱位,创立麻醉药方"草乌散"用于骨伤科手术等,推动了我国骨伤科的发展。杜本的《敖氏伤寒金镜录》是现存最早的一部舌诊专著。黄宫绣注重医疗实践,勇于探索真理,在综合各家脉学之长的基础上,结合自身脉诊经验著成《脉理求真》一书,详尽介绍了切脉的要领及各种脉的脉象和主病,至今对临床脉诊仍具有现实指导意义;而《本草求真》是我国现存第一部中药功效分类比较完善的临床中药学专著,为现代临床中药学以功效分类著书奠定了基础,并开创了编写体例。

2. 确立了良好的传承模式

杰出的盱江医家或出自世医家庭,继承先业,或由儒入医,学有渊源,业绩卓越。如江西针灸学派鼻祖席弘,先世几代均为太医院针灸医官;自他始又家传针灸十二代,历久不衰,且形成了著名的席弘学派。危亦林五代名医,高祖云仙精于大方脉科(内科),伯祖子美擅长妇人科、正骨兼金镞科(骨伤科),祖父碧崖精通小方脉科(儿科),伯父熙载善治眼疾和痨瘵(肺痨)。危亦林勤奋好学,综先辈之长,精研内、外、妇、儿、骨伤、眼目、咽喉、口齿各科,特别是在骨伤科最为擅长。龚廷贤亦出身世医之家,父亲龚信精于医术,曾供职太医院;弟廷器,子懋升,侄懋官,均为医官。陈自明的祖父与父亲都是当地名医,其自幼好学,十四岁就读完了《内经》《伤寒杂病论》《神农本草经》等经典著作,成年后寻师访友、博采众长,精通内、外、妇、儿各科,特别擅长妇产科与外科,是我国医学史上一位杰出的妇产科专家。李梴为邑庠生(秀才),虽负奇才,但不慕荣利,超然物外,致力研究医学。谢星焕少年时攻读儒书,欲应科举,后因家计困难,遂绝意进取,弃儒而专攻医学。

3. 注重医德医风的教育

盱江医家历来十分重视医德的修养和教育,在他们的著作中有大量关于医德的论述。御医龚信在《古今医鉴》中有《明医箴》和《庸医箴》专篇,从道德、知识与技术等方面比较明医与庸医的区别。认为明医要做到"心存仁义;博览群书,精通道艺……不炫虚名,唯期博济;不计其功,不谋其利;不论贫富,药施一例;起死回生,恩同天地"等等。对庸医的"炫奇立异;不学经书,不通字义;妄自矜夸,以欺当世……病家不审,模糊处治;不察病原,不分虚实;不畏生死,孟浪一试;忽然病变,急自散去;误人性命,希图微利"等不良行为做出了尖锐批评。同时,在《病家箴》中提出了对患者的要求:"今之病家,多惜所费。不肯急医,待至自愈;不求高明,希图容易;不察病情,轻投妄试。或祷鬼神,诸般不畜。履霜不谨,坚冰即至。方请明医,病已将剧。纵有灵丹,难以救治。懵然不悟,迟误所致。唯说命尽,祚福未至。这般糊涂,良可叹息。如此病家,当革斯弊。"龚廷贤在《万病回春》中提出了《医家十要》和《病家十要》,较全面地论述了对医生医德的要求和医患关系的处理,在中国医学发展史上,尤其是中国古代医学伦理思想史方面产生了较大的影响。李梴的《医学入门》对习医者的医德教育亦十分重视,特撰《习医规格》一文,附于卷末,文中阐述对习医者的基本素质要求,着重强调须具备仁爱、敬业和廉洁之心,提出了较完整的医生职业道德要求,为昌明医德树立了楷模。盱江籍北宋政治家、文学家王安石亦推崇德艺双馨的医生,《临川先生文集》记载有其歌颂陈景初医师事迹的赠陈景初诗三首;其《抚州招仙观记》对家乡技艺精湛而又医德高尚的全自明极力推崇,认为全氏和他的同道以仁术济世"可以无愧矣"。

4. 促进了学术医术的开拓创新

盱江医家精研经典、博览群书,在继承先贤的基础上创立新说,丰富中医药学理论体系和临床技术。如危亦林是世界上第一个采用悬吊复位法治疗脊柱骨折的医学家,比英国医生达维斯采用同样方法早了600年;发明杵撑法和架梯法整复肩关节脱位,较现代外科奠基人之一的巴累在1572年采用的类似方法早了200多年;应用曼陀罗、草乌等进行全身麻醉,比日本外科医生华岗青州1805年使用曼陀罗做手术麻醉早了460多年。《世医得效方》记述应用草乌散全身麻醉进行金疮和正骨手术,是世界麻醉史上现存最早的全身麻醉文献记载。龚廷贤首创应用砷剂、汞剂治疗梅毒,其在《寿世保元》记载的十全丹与《万病回春》中的雄黄败毒丸与杨梅疮秘方,是世界上率先记载用砷剂治疗梅毒的人。陈自明的《外科精要》开创了痈疽局部辨证与全身症状辨证相结合的先河。李梴最先提出"心肉之心"和"神明之心"的概念,使人们对"心主神明"的认识有了一次新的飞跃。

5. 推进了医药的相互助长

在历史上江西建昌药帮与樟树药帮合称为"江西帮",是全国十三大药帮之一。建昌药帮发祥于旴江江畔建昌府（今南城县），在饮片炮制方面，工具、辅料、工艺独具风格，讲求"形、色、气、味"，毒性低，疗效高；以严格的行业约束、精湛的炮制工艺、雄厚的药业资本聚而成帮，在江西、福建、广东及东南亚国家有较大的影响。樟树药帮发祥于旴江下游樟树镇，有1800多年的历史，遵循"术遵岐伯，法效雷公"之训，素守《雷公》之"十七法"和《本草蒙筌》之"三纲""九法"，不论炒、浸、泡、炙，或烘、晒、切、藏，均十分考究，独树一帜。精良的中药饮片疗效灵验，深受业界青睐，业内曾有"药不到樟树不灵，药不过建昌不行"的谚语。由此可见，优良的药质提高了医家的临床疗效，促进了旴江医学的发展。

6. 促进了中医学的海外传播

随着社会的发展，经济的繁荣，对外贸易和文化交流日益频繁，中国医学书籍出版后，很快流传海外，促进中外医学交流。旴江医著的传播，对海外医学的影响深远，特别是对邻邦的日本、韩国、越南等国的传统医学具有推动作用。如危亦林的脊椎骨折复位及固定术，后流传到西方，并被广泛采用。所著的《世医得效方》于1353年之前就传入日本，并对日本传统骨伤学产生了重大的影响，是构筑日本古代正骨术的重要基石之一。李梴的《医学入门》是古朝鲜高丽时代翻刻5次以上的汉籍医书之一，且为被《东医宝鉴》引用频次最高的综合医书，共计2820次；亦是越南医学全书《（海上懒翁）医宗心领》最重要的引用参考书籍，作者黎有卓研习逾5年。龚廷贤的《万病回春》在日本翻刻20余次，甚至被奉为后世派经典。

第二节　旴江医案的学术贡献

医案是医生诊疗实践的记录和总结，自从被视为我国最早医案的西汉淳于意《诊籍》面世以来，历代都有不少医案作品问世，其中不乏佼佼者，如明代江瓘的《名医类案》、清代魏之琇的《续名医类案》、清代叶天士的《临证指南医案》等。旴江医家在这方面也崭露头角，如明代易大艮《易氏医按》、聂尚恒《奇效医述》，清代喻昌《寓意草》、谢星焕《得心集医案》、李铎《医案偶存》，近代李元馨《李元馨医案》等被当代和后世医家视为医案著作的上乘之作。

一、盱江医案的特色与影响

1. 学养深厚 学验俱丰

唐宋以来,黄河流域文化重心逐步南移,抚河流域地处江西中东部,交通发达,文化昌盛,不但推动了科学技术的发展,也促进了医药学水平的提高。珍爱生命,崇尚医学,"不为良相,便为良医",儒医相通蔚成风气。史料记载的千余位盱江医家中大多出自儒门,如陈自明、李駉、杜本、龚信、龚廷贤、李梴、喻昌、黄宫绣、谢星焕、祝星霞、李秉钧、傅再希等均是先儒后医,少年攻读儒书,有扎实的文学功底,所以学养深厚,不仅深究医理,有高超的医疗技术,且写作能力超群,能著书立说,医文并茂。盱江医著卷帙浩繁,博大精深,其中有不少医案著作,如《易氏医按》《奇效医述》《寓意草》《得心集医案》《医案偶存》等均为学验俱丰、文情并茂的上乘之作,在我国医案史上留下了光辉色彩,为后世医家所称道。

易大艮,字思兰,江西临川县人,明代名医,著有《易氏医按》一卷。《易氏医按》医文并茂,不但文字顺畅,如行云流水,其理论基础也非常扎实,渊源有自。如清代王琦跋语称:"分析疑似,直指疾之所由生,与其所传变,而历历若洞见脏腑虚实……尤为明畅。先哲谓读之可以开人心眼。"收中对治疗思路的分析,不少以"经云""书曰"旁征博引,据理力证。如对瑞昌王孙镇国将军失血之治,易氏与他医讨论时说过:"此正无实实、无虚虚之治。"对于"无实实,无虚虚",《灵枢·九针十二原》曰:"无实无虚,损不足而益有余,是谓甚病,病益甚。"《难经·八十一难》曰:"经言:无实实虚虚,损不足而益有余……此者,中工之所害也。"《金匮要略》亦云:"经曰:'虚虚实实,补不足,损有余',是其义也,余脏准此。"易氏在此反复温习古训,阐明病理。另治一人患膈满,症见胸膈胃脘饱闷,脐下空虚如饥,不可忍,易氏认为"此气膈病也"。当其病机时,则引用《内经》"浊气在上,则生膜胀",归纳胸膈胃脘饱闷胀痛的原因。此段经文出自《素问·阴阳应象大论》,主要说明清浊相干对脾胃的影响。治瑞昌王孙毅斋寒湿相搏痉证,易氏引经文"毋伐天和""必先岁气",认为"何虑不速效耶?"他又强调:"经曰:'岁火不及,寒水侮之。'"原文出自《素问·气交变大论》:"岁火不及,寒水之气大行水,胜侮土。"以上表明他根据《内经》理论,从运气学说阐述病机,重视气象与诊疗关系,从而获得疗效。

"火与元气不两立"是金元四大家李东垣在《脾胃论》中论述阴火与元气相互制约关系时所提出的理论,从而使后世医家更加明确了"元气"与"火"的基本概念。易氏治一妇人浑身倦怠、肌消骨露案,引"书曰:火与元气不两立",认为火盛则元气弱,元气弱则诸病生,"若不先治其火,血气何由而平?"他山之石,可以攻玉。易氏这里的"书曰"即是指东垣《脾胃论》。"气有余便是火"是另一金元著名医家朱丹溪提出来的观点,语出《格致余论》。气是指阳气,有余是偏盛的意思。"气有余便是火"意即阳气偏盛便能导致各种火证。一妇人患崩,昼夜十数次,每次去血升余。易氏认为"崩虽在血,其源在气"。易案还引"书有曰:'气如橐籥,血如波澜。'"其书指的是宋代江西崔嘉彦《四言举要》。原文是:"气如橐籥,血如波澜;血脉气息,上下循环。"可见易氏学问之渊博。他熟谙《内经》《难经》等经典以及宋金元医家著作,在分析案例时运用自如。

聂尚恒,又字唯贞,明代江西清江(今樟树市)大观桥人。少习举业,从王龙溪、王荆石先生学,明万历十年乡试中举,然六上春官不第。历官庐陵(治今江西吉安市)教谕,抚宁(今河北抚宁县)知县、福州府(治今福建福州市)学教授、宁化知县。他和医圣张仲景一样,身份是政府官员,但又在医界卓有成就。他置身宦海,勤于政事,卓有政声;又精通医理,善于医术,且著作颇丰。聂氏博取精研,刻意医述,每以"达则为良相,不达则为良医"自勉,著有《奇效医述》《医学源流》《活幼心法》《痘科慈航》和大部头的《医学汇函》等留传后世。清代朱纯嘏说:"聂尚恒以乡进士出任宁化县令,卓有政声。惜当时以儒臣显,不列名医林。"聂氏不仅医术精湛,而且品德高尚。如在《奇效医述》自序中曰:"凡病有易治者,皆求治于时医,不求余治也。其有病危难治,时医束手者,然后求救于余。余不计其危而治之,十常活其八九,与寻常功效不同,此其所以奇也。"又提及凡患疾"以躯命来托,不论亲疏贵贱,皆尽心为之调治,是以每每取效,而其效又多奇也"。《奇效医述》所收摘病例,多为其姻戚僚友、家人仆妇,系统性强,真实性强。全书分两卷,收验案 40 余例,其中内科29 例、妇科 9 例、儿科 5 例。每一案例均把疾病的起因、病情变化、用药及药后的反应都一一详尽记述,案后还附原用药方、计量、服法等。聂氏认为凡致力于医学,必须"博取而精研之,深思而透悟之",要善于撷采众长,涉猎各家,以为我所用,如此方能"入于神妙"。聂氏言如斯,行亦如斯,著作《奇效医述》足可资证。是书文辞简练,寓意深邃,其内容上穷《内》《难》《本草》《伤寒》诸家经典,下逮金元诸子学说,可谓广收众说,靡不赅备。在此医案书中,可参证历代经验,加以综合分析,灵活运用,的确难能可贵。聂氏论医重"博",并非泛泛罗列,而是借鉴前人,拓宽思路,折衷取舍。如治"妇人痰气成痞"一案,患者病初发热烦躁,诸医悉仿河间寒凉法以治之不效,聂氏精研善思,遵丹溪治痰郁学说,悟病妇为"郁气、郁痰结成痞块,胸膈壅滞遂致燥热气结而脉结",以"磨痞块丸"化痰消痞解郁治之而愈。聂尚恒作为地方官员,政声和医学成就并驾齐驱。他以高尚的医德、精湛的医术闻名于世;又以丰硕的医著,为江西医药史上写下了光辉的篇章。聂尚恒编撰的《医学汇函》,有十四卷,是一部大型综合性医书。该书大量辑录了《医学入门》《医学正传》《王叔和脉诀图要俗解大全》《补注通真子脉要秘括》《图注八十一难经》《俗解八十一难经》《古今医鉴》等书的内容,且间附聂氏《奇效医述》的验案。本书工程浩瀚,影响重大,成为国家中医药管理局中医药古籍保护与利用能力建设项目之一。聂尚恒在医学上还薪火相传,传为佳话。其子聂杏园继承父志,弃仕途而终生专力于医,著有《医学集义》《卫生一助》《疗疮论》《咽喉说》等书。据《清江县志》载:"清江历史上父子相传卓有成就的,首推明代聂尚恒、聂杏园父子。"

喻昌,字嘉言,号西昌老人,旴江新建县人,清初三大名医之一,与吴谦、张璐齐名,亦为江西古代十大名医之一。根据《清史稿》等记载,喻昌自幼聪慧过人,诸子百家无不通览,诗文俱佳,才辨纵横,性格不羁,年少时即与江西临川才子陈际泰、艾南英等相交甚厚,且与江苏名流钱谦益的深厚友谊也传为史上佳话。明崇祯年间以副榜贡生入都,上书言事,欲有所作为,不得志后

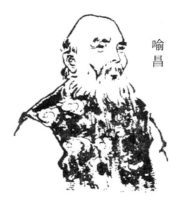

喻昌

返回故里。喻昌回到江西后,曾削发为僧,不久又蓄发还俗,以医术驰誉江南。喻氏医理多承《内经》《伤寒论》之学,胆识超人,敢于创新,形成了独特的医学思想,影响后世绵延数代直至今日。晚年的喻昌潜心著述,并开堂讲授医学,所著有《寓意草》《尚论篇》《医门法律》,合刊为《喻氏三书》,另有《伤寒抉疑》等。喻昌的医学品格和思想,饱受儒、道、佛的影响,如在《寓意草》自序中写道:"昌于此道无他长,但自少至老,耳目所及之病,无不静气微心,呼噏与会,始化我身为病身,负影只立,而呻吟愁毒,恍惚而来,既化我心为病心,

苟见其生,实欲其可,而头骨脑髓,捐之不惜。倘病多委折,治少精详,蚤已内照。他病未瘥,我身先瘁,渊明所谓斯情无假,以故不能广及。然求诚一念,多于生死轮上,寂寂披回。"儒家所倡导的格物致知,正心求诚,正是喻昌力求的,其一生对于医学的深研精究,对于患者的高度负责,是难以企及的大儒境界。同时,喻昌深受佛教禅悟的影响,在医疗过程中非常注意心悟,如《寓意草》自序中云:"医者意也。一病当前,先以意为运量,后乃经之以法,纬之以方,《内经》所谓微妙在意是也。"凡遇到古籍中不可理解的地方,不能敷衍了事,而要"途穷思返,斩绝意识,直截返禅"。通过悟的方法,喻昌突破了经典的许多条框,大胆地指出前人的失误之处,往往发前人之所未发。如在《内经》病机十九条的基础上提出"秋燥"的理论,在竹叶石膏汤古方的基础上创制了著名的清燥救肺汤,确有卓效。喻氏尤其对仲景学术造诣颇深,认为《伤寒论》为众法之宗。其著医案集《寓意草》共收疑难验案 60 则,其中有处方 30 余则,经方医案 18 则。可见其伤寒功底之深。《四库全书总目提要》评该书曰:"治验六十二条,皆反复推论,务阐明审证用药之所以然。较各家医案,但泛言某病用某药愈者,亦极有发明,足资开悟。"

谢星焕,字斗文,号映庐,盱江南城县人,江西古代十大名医之一。所纂《得心集医案》的成就,与其有深厚的文化与医学底蕴不无关系。谢星焕世医家庭出身,少时攻读儒家之书,欲应科举,因家计困难,遂绝进取,弃儒而专攻医学。由此可见,在文化昌盛之邦,必然会产生众多的儒医,医生素质的提高,又可促进医学的繁荣昌盛。该书"赵序"中提及:"我盱南映庐谢先生,少业儒,以贫故弃学肆力于医,遂通其术。"如果没有少年学习儒学之渊源,也难以达到"治病无常法,方投辄应"之高超医技,更难以完成医案

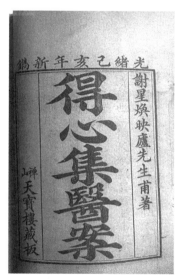

之佳作。更重要的是谢氏医学经典根底扎实,经典烂熟于胸,遇上与经文相符患者,常直与原方,效如桴鼓。如"太阳伤风"案,患者外感发汗后目珠上瞪、四肢抽掣、小水短少,与《伤寒论》中"太阳病发汗,遂漏不止,其人恶风,小便难,四肢微急,难以屈伸者,桂枝附子汤主之"相符,便取桂枝附子汤原方而愈。在《得心集医案·伤寒门》中,灵活应用竹叶石膏汤调理"阳证似阴"案、

半夏泻心汤治疗"误下呕泄"案、五苓散治疗"误下胀满"案、大柴胡汤治疗"阳邪入里"案、黄连阿胶汤治疗"夏伤于暑"案等等，可谓深得仲景心法，诚为仲景之徒。谢氏之所以能辨真假、断生死，多宗《内经》之论。如"温热不治"案，分析其不治之因时，依据《素问·评热病论》所言："汗出辄发热，而脉躁疾，不为汗衰，狂言不能食……病名阴阳交。交者死也。"如此断病准确，非谙熟经典之作，决无此明眼。而在"谵语自汗"案中，解释用药机理时曰："《素问·病机篇》云：血气者，喜温而恶寒，寒则凝而不流，温则消而去之耳。"又如《得心集医案·痿证门》中治验数案，皆遵《素问·痿论》"治痿独取阳明"之理，其病机均责之于肺热叶焦。再观谢星焕"治车觐廷妻温热传变"案，认为病属上下不通，治节失调之上热下寒症；因前此感受温邪未能得以清解，今复感风寒，又值大怒其，气愈阻愈结，横逆于胸所致，故取《内经》"气并于阳，血并于阴"之义；首投乌药顺气散开肺气而祛寒，再予泻白散合白虎加桂枝汤泻热清肺而愈。如此诊病治疗，可见谢氏熟谙经典之义，故临证得心应手。

李铎，字省斋，号儆堂，旴江南丰人，清代江南著名医家，著有《医案偶存》十二卷。李氏禀赋灵明，缘家境贫寒，痛失学习机会，"唯于岐黄家言若有深契，亦迫于家计服贾依人"。近30岁时，与堂兄贩麦船运三洋湖中，适逢夏间淫雨，湿气郁蒸，染时行热疫，昏蒙十余日，幸得堂兄亲侍汤药，昼夜护理于身旁，才免于一死。然堂兄却忧劳成疾，为庸医误治而死。李氏每念及此，"未尝不负疚深夜"，痛感庸医误人之甚，加之老母与子体弱多病，难觅良工，遂立志弃贾业医，学习钻研岐黄之术。他"唯日孜孜，至老不倦"，上自《素问》《灵枢》《伤寒》，旁及东垣、丹溪、景岳之书，乃至清代喻嘉言、陈修园、叶天士各家学说，无不精心研究，间尝遨游江浙两湖，与各地名医交友，虚心请教，相互切磋，医术日精，以至求诊者络绎不绝，车马盈门，治必奇效，名声大噪。李铎深受喻嘉言的影响，注重临证医案记录。《医案偶存》黄恩浩序中曰："医毕将病者姓名、年纪、质体、脉证暨酌用方药，随笔记录，并抒所见，增以议论，数十年于斯，汇为一书，自额之曰《医案偶存》。"全书载录疾病虽多，却毫无杂乱之感，围绕脏腑阴阳，纲举目张，每处一病，必"审知其为何脏何腑之虚症、实症、寒症、热症，三阴三阳之阳证、阴证，便得其大概矣"。其医理通畅，用方简切，议病论药，阐述发明，令医者阅后耳目一新，回味蕴意深幽。案中所引《内经》及各家精义，必标出其语为何人之言，并逮其前人所未及，既能羽翼又不掠美。李氏医学根底扎实，经典烂熟于胸，认为"非熟于《内经》者不辨"，并强调做临床、学经典的重要性。如吴尹达伤寒后，几经误治，更加胸满气逆，咳嗽痛引右肋，呼吸不利，粒米不入，坐卧不安累日。李氏诊此即《内经》所言"淫气喘息，痹聚在肺"之肺痹症，故疏方苦辛，开痹理气为法，数剂则痊愈。又如熊扬把谦患疟，间日一发。李氏判为阳虚，拟近效白术汤加味治疗，十剂后疟止，诸症皆愈。李氏感慨言："世人治疟，概以少阳经，小柴胡汤为主治。余治疟，多从《内经》，辨别三阳、三阴，分经施治，故多奏奇亦也。"可见他效法经典，又勇于创新，精神可嘉。李氏理论结合实践，功底扎实，大胆实践，勇于探索求真，临床疗效确切，深为世人所称道。

2. 医文并茂　文采流芳

医文并茂是盱江医案的特色。喻昌文学根底扎实，其著作医文并茂，可读性强。《寓意草》是其处女作，以笔记体裁对自己医病经历予真实记录，再加上作者扎实的文学写作功底，该书既是一部中医学著作，同时也是一部具有笔记文学特征的作品。书中大多都是可供文学欣赏的美文，具有以下两大特点：第一，故事性强。有许多医案即是一个个引人入胜的小故事。作者巧妙地将专业性和故事性融为一体，既有很强的医学专业技术，同时又通俗易懂，且故事情节强，故大大地加强了该书的可读性。如《论徐岳生将成痿痹之证》："徐岳生躯盛气充，昔年因食指微伤见血，以冷水濯之，遂至血凝不散，肿溃出脓血数升，小筋脱出三节，指废不伸。迩来两足间，才至秋月便觉畏冷，重绵蔽之，外拊仍热，内揣独觉其寒。近日从踵至膝后，筋痛不便远行。云间老医，令服八味丸，深中其意。及仆诊，自云平素脉难摸索，乃肝肺二部，反见洪大。大为病进。况在冬月木落金寒时，尤为不宜。方来之势，将有不可向迩者。八味丸之桂、附，未可轻服也，何也？筋者肝之合也，附筋之血，既经食指之把取，存留无几，不能荣养筋脉，加以忿怒，数动肝火，传热于筋，足跗之大筋，得热而短，是以牵强不便于行也。然肝之所主者唯肺，木性畏金。禀令拥戴，若君主然，故必肺气先清，周身气乃下行。今肺脉大，则肺气又为心主所伤，壅窒不清，是以阳气不能下达而足寒也。然则所患虽微，已犯三逆，平素脉细，而今脉大，一逆也；肝脉大而热下传，二逆也；肺脉大而气上壅，三逆也。设误以桂附治之，热者愈热，壅者愈壅，即日便成痿痹矣。此际用药，渊乎微乎，有寻常不能测识者！盖筋脉短劲，肝气内锢，须亟讲于金伐木荣之道。以金伐木，而木反荣，筋反舒，匪深通玄造者，其孰能知之？然非金气自壅，则木且奉令不暇，何敢内拒！唯金失其刚，转而为柔，是以木失其柔，转而为刚。故治此患,先以清金为第一义也。然清金又先以清胃为第一义。不清其胃,则饮酒焉,而热气输于肺矣;厚味焉,而浊气输于肺矣。药力几何,能胜清金之任哉。金不清,如大敌在前,主将懦弱,已不能望其成功,况舍清金,而更加以助火烁金,倒行逆施以为治耶,必不得之数矣!翁见药石之言,漫无忌讳,反疑为张大其说,而莫之信,竟服八味丸。一月后,痿痹之情悉著,不幸所言果验。乃卧床一载,必不令仆一见。闻最后阳道尽缩,小水全无,乃肺金之气,先绝于上,所以致此。明明言之,而竟蹈之,奈何奈何!"本案记录患因误治将变痿痹为故事情节,娓娓动听。作者先从患者体质出发,分析发病因素及服药错误机理为主要叙事内容,后附因为患不信而继服前药致痿而死亡的经过。胡卣臣先生曰:"此治痿痹证之《妙法莲华经》也,不当作文字亵视。"第二,引喻譬类,生动形象。在中国古代医学典籍中,以形象的比喻来说明抽象的医学理论问题,已十分普遍,像《素问·脉要微论》《广嗣纪要·协期篇》等精彩篇章,几乎都离不开这种手法的运用。具有一定文化底蕴的喻嘉言,对此自然不会感到陌生,在《寓意草》中,有许多篇章的写作便使用比喻手法。在《答门人问州守钱希声先生治法》一文中,作者详细论述了阴火原委,弥补了古人之缺失。这是一篇答疑解难的文章,往往难免板滞之失,但由于作者巧妙地运用比喻手法,使得文章生动活泼,让人味之无穷。如作者在论阴火与阳火之别时说:"唯夫龙雷之火,潜伏阴中,方其未动,不知其为火也。及其一发,暴不可御,以故载阴血而上溢。盖龙雷之性,必阴云四合,然后遂其升腾之势。若天青日朗,则退藏不动矣。"这段比喻非常形象地描写了"龙雷之火"的特征,无穷奥义,只此一喻,便得以生动阐释。再如作者论及健脾之阳,一举有三善时,也是以比喻手法来说明其道理的:"一者,脾中之阳气旺,如天青日朗,而龙雷潜伏也;一者,脾中之阳气旺,而胸中窒塞之阴气,如太空不留纤翳也;一者,脾中之阳气旺,而饮食运化精微,复生其下竭之血也。况乎地气必先蒸土为湿,然后上升为云,若土燥而不湿,地气于中隔绝矣,天气不常清乎!"作者以天气来喻病情,寥寥数语,便形象生动,深入浅出地阐明了一个深奥枯涩的道理。

此外,《寓意草》的文学特点还不止这两点,如结构严谨,层次分明,条理清晰,夹叙夹议,论证严密,逻辑性强,文章精辟,手法多样等等,几乎都能在《寓意草》中找到例证,这也足以说明喻嘉言写作功底之深厚。

3. 学术珍品 影响深远

喻氏学术给当代及后世带来影响。谢星焕私淑喻嘉言,医风、文风一脉相承,《得心集》《寓意草》是盱江医著中医文并茂的"并蒂莲",一时成为佳话。如《得心集医案·赵序》中记载:"有曰《寓意草》者,盖亦本乎医者意之说也,喻子真善言医者矣。我盱南映庐谢先生……具书于册,名曰《得心集》,先生之心盖欲以医一时者医天下后世矣。……则读先生之《得心集》,即以为明喻子之《寓意草》也可。"《得心集医案》是清代著名医案书,理论与治验俱佳,为清代医案中之珍品。所载医案,大多数是经过他医误治或久治不愈的疑难病症,也有一部分急性发作的危重病症。案中议病议药,分析入微,引经据典,旁通曲喻,读之令人心领神会,富有启发性,可为后世法,与一般泛泛的"流水帐"式的医案书不可同日而语。有学者考证医案写作时认为:"清代以后,医案专著如繁花簇锦,竞相开放,如《名医类案》《临证指南医案》《谢星焕医案》等等,均对后世临床起到极大的指导作用。"在这里,《谢星焕医案》和《名医类案》等并列,突显出了学术地位。

《得心集医案》为清代咸丰年间出版的一本医案类专著,后世影响深远。约十二万字,堪称医案著作中的经典。《全国中医图书联合目录》(下文简称《联目》)、《中国中医古籍总目》(以下简称《总目》)所载《得心集医案》主要版本有五个。《得心集医案》为清代江西名医谢星焕所撰,金溪乡绅赵承恩、姜演,门人刘绍基、汪士珩,其子谢甘霖、谢甘澍,其侄谢甘棠,其孙谢恩洪都对该书的编辑整理做出了贡献。书稿初成名曰《得心集》。该书姜演序云:"题曰《得心集》,得乎心斯应乎手,固先生本意也,"其义简明易懂。咸丰十一年辛酉(1861),浒湾旧学山房以《谢氏医案》为书名初次刊行。其后,清咸丰十一年辛酉(1861)浒湾延寿堂刻本、清光绪二十五年己亥(1899)禅山天宝楼刻本皆名《得心集医案》。1936年,绍兴裘吉生将其收入《珍本医书集成》第十二册医案类。1962年,上海科技出版社出版单行本,改名《谢星焕医案》。

《寓意草》初刊于明崇祯十六年癸未(1643),系单行本,自清康熙间至民国约有近三十种不同的本子。在这些单行本中,早期多为刻本,如据《联目》,《喻氏医书三种》现存各种本子有三十种之多,尚有日本享保十四年乙酉(1929)日本皇都书坊刻本《寓意草》,自其问世至今,其各种版本在七十种左右。众多的版本,不仅说明了《寓意草》的价值,也足以证明了喻昌之学的影响。现代研究《寓意草》的文献多达一百余篇,这在医案类古籍研究中是罕见的。

二、盱江医案著作概况

(一)《易氏医按》

明代名医易大艮是盱江医学主要医家之一,其著作仅存《易氏医按》十八则,所选案例几乎都为他医所误治或治疗无效的疑难病症。易氏学有渊源,辨治首重脉诊,每案对脉诊阐发入微;同时对金元医家脾胃、郁证学说甚有发挥。其对疑难病匠心独运,力挽误治,给后世以很大启迪。

1.首重脉诊

易大艮不仅深谙脉理,临证体察尤为细心周密,故常能于疑似莫测之际,独出机杼。易氏强调:"识病之妙,贵在认得脉体形证。"所以,他在医案中对脉诊情有独钟,推崇备至,对于每案脉诊详细描述并加阐发,可谓到了淋漓尽致的地步。他不仅通过脉诊审证求因,而且在不少情况下独具慧眼,大胆舍证从脉,以脉论治。如治一产妇,产后吐逆,众医皆认为胃寒,用炮姜、附子理中汤辈而不效。易氏诊之脉俱无,以食指复按尺部,中指、无名指按尺之后,脉来实数有力,左右皆同。易氏断言:"此实热证也。"用三黄汤、凉膈散、玄明粉治之而愈。一儒官患便闭证,初因小便闭,服五苓散、八正散、益元散,俱不效,病脉两寸俱沉、两关洪缓、两尺不见。众医为尺脉无根。易氏独以为尺脉得体,认为是其病源在上焦气秘,而下窍不通也,反以上部药收功。大司马潭石吴公,卧病两月,发热、咳嗽、痰喘,气急,胸膈痞满,手足面目俱浮肿。众医唯清金宁嗽,又以脾胃久虚发肿,用利水兼补剂,其病益甚。易诊其脉,左寸浮而无力,左关弦长,推之于外,内见洪大而芤,侵过寸部一分,左尺沉弱无力,右寸沉而带芤,气口脉按之紧而且牢,时或一快,右关中和无力,右尺隐隐不动,因而认为"乃积血证也",应用越法治之,进以畅卫豁痰汤,一服后顿减八九,六脉豁然。掾史徐文淙妻月信愆期,易氏诊其脉左寸左关、右寸右尺失其升降之常,唯脾肾二脉平和,知其病久矣,据脉论证,先投以和中畅卫汤三剂,而肺脉浮起,胸次豁然,诸证顿减,继以清中实表,固其腠理,月信大行。易氏脉证合参,首重脉诊,几乎在每案都有体现,且阐发入微。

2.治重脾胃

脾胃论治也是易氏医按一大特色。易氏治疗中不论外感内伤,均注重脾胃,十八则医案中有九则体现了脾胃治法,占一半以上。易氏曾治一士夫,素耽诗文,夜分忘寝,劳神过极,忽身热烦渴,自汗恶寒,四肢微冷,饮食少进,予以人乳并人参汤与服之。当日进四服,浓睡四五时,病减其半;次日又进四服,终夜安寝,诸证悉除。他认为人乳、人参俱为补脾益胃之品,故"见效最速"。又治一春元下第归得寒热病,初以微寒,即作大热而躁,躁甚如狂,结果以加减补中益气汤治之,日进一服,三日而病渐退。又治一"病痢",众始治以通利之剂,次行和解,又次滋补月余,而病甚;易氏用六君子汤加香附砂仁二剂,胃气渐复,又以补中益气汤加味半月而诸证全愈。扬郡一少妇年十九禀赋怯弱,庚辰春因患痿疾,卧榻年余,首不能举,形瘦如柴,发结若毡,起便皆赖人扶,一粒不尝者,易氏以补中益气汤加减治之,而人参更加倍焉,服二剂。调理数月,饮食步履如常,痿证悉除。有人问他:"人皆用滋阴降火,公独用补中益气,何不同如此也?"他回答曰:"痿因内脏不足,治在阳明,阳明者胃也。胃为五脏六腑之海,主润宗筋。宗筋主束骨而利机关。痿由阳明之虚而然,阳明胃土不能生金,则肺金热,不能荣养一身,脾虚则四肢不能为用。兹以人参为君,黄芪、白术等药为佐,皆健脾土之药也。土健则能生金,金坚而痿自愈矣。此东垣第一治法也。"此外,对于手足面目俱浮肿、月信愆期、久患腹痛、泄泻,身热寒战诸案,均以补中益气汤加减异病同治而收功。以上病例,易氏传承东垣,从脾胃论治,善用补中益气之法,力挽沉疴,体现了他治重脾胃的扎实功底。

3. 调气开郁

易氏对朱丹溪"气有余即是火"甚为推崇,并在临床中着意发挥。他强调:"人之一身有气有血,气血调和百病不生,一有拂郁诸病生焉。"非常强调情志对疾病产生的影响。一妇人患浑身倦怠,呵欠,口干饮冷,一月不食,逮次年夏诸病复作,甚于先年,肌消骨露,且数年不孕。易氏认为:"其病归于气郁而已,郁气一舒,火邪自退,得其病本,随手取效也。"故本案在栀子汤降火的基础上,又以调气药为主,以养血药佐之。最后"气顺则血行,经事依期而妊娠有准矣"。本病终以调气开郁而取效。易氏阐明:"向以降火为先而愈疾,今以调气为主而有胎,治法不同病源则一。"一妇人患崩,昼夜十数次,每次去血升余,用止血药,血愈甚,卧床月余,赢瘦,食少,面青爪黑,气促痰喘。易氏诊得心脉平和,肝脉弦大,时一结,肺脉沉而大,且有力,脾胃脉沉涩,两尺沉而无力,最后定论"此气郁证也"。强调"崩虽在血,其源在气",结果以四神散投之而收效。对于易氏重视调气开郁,王琦在《医林指月·易氏医按跋》中做了很好总结:"又常读沈宜民之论,谓易氏医按,大概以天之六淫合人身之六郁而成病,故其要法以开郁为先务,而补益后焉……所定四神散、畅卫舒中、顺气养荣诸汤剂,虽加减各殊,而大要本之古越鞠一方。"现代对易氏调气开郁一法亦给予了较高评价。如有学者认为,郁论是易氏学术的核心,在临证治疗中,易氏亦针对郁病着手,故首推开郁为先务,风格逼近丹溪治郁案。通过研读医案,可以看出易氏对气郁证的诊断和治疗有独到见解。

4. 力挽误治

《易氏医按》虽只有 18 则,但均为疑难杂病之证治,且多达 17 案系他医救治无效甚或误治最后被易氏治愈者,另一例徐文淙妻卧病三年虽未提误治,最后还是被易氏治愈。可见易氏挽狂澜于既倒,匠心独运。瑞昌王既白之妃患泄泻,屡用脾胃门消耗诸药四五年不能止,一医用补中益气汤、人参三钱服一月,不泄。忽一日,胸膈胀满,腹响如雷,大泻若倾,昏不知人,口气手足俱冷。易氏认为:"此乃亢极之病,火极似水,若以为虚弱而用补药,是抱薪救火矣!"以黄连入平胃散与之,饮药少顷,熟睡二时,不索食,不泄泻,饮五日方知药味甘苦,既用通元二八丹,与汤药间服,一月,饮食调和其病遂愈。瑞昌王孙毅斋年五十二,素乐酒色,癸酉九月初,夜起小解,忽倒地昏不知人,若中风状,目闭气粗后足厥冷,身体强硬,牙关紧闭。诸医有以为中风者,有以为中气、中痰者,用乌药顺气散等药俱不效;又有作夹阴治者,用附子理中汤愈加痰响。易氏诊为寒湿相搏痉证,先用稀涎散一匕,吐痰一二碗,昏愦即醒,随进羌活胜湿汤六剂痉愈,以八味丸调理一月精气复常。一春元下第归,得寒热病,每日申酉二时,初以微寒,即作大热,而躁甚如狂,过此二时平复无恙,唯小便赤黄而涩,往时一有心事,夜即梦遗。他医皆以病为疟,用清脾饮柴苓汤并截药,俱不效。易氏诊得六脉唯左尺浮,中沉取之皆洪数有力,余部皆平。认为"此潮热病也",以加减补中益气汤治之,日进一服,三日而病渐退,复用六味地黄丸兼前药调理一月而安。此类纠正误治之例,文中俯拾即是。

(二)《奇效医述》

明代名医聂尚恒学验俱丰,认为医者如"自恃聪明不肯究极精深,仅知粗浅而即自信自用,反致误己误人,其害尤甚也"。聂氏善辨疑难之证,注重临床疗效,最忌空言泛泛,词藻累累。所著《奇效医述》是一部不可多得的诊籍佳作。书中每病一案,既不讳言失治误治,又能直抒个人之见,将病因、病程、症状、用药及药后效果一一备录。案后追记原用方药及其等分,且于服法、炮制亦无一遗漏,令人阅案之后大长见识。

1. 触类旁通

《周易·系辞上》:"引而伸之,触类而长之,天下之能事毕矣。"聂尚恒学有渊源,博采众长,于临证中常能由此及彼,触类旁通,圆机活法。其在《奇效医述》自序中曰:"俾览者咸知某病已危,用某药得宜而获安;某病濒死,用某药中窍而回生。庶令后之病症有相类者,可以触类而通,合宜而用,则于天下后世之疾苦沉疴,未必无裨也。"如"治劳伤感寒先发后补得效述",患者为七十老翁,劳倦出汗,洗浴感寒,他医用发汗清热之剂病情加重。聂氏诊其脉虚弱欲绝,急令停服前药,以补中益气汤,一剂精神顿起,二剂稍安。后因系天热,晚间洗浴感寒,聂氏便觉补之不可,发之亦不可,于是巧设一法,应攻补并施,将加减参苏饮、补中益气汤各制一剂,先用参苏饮热服发其汗,略停一时,俟其身热退,即用补中益气汤温服补之,遂复得安。可见聂氏具体情况具体分析,贵在变通,不拘泥于陈规,于是取得良效。聂氏师古,却从不拘泥古人的一治一法,更不杂袭前医的一方一证,而是遵循医旨,灵机变动,真正做到了"因病制方,不胶于古方,得心应手,不拘于成说"。又如"治妇人虚寒痰病用补得效述",证见"晚间咳尤甚,痰凝胸膈作热,终夜不得卧,卧则痰气上促",聂氏不囿于清热化痰之法规,而是推究原委,认为"其胸膈夜间作热者,虚痰凝而气不流通,非内热也",治"当补肺而去其寒邪",并直言"清热行气是谓虚虚大误"。聂氏先用补肺涤寒药二剂,投石问路,服后夜间咳却有止。聂氏认为虚能受补,病可治愈,最后以姜附佐四君子汤、二陈汤补中开痰收全功。

2. 首重气血

气血是构成人体和维持人体生命活动最基本的物质,气血不足及失调均可导致疾病的发生。聂尚恒在临床中视调理气血为首务。《奇效医述》所载医案均为疑难重病,日久痼疾,脏腑功能失调,气血不足,以致气血拂郁,气机失于调达,升降枢纽难以转输,常为虚实夹杂之证。故聂氏临证中将调理气血法视为治病之关键,许多治疗方剂加入调气之品,如直投木香、陈皮、青皮、枳壳、枳实、香附、厚朴、玄胡索、郁金等理气药,或间用川芎、三棱、莪术、当归等活血行气药。聂氏善用调气药,认为只有通畅气机,方可去除病根,拯救危困。如其"用之千万人无不效"的"治痢奇方",就是在清热止痢的基础上,配伍枳壳、槟榔、厚朴、青皮、木香、当归、红花、桃仁等理气行血药物。久病迁延,气血受损,聂氏临证还注重补益气血,如治友人内室胸腹胀气上攻两月余,初以为必气血不调,"以调气药二剂与之,服后其病不增不减",改用四物等补血药数剂病减半;后察其脉弱不唯血虚而气亦虚,因用八珍加二陈汤服十余剂而痊。此亦为聂氏对胸腹胀气不是盲目理气降逆,而是细察入微,丝丝入扣,塞因塞用,以补开塞之成功案例。此外,在治疗方药中不乏补益气血剂,如补中益气汤、补气方、补脾方、清润带补方、峻补煎、专补气血丸、参术散、补气血丸、大补气血方、参芪附子汤、人参大补汤等。

3. 顾护脾肾

《景岳全书》云:"五脏之伤,穷必及肾。"肾为先天之本,全身脏腑阴阳之根本;脾为后天之本,气血生化之源。聂尚恒明于此,在临床中每能顾护脾肾两脏,喜投建中温下之品,以葆人身立命之根基。对于女子血崩,聂氏认为:"崩者,取象于山。土虚不固然后山崩,岂有土实固而山反崩者乎?今之血崩不止者,必竟是血崩大虚耳。且血气相依附,气虚甚则降令多,升令少,是以不能摄血,致令血不归经而妄走下。今不唯当大补血而尤当大补气也。"聂氏明确将"血崩"之因归之于"土虚不固",脾虚不固,则"降令多,升令少",最终导致肾脏受累,故治当着眼于脾肾两脏,特制专补气血丸。方中补脾药用黄芪、茯苓、怀山药、人参,补肾药用川故纸、川巴戟、肉苁蓉、锁阳、制仙茅、附子、鹿茸、鹿角胶,再配以四物汤及枸杞、何首乌等,共成脾肾气血大补之剂。聂氏曾用此丸治一历年血崩患者,"服完一料而神气爽健,服完二料而身体复旧,病根悉除"。在诊治中,常用补脾之品善后。如一男性新娶感寒,前医知其内伤,不敢用清解药,略用人参入口嚼之即燥不可当,大便秘结,自汗不已,诸医束手。聂氏诊其六脉洪数,面容红紫,脉症合参,先用疏利荡涤,用清凉药及牵牛、大黄下之,症状大减,再以生脉散、补中益气善后安。治伤食感寒泄利者,聂氏先用清解药方"涤其入里之邪",再用补脾药方以运中化食而获全功。

4. 发微创新

《素问·遗篇·刺法论》所说:"五疫之至,皆相染易,无问大小,病状相似。"聂氏通过临床观察,详考古今治疫之得失,发现伤寒、瘟疫病因有异,治疗亦应当不同。他在《奇效医述》特设《治瘟疫方法》专篇,并明确指出瘟疫乃"疠气传染流行"所致,"疫疠皆悍烈之气,似伤寒非伤寒也。俗人不知辨白,混以伤寒名之;俗医亦以治伤寒方药混治,误亦甚矣"。他详细制订瘟疫的治疗原则,并与伤寒治法做了区别:"盖谓伤寒邪气,当其在表可大汗而愈,及其入里可大下而愈;唯疫疠之气猛烈,当其在表亦可发汗以散之,然大汗则恐正气反虚,而邪气亦难除也。其入里也,止可用药从容解散,若大下之,则恐胃气伤而元气反虚,邪气愈得肆也,皆畏其邪气悍烈故也。然禀气壮实者微发之后,可单用凉药解散;若禀气怯弱者微发之后,当兼用人参入清解药中扶其元气,然后邪气可除也;若不分虚实而一概用寒凉,壮实者犹可望生,虚怯者决死无疑矣。"其后共附有治瘟疫三方,其中三黄石膏汤(石膏、黄芩、黄连、黄柏、麻黄、栀子、淡豉)为清邪解毒之治瘟疫专方,指出壮实热盛者可服,虚弱者忌之。聂氏能够发微创新,为治疗瘟疫另辟蹊径,早于《温疫论》二十余年提出瘟疫"似伤寒而非伤寒",病因为"悍烈之疠气"等观点,以启示后学。

5. 药重炮制

医药相长,优质的药物能提高临床疗效。《奇效医述》共载 45 方,配伍精当,且每味药物在不同的方中都有不同的炮制方法。聂氏还严格要求药物质量,对每味药用什么部分、去掉什么部分都写得清清楚楚。如用陈皮刮去白,连翘去心蒂,牡丹皮去骨,黄连、柴胡、前胡、防风、元参去芦,莲子去心去皮,天冬、麦冬、贝母去心等。关于药物加工炮制,药物在不同处方中发挥的作用不同,则炮制方法各异。如治一饮酒咳嗽吐痰带血案中,前医见其火盛,用桃仁承气汤下之,已合下药一剂,又合凉药二剂,纯用生芩连、生栀柏等药,一日服尽,寝至夜分,咳吐不止。聂氏认为:"盖火性急疾,亟攻之则其势愈炎,缓治之则其邪渐息。"故针对性制订治疗方案,虽用清凉而皆用制炒,又兼滋补,因人制宜,服用四十余剂渐瘳。方中知母、黄柏用青盐酒炒,山栀仁炒黑,牡丹皮、生地用酒洗,黄连、黄芩用酒炒,天花粉用酒蒸,天冬去心蜂蜜拌蒸,香附用童便炒,通过药物炮制,以图缓治。而在治郁热胁痛案中黄连用姜汁炒,大黄用酒炒,莪术用醋炒,胆草用酒洗炒。对鼻衄年久渐深渐危案中怀生地先用水洗净晒干再浸一时,生用和砂锅炒熟各半等。

此外,聂氏还非常重视煎服法。他向病人耐心解释如何煎服,旨在提高治病疗效。由此可见他对患者周密考虑,认真负责,重视影响疗效的各种有关因素。总之,聂氏《奇效医述》一书,在审因、辨证、选方、用药等各个方面有很多独到之处,值得后学借鉴。

(三)《寓意草》

喻昌是我国清初三大名医之一。其代表作《寓意草》是医文并茂、卓有影响的医案珍品,现代研究者趋之若鹜,论文繁复。撷其要者,从创"议病式"、法遵《伤寒》、治重脾胃、善治急症、力挽误治、特色治法、用药特点七个方面对其全面剖析,基本可窥其全豹。

1. 创"议病式"

《寓意草》开篇是"先议病后用药"和"与门人定议病式"二节。篇中强调:"故治病必先识病,识病然后议药。""某年、某月、某地、某人、年纪若干……以何汤名为加减和合,其效验定于

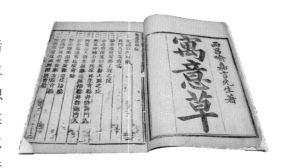

何时。——详明,务令纤毫不爽,起众信从,允为医门矜式。""议病式"内容包括患者一般情况、患者病情的总体表现、病程、主要症状、判断疾病的性质、治疗原则、治疗药物及预后等,已具备现代病历的框架,具有标准化、规范化的特征,体现喻昌严密的辨证思维。该书对医案内容的书写要求做了详细规定,试图建立规范化的病案格式。是早期中医病案书写进行标准化的尝试,是中医辨证理论体系的归纳与总结,是临证辨证和中医病案书写的雏形,是中医基础理论的提炼。"议病式"是中医历史上医案书写的典范,体现着中医整体观念和辨证论治的基本法则,推进了中医医案的规程化,对后世医案辨证部分的撰写有启发和示范作用。

难能可贵的是,"议病式"还体现出现代医学中循证医学的思想。议病、识证、施药,其思想方法是应用议病、识证,获取最佳临床证据,应用"药物验者",减少甚至消除无效的、不恰当的和可能有害的临床实践活动,是循证医学思想的体现,反映出喻昌思考问题的逻辑性和完整性。这与他严谨规范的治学态度是分不开的。

2. 法遵《伤寒》

喻氏对《伤寒论》有深刻造诣,其《尚论张仲景伤寒论》(简称《尚论篇》)就是著名的研究伤寒专著。《寓意草》所载医案均为喻昌亲手治疗内科杂病或伤寒等疑难病证的案例。《寓意草》有方药计 30 余案中,其中伤寒案 11 则,运用《伤寒论》方药者有 25 案,可见分量之重。喻氏长于运用仲景思想,又多有创新,对《伤寒论》等书融会贯通,表现出对经典文献的高度娴熟与深刻理解。《寓意草》诸案中多援引仲景条文分析病情病机,善用经方,巧于加减变通,又不拘泥于仲景言论,处方立法多有创新之处。如"辨黄长人伤寒疑难危症治验并详诲门人"案中对《伤寒论》条文的理解与辨析,这类将临床实例与经典理论结合而论的议病内容,在《寓意草》中占了很多篇幅。《寓意草》伤寒诸案多为危急重症,病证错综复杂,往往寒热虚实并见,给辨证处方带来很大困难。然喻氏能够从复杂的症状中抓住诊断要点,明辨真假,果断处方,临证能够通权达变,真正将张仲景思想融会贯通,巧妙化裁,而不拘泥于张仲景言论,且对《伤寒论》中并无论述,或仅有脉证而无方治的疾病,喻昌亦能大胆创新,补张仲景所未备。

3. 治重脾胃

喻昌在疾病治疗中,特别注重调治脾胃。他强调指出:"理脾则百病不至,不理脾则诸疾续起。"又提出:"脾气者,人身健运之阳气,如天之有日也。"创健脾之阳"三善论":"一者,脾中之阳气旺,如天青日朗,而龙雷潜伏也;一者,脾中之阳气旺,而胸中窒塞之阴气,如太空不留纤翳也;一者,脾中之阳气旺,而饮食运化精微,复生其下竭之阴血也。"明确指出土为万物之母,人体生命活动与脾胃息息相关。病理上亦认为:"中央气弱,不能四迄,如母病而四子失乳,故现饥馁之象耳。"因此,喻氏在治疗上十分注重调理脾胃,提倡甘温建中,扶正固本。认为"中气不足者,非甘温不可,阴阳俱虚者,必调以甘药"。如治阴火动血之证,若采用凉血清火之药以水制火之常法,则必助其虐。唯温补脾中阳气为大法。并告诫曰:"子后遇此病,必以崇土为先,土厚则阴浊不升,而血患必止,万物以土为根,元气以土为宅。"喻氏承古创新,可谓善用理脾者。如用培养招纳法治单腹胀脾虚将绝候;用逆流挽舟法治危重下痢;用连理汤塞源遏流治胃酸过多等,确是别具匠心。书中多次以格物的方法,以之与天之日相类比,说明其在人体中的地位以及在治疗中的重要意义。并解释为:"天包地外,地处天中,以生以长,以收以藏,玄穹不尸其功,而功归后土,故土膏一动,百草莫不蕃茂,土气一收,万物莫不归根。"此外,喻昌还独创性地提出"痰随脾气往返论":"人之食饮太过,而结为痰涎者,每随脾之健运,而渗灌于经隧,其间往返之机,如海潮然,脾气行则潮去,脾气止则潮回。"

4. 善治急症

《寓意草》虽然不少篇幅谈及老年病、癫疾、消渴、痹症、痰饮等慢性病的治疗,而对急症的治疗显示出他的独到之处。所载医案 60 余篇,多属内科杂病,但其中危急重症验案却近 30 则。《寓意草》所记的危急重病医案,医意贯通,议病精详,用药独特,胆识过人,服药善变,独具匠心,是其治疗危急重病症的特点。喻昌在诊治危急重症时,果断大胆,特别是在群医争执不休时,凭借其渊博的学识和丰富的临证经验,力排众议,坚持己见,多能力挽狂澜,化险为夷。喻昌于危重急证之治十分重视阳虚的辨证,认为重危急证的病理都是以元气衰竭为"根源",故特别重视元气的救脱,把真阳分为上脱、下脱、上下俱脱等类型:"上脱者,妄见妄闻,有如神灵;下脱者,不见不闻,有如聋瞆。上脱者,身轻快而汗多淋漓;下脱者,身重着而肉多青紫⋯⋯上下一时俱脱者,此则暴而又暴,不多经见者。"治疗多以涩固脱,以重治怯,以补理虚;善遵仲景之方,善用人参、附子、干姜等温阳益气之品,因其辨证准确,立法果断,遣方用药通常达变,故能屡起沉疴。

5. 力挽误治

自古医家多报喜不报忧,在自己的医案著作中多记载成功医案,少见误诊失诊之例,《寓意草》则不然。书中 70 余例疑难病案中,误诊误治的病案居然多达 36 例,这是喻氏独到过人之处。对于误诊失诊病例,喻氏能针对不同的对象、不同的情况,采取各种方式予以对待处理。喻氏通过查求病因、考究体质等手段,重视辨证,认证准确,挽狂澜于既倒。书中此类病例颇为多见,如"论吴吉长乃室及王氏妇肺病误药之治验"案,患者新秋洒淅恶寒,寒已发热,渐生咳嗽,服解表药不愈,体日尪羸。初冬后饮用参术补剂后,觉厌厌欲绝,食饮不思,有咳无声,泻利不止。喻氏诊后曰:"是病总由误药所致。始先皮毛间洒淅恶寒发热,肺金为时令之燥所伤也。用表散已为非法,至用参术补之,则肺气闭锢,而咳嗽之声不扬,胸腹饱胀,不思饮食,肺中之热无处可宣,急奔大肠,食入则不待运化则直出。食不入,则肠中之垢污,亦随气奔而出，是以泻利无休也。今以润肺之药兼润其肠，则源流俱清，寒热、咳嗽、泄泻一齐俱止矣。但取药四剂，服之必安。"方用黄芩、地骨皮、甘草、杏仁、阿胶。一剂泻即少止，四剂寒热俱除，再数剂而咳嗽俱全愈。本案从病因入手，探寻致病根源，根据肺与大肠相表里，重新辨证，分析准确，故效如桴鼓。

6.特色治法

《寓意草》创造性地提出一些特色疗法，至今此疗法还活跃在现代临床。现概述主要治疗方法如下。

（1）逆流挽舟法

此法为治疗痢疾变法，是针对外邪内陷导致的痢疾而采用的一种提邪出表的治法，代表方剂为人参败毒散。喻氏在治疗热、暑、湿三气杂病时，主张必从外而出，用汗法先解其外，后调其内。书中记载有"阳邪陷入于阴之证"案，即用此法。患者周信川，73岁，平素体坚，不觉其老，秋月病痢，久而不愈，一昼夜十余行，面自浮肿，肌肤晦黑，脉沉数有力。以人参败毒散煎服，嘱用厚被围椅上坐定，置火其下……良久又进前药……如此约二时之久，皮间津润总未干，病者心躁畏热，忍不可忍，始令连被卧于床上，是晚止下痢二次。以后改用补中益气汤，一昼夜止下三次。不旬日而全愈。后世医家在这一思想的启发下，不仅运用逆流挽舟法治疗痢疾、腹泻，并且广泛用于多种疾病的治疗。如运用逆流挽舟法治疗肾炎、肾病。

（2）畜鱼置介法

此法是喻昌提出的治疗真阳上脱的一种治法。实际体现了以阴阳为一体，补阳补阴相结合，于阴中求阳的思想。鱼虽潜物，其性乐动，属阳；介类沉重，下伏不动，属阴。故置介类于鱼池之中，可使阴阳既济。作为治则寓有温补阳气时又需滋生阴分之意，特别是在温补下元时，不能过于温燥刚猛从而悟出"同气相求"的原理。如"金道宾后案"记载肾水亏虚，真阳上脱之证，治疗时须加入介类以潜纳浮阳："畜鱼千头者，必置介类于池中，不则其鱼乘雷雨而冉冉腾散。盖鱼虽潜物，而其性乐于动，以介类沉重下伏之物，而引鱼之潜伏不动，同气相求，理通玄奥也。故治真阳之飞腾屑越，不以鼋鳖之类引之下伏，不能也。"说明虚阳浮越必以介类潜阳纳浮，才能使真阳复返其宅，与真阴相恋，恢复阴平阳秘之态。

（3）崇土伏火法

此法是指温补脾阳以治疗虚火内盛的病症。此法并非喻昌首创，早在金元时期李东垣运用补中益气汤等治疗内伤热证即开崇土伏火法之先河，但喻氏在"答门人对州守钱希声先生吐血治法"一文中对此进行了明确详细的论述。认为："血病有新久微甚，无不本之于火，然火有阴阳不同，治法因之迥远……阳火者，五行之火……设其暴也，复可以五行之水折之，不能暴矣。唯夫龙雷之火，潜伏阴中，方其未动，不知其为火也。"提出治疗此证以"健脾中阳气为第一义"："此病必以崇土为先，土厚则阴浊不升，而血患必止。"现代临床常以崇土伏火治疗咽喉肿痛、口腔溃疡、牙龈肿痛等属阴虚火炎型，具有很好疗效。

（4）乘机利导法

此法实际是一种治疗策略，无具体固定治法，指在治疗有矛盾时，打破常规，创造条件，然后利用机会施以相应的治疗，是临证非常重要的法则。喻昌在"论闻君求血证兼痰证治法"中提出此法。患者有失血之疾，咳嗽有痰上气，面青少泽，喘促胀闷，辨证属阴血不足而致，须滋阴养血，"将浮游之气，摄入不息之途，乃为良治。然胸膈肺胃间，顽痰胶结，既阻循环，又难培养，似乎痰不亟除，别无生血之法矣"。但是欲驱痰浊则易耗其血，欲补阴血又反滋其痰。对此两难之治喻氏提出了乘机利导法："先以微阳药开其痰，继以纯阴峻投，如决水转石，亟过痰之关隘，迨至痰之开者复闭，所用生血之药，早已从天而下。日续一日，久久而生血……此际始加除痰之药，庶几痰去气存，累年之疾，至是始得痊安耳！"乘机利导法常在虚实互见、寒热错杂、阴阳逆乱等病情复杂的情况下发挥重要作用，往往是取效的关键。

7. 用药特点

《寓意草·先议病后议药》一篇中谈及："病既议明，则有是病即有是药，病千变，药亦千变。"《寓意草》医案中用药每有特色。首先表现在善用经方。在《寓意草》中，所载病案70余例，其中列处方的共30余案，用伤寒论处方的就有25案。书中善用经方，临机应变随症损益，有用张仲景原方者，有巧事加减者，亦有与他方合用或继用者，既有渊源，自又见地独特，皆辨治精当，多能立起沉疴，效若桴鼓。如采用理中汤治愈溺水、高热、疟疾、痢疾、痞块等病。又如"面议倪庆云危症再生治验"案中，患者膈气至粒米不入咽，始吐清水，次吐绿水,次吐黑水,次吐臭水,呼吸将绝,医已歇手,喻昌先用理中汤六剂,继用旋复代赭石汤而愈。其次表现在善用人参。人参为治虚劳内伤之第一要药,功善大补元气。喻氏在许多危急重证中,均是时医反对运用人参,或者病家惧怕运用人参,而喻氏力排众议,妙用人参,使患者转危为安。书中有27篇提及人参用法,还特立专篇"论治伤寒药中宜用人参之法以解世俗之惑"详细论述,可资临床借鉴。再次体现在一般药的运用上。通过"辨治杨季登二女奇症奇验"案分析,杨氏长女经闭年余,发热食少,肌削多汗,而成瘵怯,喻氏别开生面提出宜用极苦之药,以敛其血入内,而下通于冲脉,所以用了龙荟丸来治疗,也可谓别出心裁。分析"论吴圣符单腹胀治法"案,认识到喻氏之用赤石脂,可谓尽其技巧之能事。如治吴圣符单腹胀用赤石脂,填其膜囊,以塞其大肠空窍,使痰浊无复入其窠臼,即"寻其罅漏缄固之"之意。

(四)《得心集医案》

清代著名医学家谢星焕理论治验俱丰,所著《得心集医案》被誉为医案珍品,为习医者撰写医案之楷模。书中临床经验和临证思路又为医家所推崇。目前学界对谢星焕临床学术思想的研究成果主要从临证注重四诊,尤以脉诊超群,善治疑难杂证,用方博采众长,又独具特色等。

1. 穷究脉理

谢星焕临证,注重四诊,脉诊技术尤为高超,善于据脉叩证,精推细勘,抓住主要论点,肯定治法,临证以切脉所得最多。如李赓扬先生严寒外束,虚热内蕴,渐至咳嗽吐血,医者谬诊痨损,与养阴之药,遂至胸紧食减,卧床不起;谢氏根据其脉六部俱紧,重按无力,略有弦意,并无数大之象,诊为风寒两伤营卫之病,采用东垣麻黄人参芍药汤治之,一剂微汗血止,再剂神爽思食。谢氏还善于推求脉理,据脉以探求疾病的病理变化。如温邪入气之脉象模糊,系风温热邪蒙闭上焦气分所致。谢氏于脉学研究有素,造诣颇深,善于据脉准确地判断疾病的预后,往往料事如神,令其门人惊叹不已。对于结代脉的预后,先生指出:"必缓中一止,方为可治,若急中一止,便为参伍不调,乍疏乍数,安可治乎?"谢氏常对真假错杂莫辨之疾,凭借脉象直断病情。如在"述治张高腾兄暑温病书"的暑温病案中,详细论述如何舍证从脉,独凭脉象变化,进行调整治疗,而达到病愈的过程。"伤暑自汗"案论述伤暑之脉曰:"夫暑属阳邪,心属离火,故伤暑必先入心,心主血脉,故脉虚大……且暑脉多芤,状如葱管,浮沉二候易见,中取正在空处,故断为脉绝。"本案先从脉象机理分析,再到脉形及切脉手法,进而分析误诊原因,有理有据。谢氏对"七绝脉"的机制研究亦有自己的见解,凭脉辨证,判断吉凶。如治王玉溪脱营失精案,症状类似癫狂,诊其脉象浮大而软,非弦劲有力;脉象浮软为虚,大脉为病进,脉症合参,当用归脾汤加味以补之;诸医不听,认为邪实,或投当归龙荟丸,或进行礞石滚痰丸,病情越治越重;后再请谢氏诊之,脉来如火发燃,为残阳尽逼指下之真脏脉,断为不治证,果如其言而死。

2. 善治疑难

《谢星焕医案》书中载录治验 250 余案,是谢氏数十年临床治验的记录。所载医案,大多是经过误治、失治或久治不愈的疑难病证,案中分析精详,首尾贯通,对病机变化更说得明白晓畅。综观全书,谢氏医案以疑难病证为主,因其辨证得当,多能病起于沉疴,医案中屡见不鲜。其座右铭是:"下笔虽完宜复想,用心已到莫多疑。"足见他熟虑深思,胆大心细。其临症时,遇危重病证而不惧,见疑难病证而不惑,当机立断,毫不犹豫,往往药到病除,化险为夷。如治都昌某舟子大小便闭,遂根据"无阴则阳无以化"之经旨,内外兼治,二便顿解,患者得救。谢氏古方今用,善于识机观变,灵活施治。在"七情郁结"案中提出:"夫药犹兵也,方犹阵也,务在识机观变,因地制宜,相时取用,乘势而举,方乃有功。若不识地势,不知时宜,敢任战伐之权哉?"如治吴发明噎食病,初诊为痰火素盛,加以七情郁结,扰动五志之阳,疏以四七汤合四磨饮而安;次年复发,患者自服前方不应,依据脉滑而带数,唇燥舌赤,诊为上焦火郁,故以四七汤除半夏,加石斛、桑叶、丹皮、蒌皮,数剂复安;而越年又发时却与五磨饮合四七化裁运用而安。此外,若遇复杂病症,或尚无对应成方时,亦常创制一些新方。如自制霹雳劫巢汤,治寒痰闭塞、中脏脱绝之证;自制扶阳丹,治小儿夏月吐泻致成慢惊、脾肾阳衰之证,兼治男妇中寒、呕吐腹痛、一切火衰等证,并皆神验。

3. 博采众方

谢星焕曾说"余自幼从不肯用错杂之方",故勤求古训,博采多方,临证善于运用古方成法,必要时才自立方治;议病亦不肯拘泥于一家一派之中,而善博采众长,作为自己化裁运用的依据。如治曾魁星之中气大虚、清阳不升、浊阴不降的头痛不息,选用东垣益气聪明汤以补中益气;治黄锦盛肝肾阴虚的头痛,又仿仲景济阴复脉之例,参入喻昌畜鱼置介之法;治汪亮辉虚风内动之偏头痛,乃仿《金匮》侯氏黑散,内取桂枝、牡蛎、菊花祛风填窍,更取叶天士养肝息风之法,如首乌、黑芝麻、钩藤之属;治火烁金伤,兼之阳明失节,以致机关不利之足痛病,取丹溪大补阴丸及虎潜合法。谢氏博览群书,熟谙经典,临证很少采用拼凑方,多用名人古方,以经方为多,其他诸如刘河间、李东垣、张景岳、喻昌以及《千金》《局方》《指迷》《鸡峰》亦有涉及。其治法也不拘一格,每临急症,博纳众法,如涌吐、针灸、擦牙、鼻饲、卷痰、敷脐等皆简便易施,适于急救。

4. 体症合参

谢星焕临证善于体症合参,不仅是对《内经》中"因人制宜"思想的最好体现,也与叶天士的"治病固体"、张景岳的"治病存体"一脉相承,可谓现代中医体质治疗学的先驱。如《得心集医案·伤寒门》中治疗"汗不得法"案,患者症见畏寒头痛,发热无汗,连进发表,皮肤干涩,发热愈炽,关弦尺迟,面白露筋,乃为外感寒邪,体有中气虚而血不足;故宗仲景"亡血家不可发汗"之旨,以当归建中汤获效。本案充分体现了谢氏"治病相体"论的学术观点。谢氏认为有邪自当驱邪,然老年患病每邪盛正虚,不但贼邪多不受驱,且强行驱之反能戕伤正气。主张"养正之法可转为驱贼之方",认为"养正则邪自除"。故临证治疗老年病注重匡扶正气,俾正胜邪怯而诸疾自痊。如《得心集医案·杂症门》中"颊颐浮烂"案,许静堂内人,年近花甲,患口疮唇裂,顶生瘰疬,久至两颊满颐浮烂淋滴,诸医技穷。唯谢氏慧眼独具,指出该病系"禀赋虚弱,素多劳虑,离宫自燃,心火外炎,此本身之元气外越,收之养之不暇,尚可视为毒火而清之驱之乎"。对于老年便秘之证,临床上年老体虚之人尤为多见。《得心集医案·便闭门》有云:"行医治大便不通,仅用大黄、巴霜之药,奚难之有?但攻法颇多,古人有通气之法,有逐血之法,有疏风润燥之法,有流行肺气之法,气虚多汗,则有补中益气之法……无往而非通也,岂仅大黄、巴霜哉?"如现代临床采取塞因塞用法治疗虚性便秘,取得显著的疗效。对于谢星焕治疗便秘灵活施治,《得心集医案》中记载"治疗大便不通,阴气凝结,有开冰解冻之法"。对于骨折后出现大便干涩,辨证属脾肾阳虚者,用温脾汤取效。谢氏根据体症辨别详细,并创造性地提出燥泻一证,如治周祥彩一案,对燥泻阐发,尤为周详,认为因"肺火肆虐,奔迫大肠"所致,法当"仿壮水镇阳之法,使无上僭下竭之虞,效泻南补北之意,而无金热土伤之虑",治以"取甘寒之味,端清肺火而存阴"而愈。此外,谢氏治"寒毒中脏"案中载有:"汤胜参傍山而居,其地甚小,以农为业,时值暑月,其实患腹痛呕吐者,老幼相似,已亡数口……盖六月天时,阴气在下,人身阴气在内,再逢山脉之变,阴毒侵脏,酿成种种寒证。"谢氏通过观察时令节气、山脉变化、水土之异来辨证治疗,非博学广取,焉得此乎。此系中医因时、因地制宜之活用法。

5. 纠正误治

观谢氏《得心集医案》,立论平正,不拘一家之言,其审病处方,详慎简洁,不刻意于古而饶有古趣,临床用药因人、因时、因地制宜,多角度、多方位中综合分析,才能尽量减少误诊误治。如《得心集医案·便闭门》治"脾阳不运"案中提及:"行医治大便不通,仅用大黄、巴霜之药,奚难之有?但攻法颇多,古人有通气之法,有逐血之法,有疏风润燥之法,有流行肺气之法。气虚多汗,则有补中益气之法;阴气凝结,则有开冰解解法。"治曾魁星"清阳不升"头痛误治案:"但因前药辛温过亢,肾水被劫,故舌苔满黄,小便短赤,乃用益气聪明汤,果一剂而愈。"又如《得心集医案·虚寒门》"误表戴阳"案中载有陈怡太误治案:"陈怡太,年老体弱,辛苦劳力之人,得伤风小病,头身作痛、发热畏寒。医者不以劳力伤风之例施治,乃以败毒散两服,遂变大汗如雨、舌干如刺、满面赤色、神志昏惑。问其小便不利,大便不通,俨似极热之症,余故知为误治所致……诊脉洪大,按之寂然,虽无急疾之象,然恐误表戴阳于面,元气随汗立散。意欲行真武坐镇之法,但津液内竭,难受辛温之亢味;将欲与生脉救阴之意,而甘酸之药,其何以回垂绝之元阳。继思独阳不生,盖阳无阴则孤阳失所,而飞越戴出矣;必得扶阳之药,而兼济阴可也。处古益元汤,回阳生阴。药一下咽,果获熟睡,舌刺少减。再剂,热退身凉,汗收食进。与理阴煎调理而康。"书中如此例之,纠正误治验案,不胜枚举。

6. 用药经验

谢星焕医理渊深,经验丰富,在辨证、立法、选方、遣药均达到了炉火纯青之境界,值得后来者学习。其对药物性能的研究,亦颇有独到之处。如对甘草的灵活运用,可见一斑。其认为:"且甘草之功用甚长……发表药中,如桂枝、麻黄、大小青龙辈,必用甘草者,欲以载邪外达,不使陷入阴分也。若邪入里,必无复用甘草之理,如五苓、承气、陷胸、十枣诸方,俱不用也。至桃核、调胃两方,以其邪兼太阳,尚属用之。若阴血大伤,竟重用甘草以复脉。"对于甘草资满之说则认为:"甘草味甘补土,土健而满自除也……阴气内盛之满,法所必忌;阴气下亡之满,法所必施。如发表药中之甘草,必不可少;攻利药中之甘草,有断不可用者。"强调:"前贤用药,取舍自有法度,而后之叶天士、黄宫绣辈,每视甘草为畏物,致令良药见屈,固不识此取舍之妙,又不察资满泄满之意也。"对风火交炽之证,先生亦善用甘草缓其火势,取"甘以缓之"之意。《产后门》中载"谵语自汗"案,即为产后误用滋腻之品所致。"患者黄杏帘之媳,体气屡弱,素禀肝火,且平素颇劳心神。今秋产后,即下榻如常,因目中觉燥,自取旧方,药只熟地、白芍二味,立时恶露顿止,目瞪反张,逾时方醒,醒而复发。"谢氏诊其两脉,幸无洪大,知为神魂不藏……且恶露虽止,腹无着痛,实因芍地酸寒凝滞之故,乃用收敛温通之法,重用参、归、姜、桂、龙齿、五味、茯神、钩藤、龙眼,叠进不辍,其势渐缓,恶露随下而痊。如本案尽管肝肾阴虚,亦不宜任用白芍、熟地"酸寒凝滞"之品。产后恶露宜通,而"血气喜温而恶寒,寒则凝而不流,温则消而去之"。

(五)《医案偶存》

李铎医术精深,审治缜密,强调"所存方案皆屡经应验者,方敢笔之于书,若能审证确切,断不致误人"。《医案偶存》内容丰富,涉及内、外、妇、儿、五官各科,所载医案记录翔实,论述精当,内容独开新境,其如辨证遣方,议病用药,均有个人独到之见。故此书为一本不可多得的临床治验之书,足资医者参考借鉴,提高辨证水平。

1.圆机活法

李铎对"视人命为儿戏"的庸医行为十分痛恨,临证力求严谨,且强调因时、因地、因人而灵活机变。"同一病也,或治之于此而效,或治之于彼而不效,禀受异也;同一方也,或施之于南而宜,之于北而不宜,地气殊也;同一病也,同一方也,或前日用之而应,后日用之而不应,其时令有变更也。"如《中风篇》载"徐丹辉中风案",患者年近八十,每当节气交迁则中风发作,舌蹇难言,肢痿力乏。初诊考虑为夏至一阴生,患者年事已高,液燥阴亏,治以滋阴清热、活血通络。但次晨患者自述夜卧不安,复诊见胃脉鼓大而躁,为阳明仍有燥矢未解,故加服大黄丸,便通后即止。此后,进补阴和阳,柔肝熄风之品,病情稳定,诸恙向愈,唯有言语仍欠利。交秋后因食用米粉等滞气之物,而致不思饮食,半夜口干咽燥,痰黏难咳,右脉关弦实而坚,辨为食滞挟痰,故改宣畅中焦、导食消滞为法。但考虑病本为肝肾阴亏、风淫火炽,治以甘寒之旨,佐以通心补肾,药用甜梨汁、甘蔗汁、鲜藕汁、生地汁、白竹沥、九节菖蒲、远志、龟甲、淡姜汁、金石斛。其后15日,患者自述睡觉时齿龂,自服西瓜大泻胃热而止。诊脉息如故,但语言略清,则改方用甘露清胃饮二剂。24日后复诊,脉象渐缓,为用甘寒苦降之品后燥气已平,考虑寒凉渐至,气候变化因素对本病的影响,改方仿用叶天士摄纳肝肾真气、补益下虚为法,药用熟地、肉苁蓉、石斛、怀牛膝、沙苑蒺藜、枸杞子、生杜仲、柏霜、天冬等。李氏尤其重视对病情密切观察,及时跟踪治疗。可见李氏深得《内经》"风淫于内,治以辛凉,佐以苦甘,以甘缓之,以辛散之"之精旨,对于病情分析精确详尽,在正确认识病因病机的基础上辨证施治,用药灵活,不拘泥于前人。正如闵芳言序言中所说:"但观其临一症如老将临敌,非不精心筹划而意思安闲,用一药如国手对局,扼要争奇即寻常布置无闲着,不待局毕而胜算预操。"又如李氏对温阳滋阴之法,学本《伤寒》,旁参东垣、丹溪、景岳,即致力于古训,又多有心得,认为阴阳之虚,责之脾肾,"而脾肾之总根是肾命",与诸脏皆有关联,故治应辨疑析微,灵活机智,不可拘泥成法。盖真阳之治,"须得温以培固,重以敛镇",药用附子、白术、吴茱萸、川椒、胡巴、固脂、肉桂、益智仁、牡蛎等,"使肾气有归,而真阳不越";对于沉寒羸痼冷之证,非仅具温阳而能调理,必"补火暖土,兼温中下",方剂组构融东垣、景岳学说为一炉,于温阳药中更用参、芪之类,以资助脾土健运,"胃纳健旺,则是一大生机也";经年累月,往往阴阳互耗,出现"脉沉微无神,面色痿黄,羸瘦神衰,久病不复"等阴阳两亏之候,"法当温补阴分"或"阴阳平补,庶无偏胜之患",制方可"仿景岳参附理阴煎法",并酌加健中之品调理中焦,使土实而健运,药选洋参(党参)、熟地、附片、当归、干姜、枸杞、白芍、淮山、龟胶、炙草、红枣等等,临床应用甚效。此外,李铎《医案偶存》在凡例特意说明:"案方中多不载等分,盖一病之中,一日之内,变迁靡定,故用药分两,亦当随病加减,贵在临时酌量定之。"所以临症药量要随病加减,灵活变通,不可生搬硬套而误人病情。

2. 效法嘉言

李铎中医基底扎实,熟读各家学说,但影响最深的是清初名医喻嘉言。如黄恩浩序中曰:"于阅是编所著各案,原委详明,毫厘辨证,得力于喻嘉言先哲《医门法律》者最深。"刘昌衢序亦言:"先生是书以案名,其即喻嘉言作法律之意乎!"李氏无论是医案编写体例上,还是临治思想均受喻嘉言的影响。所录医案书写仿喻嘉言之"议病式",多先录患者性别、年龄、体质、面色及症状、治疗经过,再加按语分析病因病机治则治法及注意事项。《医案偶存》凡例曰:"案中所载病者,年纪多少,体质盛衰,暴病久病,脉症治法,因脉以知症,缘证以明治,亦宗前人之遗法,以资后学之采择。"李铎不仅在病案格式上参照喻嘉言所定范式,临证诊治更是遵循喻氏"先议病后议药"的法则。如《卷二·阴阳虚症》载有一案,"丁援元上舍,昨承枉顾,因有客在坐,冗扰之间,未及拟方,晚间推寻尊恙",再处方用药。体现李氏"治病必先识病,识病然后议药"的严谨作风,确保方药有的放矢,避免失治误治。李氏还常效喻氏之法,宗喻氏之方进行治疗。如治其宗兄脱症,仿喻嘉言治金道宾上脱,"用七分阳药,三分阴药而夜服,从阴以引其阳",先嘱患者绝欲,再用介类潜伏,引真阳复返,达到阴平阳秘、摄敛神气的效果。又有治吴元丰长女惊悸,因心神先虚、邪祟为患,拟用喻嘉言治杨季登女邪祟附入脏腑案之法而愈。而在治一春瘟经他医误治析理时,即引喻嘉言曰:"此症宜从头上躯壳分表里,要知脑之自为一脏,而专力攻之,思过半矣。"再如治臌胀,李铎亦推崇喻氏三法:"一曰培养,宜术附汤加干姜陈皮;一曰招纳,宜补中益气汤;一曰攻散,桂甘姜枣麻辛附子汤、金匮枳实汤。"又如治一女患阴虚燥咳时,悟及喻嘉言清燥救肺汤与此合宜,取得初步疗效,又因患妇经水不潮,所以培养肝肾真阴为本,治用复脉汤去姜、桂,加玉竹、麦冬,使真阴一足,则水到渠成。此外,李氏医案也有多处仿效喻氏推崇仲景经方以起沉疴。

3. 纠正误治

《医案偶存》所载医案多有经他医失治误治或久治不愈的疑难危症,李氏认为"若能审证确切,断不致误人"。故在临证时常三因制宜,综合分析,辨证缜密,从而准确用药,以免贻害患者。如《伤寒篇》中佣工患伤寒,经医一误再误。又一医从旁诘李氏曰:"身热脉数,病已入里,当用承气。"李氏答之曰:"君误指紧脉为数不啻霄壤。按《经》云'诸紧为寒'。紧者脉加引绳转索,有风起水涌之象,北方刚劲之气也。与数脉不同,数以至数名,紧以形象论也。"医者哑然,拟用九味羌活汤正为对症而愈。针对前医误治,篇中附汪䚡庵《伤寒伤风辨》等名家论述,亦颇有参考意义。另有一案,秋月患伤寒,医不分经混治,以致壮热不已,头痛如裂,口渴嗜饮,状如温疟。自服西瓜数斤,病益甚。李氏不为假象所迷惑,而是遵照明代陶华《伤寒六书》"阴证似阳者,温之"之戒,别出蹊径,奇兵制胜,发人深省。《湿篇》中载有一案:"自述先伤于寒,人事不适,勉强劳力奔驰,复因乘筏,陡遇暴雨受湿增剧,显是寒湿邪气,凝积内伏,失于表利,误进参、术、地黄、枸杞,甘温泥腻之类,阻塞中道,遂致病势日重。夫不审病源,妄投补剂贻误匪浅,湿伤脾阳,寒伤形,劳力伤脾,都属阳伤之候。"李氏考虑到患者误补贻误,加之湿邪易伤脾阳,宗古人鼓舞胃气之法,旋转脾阳为治,药用苍术、半夏、白豆蔻、厚朴芳香化湿,茯苓、陈皮健脾祛湿,防风、桂枝驱风外出,炮姜、附片温阳,连进四剂后,鼓舞了脾胃生发之气;又考虑到病情有热化倾向,原方去姜、附,在芳香化湿同时加入茵陈、泽泻清热利湿退黄之味,配入桔梗、牛蒡子宣发上焦,从而导湿分消,以专治黄疸。《小儿科篇》记载治"黄时和女角弓反张案",患者八岁,清瘦面白,一日午饭后,猝然角弓反张,眼目上翻,手足搐搦。有儿科医生辨为急惊风,治投丸药不效,患儿母亲呜咽急求牛黄丸。李氏诊后认为此非急惊风而是寒袭太阳,血虚病痉,若治以豁痰截风之剂则耗其血反为其害,用《伤寒论·厥阴病篇》当归四逆汤一剂取效。李氏在案后说明,太阳经脉起于目内眦,经上额,由颈下背脊至足小指,如有血虚不能荣养经络,一旦感受寒邪,则收引而急,出现戴眼反张等症状,与惊风相似,多被误诊误治,应该引起重视。

4. 推重脾胃

《医案偶存》共整理病案240余例,其中脾胃方面疾病有56例。李铎深受张仲景、李东垣、喻嘉言等医家的影响,在其他疾病诊治中特别重视脾胃功能,在病案中均予记录脾胃方面症状,如收集四诊信息时,注重饮食情况及右关脾胃之脉变化,处方用药亦侧重脾胃功能方面的调理。如"黄玉波太守阳虚脑鸣案"中,患者形神欠爽,面色滞晦,天庭太阳,尤有阴晦之象,知其必有阴寒头痛、头眩之症。李氏诊得其寸尺脉皆微弱,唯右关滑大而虚,问得饮食较少,饱嗳时作,脉症合参,阳虚阴盛之候。并引东垣之说来分析病情:"五脏六腑皆禀受于脾,上贯于目,脾虚则五脏精气皆失所司,不能归明于目矣。若客邪乘虚,随眼系入于脑,则脑鸣而头眩,此为病之根原也。"故法从中焦而治,专补其阳,药用术、附、椒、姜、蔻、半、苓、桂之类,使中土之阳得以补,化生精气而滋养、灌溉脏腑,精气足则离照当空,群阴退避,"阴霾"散,则精神顿健,容颜光泽,诸症自愈。又如"杨二爷暑挟热淋案",患者年青体丰,因公务冒暑挟热尿痛。前医以黄连、香薷、六一、八正散等寒凉攻泻之药,伤脾胃之阳,以至胃不纳谷,厌近荤腥,头眩,自汗,泄泻,脉微。李铎认为宜理脾胃,益中气,去湿热,宗东垣清暑益气汤加减治疗而愈。李铎认为虚人冒暑挟热溺痛,应用生脉、导赤之类平和扶正祛邪药不宜妄进寒凉峻利之剂,否则成虚虚之患。清暑益气汤侧重于燥湿健脾、益气养阴,体现了李氏"甘温除热""益气升阳""苦寒泻火"等重视脾胃的学术思想。《咳嗽篇》中治饶某久咳案:患者年逾五十,病延十年之久,属慢性内伤咳嗽。李氏见患者饮食不运,胃海窒塞,可知此病重在胃海,为金土交病;考虑到胃满是腹膜胀,胃伤之症,不能以润肺清金治咳,否则会加重窒塞胃海,故立培土生金法,方中以人参、白术、茯苓、陈皮、炙草健脾益气,阿胶、五味子滋润肺胃,木香、白豆蔻行气降逆,五味子敛肺止咳,外加大豆黄卷一味,旨在分利湿热健脾胃。本案从脾胃论治,培土生金,使顽咳痼疾迎刃而解。书中所载医案,从问诊、脉诊、辨证、用药都体现李铎对脾胃功能的重视,在治疗心、肝、脾、肺等脏腑疾病时,强调胃强则五脏安,胃纳旺是为一大生机,并将顾护脾胃的思想贯穿全书。

5.治法多样

李铎在治疗疾病中,治法多样,特别对于危重患者常配合外治法急救,如盗汗、缩阴、霍乱等案例中均有独胜散填脐、食盐填脐艾柱灸、灯火灸、艾柱灸气海等。特别是儿科病治疗中,论述外治法更多,除常用的药物治疗外还有灯火灸法、针锋砭法、敷、搽、洗等特殊治法。李铎对于小儿脐风的治疗,参考清代陈复正《幼幼集成·脐风论证》,善用灯火灸法。如治"徐某举子脐风案",患儿刚出生3天,口不吮乳,通面青如靛染,知为胎寒之极,用元宵灯火十五燋,加肺俞穴二燋。元宵灯火,即脐风灯火,用大小适中的灯芯草,以麻油浸之,让老练的妇人抱住小儿,点燃灯芯草后快速对准穴位,猛一接触听到"叭"的一声后迅速离开,依次从囟门、眉心、人中、承浆、两手大拇指端、少商各一燋,脐轮绕脐六燋,脐带未落,于带口处一燋,既落,于落处一燋。随用姜、附、橘、半、丁、蔻,药一剂,呕冷痰,旋即能纳乳汁,早食后天庭青色先退,午间通面皆红,不药而愈,辨证准确,神效如斯。又如治"何园丁子脐疮案",患儿半周,脐疮出脓血,外科内服解毒汤,外用敷药月余无效。李氏捡古方,用海螵蛸、干胭脂、煅龙骨,共为末,干掺患处,旬日而愈。李氏治疗丹毒主张先内服辛凉解表药,使毒渐渐消散,方能搽敷;若不先解表,直接搽敷,必然将毒逼入腹中,以致不救。并认为小儿一岁以外者易治,未周岁者难治。治小儿丹毒之外治法亦仿《幼幼集成》,指出应先用磁针砭去恶血,再用外用药搽敷,若不先砭去恶血,专用搽敷十不救一。诸如此类,不一而足。李氏博采众长,因人制宜,治法多样,内外合治,不拘一格,标本兼顾,灵活应用,甚为接近地气,同时又体现了"廉、便、验"的治疗原则。

第二章

盱江医学伤寒医案

伤寒有广义与狭义之分:广义伤寒包括中风、伤寒、湿温、热病、温病,是一切外感病的总称;狭义伤寒是广义伤寒之一的伤寒,指感受寒邪引起的外感热病。张仲景的《伤寒杂病论》开创辨证论治之先河,其中对外感病创立了六经辨证法。旴江医家不乏伤寒大家,如明清伤寒学派错简重订派代表医家喻昌,著有《尚论张仲景伤寒论三百九十七法》,简称《尚论篇》。本章内容选取旴江医家采用六经辨证诊治经验的案例,以供临床借鉴。

一、太阳病

1. 太阳蓄血

车,二十。太阳病误治,热邪随经入里,是为热结膀胱,以致谵语发狂,燥渴烦扰,小腹胀满,大便闭,小便利,宗仲景桃仁承气汤主之。

汪昂曰:热邪自太阳不解,传入膀胱之经,与血相搏,若血自下,则热随血出而愈;不下者,血蓄下焦,故小腹急胀,皮见青紫筋(铎按:亦有不见青紫筋者),大便黑者,血瘀也。小便利,血病而气不病也,小便利而少腹仍急,故知为蓄血;心主血,邪热上干,心君不宁,故躁烦谵语如狂;瘀血聚于阳明,则胃痛;在太阳,则腹痛;在厥阴,则胁痛。夜发疟者,热入血分也。

(清·李铎《医案偶存·伤寒》)

【按语】

《伤寒论》太阳篇所言蓄血,多数伤寒家认为是血蓄于膀胱。金代成无己在《注解伤寒论》认定:"太阳,膀胱经也。"太阳经邪热不解,随经入腑,为热在膀胱,桃核承气汤、抵当汤和抵当丸被称为"蓄血三方"。三者都是治疗瘀热互结,但是偏瘀、偏热的程度不同,其中桃核承气汤证热重于瘀。桃核承气汤又名桃仁承气汤。《伤寒论·辨太阳病脉证并治》:"太阳病不解,热结膀胱,其人如狂,血自下,下者愈。其外不解者,尚未可攻,当先解其外。外解已,但少腹急结者,乃可攻之,宜桃核承气汤。"本例患者太阳病误治,热邪随经入里,以致谵语发狂,燥渴烦扰,小腹胀满,大便闭,小便利,故宗仲景桃仁承气汤方证对应,切中要害。

2. 太阳蓄水

某子,三周。神倦嗜卧,默然不欲饮食,脉沉弱,唇燥不欲汤饮,二便闭。医投承气亦不通。据述伤寒已经七八天,前三日曾喊身痛,此太阳之邪,失于解表传入膀胱之府,故口不渴,而二便闭。膀胱者,州都之官,气化则能出矣。

用五苓散一大剂,二便皆通,旋即思食,效如桴鼓也。

(清·李铎《医案偶存·伤寒》)

【按语】

《伤寒论》曰:"太阳病,发汗后,大汗出,胃中干,烦躁不得眠,欲得饮水者,少少与饮之,令胃气和则愈。若脉浮,小便不利,微热,消渴者,五苓散主之。"对于五苓散的病因病机,大部分医家认为是太阳表邪不解,随经入腑,热与水结,影响膀胱气化功能所致。本例患儿伤寒七八天,太阳之邪,失于解表传入膀胱之府,故口不渴,而二便闭。《素问·灵兰秘典论》曰:"膀胱者,州都之官,津液藏焉,气化则能出矣。"李氏用五苓散一大剂,服后二便皆通,旋即思食。由于李氏方证对应,故能效如桴鼓。

3. 水结胸症

徐,三十。伤寒烦渴,恣饮大过,以致水停心下,气喘不眠,此为水结胸证。议葶苈大枣泻肺法,以治水为主。诸医只知破气攻下,是不明伤寒法也。

按:伤寒烦渴欲饮水者,因内水消竭,欲得外水自救,大渴欲饮一升,止与半升,当令不足,不可大过。李知几曰,若还不与非其治,强饮须教别病生,此症似之。

(清·李铎《医案偶存·伤寒》)

【按语】

太阳蓄水证是《伤寒论》太阳病变证的主要内容之一。大多医家认为是太阳之邪,随经入腑,以致热与水互结于膀胱所致的太阳腑证。《伤寒论》太阳蓄水证的主方是五苓散。本案患者的表现是伤寒烦渴,恣饮太过,以致水停心下,气喘不眠。李氏认为此属"水结胸证"。考虑到本例蓄水影响上焦,导致气喘不眠,李氏选方为葶苈大枣泻肺汤。《金匮要略》葶苈大枣泻肺汤是仲景用以治疗"肺痈喘不卧"的方剂。药仅苈、枣两味,主药为葶苈,其味辛苦,性寒,辛则善行,苦能降泄,寒可除热,故有泻肺除热、排痰散结、除壅利水的功效。临床凡是肺部病变,辨证属于痰浊、水湿、邪热壅阻于肺,导致肺失肃降者皆可选用,并随证情变化加减。李氏用本方治疗太阳蓄水证,是对经方的灵活应用,说明他师古而不泥古,能针对具体证候圆活施治,以求最佳疗效。

4. 太阳喘急

芮,三旬,发热自汗,胸满喘急,脉洪大,仲景桂枝杏仁厚朴汤主之,一剂知,二剂已。

杏仁　　厚朴　　桂枝　　白芍　　甘草　　生姜　　大枣

铎按：伤寒论原文，太阳病为诸阳主气，风甚气拥，则生喘也。与桂枝汤以散风，加杏子、厚朴以降气。

（清·李铎《医案偶存·伤寒》）

【按语】

《伤寒论》谓："喘家作，桂枝汤加厚朴、杏子佳。"该汤主用于宿有喘病，又感风寒而见桂枝证者，或风寒表证误下、表证未解者。本案患者发热自汗，喘满喘急，脉洪大。李氏根据患者"风甚气拥，则生喘也"的病因病机，直投经方桂枝加杏子厚朴汤。本方桂枝合生姜辛温解表，以解卫分之邪；桂枝、白芍合用，疏风解肌，调和营卫；生姜、大枣、甘草以扶正调中，调补营卫生化之源；厚朴辛温，下肺气，消痰涎而平咳喘；杏仁苦温，止咳平喘；生姜配桂枝以化阳，大枣配白芍以养营，共奏解肌祛风、调和营卫、行气平喘之功效。李氏能深刻领悟仲景经方要旨，有的放矢，所以能取得"一剂知，二剂已"的良好疗效。

5. 伤寒误治

佣工某，脉浮紧，头痛身痛，发热无汗，此正太阳伤寒证。医以桂枝汤解肌，以致烦不能解；更医又混用小柴胡汤：皆不明表里，一误再误也。又一医从旁诘予曰："身热脉数，病已入里，当用承气。"予答之曰："君误指紧脉为数不啻霄壤。按《经》云：诸紧为寒，紧者脉加引绳转索，有风起水涌之象，北方刚劲之气也。与数脉不同，数以至数名，紧以形象论也。"医者哑然。予用九味羌活以代麻黄汤，使不犯三阳禁忌，是一大法门。

附：汪讱庵《伤寒伤风辨》，伤寒郁而后能发热，伤风即能发热；伤寒无汗，伤风有汗；伤寒无涕，伤风有涕；伤寒手足微厥，伤风手足皆温；伤寒脉紧，伤风脉缓。

铎按：伤寒初起则手足微厥，若病经二三日，寒潮不退，则手足皆温，亦不可拘手足皆温，非伤寒也。

王宇泰云：屠氏《四时治要》，谓《仲景活人书》，下证俱备当行大承气，必先以小承气试之；合大柴胡，必先小柴胡试之。按汤剂丸散，生灵之司命也。死生寿夭伤寒之瞬息也，岂以试为言哉！张锐宗之，神医也。疗一伤寒，诊脉察色，皆为热极，煮承气欲饮，复疑至于再三。如有掣肘者，故持药，以待病者，忽发战栗覆棉衾四五重，始定有汗如洗，明日脱然，使其药入口，则人已毙矣。由是观之屠氏之探试,虽非仲景本旨得,非粗工之龟鉴欤？按凡用下药,总宜慎重,不可鲁莽,误人性命,如此证设,或误投下药,必无救矣。

（清·李铎《医案偶存·伤寒》）

【按语】

所谓"三阳禁忌"是指太阳病病邪在表,宜汗忌下;阳明病病邪在里,宜吐下忌发汗;少阳病病邪在半表半里,宜和解而忌汗、吐、下法。并由此形成六经病的基本治疗原则。本案患者脉浮紧,头痛身痛,发热无汗。《伤寒论》曰："太阳之为病,或已发表,或未发热,必恶寒,体痛呕逆,脉阴阳俱紧者,名为伤寒。"患者本为麻黄汤主之的"正太阳伤寒证",但前医误用治太阳中风之桂枝汤解肌,更医又误用小柴胡汤,甚至有医提出当用承气汤,一误再误。李氏最后决定投以九味羌活汤,"使不犯三阳禁忌,是一大法门"。九味羌活汤为《此事难知》引张洁古方,具有辛温解表,发汗祛湿,兼清里热之功效,主治外感风寒湿邪,内有蕴热证。本例患者本系太阳伤寒,几经折腾,用九味羌活汤正为对证。针对前医误治,篇中附汪讱庵《伤寒伤风辨》等名家论述,亦颇有参考意义。

6. 汗不得法

辛卯冬月,有同道长子患伤寒病,畏寒头痛,发热无汗,屡服发散,汗不能出,热不能止,变痉而逝。其次子旋得此症,连进发表,皮肤干涩,发热愈炽。同道骇怖请视,告余曰："明是寒邪伤营,见症俱属外感,奈何汗之不应,又岂死症耶？"余曰："辨症虽真,未能相体故耳。郎君关弦尺迟,面白露筋,乃中气虚而血不足。故寒邪外感,非滋其血液,何能作汗？汗既不出,热何由解？"宜与当归建中汤。同道又欲减除饴糖。余曰："建中之用,妙义正在于此。且糖乃米谷所造,所谓汗生于谷也。"如法啜之,果微汗热退而安。愈后同道尚不自悔,复向余曰："吾意亦如是耳。"余知彼欲掩其过,而逞其能也。壬辰春,复闻乃郎患中虚气痛,缘脾向虚,肝木自强,且春升木旺之际,正宜补土荣肝,反以极力消导,竟堕前功,殊可惜耳。

仲景建中汤

桂枝　　生姜　　芍药　　甘草

大枣　　饴糖　　加当归

（清·谢星焕《得心集医案》）

【按语】

某医长子患伤寒，畏寒头痛，发热无汗，屡服发散药，汗不能出，热不能止，变痉证病死。其次子不久又患此症，请谢氏诊治。谢氏认为其未能辨体论治。患者关弦尺迟，面白透筋，乃中气虚而血不足，宜与当归建中汤。谢氏所用小建中汤载于《伤寒论》和《金匮要略》，兼治伤寒和杂病。目前大都认为本方主治中焦虚寒证，实际用于以津液亏损为主，虚寒与虚热夹杂为之，兼有营卫不合者。其治法核心在于调和营卫，并通过调和营卫来调和气血阴阳。所以谢氏认为本例患者非滋其血液，不能出汗，结果通过小建中汤加当归调和营卫，微汗热退而安。

7. 失表发黄

仁元，佣工也，躬耕田亩，年及半百。时值暑月，发热畏寒，未药已痊。渐次肢体怠惰，头腰重坠，通身带浮，面色黄，唇舌指爪皆白，二便如常。告于余。余曰："此乃太阳病，未经发表，邪陷肌肤之中，非湿热发黄之证也。"次早诊脉，按得三部浮紧而数，时或喘咳。复告余曰："已服黄疸草药，头上如蒙，腰间愈重，四肢忽麻，胸前时紧。"余曰："昨之所拟，更无疑矣。"以仲景麻黄汤加厚朴，连服四剂。每剂令啜热稀粥以助药力，俱得微汗，头腰方轻，症稍减，然脉象仍如前。与五积散一料，药完而病愈矣。

麻黄汤

| 麻黄 | 杏仁 | 桂枝 | 甘草 |

五积散

白芷	陈皮	厚朴	当归
川芎	芍药	茯苓	桔梗
苍术	枳壳	半夏	麻黄
干姜	肉桂	甘草	葱
枣			

（清·谢星焕《得心集医案》）

【按语】

某佣工暑月发热恶寒，未药已痊。渐次肢体怠惰，通身带浮，面色发黄。谢氏诊为太阳病未经发表，邪陷肌肤，排除湿热发黄，故以麻黄汤发汗加厚朴，俱得微汗，头腰方轻，症稍减，然脉象仍如前，余邪未尽。谢氏再与五积散善后,以获全功。五积散初见于宋《太平惠民和剂局方·伤寒门》,由麻黄、肉桂、苍术、厚朴、陈皮、半夏、茯苓、枳壳、桔梗、白芷、当归、川芎、白芍、干姜、甘草组成,主治气、血、痰、食、饮五种病邪的郁积,故以五积散命名。谢氏用此,作用全面,因而取得了药完而病愈的效果。

8. 误下胀满

何挺芳患伤寒病,服表散药而头痛、身痛、发热、恶寒诸症已除,可知表邪固解,唯大小便不利,咳唾多涎。医者不察,拘于伤寒法中有表邪既除、里邪可下之说,误与承气一服,遂至通腹反满,呕逆上气。前医再视,骇然辞去。余视口不渴,身不热,且脉来弦滑,知无热邪实结在里,不过痰饮阻滞肠胃。承气苦寒,徒损胃气,以致传化失常,湿邪不走,痰饮愈逆,故胃气愈乱,胀满愈增也。当取五苓散,重桂化气利湿,加入陈、半、甘遂,和中逐饮,一剂二便俱通。病者立时精神爽利,未劳再剂而愈。盖气化湿走,又病机中当以小便不通之为标急也。

五苓散仲景

猪苓　　泽泻　　茯苓　　白术　　官桂

（清·谢星焕《得心集医案》）

【按语】

某男患伤寒,服表散药后头痛、发热、恶寒诸症已除,唯大小便不利。他医拘于"表邪既除,里邪可下"之说,给予承气汤,遂至通腹反满,呃逆上气。谢氏认为此病无热邪实结在里,乃为痰饮阻滞肠胃。痰饮水湿为阴寒之邪,当以温药和之。五苓散方证是以水饮停蓄为患,故应渗利蓄水。方中重用泽泻为君,取其甘淡性寒,直达膀胱,利水渗湿;臣以茯苓、猪苓之淡渗,增强利水蠲饮之功;加白术健脾气而运化水湿;更佐以桂枝一药二用,既外解太阳之表,又内助膀胱气化,温通脉络,五药合用则水行气化,表解脾健,而蓄水留饮诸疾自愈。谢氏乃用五苓散,重用官桂化气利湿,加入陈皮、半夏、甘遂和中逐饮。一剂两便俱通,再剂而愈。

9. 太阳变症

赵景翁太史,闻昌来虞谈医,一旦先之以驷马。昌心仪其贤,欲敬事而效药笼之用久矣。孟冬末，三公郎令室患伤寒，医药无功，渐至危笃。先日进白虎汤，其热稍缓。次日进人参白虎汤，其势转重。惶惶求医，因而召诊。昌闻其咳声窘迫，诊其脉数无力，壮热不退，肌肤枯涩，沉困不食。语景翁先生曰："此病大难为，唯不肖尚可悉心图成，以报知己。"疏方用仲景麻黄杏仁甘草石膏汤四味。先生颇疑麻黄偾汗，因问钱宗伯："公郎服西河柳、犀角而疾瘳。今可用乎？"昌曰："论太阳阳明两经合病，其证颇似。但彼病秋热，此病冬寒，安得比而同治？况病中委曲多端，河柳、犀角，原非正法，唯仲景麻杏甘石一汤，允为此病天造地设，有一无二之良法。"先生韪之。其房中女伴，以不省官话，兼未悉昌之生平，争用本地经验名家，乃至服河柳而表终不解，服犀角而里终不解，且引热邪直攻心脏，其颠悖无伦，较胃实谵语更增十倍。医者始辞心偏，不可救药。吁嗟！人心位正中央，皇建有极，而何以忽偏耶？伤寒膀胱蓄血，有如狂一证。其最剧者，间一发狂，旋复自定。即心脏最虚，元神飞越者，间有惊狂卧起不安一证，未闻有心偏之说也。而病者何以得此乎？未几阳反独留，形如烟熏，发直头摇，竟成心绝之候。此段疑案，直若千古不决，孰知有麻杏甘石为持危扶颠之大药也哉！

门人请曰："麻杏甘石汤，不过一发表药耳，何以见其能起危困？万一用之罔效，又何以起后学之信从耶？"余曰："此渊源一脉，仲景创法于前，吾阐扬于后，如锥入木，如范镕金，所以称为天造地设，有一无二之法，用则必效，确无疑也。"盖伤寒一证，虽云传足不传手，其实足经而兼手经者恒多。医者每遇足经六传之病，尚尔分证模糊，至遇兼手十二经之证，鲜不五色无主矣。足经譬西北也，手经譬东南也。道理之近远不同，势自不能以飞渡。然乘衅召邪，阻险割据，岂曰无之！今病家为足太阳膀胱、足阳明胃两经合病，既已难任，更加两经之邪，袭入手太阴肺经，所以其重莫支。手太阴肺者，主统一身之气者也。气通则汗出，气闭则汗壅。从前发汗而不得汗，驯至肌肤枯涩，岂非肺主皮毛，肺气壅闭，津液不通，漫无润泽耶！任用柴胡、葛根、河柳辛凉解肌，如以水投石，有拒无纳，职此故耳。病者为昆邑开府王澄川先生之女，孝敬凤成，皎然与女曜争光。澄川先生，尝患鼻髓，诸女禀之，咸苦肺气不清，鼻间窒塞，所以邪易凑入。才病外感，便当蚤为足经传手之虑，通其肺气之壅，俾得汗出邪去，始称明哲。况病为足太阳膀胱、足阳明胃两经合病，则足太阳之邪，由背而贯胸；足阳明之邪，由胸而彻背。肺为华盖，覆于胸背之上，如钱孝廉素无肺患者,病时尚且咳嗽紧逼,岂居尝肺气不清之体,可堪两经之邪交射乎? 其用白虎汤,为秋令清肃之药,肺金所喜,故病势稍持。才加人参五分,即转沉重,岂非肺热反伤之左券乎? 至于犀角,乃手少阴心经之药,夏月心火亢甚,间有可用,冬月水盛火衰,断非所宜。又况手少阴心经,与手太阴肺经,膜属相联,以手经而传手经,其事最便。所以才一用之,随领注肺之邪,直攻心脏,正如足太阳误用葛根,即领其邪传入阳明之例耳。不然,伤寒之邪,过经不解,蕴崇日久,不过袭入厥阴心胞络已耳,岂有直攻心脏之理哉! 吾用麻黄发肺邪,杏仁下肺气,石膏清肺热,甘草缓肺急,盖深识仲景制方之妙,专主足经太阳者,复可通于手经太阴用之,一举而解手足两经之危,游刃空虚,恢恢有余,宁致手复传手,而蹈凶祸乎! 乃知肺脏连心,正如三辅接壤王畿,误用犀角,领邪攻心,无异献门迎贼。天之所弃,圣君贤女,抑何惨耶! 余非乏才无具者,而袖手旁观,不禁言之亲切,有如子规之啼血也已!

(清·喻昌《寓意草·详论赵三公郎令室伤寒危症始末并传诲门人》)

【按语】

喻昌善用经方,法遵仲景。但他运用经方不是生搬硬套,而是合理运用,时有变通。在本案中喻氏对麻黄杏仁石膏甘草汤运用得体,耐人寻味。本方原治太阳病发汗未愈,风寒入里化热,汗出而喘者。全方配伍精妙,组合严谨,清、宣、降之法俱备。喻昌亦认为"吾用麻黄发肺邪,石膏清肺热,甘草缓肺急"。本例患者患伤寒,医药无功,渐至危急。喻氏诊其脉数无力,壮热不退,肌肤枯涩,沉因不食。喻氏认为是"今病家为足太阳膀胱经、足阳明胃经两经合病,既已难任;更加两经之邪,袭入手太阴肺经,所以其重莫支"。此为太阳病变证,喻氏分析入理透彻。对于麻杏石甘汤,喻氏自认为"深识仲景制方之妙,专主足经太阳者,复可通于手经太阴用之,一举而解两经之危,游刃空虚,恢恢有余"。本案是喻氏对麻杏石甘汤的深刻理解和灵活应用。

10. 误治传经

龚初福,初起畏寒发热,腹痛而呕。医以柴胡、当归之属治之,更加大热。继以藿香、砂仁温中之药,愈加沉重,以致人事昏愦,言语声微,通身如火。然发热犹衣被不离,四肢时冷,有如疟状,时忽痛泄,昼夜不寐。欲服归脾、理中药,未决,与余商。余诊之曰:"此症全为药误,病之初起,原是太阳腑症,以五苓散投之,得非对症之药乎?奈何以柴胡引入少阳,当归引入厥阴,病剧又误以藿砂、香燥之药,而劫其胆之津液,以助其火,又安得寐?而乃以久病体虚,欲服归脾、理中之剂,岂相宜耶!"夫寒邪郁而成热,颠倒错误,已成坏症。理宜急通经络,而兼以直降其郁火,庶几寒去而热除,热除而人事清,人事清而痞寐安矣。以仲景附子泻心汤,附子以通经,芩、连以降火,正合其宜。乃渠犹畏芩、连之凉,竟不肯服,力争之。一剂大便下泄,小便红赤;再剂,诸症悉除,唯不寐,加入温胆汤,四剂而痊。

附子泻心汤

| 大黄 | 黄连 | 黄芩 | 附子 |

温胆汤

| 陈皮 | 茯苓 | 竹茹 | 半夏 |
| 甘草 | 枳实 | 或加姜、枣 | |

(清·谢星焕《得心集医案》)

【按语】

某男初起畏寒发热,腹痛而呕,原系太阳腑症之五苓散证。但被其他医生误治,用柴胡、当归治之,继用藿香、砂仁温中,以致人事昏愦,言语声微,通身如火,四肢时冷。谢氏认为此系太阳腑证误治,因柴胡引入少阳,当归引入厥阴,已成坏症。谢氏主张附子泻心汤主之,使寒去而热除。附子泻心汤为张仲景五泻心汤之一,载于《伤寒论》第155条:"心下痞,而复恶寒汗出者,附子泻心汤主之。"该方由大黄、黄连、黄芩三味寒凉之药,加温热的附子组成,主要用于热痞兼阳虚证。此故本证热痞兼阳虚,属上热下寒证。即上、中焦出现热症,下焦则见虚寒现象,此本邪实正虚,故治疗既要清热,又要温阳,取攻补兼施,寒热并用之法。而患者犹畏芩、连之凉,竟不肯服,谢氏力争之。服后一剂大便下泄,小便红赤,再剂诸症悉除,取得立竿见影效果。但患者遗留不寐症状,谢氏以温胆汤善后。温胆汤来源于南北朝时期姚僧垣的《集验方》,最早记载于唐代孙思邈的《千金方》。方由半夏、竹茹、枳实、陈皮、茯苓、生姜、甘草、大枣组成,主治心胆虚怯,触事易惊,梦寐不祥,或异象感惑,遂致心惊胆摄,气郁生涎,涎与气搏,变生诸证。本方历代用于心胆虚怯之不寐。此与几经误治、大病后之失眠方证对应,效果确切。

二、少阳病

1.肝胆湿热

陈某,女,34 岁。

1957 年 6 月 17 日初诊。原有慢性胆囊炎已三年。近三日来,寒热往来,右胁疼痛,痛甚牵引肩背,恶心,口苦,不欲饮食,目珠微黄,小溲如茶,大便欠通,舌苔黄腻,脉弦数。以往常有类似发作。此乃湿热之邪,郁于肝胆。治宜和解兼清热利湿。拟小柴胡汤合茵陈蒿汤加减。

北柴胡 15g	枯黄芩 10g	姜半夏 6g	茵陈蒿 15g
鸡内金 9g	焦山栀 10g	生大黄 10g(后下)	炒泽泻 10g
广郁金 9g	生甘草 5g		

6 月 19 日复诊,寒热已除,胁痛亦减,大便已畅。遵原方。

北柴胡 10g	枯黄芩 10g	绵茵陈 15g	焦山栀 10g
生大黄 10g(后下)	广郁金 9g	鸡内金 9g	飞滑石 15g
生甘草 5g	广木香 6g		

先后以此方加减共服 10 剂而愈。

(章天生、何晓晖《赣东名医·傅思义》)

【按语】

胆囊炎属于中医"胁痛""黄疸"范畴。患者原有夙疾,近日发作,右胁疼痛,痛甚牵引肩背,目微黄。其脉象弦数,舌苔黄腻,湿热壅滞肝胆,故傅氏以清利肝胆湿热为治以小柴胡汤合茵陈蒿汤加减为治。方中柴胡疏肝理气,茵陈利胆退黄,共为君药;郁金开郁活血,黄芩清热燥湿,栀子清火利胆,大黄通腑化瘀,共为臣药;木香理气止痛,滑石清热利水,鸡内金消食导滞,俱为佐药;甘草调和诸药为使药。全方疏肝利胆,清热利湿,行气活血,故使患者寒热除,湿热清,胁痛减,大便通而向愈。

2.胸胁痞满

席某,男,10 岁。

1958 年 8 月 10 日初诊。寒热往来，一日一次发作，胸胁痞满，心烦时欲呕，不思饮食、口渴，舌苔白而厚、脉弦数。此乃湿热秽浊踞于膜原，治宜和解兼透达膜原。拟小柴胡汤合达原饮加减。

北柴胡 15g	枯黄芩 10g	正西党 9g	花槟榔 10g
煨草果 9g	酒常山 6g	川厚朴 6g	肥知母 10g
嫩青蒿 10g	法半夏 5g	生姜 3 片	大枣 3 枚
生甘草 5g			
			×2 剂

8 月 12 日复诊。药服后，寒热未至，余证均减。遵原方，再进 2 剂以固其效。

（章天生、何晓晖《赣东名医·傅思义》）

【按语】

痞满为气机堵塞不通之症。本案因为湿热秽浊之邪踞于膜原所致。"膜原"又称"募原"，最早见于《素问·疟论篇》。其曰疟"其间日发者，由邪气内薄于五脏，横连募原也"。后世广义膜原泛指伏邪在体内伏藏的部位。清代医学家周学海曾提出"伏邪皆在膜原"说。他认为因受四时不正之气，变为伏邪潜伏于体内，附着于"膜原"部位。狭义膜原为内外交界之地，乃一身半表半里，居于卫表肌腠之内，呈五脏六腑之外的膜及膜所围成的空腔结构。膜原又为三焦之关键门户，手三阳经所主。若正气衰弱，外邪每由膜原入内，进而侵及内部脏腑。本案所指膜原，当属后者。达原饮名达原散，首载于明代吴又可《温疫论》，原用于瘟疫或疟疾邪留膜原。本案以小柴胡汤合达原饮，治疗湿热秽浊踞于膜原之症，以达和解兼透达膜原之目的。

三、阳明病

1. 伤寒发斑

钱仲昭患时气外感三五日，发热头痛。服表汗药，疼止热不清，口干唇裂，因而下之。遍身红斑，神昏谵语，食饮不入，大便复秘，小便热赤，脉见紧小而急。谓曰：此证全因误治，阳明胃经表里不清，邪热在内，如火燎原，津液尽干，以故神昏谵语，若斑转紫黑，即刻死矣！目今本是难救，但其面色不枯，声音尚朗,乃平日保养,肾水有余。如旱田之侧,有下泉未竭,故神虽昏乱,而小水仍通,乃阴气未绝之征,尚可治之。不用表里,单单只一和法,取七方中小方,而气味甘寒者,用之唯如神,白虎汤一方足以疗此。盖中州元气已离,大剂、急剂、复剂俱不敢用,而虚热内炽,必甘寒气味方可和之耳。但方须宜小,而服药则宜频,如饥人本欲得食,不得不渐渐与之。必一昼夜频进五七剂,为浸灌之法,庶几邪热以渐而解,元气以渐而生也。若小其剂,复旷其日,纵用药得当,亦无及矣。如法治之,更一昼夜,而病者热退神清,脉和食进,其斑自化。

（清·喻昌《寓意草·治钱仲昭伤寒发斑危证奇验》）

【按语】

钟仲昭患时气外感三五日,发热头痛。服表汗药,痛止热不清,口干唇裂,因而下之,神昏谵语,遍身红斑,饮食不入,大便秘结,小便热赤。喻昌愤然感慨:"此证全因误治!"喻氏见其脉见紧小而急,且其面色不枯,阴气未绝,急拟清热养阴,于是以白虎汤与服。喻氏考虑到患者中州之气已离,大剂、急剂、复剂俱不宜用,认为方须宜小,而服药则宜频,因而小量频服,一昼夜共进五七剂,二日后热退神清,脉和食进,其斑自化。喻昌救人于水火之中。所以胡卣臣先生赞其:"病与药所以然之地,森森警发。"

2. 真热假寒

黄长人犯房劳,病伤寒,守不服药之戒,身热已退。十余日外,忽然昏沉,浑身战栗,手足如冰。举家忙乱,亟请余至。一医已合就姜、桂之药矣。余适见而骇之,姑俟诊毕,再三辟其差谬。主家自疑阴证,言之不入,又不可以理服。只得与医者约曰:此一病,药入口中,出生入死,关系重大。吾与丈各立担承,倘至用药差误,责有所归。医者云:"吾治伤寒三十余年,不知甚么担承。"余笑曰:"吾有明眼在此,不忍见人活活就毙,吾亦不得已也。如不担承,待吾用药。"主家方才心安,亟请用药。余以调胃承气汤,约重五钱,煎成热服半盏,少顷又热服半盏。其医见厥渐退,人渐苏,知药不误,辞去。仍与前药服至剂终,人事大清,忽然浑身壮热,再与大柴胡一剂,热退身安。

门人问曰:"病者之系阴证见厥,先生确认为阳证,而用下药果应。其理安在?"答曰:"其理颇微,吾从悟入,可得言也。"凡伤寒病初起发热,煎熬津液,鼻干、口渴、便秘,渐至发厥者,不问而知为热也。若阳证忽变阴厥者,万中无一,从古至今无一也。盖阴厥得之阴证,一起便直中阴经,唇青面白,遍体冷汗,便利不渴,身蜷多睡,醒则人事了了,与伤寒传经之热邪,转入转深,人事昏惑者,万万不同。诸书类载阴阳二厥为一门,即明者犹为所混,况昧者乎!如此病,先犯房室,后成伤寒,世医无不为阴厥之名所惑,往往投以四逆等汤,促其暴亡,而诿之阴极莫救,致冤鬼夜嚎,尚不知悟,总由传派不清耳。盖犯房劳而病感者,其势不过比常较重,如发热则热之极,恶寒则寒之极,头痛则痛之极。所以然者,以阴虚阳往乘之,非阴乘无阳之比。况病者始能无药,阴邪必轻,旬日渐发,尤非暴证,安得以厥阴之例为治耶!且仲景明言,始发热六日,厥反九日,后复发热三日,与厥相应,则病旦暮愈;又云厥五日,热亦五日,设六日当复厥,不厥者自愈。明明以热之日数,定厥之痊期也。又云厥多热少则病进;热多厥少则病退;厥愈而热过久者,必便脓血发痈;厥应下而反汗之,必口伤烂赤;先厥后热,利必自止;见厥复利,利止反汗出咽痛者,其喉为痹;厥而能食,恐为除中;厥止思食,邪退欲愈:凡此之类,无非热深热厥之旨,原未论及于阴厥也。至于阳分之病,而妄汗、妄吐、妄下,以至势极。如汗多亡阳,吐利烦躁,四肢逆冷者,皆因用药差误所致,非以四逆、真武等汤挽之,则阳不能回,亦原不为阴证立方也。盖伤寒才一发热发渴,定然阴分先亏,以其误治,阳分比阴分更亏,不得已从权用辛热,先救其阳,与纯阴无阳、阴盛格阳之证,相去天渊。后人不窥制方之意,见有成法,转相效尤,不知治阴证以救阳为主,治伤寒以救阴为主。伤寒纵有阳虚当治,必看其人血肉充盛,阴分可受阳药者,方可回阳。若面黳舌黑,身如枯柴,一团邪火内燔者,则阴已先尽,何阳可回耶?故见厥除热,存津液元气于什一,已失之晚,况敢助阳劫阴乎!《证治方》云:若证未辨阴阳,且与四顺丸试之。《直指方》云:未辨疑似,且与理中丸试之。亦可见从前未透此关,纵有深心,无可奈何耳。因为子辈详辨,并以告后之业医者。

(清·喻昌《寓意草·辨黄长人伤寒疑难危证治验并详诲门人》)

【按语】

阴阳格拒是指阴或阳的一方至盛至极,而把另一方逼迫于外,引起阴阳之气不相顺接而形成的真热假寒或真寒假热。本案为热深厥深的真热假寒之证。患者犯房劳,病伤寒十余日后,忽然昏沉,浑身战栗,手足如冰。病家、医者皆以为是阴厥之症,拟用姜、附之药。喻昌诊之,认为此症并非阴厥。认为:阴厥得之阴证,一起便直中阴经,唇青面白,遍体冷汗,便利不渴,身蜷多睡,醒则人事了了,与伤寒传经之热邪,转入转深,人事昏惑者,万万不同。根据患者表现,喻氏得出结论:"无非热深热厥之旨。"强调:"安得以厥阴之例为治耶?"他用调胃承气汤与服,少顷厥渐退,人渐苏;再与大柴胡汤透泻余热,退热身安。

3. 伤寒危证

陆平叔文学,平素体虚气怯,面色痿黄,药宜温补,不宜寒凉,固其常也。秋月偶患三疟,孟冬复受外寒,虽逗寒热一班,而未至大寒大热。医者以为疟后虚邪,不知其为新受实邪也,投以参、术补剂,转致奄奄一息。迁延两旬,间有从外感起见者,用人参白虎汤,略无寸效,昏昏嘿嘿,漫无主持。弥留之顷,昆弟子侄,仓皇治木,召昌诊视,以决行期之早暮,非求治疗也。昌见其脉未大坏,腹未大满,小水尚利,但筋脉牵掣不停,因谓此病九分可治,只恐手足痿废。仲景有云:经脉动惕者,久而成痿。今病已廿三日之久,血枯筋燥,从可识矣。吾今用法,治则兼治,当于仲景之外,另施手眼,以仲景虽有大柴胡汤两解表里之法,而无治痿之法。变用防风通圣散成方减白术,以方中防风、荆芥、薄荷、麻黄、桔梗为表药,大黄、芒硝、黄芩、连翘、栀子、石膏、滑石为里药,原与大柴胡之制相仿,但内有当归、川芎、芍药,正可领诸药深入血分而通经脉;减白术者,以前既用之贻误,不可再误耳。当晚连服二剂,第一剂殊若相安,第二剂大便始通,少顷睡去,体间津津有汗。次早再诊,筋脉不为牵掣,但阳明胃脉洪大反加,随用大剂白虎汤,石膏、知母每各两许,次加柴胡、花粉、芩、柏、连翘、栀子,一派苦寒。连进十余剂,神识始得渐清,粥饮始得渐加,经半月始起坐于床,经一月始散步于地。人见其康复之难,咸忧其虚。抑且略一过啖,即尔腹痛便泄,俨似虚证。昌全不反顾,但于行滞药中加用柴胡、桂枝,升散余邪,不使下溜,而变痢以取愈。然后改用葳蕤、二冬,略和胃气,间用人参不过五分,前后用法,一一不违矩矱,乃克起九死于一生也。

(清·喻昌《寓意草·详述陆平叔伤寒危证治验并释门人之疑》)

【按语】

在伤寒病症的治疗中,喻氏体现了护脾胃、重津液的思想,这在他治疗陆平叔伤寒危症中有充分体验。患者平素体虚气怯,面色微黄,秋月患疟,孟冬又感外寒。他医以疟后虚邪为治,投以参、术补剂,转至奄奄一息。喻氏诊其脉未大坏,观其腹未大满,小水尚利,然筋脉牵掣不停。喻氏断为血枯筋燥,九分可治,遂以防风通圣散加减,二剂后大便通,安睡汗出,筋脉不掣,随后喻氏又以大剂白虎汤,次加柴胡、天花粉、黄芩、黄柏、连翘、栀子等一派苦寒。

连进十余剂后,神识渐清,如此月余,改用葳蕤、麦冬、天冬,略和胃气,间用人参,至此方取全功。对于患者体虚,连进苦剂,终以甘寒之剂收功的治法,与常理相悖,喻氏做了巧妙解释,以答门人。他认为患者举外邪而锢诸中土,但其土为火燔之焦土,全无生气,因乘一息生机,大用苦寒,引此方之水以润泽其枯槁,水到渠成,再更甘寒,此后知其饮食入胃,散精于脾,故无藉人工灌溉,而中土可复稼穑之恒耳。喻氏这种重脾胃、护津液的治伤寒思想,很值得后人效法。

4. 误下呕泄

危廷阶年二十,始病发热恶寒,进表散药二剂,汗已大出,热仍不解。更医,又用柴葛解肌之法,反增气逆干呕,胸前板结。一医进大柴胡汤一剂,遂尔腹中雷鸣,利下不止。其父亦知医理,邀集同道相商,交口当进七味白术散。余独议曰:仲景云胸中实,下利不止者死。其父惶悚,诸医默然。余又曰:此真谓之死症耶?但症极险耳,俟吾以法治之,二剂可收神效。其父且惊且喜,及见疏方乃生姜泻心汤,又疑芩连不服。余曰:"此症吾揣摩有素,非一时之拟用也。"服下果然呕热顿止,但渴泄未止,更与甘草泻心汤,呕利随止。

归语门人,门人不解,因诲之曰:"此症头绪错杂,无非汗下伤胃,胃中不和,客气上逆,伏饮搏结聚膈。夫胸前板结,即心中痞硬也。胃虚火盛,中焦鼓激,以致腹中雷鸣。盖火走空窍,是以上呕下泄也。生姜性温,善助胃阳;甘草味甘,最益胃阴。因仿长沙之诀,汗后胃虚,是阳气外伤,故用生姜之温以助阳。下后胃虚,是阴气内伤,故用甘草之甘以补阴。药仅更一味,意则有二,先后两剂,欲起一生于九死者,敢操无师之智哉?"门人问曰:"甘草补阴止利之义,先贤开导来学,但此症胸前板实,生姜散满,固其宜也。吾师复用甘草,独不虑其资满乎?"答曰:"甘草味甘补土,土健而满自除也。况施火性急迫,阴气不守之症耶!且甘草之功用甚长,唯仲景之圣,方知举用,试观发表药中,如桂枝、麻黄、大小青龙辈,必用甘草者,欲以载邪外达,不使陷入阴分也。若邪入里,必无复用甘草之理,如五苓、承气、陷胸、十枣诸方,俱不用也。至桃核、调胃两方,以其邪兼太阳,尚属用之。若阴血大伤,竟重用甘草以复脉。可见前贤用药,取舍自有法度。而后之叶天士、黄宫绣辈,每视甘草为畏物,致令良药见屈,固不识此取舍之妙,又不察资满泄满之意也。"又问曰:"土健而满自除,则凡满症,俱不必忌乎?"曰:"非也。阴气内盛之满,法所必忌;阴气下亡之满,法所必施。如发表药中之甘草,必不可少;攻利药中之甘草,有断不可用者。举一隅,不以三隅反,则不复也。"

半夏泻心汤仲景

治伤寒下之早,胸满而不痛者,为痞。身寒而呕,饮食不下,非柴胡症。

半夏	黄芩	黄连	甘草
人参	干姜	大枣	

本方除人参再加甘草,名甘草泻心汤。

本方加生姜,名生姜泻心汤。凡用泻心者,皆属误下之症,非传经热邪也。

(清·谢星焕《得心集医案》))

【按语】

二十岁青年男性,发热恶寒,进表散药不解,他医乃以大柴胡汤下之,遂至腹中雷鸣,利下不止,胸前板实。当众医交口当进七味白术散之际,谢氏寻求古训,问道长沙,以半夏泻心汤类方为治。半夏泻心汤出自东汉张仲景的《伤寒论》。原文曰:"伤寒五六日,但满而不痛者,此为痞,宜半夏泻心汤。"原方组成为半夏、黄芩、人参、干姜、黄连、甘草、大枣,具调和寒热、辛开苦降、补益脾胃之功效,是治疗痞证的代表方剂。生姜泻心汤因其减干姜量而加生姜量得名,主治寒汗出后,胃中不和,心下痞硬,噫气臭发,胁下有水气,腹中雷鸣作响不利者。甘草泻心汤则为该方重用甘草为主。半夏泻心汤及类方对脾胃升降失施,出现"呕而肠鸣,心下痞"等症有很好的效果。谢氏乃先后以生姜泻心汤、甘草泻心汤辛开苦降,寒温并用,最后对患者散结消痞,呕利随止而安。

5. 阳明中风

陈妪,年七旬。左脉洪大而数,潮热自汗,头目昏痛,鼻干唇紫,口渴咳嗽,胸满能食,便闭,病阅旬日,此阳明中风之证。古人谓:胃实则潮热自汗。例在可下。但胸满、头汗,尚有表邪未除。议先进柴葛解肌法一二剂,再商下法。

柴胡	葛根	白芷	川芎
桔梗	杏仁	厚朴	枳实
甘草	青葱管		

十六日连进柴葛解肌法二剂,表邪已退,稍能安神,唯胸满便闭,脉沉实。

57

宗仲圣发热汗多者,急下之,大承气汤。

喻嘉言曰:营卫交会于中焦,论其分出之名,则营为水谷之精气,卫为水谷之悍气,论其同出之源,则混然一气,何由分其孰为营,孰为卫哉?唯风唯阳,阳能消谷,故能食;寒为阴,阴不能消谷,故不能食,以此辨别阴阳,庶几确然又据耳!

邪在表,得汗则解;邪入里,下之方愈。此邪已入阳明胃府矣,故转手宜如是治。

(清·李铎《医案偶存·伤风》)

【按语】

《医宗金鉴》认为:"太阳之邪传阳明病,有自中风传来者,有自伤寒传来者。"本案七旬老妪,既有头目昏痛、鼻干唇紫、口渴咳嗽之表证,又有潮热自汗,胸满便闭之里热症。李氏辨为:"此阳明中风之证。古人谓:胃实则潮热自汗。"对于治疗,李氏不按常规表里同治,而是先表后里。他先进柴葛解肌汤一二剂,表邪已退,再遵仲景"发热汗多者,急下之"之训,用大承气汤,治阳明腑实。李氏分两步论治,如抽丝剥茧,值得后学效法。

6. 阳明热盛

许十一,热病已经汗下,热退而脉仍燥疾不衰,是为大忌,且烦躁不寐,唇紫燥裂,鼻干,舌苔焦黄,大渴引饮,腹满不食,小便短赤,大便溏黄,论病尚在阳明胃府,热极见症。但两进攻下,而头额汗出,未敢再投,恐阴气下竭,阳虚上脱之虑,法宜清里泻热。议与白虎法,以质高明。

煨石膏	知母	洋参	麦冬
甘草	晚粳米		
			雪水煎

进白虎法,燥热逆候已缓,脉亦略平,已属捷效,足见前诊不谬。据述腹中烦苦,莫能言状,口尚燥渴,乃余热未清,津液已乏之象,拟方仍从甘寒佐以苦辛。

| 洋参 | 麦冬 | 生地 | 知母 |
| 竹叶 | 石膏 | 甘草 | 粳米 |

热病汗下后,宜脉静燥减,而脉症仍然燥急,治稍差错,恐防不测。(寿山)

(清·李铎《医案偶存·温热》)

【按语】

本例患者热病已经汗下，热退而脉仍燥疾不衰，且烦躁不寐，唇紫燥裂，鼻干，舌苔焦黄，大渴引饮，腹满不食，小便短赤，大便溏黄。李氏认为论病尚在阳明胃府，热极见症，法宜清里泻热，议与白虎法。李氏在此用的是白虎加人参汤加味。方中石膏辛甘大寒，清阳明之实热。臣以苦寒质润之知母，助石膏以清热且滋阴液。粳米、甘草益胃护津。李氏以西洋参代替人参，是考虑到患者汗下气阴两虚，因此又加入麦冬，共同补益气阴。当燥热逆候已缓，脉亦略平，李氏考虑到患者余热未清，津液已乏，再加入竹叶、生地，仍从甘寒佐以苦辛。

四、少阴病

1. 两感伤寒

文庠黄思补庚兄，馆青泥分司署，秋月患伤寒。医不分经混治，以致壮热不已，头痛如裂，口渴嗜饮，状如温疟。自服西瓜数斤，病益甚。日晡召诊，脉沉微，手足微厥，视其舌苔灰白，自言腹中烧，甚按，舌苔见黑。病入少阴多死，但苔润有液，此明是少阴之邪，从水化而为寒，然当下利清谷，何以便闭四日，小水赤而不能溺，此又兼厥阴见症，思陈氏所谓少阴病，寒邪始传，是当无热，今以误治，而反发热为太阳之标阳外呈，脉沉为少阴之生气不升。恐阴阳内外，不相接续。当以熟附助太阳之表阳，而内合于少阴；麻辛启少阴之水，而外合于太阳。仲景麻黄附子细辛汤是也。此非发汗法，乃交阴阳法。病者闻进附子不敢尝。余转拟当归四逆汤，重加姜、茱以进。服药后烦躁顿解，熟睡二时许，醒则手足温和，头痛已减十六，侵晨用附子、细辛、生姜、苓、术、半夏甚效，下午改投真武尤效，继以附子理中数剂而健。

按：真阴证本无热，反发热有似阳证者，当温之。古人谓：阴证似阳者，温之；阳证似阴者，下之。

《活人书》云：凡治伤寒，先须明经络，不识经络，触途冥行，鲜不误矣。

麻黄以治足太阳在表之邪，附、辛以治足少阴在里之邪，因病者恶附子，改用当归四逆，重加姜、茱亦是复阳生阴，但此必兼见有厥阴证者宜之。于此以知。

仲景一书治伤寒最为切要。

（清·李铎《医案偶存·伤寒》）

【按语】

《伤寒论》曰："少阴病，始得之，反发热，脉沉者，麻黄附子细辛汤主之。"本方专为少阴阳虚外感而设，用于治疗肾阳虚外感，即表里俱寒，太少两感的表里同病，症见发热，但热势不甚，恶寒无汗，头身疼痛，神疲乏力，脉沉紧者。患者秋月患伤寒，他医误治，病益甚。李氏诊其脉沉微，手足微厥，视其舌苔灰白。李氏辨为太阳病入少阴，为麻黄附子细辛汤证。但患者闻进附子不敢采用，李氏改拟当归四逆汤重加姜、茱以进，服药后烦躁顿解，熟睡二时许，醒后手足温和。继投附子、细辛、生姜、苓、术、半夏甚效，又改投真武尤效，继以附子理中汤数剂而健。本例患者，壮热不已，李氏不为假象所迷惑，而是遵照明代陶华《伤寒六书》"阴证似阳者，温之"之戒，别出蹊径，奇兵制胜，发人深省。

2. 少阴不寐

熊树滋，年三十。脉见沉数，午后潮热，阳旦则止，面赤唇紫，舌苔黄，口微渴，不欲饮水，不思饮食，二便如常，是寒邪传入少阴变热之候。但少阴多寐，此反心烦不寐者，因传经之阳邪，阴气为热所灼也。治宜救阴泻热。拟仲景黄连阿胶汤。

黄连	阿胶	生芍	黄芩
麦冬	甘草	鸡子黄	

进救阴泻热法，寒热已退，脉见沉数有力，显是手少阴心见证。伤寒后心下不硬，腹中不满，是病不在府；目赤口干，渴欲热饮，舌苔黄，小便赤，或神昏不语，或谵语狂妄，形如醉人，乃热邪复传心经，心火上而逼肺也。议导赤各半汤法，必有效也。

犀角	黄连	黄芩	麦冬
洋参	栀炭	知母	滑石
茯神	甘草	竹叶	
			水煎服

三剂而愈。

（清·李铎《医案偶存·伤寒》）

【按语】

黄连阿胶汤出自《伤寒论·辨少阴病脉证并治》，原文曰："少阴病，得之二三日以上，心中烦，不得卧，黄连阿胶汤主之。"该方有育阴清热、交通心肾之功，用治少阴热化证而见心中烦、不得卧之心肾不交证。本例患者脉见沉数，午后潮热，阳旦则止，面赤唇紫，舌苔黄，口微渴，不欲饮水，不思饮食。李氏断为"是寒邪传入少阴变热之候"。因传经之阳邪，阴气为热所灼，故心烦不得眠。李氏采用黄连阿胶汤以救阴泻热。患者服药后寒热已退，脉见沉数有力。李氏认为此"显是手少阴心见证"。对此热邪复传心经，心火而逼肺，李氏又以导赤散等竹叶水送服三剂而愈。

3. 少阴咽病

某子，十七。传经伤寒，失于用药，以致热邪传入少阴，已伤经中之阴，故邪未除，而阴已竭，是以舌苔干燥，咽干嗌痛。病经旬日，身无寒热，神气困惫，形如醉人，心烦不寐，肌肤燥燥，小水短赤，大便闭结，脉息沉而细数，明是阴津内乏，虚阳上灼之征。大凡肾中真阴素乏者，阳亢是其本也。诸医皆用苦寒攻泻，徒攻阳明肠胃，乃药过病存，为害非轻，是不明救阴退阳之理，故致如此，实为棘手之证，所喜手足尚温，则是一线生机。议宗仲景黄连阿胶汤大意，分解其热，润泽其枯，重以胶、地、石斛，救其欲绝之阴也。方具后。

| 黄连 | 阿胶 | 生芍 | 生地汁 |
| 石斛 | 洋参 | 茯神 | 甘草 |

（清·李铎《医案偶存·伤寒》）

【按语】

少阴病为伤寒六经病在发展过程中的最后和最危险阶段，人体机能濒于衰减状态，病势寒热错杂，证候进退难辨。其机转，既可从水转化而亡阳，亦可从火化热而伤阴。本例患者，传经伤寒，失于用药，以致热邪入少阴，故邪未除，而阴已竭，是以舌苔干燥，咽干嗌痛，病经旬日，身无寒热，神气困惫，形如醉人，心烦不寐，肌肤干燥，小水短赤，大便闭结。《伤寒论》曰："少阴病，得之二三日以上，心中烦，不得眠，黄连阿胶汤主之。"本方有育阴制阳之功，为少阴热化证之心烦不眠而设。故李氏以本方加味分解其热，润泽其枯，重用胶、地、石斛，救其欲绝之阴，因而咽干咽痛得以治愈。

4. 少阴水热

许，二八。脉浮发热，渴欲饮水，心烦不眠，小便不通，此少阴热症也。汪昂曰：热上壅，则下不通；下不通，热益上壅。法宜通利三焦，仲景猪苓汤主之。

猪苓	泽泻	茯苓	滑石
阿胶各二钱			
			水煎服

连进猪苓汤二剂，小水通利，热亦略轻，捷效已著。唯心中烦，不得卧。议黄连阿胶鸡子黄汤，仍是正治少阴章旨。

黄连	阿胶	黄芩	白芍
鸡子黄			

先以芩、连、芍三味，煎去滓，入胶烊化，小冷再入鸡子黄搅匀服。

（清·李铎《医案偶存·伤寒》）

【按语】

《伤寒论》关于猪苓汤主治的论述有："若脉浮，发热，渴欲饮水，小便不利者，猪苓汤主之。""少阴病下利六七日，咳而呕，渴，心烦不得眠者，猪苓汤主之。"猪苓汤具有滋阴、清热、利水作用，是针对阴虚水热互结的病机而设。本例患者脉浮发热，渴欲饮水，心烦不眠，小便不通。李氏辨为"少阴热症"。连进猪苓汤数剂后，小水通利热亦略清，捷效已著。唯心中烦，不得卧，李氏改用黄连阿胶鸡子黄汤。该方出自《伤寒论》，用于症见心中烦，不得卧，咽干口燥，舌红少苔，脉细数之肝肾阴虚、心火亢盛之失眠。方中黄连，味苦性寒，入手少阴经，以其大苦大寒之性直折少阴心火；阿胶以其甘润之能滋腻之功，既可下补肝肾，又能除黄连伤阴之弊；鸡子黄能养肝补肾阴，益气养血而安神。数药合用，则肝肾阴血旺盛，心火可清，夜寐乃安。该汤为仲景针对少阴热化证心烦不眠而设，所以李氏说："仍是正治少阴章旨。"

5. 真寒假热

徐国祯伤寒六七日，身热目赤，索水到前复置不饮，异常大躁，将门牖洞启，身卧地上，展转不快，更求入井。一医汹汹，急以承气与服。余诊其脉，洪大无伦，重按无力，谓曰："此用人参、附子、干姜之证，奈何认为下证耶？"医曰："身热目赤，有余之邪，躁急若此，再以人参、附子、干姜服之，逾垣上屋矣。"余曰："阳欲暴脱，外显假热，内有真寒，以姜、附投之，尚恐不胜回阳之任,况敢纯阴之药重劫其阳乎?观其得水不欲咽,情已大露,岂水尚不欲咽,而反可咽大黄、芒硝乎?天气燠蒸,必有大雨,此证顷刻一身大汗,不可救矣。且既认大热为阳证,则下之必成结胸,更可虑也。唯用姜、附,所谓补中有发,并可以散邪退热,一举两得,至稳至当之法,何可致疑?吾在此久坐,如有差误,吾任其咎。"于是以附子、干姜各五钱,人参三钱,甘草二钱,煎成冷服。服后寒战,戛齿有声。以重绵和头覆之,缩手不肯与诊,阳微之状始著。再与前药一剂,微汗热退而安。

（清·喻昌《寓意草·徐国祯伤寒疑难急症治验》）

【按语】

大凡危急重症,病情错综复杂,症状凶险多变,或虚实相挟,或寒热相杂,甚者阴阳格拒,出现寒热真假。喻氏对于本症,善于从疑似中识别真相,从而抓住疾病本质。患者徐国祯伤寒六七日,身热面赤,躁狂喜冷,脉洪大,一派邪气入里、里热炽盛之像,似当用下法攻其热邪为要。喻氏从其得水不欲咽,脉洪大无伦,重按无力两点判定其为真寒假热,以附子、干姜、人参、甘草组成四逆汤加味人参汤以回阳救逆,益气散邪。且因患者外症为热,恐格药于外,故煎药冷服。喻昌诊治此案,见微知著,深得仲景要义,用药准确,药简效宏。

五、厥阴病

1. 厥阴头痛

肖某,女,48岁。

1957年5月4日初诊。患者年近半百,身体颇健。素有口吐清涎,遇寒冷变迁,则头痛骤发,以巅顶为甚,痛甚需双手按致巅顶觉舒。近来因操劳过度,头痛日增,伴咳嗽,吐痰其色清稀,畏寒。前医遵"以温药和之"之言,投以苓桂术甘之剂,稍效。但头痛未减而来求治。证见头痛吐涎,纳呆神倦,舌苔滑润,脉细滑。证为厥阴头痛。治宜温中暖肝降逆。拟吴茱萸汤。

西党参15g　　吴茱萸10g　　生姜3片　　大枣5枚
正川芎15g

5月8日复诊。诸症大减,再进2剂而痊愈。

(章天生、何晓晖《赣东名医·傅思义》)

【按语】

《伤寒论·辨厥阴病脉症并治篇》谓:"干呕,吐涎沫,头痛者,吴茱萸汤主之。"患者症见头痛吐涎,纳呆神倦,是较典型的吴茱萸汤证。《伤寒论》原著中采用吴茱萸汤论治的条文共有三处:一为阳明病"食谷欲呕";二为"少阴病,吐利,手足厥逆,烦躁欲死";三为厥阴病"干呕,吐涎沫,头痛"。吴茱萸汤具有温中补虚、降逆止呕功效,对呕吐、下利、手足厥逆、烦躁及头痛等多种临床常见症状,具有较好的治疗效果。吴茱萸汤用于厥阴肝寒或脾胃虚寒之证。本案为典型的厥阴肝寒头痛,方证符合,故能取得立竿见影的治疗效果。

2. 厥阴腹痛

王志耕乃郎,半岁,夜半腹痛,啼哭不已,以热手重按其腹,似觉哭声稍可,久之仍否。延诸幼科,无非行气消食。误治两日,目珠上瞪,四肢微搐。余视其面色赤中带青,目中白珠颇蓝,手足指尖略厥,小水直无,指纹透甲。危急之顷,静神默悟,详推此症,原是寒邪入里,与方脉寒症无异,意拟姜、桂通阳。然细察面色唇舌二便,又非无阳可比,倘辛热误用,而稚阳之质势必血燥津涸,愈增筋掣瘛疭。因思肝藏血,寒伤营,非养血通脉,寒何由解,痛何以除? 先以灯火焠腹,疏通凝寒,以仲景厥阴篇当归四逆汤,一剂霍然。

(清·谢星焕《得心集医案》)

【按语】

半岁男童,夜半腹痛,啼哭不已。误治引起两目上瞪,四肢微搐。谢氏诊其面色赤中带青,手足指尖略厥,指纹透甲,病情危急,推知是寒邪入里。谢氏按厥阴腹痛论治,先以灯火焠腹,疏通凝寒,再投以当归四逆汤。当归四逆汤源于汉代张仲景的《伤寒论》厥阴篇。原文曰:"手足厥寒,脉细欲绝者,当归四逆汤主之。"原方由当归三两、桂枝三两、芍药三两、细辛三两、甘草三两(炙)、通草二两、大枣十二枚所组成。本方有温经散寒、养血通脉之功,主治血虚寒厥证,证见手足厥寒,舌淡苔白,脉细欲绝或沉细者。谢氏认为,患儿夜半腹痛,非养血通脉,寒何由解,痛何以除? 故服药一剂霍然而愈。

3. 厥阴蛔厥

汪,四旬。昨论病入厥阴,连进椒梅理中,加黄连二剂。本是经不易之法,而依然呕蛔,反加呃逆,脉细肢厥,实为棘手危症。此等阴阳错杂之证,最易眩人耳目,非有灼见及有慧心者,难以语此。现当阴尽阳回,晦朔交卸之时,岂可轻视。勿以身热口干,乱投养阴寒凉之味,只有仲景乌梅丸安蛔一法,统理阴阳,专治厥阴,舍此更无他策,拟以候裁。

乌梅肉	花椒	附子	干姜
丽参	肉桂	细辛	黄连炒
炒柏	当归		

治伤寒易,治伤寒两感,与阴阳错杂之证则难,非平素于伤寒一书,融会贯通,安能临症,一一指出。

(清·李铎《医案偶存·伤寒》)

【按语】

厥阴病证候,错综复杂,变化多端,或寒或热,或虚或实。乌梅丸是《伤寒论》厥阴病主治方。经文曰:"蛔厥者……乌梅丸方之。"本案患者病入厥阴,原进椒梅理中加黄连,依然吐蛔,反加呃逆,脉细肢厥,变为棘手危症。李氏最后还是决定用厥阴主方乌梅丸加减,统理阴阳。全方寒热并用,酸、辛、苦并进,邪正兼顾,对此李氏认为"舍此更无他策"。可谓用心良苦,切合病机。

六、合病并病

1. 阳证似阴

吴双龙乃室得伤寒病,信巫不药,渐至潮热大作,胸前板结,谵语耳聋,数日未食,犹不服药,遂尔神识昏迷,眼翻牙紧。合室惊惶,延余治之。脉得细涩,十指微冷,面色黄白,问之不饮汤水,潮热时有时无,俨然虚极之象。细审此症,寒邪成热为阳,其反成阴候者,古人谓"大实有羸状",即此类也。又河间云:郁热蓄盛,神昏厥逆,脉反滞涩,有微细欲绝之象,使投以温药,则不可救矣。盖其初原因伤寒失表,遂入于里,寒郁成热,热极变寒,理宜表里两解,治以柴胡、薄荷、菖蒲、大黄、枳实、甘草等味。急服两剂,连泄三次,潮热大作,口反大渴,知其里舒热出。三焦经络之热法当清之,以竹叶石膏汤四剂而安。

竹叶石膏汤（仲景）

| 竹叶 | 石膏 | 人参 | 甘草 |
| 麦冬 | 半夏 | 粳米 | 生姜 |

（清·谢星焕《得心集医案》）

【按语】

某妇人伤寒，潮热大作，胸前板结，谵语耳聋，乃至神识昏迷，眼翻牙紧。谢氏诊得其脉细涩，十指微合，面色黄白，俨然虚极之象。尽管脉症均为虚象，谢氏不被似象迷惑，而认为是"大实有赢状"所至，在用柴胡、大黄等表里双解剂后，毅然决定用竹叶石膏汤清三焦经络之热。竹叶石膏汤见于张仲景《伤寒论·辨阴阳易瘥后劳复病脉证并治》："伤寒解后，虚赢少气，气逆欲吐，竹叶石膏汤主之。"竹叶石膏汤由竹叶、石膏、人参、麦冬、半夏、甘草、粳米组成。本方由白虎加人参汤化裁而成。即以知母易麦冬，加竹叶、半夏。方中以竹叶清心除烦，石膏清余热之邪，半夏降胃气之逆，人参补病后之气虚，麦冬补病后之阴虚，配甘草、粳米以和胃气，防止寒凉太过，且助中焦之运化。诸药相合，津液生而中气足，虚热解而呕吐平，实乃扶正祛邪、标本同治法。清代汪昂在《医方集解·泻火之剂》中说："此手太阴、足阳明药也。竹叶、石膏之辛寒以泻余热；人参、甘草、麦冬、粳米之甘平以益肺安胃，补虚生津；半夏之辛温以豁痰止呕，故去热而不损其真，导逆而能益其气也。"谢氏对此案辨明寒热、虚实之真假，寒因寒用，用竹叶石膏汤清热四剂而安。

2. 虚寒假热

别驾黄义瞻令室，年近四十。岁乙丑秋月，产后患三阴疟，两月而止，忽变浮肿。自投补中益气，肿渐消，而寒热泄泻作。一医用逍遥散，加丹参、钗斛，数剂，遂致沉困，二三日间，骤然肌肉消瘦，形神衰夺，胃不纳谷，头垂欲俯，尾闾腿膝骨节皆酸痛，足软无力，行止甚艰，气逆上冲，则喘咳逆。予诊视，脉沉细，右手关尺沉微无神，舌苔厚白，似脂而滑，据述舌中心晨起已见灰黑色，令刮去之。予以舌色神气脉证，细为审究，此明是三阴寒证。且水来克火，阴盛阳衰，方见此等舌苔。前医为假热所惑，不究寒热虚实，以致病日进，而元气日削，实为棘手重症矣。乃急以附子、细辛、五味、半夏、桂枝、甘草、生姜，煎服，甫投一剂。次早义瞻来寓云："昨晚热退神安，气息已平，晨起头亦不垂，腰以下骨节酸痛皆除。"是为捷效。复以原方加白蔻，再进尤效。十二日,复诊,右关尺脉起而有神,余具平和。病者自言诸病已愈,只无力气。正值乃翁追修道场,亦能勉强司事,大为欣慰。改投真武二剂,继以参、芪、五味、术、附、苓、蔻大补元气,调理而健。

此病若非从舌苔上辨是虚寒,谁不认作热治,敢用姜、附、辛、桂药乎?是正所谓热因热用,深得仲景伤寒法旨。

(清·李铎《医案偶存·伤寒》)

【按语】

《景岳全书》曰:"寒热有真假者,阴证似阳,阳证似阴也。盖阴极反能躁热,乃内寒而外热,即真寒假热也;阳极反能寒厥,乃内热而外寒,即真热假寒也。假热者,最忌寒凉;假寒者,最忌温热。察此之法,当专以脉之虚实强弱为主。"李氏对本案真虚假热,开从舌苔辨虚寒假热之先河,很有启迪意义。本案患者产后患疟,几经失治,骤然肌肉消瘦,形神衰夺,胃不纳谷,头重欲俯,尾闾腿膝骨节皆酸痛,足软无力,行止甚艰,气逆上冲,则喘咳。李氏诊其脉沉细,右手关尺沉微无神,舌苔厚白,似脂而滑,据病空叙述晨起舌中见灰黑色,已令人刮去。李氏以舌色神气脉证,细为审究,定为"三阴寒证",认为是水来克火,阴盛阳微,方见此等舌苔。他批判前医为假热所惑,以致病日进,而元气日削。于是以附子、细辛、半夏、五味子、桂枝、生姜、甘草急投,一剂后热退神安。原方加减病者自觉已愈,只无力气。李氏改用真武汤,继以参、芪、术、附等大补元气之药调理而健。

3. 表寒里热

饶某,年逾四十。伤寒已经旬日,表散、攻下、温凉杂投不愈,始延余诊。脉弦大,呕不止,不欲食,大便硬,手足冷,心烦不寐,此表邪未除,里热尤甚,与大柴胡汤二剂,下之而愈。

柴胡	黄芩	半夏	芍药
大黄	枳实	生姜	大枣

成氏曰:方有缓急轻重,医当临时斟酌,如大满大实,坚有燥屎者,非驶剂则不能泄,是以有大小承气汤之峻剂也;如不至大坚满,唯邪热甚,而攻下者,又非承气汤之可投必也。轻缓之剂,乃大柴胡汤,用以逐邪热也。是知大柴胡汤,为下剂之缓者。

(清·李铎《医案偶存·伤寒》)

【按语】

大柴胡汤出自张仲景《伤寒论》,为小柴胡汤除去人参和甘草,加大黄、枳实、芍药而成,为表里双解之剂,用以治疗少阳、阳明合病,症见往来寒热、胸胁苦满、呕不止、郁郁微烦、心下痞硬或满痛、大便秘结或协热下利、舌苔黄、脉弦有力者,具有和解少阳、内泻热结的作用。在本案中李氏把其当成下剂之缓剂,用于治疗患者伤寒已发旬日,几经误治的表邪未除、里热尤甚之症。因其仅仅大便硬,并无承气汤证之大满大实,又兼脉弦大,呕不利,不欲食,已不排除邪入少阳之可能。故李氏在此运用阳明、少阳合病之大柴胡汤以表里双解表寒里热之证,是较为贴切的。

第三章

盱江医学温病医案

温病是感受温邪所引起的一类外感急性热病的总称,又称温热病,属广义伤寒范畴,以发热、热象偏盛(舌象、脉象、便溺等热的征象)、易化燥伤阴为临床主要表现。温病范围很广,包括风温、春温、暑温、湿温、伏暑、秋燥、温疫等,发病具有明显的季节性,大多起病急骤、传变较快,且多数具有程度不等的传染性、流行性。本章所选案例体现旴江医学治疗温病的特色。

一、风温

1. 风温郁冒

家万生廷诏之子,春杪远归,头痛寒热,默默欲睡。医者不知风温之症,当用清凉之法,误作伤寒之病,而以辛温之药,渐至神识昏迷,谵语不食,大便不通,小溲或遗,与水则啜一口,与粥亦啜一口。延余两门人同治,汪生争用附子、干姜,陈生争用芒硝、大黄。两争莫决,急延余视。两生俱称脉象模糊,余诊亦然。及抉齿视,舌白干刺,唇虽干而色稍淡。脉与症参,病邪不在脏腑,仅在三焦。因谓汪生曰:"尔以为诸虚乘寒,有神虚谵语之例耶,但舌不应干刺。"又谓陈生曰:"尔以为三阳传经,有胃实谵语之条耶,然舌色不应尽白。"究竟温脏攻腑,俱属偾事。盖此症乃风温热邪蒙闭上焦气分,致令肺气痹极,古称郁冒者即此症也。但有入气入血之分,若入血分,则邪在膻中之内,此则仅入气分耳。夫肺主气,气阻血亦不行,故脉模糊,然亦重按触指。上焦不清,则胞中之络外蒙闭,故神昏谵语也。浮障之邪,唯与轻清味淡之药可得去也。汪生问:"小便自遗如何?"答曰:"曷不闻肺与膀胱司气化,热甚而阴挺失职乎?"陈生又问:"大便不通如何?"曰:"肺与大肠相表里,且天气不布、地道亦阻之说,吾已讲明有素,何遽忘耶?"两生愕然,促以疏方,金用杏仁、杷叶、知母、通草、蒌皮、山栀皮、竺黄、灯草,药下安睡,大便果通。次早复视,能述病苦,再加琥珀镇心安神而安,仍以清肺药而健。

越日,两生叩曰:"风温邪入气分之治,既闻命矣,但未知邪入血分,当以何法治之?"答曰:"若邪入血分,则入胞络之内,舌苔当必黑刺,而凉膈、导赤、黄连阿胶鸡子之属,养阴退阳之法,按症举用,以积热藉以宣散,而心胸和畅,脉渐以生。"又曰:"风温初起,脉症如何,治当何法?"曰:"温症甚该,凡春温、温热、湿温、暑温、风温,以及温疫、大头瘟,皆不可汗。故书曰:温邪忌汗也。今仅举风温之症言之。发热头痛,状似伤寒,但自汗身重多眠。夫身重似伤寒,然寒应无汗,自汗似伤风,而风应身轻,此当辨也。且鼻息多鼾睡,语言多难出,脉象尺寸当俱浮,唇口齿舌当不润,无非风温酝酿之机,此当辨也。总由表邪蓄热,故曰风温。治之之法,当与辛凉解表,如葛根、薄荷、防风、杏仁、连翘、通草、白薇、甘草之属,内清经络,外彻肌肤,清温而不阻风之出路,驱风而不助温之暴虐,庶内外之邪,表里两解,为清散法也。若犯香、苏、羌、独、葱、姜、陈、半,是以温治温,故在禁耳。"两生退而喜曰:"既闻风温入气入血之治,又闻诸温忌汗之理,真所谓闻一得三。"

(清・谢星焕《得心集医案》)

【按语】

某青年春日旅途辛苦,头痛寒热,默默欲睡。他医不明是风温病证,而以辛温之药,按伤寒论治,渐至神志昏迷,谵语不食,大便不通。谢氏两门人延治,一主张用附子、干姜,一主张用芒硝、大黄,莫衷一是。谢氏则认为,此为风温热邪,蒙闭上焦气分所致。书方杏仁、枇杷叶、知母、通草、蒌皮、山栀皮、竺黄、灯草等轻清味淡之药,药下安睡,大便通。再加琥珀镇心安神,仍以清肺药而健。谢氏指出,风温治法,当辛凉解表,内清经络,外彻肌肤,清温不阻风之出路,驱风而不助温之暴虐,庶内外之邪,表里双解,为清散法也。此为风温的治疗提供了执简驭繁的原则。

2. 太少合病

王某,男,50岁。

1958年4月20日初诊。寒热往来,咳嗽,痰黄而稠,气粗,胸胁苦满。服西药后,大汗出,但诸证未减。且咳引胸胁痛甚,心烦,口渴,脘腹胀满,纳食不香,小溲黄,舌苔黄白相兼质红,脉弦数。此为感受风温,太少合病。治宜和解兼解表。拟小柴胡汤合银翘散加减。

北柴胡12g	枯黄芩10g	北沙参10g	金银花10g
连翘衣10g	淡竹叶9g	牛蒡子10g	苏薄荷6g
粉甘草5g			

×2剂

4月22日复诊。诸证悉减。仍口渴,遵原方加天花粉,2剂。

4月24日三诊。寒热已除,略咳、少痰,更法拟沙参麦冬汤合六君子汤以善其后。

北沙参10g	麦门冬10g	西党参10g	漂白术10g
云茯苓10g	炒麦芽12g	广陈皮6g	粉甘草3g
天花粉10g			

（章天生、何晓晖《赣东名医·傅思义》）

【按语】

患者寒热往来，咳引胸胁痛甚，心烦口渴，脘腹胀满，小便黄，舌苔黄白相兼，质红，脉弦数。傅氏诊为风温，太少同病。此与伤寒太阳病还是有别，感受温邪而非感寒，故采用温病卫分证辛凉解表剂之银翘散，合伤寒经方小柴胡汤，和解兼解表，此为伤寒温病合病，因人体质制宜，因地南方制宜，因时春末制宜，不墨守成规，敢于创新，因而取得很好疗效。

3. 风温犯肺

车某，女，69岁。

1957年4月19日，初诊。发热头痛，微恶风寒，咳嗽痰黄，心烦气促，口苦咽干，唇红燥裂，溲赤，舌苔薄黄，质红而少津，脉浮数，右大于左。老妪高年患病，形体消瘦，颇为严重。证属阴虚之体，又感风温犯肺。治宜疏表清肺，化痰止咳。拟除瘟化毒汤加味。

粉葛根10g	冬桑叶10g	炙杷叶10g	蜜银花10g
黑玄参10g	浙贝母9g	瓜蒌皮10g	苏薄荷5g
淡竹叶6g	甜桔梗9g	川木通6g	北紫菀9g
粉甘草3g			

4月21日，复诊。药后热退，咳嗽气促减轻，它症均见好转。仍纳差便溏。前方见效，守原法出入。

冬桑叶10g	粉葛根10g	炙杷叶10g	浙贝母10g
北沙参10g	瓜蒌皮9g	云茯苓10g	蜜银花10g
北紫菀9g	川木通6g	粉甘草3g	

×2剂

药后诸症续减，守原方加减，再进四剂而痊愈。

（章天生、何晓晖《赣东名医·傅思义》）

【按语】

"温邪上受,首先犯肺"。患者素体阴虚,年近古稀,又感风温犯肺。傅氏结合体质辨证,以除瘟化毒汤加减治疗。考除瘟化毒汤出自清代耐修子著的《白喉治法忌表抉微》(属喉科专著,又名《白喉忌表抉微》《白喉治法抉微》),由金银花、炙枇杷叶、薄荷、生地、木通、竹叶、贝母、甘草组成,原治疗白喉初起。傅氏结合患者体质特点,因人制宜,加入玄参、瓜蒌皮、桔梗、紫菀等味。由于辨证得法,用药得当,于是药后热退,咳喘渐平。

4. 卫气同病

全某,男,25 岁。

1957 年 4 月 20 日,初诊。高热肢凉,头痛,微恶风寒,咳嗽,口渴欲饮,面赤气粗,间作鼻衄,烦躁不安,溲短赤,舌红苔薄,苔黄,脉浮数。此为外感风热,卫气同病兼有阴伤。故拟除瘟化毒汤合白虎汤加减以辛凉解表,清肺生津。

冬桑叶 9g	淡竹叶 10g	蜜银花 10g	粉葛根 10g
粉丹皮 9g	苏薄荷 5g	生石膏 30g	肥知母 10g
浙贝母 10g	枇杷叶 10g	大生地 10g	粉甘草 3g

×2 剂

4 月 22 日,复诊。药后壮热大减,四肢复温,口渴减轻。仍咳嗽痰黄,溲赤,脉数,热势已大去,但痰热仍蕴结于肺,且有阴伤之象。故仍守上方加减出入治之。

冬桑叶 10g	淡竹叶 10g	蜜银花 10g	苏薄荷 5g
连翘衣 10g	浙贝母 9g	苦杏仁 10g	车前仁 10g
水芦根 15g	肥知母 10g	粉甘草 3g	

用上方,稍有增减,连服四剂痊愈。

(章天生、何晓晖《赣东名医·傅思义》)

【按语】

叶天士《温热论》谓:"大凡看法,卫之后方言气,营之后方言血。在卫汗之可也,到气才可清气。"患者高热肢凉,头痛,微恶风寒,咳嗽。有一分恶寒,便有一分表证;苔黄,壮热,口渴欲饮,面赤气粗,间作鼻衄,说明已入气分。

患者系卫气同病。于是傅氏以清热解毒、辛凉解表为治。白虎汤见于汉代张仲景《伤寒论》太阳病篇,是中医清法中著名的清热方剂之一。它由石膏、知母、甘草、粳米4味中药组成,其主要功效是清热生津,适用于阳明、气分热盛证,阳明表里俱热证,热邪郁遏于里或三阳合病证,邪热偏重于阳明证等的证治。同时吴瑭的《温病条辨》也曰:"太阴温病,脉浮洪,舌黄,渴甚,大汗,面赤恶热者,辛凉重剂白虎汤主之。"后世总结认为凡里有燥热,大伤津液后出现烦渴,大汗出,口舌干燥或舌有芒刺,其脉洪或滑数,而无任何表证症状者为白虎汤的临床应用指征。傅氏结合《白喉治法忌表抉微》除瘟化毒汤治疗本案之卫气同病。在患者壮热渐退后,考虑到患者余热未尽,且已伤阴,傅氏继续守方清余热,直至痊愈。

5. 风温灼膈

邓某,男,22岁。

1957年3月1日,初诊。发热头痛,咽喉肿痛,咳嗽痰黄,两胁牵痛,胸膈灼热,口渴心烦,溲短赤,便闭,舌苔黄糙,质红,脉数有力。此属风温犯肺,热灼胸膈。治当清热凉膈佐以通腑。拟除瘟化毒汤合调胃承气汤加减治之。

冬桑叶 10g	蜜银花 10g	淡竹叶 10g	苏薄荷 5g
炙杷叶 9g	浙贝母 10g	正西庄 9g(后下)	风化硝 7g(另冲服)
瓜蒌仁 10g	焦山栀 9g	粉甘草 5g	黑玄参 10g

×2剂

3月3日,复诊。药后热退,胁痛、烦热均减,大便已通但仍欠畅,奇臭,口微渴,邪尚未清。仍宗原方加减2剂。

3月5日,三诊。热退,烦热胁痛已除,咳减,大便通畅,仍有咳嗽痰少,口干咽燥,邪热已除,但热伤肺阴。故更法以沙参麦冬汤加减以滋润肺胃而善后。

(章天生、何晓晖《赣东名医·傅思义》)

【按语】

叶天士在《外感温热篇》中开篇即言:"温邪上受,首先犯肺,逆传心包。"概述了温病的病因,感邪途径,发病部位及传变趋势等内容,被后世誉为温病辨证的十二字纲领。肺为华盖之脏,其位最高。肺是唯一和外界直接相通的脏器,与口鼻相连。肺为娇脏,不耐寒热。所以本案患者一经受邪,发热头痛,咽喉肿痛,咳嗽痰黄,两胁牵痛,胸膈灼热,口渴心烦,说明风热犯肺,热灼胸膈。故傅氏处以除瘟化毒汤合调胃承气汤加减清热凉膈,佐以通腑。调胃承气汤为阳明三承气汤之一,历来被认为是缓下之剂,用以治疗阳明腑实轻证,症见大便硬结、谵语、心烦、蒸蒸发热等。方中虽有大黄、芒硝泻下通便之品,但大黄以酒浸之,其苦寒之性锐减,且先煎大黄使其苦寒泻下的功效减轻,再与甘草同煎,泻下之力更缓。仔细研读《伤寒论》原文及历代医家用方经验可知,调胃承气汤兼有和胃之功。傅氏热退便通后,又以沙参麦冬汤养阴清肺,重在保护胃气并肃清余邪。

6. 邪入心包

朱某某,女,3 岁。

1963 年 4 月 16 日诊。3 天前发烧、咳嗽。前医投苏杏辈未效,转诊西医,诊为"上感"注射青霉素等,症未轻。病家乃转赴地区医院求医。途中高热、神昏、项强、角弓反张。经地区医院门诊化验,拟诊为"化脓性脑膜炎"收其住院治疗,因经济困难,又转回浒湾。刻下症:发热,肛温 40.8℃,神昏,项强,角弓反张,咳嗽,气促,唇面带青色,纹指青紫相兼,直透命关,舌尖绛,溺短赤,便艰,此邪入心包络。

犀角 3g(先煎)	生地 10g	连翘 10g	郁金 3g
石菖蒲 3g	黄连 3g	僵虫 6g	
			×1 剂

服后热降 38.5℃(肛温),神清,颈软,腰柔,再服全愈。

(章天生、何晓晖《赣东名医·谢傭耕》)

【按语】

肺为娇脏,不耐寒热。患儿温邪上受,首先犯肺,引起发热、咳嗽,治疗失当,邪入心包,引发高热、神昏、项强、角弓反张、咳嗽、气促、唇面发青,指纹青紫相兼,直透命关,为典型"逆传心包"症,病情危急。谢氏用清热凉血、化痰开窍之药使患儿热降,神清,颈软,腰柔,直至痊愈。应注意的是犀角这一药材国家现已禁用,可换为羚羊角或水牛角。

二、春温

1.春温异治

黄曙修与乃翁起潜,春月同时病温,乃翁年老而势轻,曙修年富而势重。势重者,以冬不藏精,体虚不任病耳。余见其头重着枕,身重着席,不能转侧,气止一丝,不能言语,畏闻声响,于表汗药中用人参七分。伊表侄施济卿,恐其家妇女得知,不与进药,暗增人参入药,服后汗出势减。次日再于和解药中,增人参一钱与服,服后即大便一次。曙修颇觉轻爽,然疑药下之早也,遣人致问。余告以此证表已解矣,里已和矣,今后缓调,即日向安,不必再虑。往诊见老翁病尚未愈,头面甚红,谓曰:望八老翁,下元虚惫,阳浮于上,与在表之邪相合,所谓戴阳之证也。阳已戴于头面,不知者更行表散,则孤阳飞越,而危殆立至矣。此证从古至今,只有陶节庵立法甚妙,以人参、附子等药,收拾阳气,归于下元,而加葱白透表,以散外邪,如法用之即愈,万不宜迟。渠家父子俱病,无人敢主,且骇为偏僻之说,旋即更医,投以表药,顷刻阳气升腾,肌肤粟起,又顷刻寒颤切牙,浑身冻裂而逝。翁虽海滨一氓,留心管晏富国之略,而赍志以没也,良足悼矣!其医于曙修,调理药仍行克伐,致元气日削,谢绝医药,静养六十余日,方起于床。愈后,凡遇戚友家,见余用药,率多诋訾,设知当日解表和中,俱用人参,肯舍命从我乎?是其所以得全者,藉于济卿之权巧矣。

（清·喻昌《寓意草·辨黄起潜曙修时气伤寒治各不同》）

【按语】

患者黄起潜与黄曙修父子同时病温。但黄起潜年老势轻,曙修年富而势重。后者因冬不藏精,体虚不任病引起,表现为头重着枕,身重着席,不能转侧,气止一丝。喻昌在解表发汗药中,加入人参,服后汗出势减;次日又在和解药中加入人参,服后颇觉清爽。喻氏认为表已解,里已和,经过缓调,即日而安。而原来认为病轻的父亲黄起潜并没有如此顺利,望八老翁,下元虚惫,阳浮于上,与在表之邪相合,形成戴阳证。喻氏认为如更行表散,则孤阳飞越,而危殆立至矣。喻氏主张用陶节庵法,以人参、附子等药,收拾阳气,归于下元,而加葱白以散外邪。此实为热因热用之法,对戴阳证完全对症。无奈病家没有采纳,旋即更医,投以表药,顷刻阳气升腾,发作寒战而逝。黄氏父子同患温病,但结局不同,发人深省。

2. 春温变证

金鉴春月病温,误治二旬,酿成极重死症,壮热不退,谵语无伦,皮肤枯涩,胸膛板结,舌卷唇焦,身踡足冷,二便略通,半渴不渴,面上一团黑滞。从前诸医所用之药,大率不过汗、下、和、温之法,绝无一效,求救于余。余曰:"此症与两感伤寒无异,但两感症日传二经,三日传经已尽即死;不死者,又三日再传一周,定死矣。此春温症不传经,故虽邪气留连不退,亦必多延几日,待元气竭绝仍死。观其阴证、阳证,两下混在一区,治阳则碍阴,治阴则碍阳,与两感症之病情符合。仲景原谓死症,不立治法,然曰发表攻里本自不同,又谓活法在人,神而明之,未尝教人执定勿药也。吾有一法,即以仲景表里二方为治,虽未经试验,吾天机勃勃自动,若有生变化行鬼神之意,必可效也。"于是以麻黄附子细辛汤,两解其在表阴阳之邪,果然皮间透汗,而热全清。再以附子泻心汤,两解其在里阴阳之邪,果然胸前柔活,人事明了,诸症俱退,次日即思粥,以后竟不需药,只此二剂,而起一生于九死,快哉!

(清·喻昌《寓意草·治金鉴伤寒死症奇验》)

【按语】

患者春月病温,误治两旬,壮热不退,谵语无伦,皮肤枯涩,胸膛板结,舌卷唇焦,身踡足冷,面上一团黑滞,为极重之春温变证、死症。喻昌认为此与伤寒两感无异,但仲景原谓死症,不立治法。喻氏认为活法在人,神而明之,当以仲景表里两方为治。于是,他以麻黄附子细辛汤两解其在表阴阳之邪,再以附子泻心汤两解其在里阴阳之邪。患者服后胸前柔活,人事明了,诸症俱退。喻氏这种兼顾表里阴阳的治法,无疑为伤寒两感病的辨治提供了新的思路,是对《伤寒论》的创新和发展。

三、暑温

1. 夏伤于暑

傅瑞廷,六月新婚后,触暑病热,头脑大痛,误用补剂,大热焦渴,医以瘟疫热症治之。凡清解疏利、升散养阴之药,治经数月,而病不瘳。节届大雪,始延余诊。视其形瘦面垢,身热谵语,自汗多渴,头痛有如刀劈,脉来长而不洪。是时医巫浩费,家计已索。病者因头痛难任,其叔孔翁曰:"尚可治否?"余曰:"可治。"戚友咸问病名,余语以暑邪之症,众诧为不然。问曰:"何以知之?"余曰:"以气虚身热,谵语自汗,合于面之垢、脉之长而知之也。"因请用药。余曰:"甘寒解暑之剂,唯有天生白虎一方。"旋重价觅至二枚,先将一枚破而与之。病者心躁口干,见辄鲸吞虎嗜,顿觉神清气爽。因再求瓜,家人止之,余更与之。食毕汗收渴止,头痛如失。但暑邪虽解,而阴气被阳热之伤尚未复也。夜仍微热,咽微干,睡不寐。仿仲景少阴病咽干口燥、不得卧之例,处黄连阿胶鸡子汤,三服而健。

黄连阿胶鸡子汤

黄连　　　　黄芩　　　　芍药

上三味煎去滓。　入阿胶烊尽,少冷入鸡子黄,搅匀服。

(清·谢星焕《得心集医案》)

【按语】

傅某六月新婚宴尔,触暑病热,头脑大痛,误用补剂,大热焦渴。他医又以瘟疫热症治之,清解疏利,升散养阴,而无转机。谢氏视其形瘦面垢,身热谵语,自汗多渴,头痛如劈,脉来长而不洪,仍认为是暑邪之症,是给患者吃被称为"天生白虎汤"的西瓜,食后患者顿觉神气清爽。夜仍微热,咽干不寐,处黄连阿胶鸡子汤。黄连阿胶鸡子汤出自《伤寒论》,治疗"少阴病,得之二三日以上,心中烦,不得卧",有滋阴降火,除烦安神功效。方中黄连泻心火,阿胶益肾水,黄芩佐黄连,则清火力大;芍药佐阿胶,则益水力强。妙在鸡子黄,乃滋肾阴,养心血而安神。谢氏数药合用以善后,则肾水可旺,心火可清,心肾交通,水火既济,诸证悉平。

2. 三焦郁火

胡永隆之子三岁,其弟久隆之子四岁,时当夏季,患烦渴吐泻之症,俱付幼科医治,病势转剧。唯永隆求治于余。视其汗出烦躁,饮水即吐,泄泻迸迫,小水短赤,舌干芒刺,中心黄苔甚厚,时时将舌吐出(因干刺故也)。细为思之,与仲景所谓太阳中风,发热六七日,不解而烦,有表里症,渴欲饮水,水入即吐,名曰水逆,治与五苓散者相符。但此症,烦热蓄盛,三焦有火,宜加苦寒之味,引之屈曲下行。妙在剂中之桂,为膀胱积热化气之上品,又合热因寒用之旨,庶几小便通而水道分清矣。以猪苓、茯苓、泽泻、白术、肉桂、黄连、栀仁,二剂而愈。

(清·谢星焕《得心集医案》)

【按语】

三岁幼童，夏季烦渴吐泻。谢氏认为此与《伤寒论》五苓散证相符，但又同中有异，本病烦热蓄盛，三焦有火，书方以猪苓、茯苓、泽泻、白术、肉桂、黄连、栀子，二剂而愈。谢氏认为妙在剂中之桂，为膀胱积热化气之上品，又含热因热用之旨，所以获得了利小便以实大便的优良效果。

3. 肝风乘脾

傅凤翔之子，夏月吐泻口渴，身热无汗，手足时冷。余知脾胃素虚，连投六君子汤，更加烦躁，唇红舌刺，四肢发厥，所泄迫逼如箭，粪色形如鹜溏。余思此症，唇红舌刺，身热似火，而粪溏肢厥，又类于寒，寒热错杂之症，其中必有伏匿之情，绝非一途可治。再为详审，见其躁时似有惊惕，粪色逾时变青，乃知脾胃久虚，加以风热内炽，不能外达，以致抑郁不舒，肝风乘虚侮土，而为挥霍缭乱，致成此候。若非补土解肌，势必强者莫制，弱者将绝，不变痉逆不已也。于是以四君子汤补脾扶胃为主，佐以葛根、防风、丹皮、灶土诸味，解肌疏风，升阳散火。是日连进二剂，果然遍体红赤，喜人搔痒，发热如烙，时忽战栗。其家见儿躁扰不宁，议为药病不对，天未晓，复专人来寓，请余易方。余曰："病已愈矣。此症先是风邪内攻，今已外达，正为可喜，当用原方再进一剂，诸症必除。"随进一剂，果然微汗，热退红消，及睡醒时，则诸态如失。

（清·谢甘澍《一得集医案》）

【按语】

谢氏治患儿夏月吐泻口渴，身热无汗，手足时冷，初投六君子汤，更加烦躁，唇红舌刺，四肢厥冷，所泄迫逼如箭，粪色形如鹜溏。谢氏猛悟此儿应为肝风乘虚侮脾土，而为挥霍缭乱，于是以四君子汤补脾扶胃为主，佐以葛根、防风、丹皮、灶土解肌疏风，升阳散火而愈。谢氏在诊疗过程中，善于调整思路，在治疗无效情况下，最后审证求因，改弦更张，抑木扶土，终于中病而愈。

4. 暑湿呕泻

汪挺翁别驾，两寸脉虚，身热，头眩，口渴，舌苔满布带黄，面色带赤。论证本属伤暑。暑必挟湿，而下利。其呕而有声无物是暑秽之气，拒格显然。议祛暑驱湿，佐以芳香逐秽之法，质政谢先生裁之。

香薷	厚朴	吴萸炒连	木瓜
菖蒲	姜夏	云苓	泽泻
竹茹	生姜		

二剂，午夜服。

论暑邪挟湿，阻闭气道，以致上呕下利，进祛暑利湿宣通法，身热呕恶已减六七，是为捷效可征。夫暑与湿，为熏蒸黏滞之邪注腑而下痢血水，腹痛里急，最难骤愈。昨一更时先觉微寒，继而烦热，至亥子而退，又明是暑邪陷入阴分，又变疟之势，宜升陷邪而清热，调滞气以理阴。仍候谢先生鉴政。

柴胡	桂枝	白芍	黄芩
石斛	黄连	半夏	茯苓
川朴	木香		

痛缓痢减，午后先微寒，而后发热，是已成疟，由阴返阳，大属吉兆。议兼少阳而治。

丽参	柴胡	炒芩	半夏
炙草	木香	炒黑连	川朴
白芍			

脉虚身热，与下痢变疟，皆得之伤暑，次第拟治甚合。

（清·李铎《医案偶存·暑》）

【按语】

《素问·热论》曰："先夏至日者为病温，后夏至日者为病暑。"暑为阳邪，其性炎热，暑多挟湿，其临床特征，除发热、烦渴等暑热症状外，常兼见四肢困倦、胸闷呕恶、大便泄泻等。本案患者两寸脉虚，身热、头眩、口渴、下利，舌苔满布带黄。李氏治以祛暑祛湿，佐以芳香化浊之法。患者经进祛暑利湿宣通药后，身热呕恶已减六七，李氏认为此为捷效可征。因湿性黏滞，下利腹痛缠绵难愈，又进行治法变通，升陷邪而清热，调滞气以理阴。患者痛缓痢减，微寒发热，又按邪兼少阳，配合小柴胡汤而治。

5. 冒暑便血

何某，年踰三十。形肥面白，经商于浙，归时正值暑月。夏阴内伏，阳气外发，腠理稀疏，贪凉饮冷，偶冒暑阴，复在戚友家宴饮，未慎口腹，回家畏寒发热,口渴烦躁,腹痛便血,假热具见,脉大而虚。遂与大顺散,加神曲一服病减;再与附子理中汤,加黄连炒黑,数剂而全愈。

(清·李铎《医案偶存·暑》)

【按语】

患者形肥体白,腠理稀疏,贪凉饮冷,偶冒暑阴,饮食不慎,畏寒发热,口渴烦躁,腹痛便血。此为冒暑伏热,加之饮食自倍,肠胃乃伤,清浊相干。李氏采用大顺散温中散暑,加神曲消食导滞。大顺散方出宋代《太平惠民和剂局方》,由干姜、肉桂、杏仁、甘草组成,用于治冒暑伏热,引饮过多,脾胃受湿,水谷不分,清浊相干,阴阳气逆,霍乱吐泻。患者一服后病减,再与附子理中汤加黄连,温清并用,数剂而愈。

6. 气虚伤暑

郑司马敥堂先生,由甘肃解组归,过湾市,寓于漕署。次公子年甫七龄,赋禀甚薄,时值酷暑炎蒸,舟中受暑得病,召余诊治,诊得脉虚身热自汗,是伤于暑也。神倦懒言,是暑伤元气也。面色㿠白如纸,是阳气禀受不厚也。肢冷不食,是汗泄伤脾也。法当益气清暑。方用人参、黄芪、麦、味,治暑热伤气而止汗;用芩、半、甘草,治伏暑发热头痛,而和脾胃;按暑必挟湿,淫胜则泄,用泽泻、木瓜利湿,兼能祛暑,使暑气湿邪俱从小便出,则泄自止,元气可保,诸病可除耳。司马见方,将信将疑曰:"先生所论甚善,但恐孩子舟中冒暑受寒,热伏于内,参、芪似未可骤进。"求酌而易之。余曰:"公郎气不足以息,言不足以听,是正气不胜也。大凡汗下交作,即有表邪,无不尽解。今两手已经作冷,若再不顾元气,投以表散清凉,恐四肢发厥,汗出不止,吐泻交作,即难救药。所虑者,正在此也。且此方以参、芪为君。东垣谓:参、芪、甘草,为泻火之圣药。合千金生脉散,为长夏体虚受暑之主药;芩、半、甘草,是海藏消暑法,为和脾胃之要药。至稳至妙,实有所本而来者,并非杜撰也。公勿疑虑,一服可奏大效。"司马韪之,依方而进。果然潮退汗止,两手温和,安神熟睡。晚间再进一剂,只泄水数行,即下结粪。天将曙,便能起坐思食。次早复诊,司马在署恭候,一见欢颜长揖称谢曰:"先生何其神耶?"坐谈片刻,病者自出二堂诊视,笑语自如,诸病若失,改进六君子加扁豆,调理脾胃而已。

暑伤于气,所以脉虚自汗,若不用参、芪以进,竟投表散清凉,必致阳亡气脱。

(清·李铎《医案偶存·暑》)

【按语】

患儿年方七岁,赋禀甚薄,旅途中舟中受暑得病。李氏诊得患儿脉虚身热自汗,是伤于暑;神倦懒言,是伤于气;面色㿠白如纸,是阳气禀受不厚;肢冷不食,是汗泄伤脾。决定以益气清暑法治疗,方用人参、黄芪、麦冬、五味子、黄芩、半夏、甘草、泽泻、木瓜。此方脱胎于李东垣清暑益气汤,方由人参、黄芪、苍术、升麻、橘皮、白术、泽泻、黄柏、麦冬、当归、神曲、青皮、葛根、五味子、甘草组成。从组方可见李氏方比较接近患儿病情实际。东垣方用于暑湿内蕴而损及元气,故有胸闷气短,大便溏薄,舌厚腻,此方更偏于治疗湿重于暑。有趣的是,与李氏同时代王孟英亦有一清暑益气汤,由西洋参、石斛、麦冬、黄连、竹叶、知母、荷梗、甘草、粳米、西瓜翠衣构成。此方偏于养阴生津。王氏曾抨击李东垣方"有清暑之名,而无清暑之实",故而另立方。本案病家原本对李氏方抱有疑虑,认为孩儿身中冒暑,有热伏于体内,不宜用参、芪这样的补药,希望李氏再斟酌下,换个方药。李氏引东垣谓:"参、芪、甘草为泻火之圣药,合千金生脉散为长夏体虚受暑之主药。"说服家长依方而进,果然潮热退汗止,两手温和,安神熟睡。晚间再进,诸病若失,改进六君子汤加扁豆善后。

7. 暑邪内中

吴升初,年五旬,长夏患奇症,初起寒热似疟,越二日晨起勉可支持,旋复睡去。主家请用早膳,口不能言,急以肩舆舁归,形如死人,但通身尚温耳。诊浮中两部无脉,沉部重按细数。以脉而论,阳证见阴脉,为不治。试以通关散吹鼻,左右皆无喷嚏,唯咳嗽一声,知关窍已通,是暑邪内中,蒙闭清窍。用消暑丸灌下三钱,旋进开闭清暑法,一剂,而神识清;再剂,而诸病已。此症如遇孟浪之辈,必作阴证治,急进姜附四逆,必致不救。

杏仁	通草	香薷	菖蒲
郁金	半夏	茯苓	
			西瓜翠衣引药

虽轻平,效极响应。

此症与卒死无异,但其身暖为异。《名医类案》载刘太丞治朱三子:忽然卒死,脉全无,请太丞治之。取齐州半夏、细辛末,一大豆许,纳鼻中良久身微暖,气更苏迤逦无事(此必痰厥一时)。人问:"卒死,太丞单方半夏,如何能活得死人?"答曰:"此南岳魏夫人方,并可以治五绝。"附录于此,以广人见识耳。

(清·李铎《医案偶存·暑》)

【按语】

中暑亦称"中暍""伤暑"。如《金匮要略》有"痉湿暍病脉证治"专篇。其曰:"太阳中暍,发热恶寒,身重而疼痛。"本例患者,长夏患奇症,初起寒热似疟,数日后口不能言,形如死人。李氏诊脉浮中两部无脉,沉总重按细数,断为暑邪内中。李氏先用通关散吹鼻,再用消暑丸灌下,旋进开闭清暑之剂,服药一剂后,神识清,再剂病愈。考消暑丸有多种不同组方,《太平惠民和剂局方》《普济方》《奇效良方》《医学纲目》多种方书均有消暑丸方,组成不尽相同。李氏此用何种消暑丸不详。李氏开闭清暑方由香薷解表,西瓜翠衣清暑,菖蒲、郁金清心开窍,半夏、茯苓、杏仁、通草调和三焦气机。李氏在此再三强调此症与猝死无异,不能光凭脉象作阴证治,如急投姜附四逆,必致不救。

8. 暑挟热淋

杨二爷,年二十八。年少体丰,素服理中合宜。因公务冒暑挟热溺痛,医者不究人之禀受厚薄,病之虚实阴阳,开手即用黄连、香薷、六一、八正寒凉攻泻之药,以致胃不纳谷,厌近荤腥,头眩自汗,泄泻脉微。症属内伤中虚,加以误投药饵,益伤脾胃之阳。宜理脾胃,益中气,去湿热,宗东垣清暑益气法,去青皮、神曲、当归、葛根,加白蔻仁。

丽参	白术	苍术	黄芪
升麻	陈皮	白蔻	五味
麦冬	泽泻	炒柏	炙草

铎按:虚人冒暑挟热溺痛,唯用生脉、导赤之属,岂可妄进八正、生军峻利之剂,致成虚虚之患。医者不明虚实,鲜不误人。

(清·李铎《医案偶存·暑》)

【按语】

患者年轻体丰,因公务冒暑挟热尿痛。前医以黄连、香薷、六一、八正散等寒凉攻泻之药,伤脾胃之阳,以至胃不纳谷,厌近荤腥,头眩,自汗,泄泻,脉微。李氏以李东垣清暑益气汤加减治疗。清暑益气汤由人参、麦门冬、五味子、黄芪、黄柏、青皮、陈皮、苍术、白术、葛根、升麻、神曲、甘草组成,出自李杲所著《脾胃论》。李铎指出:虚人冒暑挟热溺痛,应用生脉、导赤之类平和扶正祛邪药,不宜妄进寒凉峻利之剂,否则成虚虚之患。清暑益气汤侧重于燥湿健脾、益气养阴,体现了李杲"甘温除热""益气升阳""苦寒泻火"等重视脾胃的学术思想。本案属中虚内伤中虚,加以误投药饵,伤脾胃之阳,应用东垣清暑益气汤是贴切的。

9. 暑温生风

徐某某,女,5岁。

1957年8月2日诊。近3天发热,体温39~40℃,汗少,头痛,呕吐,嗜睡,大便2天来解,小便短赤,脉数,舌红尖绛,苔黄。此暑温也,其变甚速,急投清瘟败毒饮,加安宫牛黄丸一粒。预告病家:病情可能会恶化,出现项强、角弓反张、直视、抽搐等证。上午服药,下午果现诸症,连服上方4天而愈。后用益胃辈善后,未见后遗症。

(章天生、何晓晖《赣东名医·谢俌耕》)

【按语】

患儿患暑温,高热、汗少、头痛、呕吐、嗜睡,旋即出现项强、角弓反张、直视、抽搐等症,为热极生风之危重症。谢氏急投清瘟败毒饮加安宫牛黄丸,数日而愈,治疗效果较理想。清瘟败毒饮首载于清代余师愚《疫疹一得》,为余氏于乾隆五十七年至五十九年(1792—1794)京城大疫中所创之经验方,现代人们用之治疗症状类似的脑炎亦有成效。历代均释之为清热解毒、气血两清之方。安宫牛黄丸是我国传统方药在急危重症救治中最负盛名的经典良方,以其醒神开窍之功颇受医家推崇,在《温病条辨》中广泛应用于各种气血两燔、神昏之证,为中医急救药,对高热惊厥、神昏谵语能起到很好治疗效果。病情控制后,谢氏以益胃辈善后,且未见后遗症。

10. 湿热暑温

李某,男,56岁。1981年8月6日,初诊。发热持续10天,上午热轻,下午热重,仅头面、胸背微微汗出,口不渴,脘痞不饥,大便溏泄,尿淡黄。舌苔白腻,脉濡缓。湿热内蕴肠胃,外遏肌表。宜芳化清透,宣畅三焦。

薄荷叶6g	佩兰10g	牛蒡子7g	金银花10g
连翘10g	葛根10g	甘草3g	白豆蔻6g
杏仁10g	薏苡仁10g	厚朴7g	枳壳5g
神曲10g			
			×3剂

复诊:药后汗出至足,身热已退,食欲仍差,腹泻一日2次,尿长。白腻苔渐化,脉濡,再守原法,以尽余邪。

(何晓晖、黄调钧《赣东名医·李元馨专辑》)

【按语】

暑温是夏季感受湿热病邪所致的急性外感热病,有着明显的季节性,暑季炎热,多雨潮湿,故暑邪常挟湿邪侵犯人体。本例患者,发热持续十天,口不渴,脘痞不饥,大便溏泄,尿淡黄。李氏诊其舌苔白腻,脉濡缓。李氏认为系湿热蕴结肠胃,外遏肌表,治用芳化清透宣畅三焦。他以金银花、薄荷、连翘、葛根、牛蒡子宣通上焦;以三仁汤主药杏仁、白豆蔻、薏苡仁、厚朴以宣上、畅中、渗下;掺入佩兰、枳壳、神曲宽中畅气;共奏清暑利湿、宣畅气机之功。故服药后热退、泻止、尿长。李氏再守原法,以尽余邪,得以痊愈。

四、湿温

1. 湿郁黄疸

王某,年五十七。左脉缓细,右脉微浮而紧。病起阅月,犹然头胀身痛,四肢冷痹,白珠带黄,舌苔白而有刺,咳嗽痰多稠黏,入夜更甚,口味作甜,渴喜热饮,神识昏沉,不饥不食。自述先伤于寒,人事不适,勉强劳力奔驰,复因乘筏,陡遇暴雨受湿增剧,显是寒湿邪气,凝积内伏,失于表利,误进参、术、地黄、枸杞,甘温滋腻之类,阻塞中道,遂致病势日重。夫不审病源,妄投补剂贻误匪浅,湿伤脾阳,寒伤形,劳力伤脾,都属阳伤之候。当宗古人鼓舞胃气,转旋脾阳一法。

苍术	防风	桂枝	半夏
白蔻	川朴	炮姜	附片
广皮	茯苓		

湿病误投补剂。《经》云:湿势得补增剧也。且湿乃化热之渐。湿胜变痰化火,以致咳呛咽痛。昨进理脾阳之法,原以固脾胃生发之气,俾得胃和纳谷为要。据述连进四剂,身体稍稍轻舒,四肢冷痹已解,小便带赤澄膏,大便溏黄,足征宜理脾阳之效,但湿郁既久,必有黄疸之累,议导湿分消法。

苍术	川朴	广皮	茯苓
泽泻	茵陈	桔梗	牛子
甘草	半夏		

不究病之根底,混以甘濡药治,以故脾阳受伤,阳伤郁久不变生黄疸之症。

(清·李铎《医案偶存·湿》)

【按语】

湿为阴邪,重浊黏滞,易阻遏气机,损伤阳气。对于湿邪致病,《景岳全书》谓:"湿证虽多,而辨治之法,其要为二:一曰湿热,二曰寒湿。"患者先伤寒湿,凝结内伏,失于表利,误进参、术、地黄、枸杞甘温滋腻之类,遂致病势日重。考虑到患者误补贻误,加之湿邪易伤脾阳,李氏宗古人鼓舞胃气之法,旋转脾阳为治。方用苍术、半夏、白豆蔻、厚朴芳香化湿,茯苓、陈皮健脾祛湿,防风、桂枝驱风外出,炮姜、附片温阳。连进四剂后,鼓舞了脾胃生发之气。又考虑到病情有热化倾向,原方去姜、附,在芳香化湿同时加入茵陈、泽泻清热利湿退黄之味,配入桔梗、牛蒡子宣发上焦,从而导湿分消,以专治黄疸。

2. 湿温变证

方某某,女,41 岁,船民。

1965 年 9 月 30 日,初诊。10 天前因高热不退,曾在某医院内科住院治疗,肥达氏反应:O 1:320,H 1:320,甲 1:80,乙 1:320。诊为"肠伤寒",用氯霉素治疗热退后,患者因家务繁忙,自动出院,出院后自行中断服药,3 天后再次发热,而来中医院诊治,以"湿温"收入住院。刻下症:发热恶寒,汗出不彻,面色暗黄,精神疲乏,表情淡漠,不欲言语,脘腹胀满,食欲不振,身体重困,口泛清涎,渴喜热饮,大便稀溏,苔薄白而腻,脉濡稍数。体检:体温 40℃,呼吸 24 次/min,脉搏 88 次/min;血压 120/80mmHg。两肺呼吸音稍粗,腹平软。有轻度压痛,肝大肋下 2cm,脾大肋下 3cm。血检:白细胞 4000/mm³,中性 64%,淋巴 36%。尿检:蛋白(±),白细胞 2－4。诊为"肠伤寒"。证属湿温病之湿重于热者。治法清热除湿,芳化淡渗。

杏仁9g	白蔻仁4.5g	薏苡仁15g	滑石9g
竹叶9g	半夏9g	厚朴9g	银花9g
藿香9g	茯苓9g		

×4 剂

每日1剂，水煎2次服

10月4日，复诊。仍高热不退，体温40.2℃，腹部灼热，渴喜冷饮，头痛较剧，大便结，小便赤，苔黄腻，舌尖红，舌体颤动，脉滑数。证属湿郁化热，热多湿少。治法清热为主，佐以化湿。

金银花9g	连翘9g	竹叶9g	芦根15g
黄连4.5g	黄芩9g	栀子9g	滑石9g
泽泻9g	薏苡仁15g	甘草3g	

×4 剂

4日服完，病情有进无退，至10月7日凌晨1点，患者突然谵妄狂躁，两眼直视，全身蒸蒸汗出，舌红苔少，脉沉伏。疑为内闭外脱，急处参附龙牡汤以固脱，加安宫牛黄丸以开窍，后又用清营汤加安宫牛黄丸均不效，两日来躁动不安，时欲坐起，寻衣摸床，摄空理线。当此补不能补，攻不敢攻，清之无效，真可谓束手无策之际。乃于10月9日请李老诊治，处方大黄9g，芒硝6g，甘草6g。我等莫不惊疑，以"湿温忌下"，又肠伤寒后期下之是否穿孔质疑。然药进一剂，泻下臭秽稀便两次，小便亦解，患者神清躁定，对答自然，且思饮食，舌红绛，脉滑而实。体温降至37.5℃，后用清热益气养阴之剂调理2周痊愈出院，出院后未再复发。

（黄沛林《李元馨先生湿温救误案追记》）

【按语】

温病学说脱胎于伤寒学说，在明清以后得到了独立发展，且自成体系。但伤寒、温病不能完全割裂，其实《伤寒论》六经辨证中涵盖了温病治疗思想。中医学的基本特点之一是辨证论治。证同治同，不管是伤寒还是温病，只要证符合，不管经方或时方，都可方证对应，达到治病目的。李氏熟谙伤寒学说，本案即为他把伤寒方用于湿温治疗，得良好效果的明证。患者船民，高热不退，诊为肠伤寒。该病属中医湿温范围。患者按湿温，湿重于热治疗，病情每况愈下，大便结，高热，头痛，进而出现谵妄狂躁，两眼直视，全身蒸蒸汗出，舌红苔少,脉沉伏,甚至出现寻衣摸床、撮空理线等危象。李氏会诊后并未套用传统温病方,而是牢记《伤寒论》明训:"伤寒若吐若下后,不解,不大便五六日,上至十余日,日晡所发热,潮热不恶寒,独语如见鬼状。若剧者,发则不识人,循衣摸床,惕而不安,微喘直视,脉弦者生,涩者死;微者,但发热谵语者,大承气汤主之。"但因无痞满,李氏用调胃承气汤,药进一剂,泻下臭秽稀便,小便亦解,患者神清躁定,对答自然,自思饮食,体温复常,后用清热益气养阴之药调理二周出院。李氏不故步自封,对湿温一症,不仅用经方治,还突破肠伤寒忌下恐穿孔的误区,勇于创新,精神可嘉。

3. 湿热蕴阻

尧某,女,9岁。

1978年9月6日,初诊。发热已近旬日,午后热甚,汗少,口苦而黏,渴而欲饮,饮亦不多,恶心呕吐,咳嗽,尿黄量少,大便稀溏。舌苔黄白腻,脉濡滑小数。根据肥达氏反应结果,诊为"副伤寒"。病属湿热郁阻,热重湿轻。主以芳化宣通,清热燥湿。

青蒿 10g	佩兰 7g	金银花 12g	连翘 12g
牛蒡子 5g	葛根 10g	黄连 5g	黄芩 7g
桑叶 10g	菊花 10g	杏仁 7g	贝母 5g
通草 2g			

×3剂

1978年9月9日,复诊。体温下降至37.6℃,呕吐已止,大便成形,余症悉减。守原意出入。

青蒿 12g	佩兰 10g	薄叶 4g	金银花 12g
连翘 10g	牛蒡子 7g	葛根 10g	黄连 5g
黄芩 10g	天花粉 10g	甘草 3g	

×3剂

药后热退,渐趋康复。

(何晓晖、黄调钧《赣东名医·李元馨专辑》)

【按语】

肠伤寒、副伤寒属于中医湿温范畴。本例患者,发热旬日,恶心呕吐,咳嗽,尿黄量少,大便稀溏,为湿热充斥三焦受病。李氏诊其舌苔黄腻,脉濡滑小数,认为病属湿热郁阻,热重湿轻,主张芳香宣通,清热燥湿。全方以葛根黄芩黄连汤为基础方。其中葛根一味,可升清阳,解表、止泻,能达宣利肺气之目的,对于"肺肠同病之协热下利"可使其"源清而流自洁"。黄芩、黄连可清上、中、下焦湿热。配以金银花、连翘、桑叶、菊花、杏仁、贝母清透上焦,青蒿、佩兰、通草清利中下焦。患者三剂药后体温下降,呕吐已止,大便成形。再守原方三剂,热退,得以康复。

五、温热

1.温热传变

车觐廷妻,傅羽仪令爱也。初日恶寒发热,次日大热不寒,饮水不辍,唇焦红,舌燥裂,大便闭,胸前板痛,烦躁莫当。余诊之,脉纯躁无静,刚劲冲指。谓曰:此乃温热病,非伤寒症也。若伤寒症,从皮毛而入,由传变渐入于胃,结成可下之症。至温热病,从口鼻而入,不由传变,直入而附近于胃,结成大下之症。其来路异,其去路一也。然此症才二日,即一团邪热内结,如火燎原,其势已极,亦温热病之最速者。须防物极则反,或有痉厥之变,稍迟有朽肠腐胃之事矣。是所谓急症急攻,无庸迂缓。疏方以凉膈散,大黄重用。药方煎时,掀衣发狂,怒目而视,牙关略紧,面红目赤,扬手掷足,乃邪火一概上冲,莫可止遏之势。忙进前药,灌至半,势稍平;剂终,人事略醒。自索前药,以其滓再煎服之。随取前方再进一剂,其病悉清。

讵调摄不善,半月后因口角盛怒,时见微热。初不以为意,倏于某日申酉刻自觉难支,晡时声音悉闭,奄奄一息。问其苦否,但点额摇头,可见心地尚明,唯哑不能声耳。尤有奇者,腰以上发热去被,扬手摸胸;腰以下畏寒厚覆,两足僵直。医数辈,未敢下药,举家慌甚。羽兄即夜来请,余念知己之女,戴月而往。诊脉寸部浮数,尺中紧涩,似乎上下阻截。因其症从未经见,方非易拟,然目睹其状,心甚怜之,兼之房中稚子失乳,老姑抚孙相哭。吾大为踌躇,默以其症证诸经旨,以冀一悟。其夫含泪问曰:"前日重恙,幸叨再造,今复病此,先生亦蹙额无法耶?"答曰:"斯疾大奇大疑,泛泛一视,难明其理。吾正在谛审,且止啼哭,吾自当竭诚以报知己。"因环步思议,已而笑谓曰:"此症虽奇,吾得之矣。"窃思人身之气,全赖肺以运之。今上下不通,无非治节不行,失其常度,而为上热下寒之症。其上热下寒之由,盖前此温邪未得清解,今复加感冒,又值大怒,其气愈阻,愈阻愈结,其气遂横于胸。其热邪因气不流行,仍亲乎上,热多动,必扰其血,故见上热去被之症。其寒邪新感,亦因气不流行,仍亲乎下,寒多静,必滞其血,故见下寒僵硬之症。总因气结于胸,不能周流,以故旧热新寒,各随上下而相亲,热自热,寒自寒,俨然分疆界焉。曰:"此先生大开生路之论,未知古圣亦有此论否?"余曰:"大哉问也。吾为子悉言之。尝读《经》曰:气并于阳,血并于阴,此上下相亲之义也。"曰:"其声哑如何?"曰:"夫声音发于肺,肺为娇脏,最易受伤。今气已结,更被热邪伤之,又被寒邪塞之,欲其出声,其可得乎?譬之钟磬,内以物塞之,外虽重敲,冀其响不可得。是其病之所受,全在于肺,法宜先开肺气而祛寒,使气宣通,热得下流,而胸结可散;后泻其蕴热,则肺可清,而壅塞自除。"时际鸡鸣,疏方先以乌药顺气散一剂,以开肺气而祛寒。比晓,遍体微汗,下身发热减盖,脚可屈伸,胸前亦宽。唯声音虽出,犹不清,时仍哑。日出,进泻白散合白虎加桂枝汤,此方足以泻热而清肺。一剂潮热悉退,声音清亮。前后两剂,病如冰释。后以保肺生津之药调理而健,观者钦服。

白虎汤

| 石膏 | 知母 | 甘草 | 粳米 |

凉膈散

连翘	甘草	薄荷	大黄
栀子	竹叶	芒硝	黄芩
蜂蜜			

乌药顺气散

乌药	橘红	麻黄	川芎
白芷	桔梗	枳壳	僵蚕
干姜	甘草	加葱、姜	

泻白散

| 桑白皮 | 甘草 | 地骨皮 | 粳米 |

（清·谢星焕《得心集医案》）

【按语】

某妇人初日恶寒发热,次日大热不寒,饮水不辍,唇焦红,舌燥裂,大便闭,胸前板痛,烦躁莫当。谢氏诊为温热病,疏方凉膈散,并重用大黄。凉膈散原方出自《太平惠民和剂局方》,其组方是在张仲景调胃承气汤的基础上化裁而来,具有泻火通便、清上泄下之功,主治上中二焦火热证。谢氏用药二剂后其病悉清。但因病家病后调摄不当,半月后因口角盛怒,时见微热,几日后觉难支,声音悉闭,奄奄一息,两足僵直。谢氏认识到此为温邪未解,复加感冒,又值大怒,气机阻结,其气横逆于胸。其肺被热邪所伤,又被寒邪塞之,金实不鸣,故而失声,寒邪新感,气滞血瘀,故见下寒僵硬。谢氏认为法宜先开肺气祛寒,治以乌药顺气散,服后遍体微汗,发热减,脚可屈伸,声哑好转。最后以泻白散合白虎桂枝汤,泻热清肺,渐热悉退,声音清亮而收功。泻白散为宋代医家钱乙所创。由地骨皮、桑白皮、甘草三味药材组成,具有清泻肺热、止咳平喘之功效。白虎加桂枝汤是张仲景《金匮要略》中主治"温疟,其脉如平,身无寒,但热,骨节烦痛,时呕"的一张方剂。谢氏诊本案,善用古代名方和经方,针对复杂变化之病情,如抽丝剥茧,层层深入,终于取得良效。

2. 阳证似阴

熊清平乃郎将冠,得温热病,自以感冒法治之,已不中病。延医更谓阴虚,投以六味地黄汤,益不中病。迁延旬日,胸腹饱胀,稍按甚痛,潮热渐退,四肢冰冷,手足爪甲皆黑,舌苔干燥,口不知渴,与之以水则咽,大便五日未通,小便赤涩而少,咽喉肿塞,口不能言,耳聋不知所问,六脉举按皆无。医者不审热深厥深之旨,郁热蓄盛、脉反滞涩之变,热甚神昏、口不知渴之情,复不将"望闻问切"四字较勘,仅守发厥脉伏之假象,冒为真据。且将胸腹饱胀为阴寒上逆,而可按拒按置之不辨;咽喉肿塞,妄为虚阳上浮,而色之赤白,口气温冷,又置之不辨;又以大便燥结,谬为阴凝不化,而痞满实坚全具,又置之不察;直将一切内热明证,概为假热,竟用四逆汤,附子用到一两。清夫妇疑而未进,就正于余。内外一探,知为温热重病,阳邪亢热已极,反兼寒化,如酷暑雨雹之象,势亦在危。而细勘详询,明是在表失表,在里失里,酿成极重热症。再诊其脉,举按虽无,而沉候至骨,劲指甚坚,根蒂未绝,喜其可治。因谓曰:"此大热症也。"遂疏黄连解毒汤合普济消毒饮,重加大黄,嘱其日夜两剂,务俾大便通则火不伏,而厥可回,脉可出。清因二医,一用附子、干姜,一用黄连、大黄,冰炭莫辨,无所适从。然其妇急欲将余方购药,而清究不能决,更延一医,匆匆一视,又谓为阴毒。其妇曰:"生死有数,若服谢先生药,死亦无恨。"清因妻意甚坚,勉为煎就,意仍狐疑。其妇强为徐灌。约二时之久,一剂已终,小水甚长,即索水饮。清见人事略醒,复煎一剂,是夜连得大利,果厥回脉出。次早复视,更以凉膈散,重服清胃药而健。后置酒于家道谢。清因述曰:"众医谓为阴寒,独先生断为阳热,小儿几希之命,固蒙再造,但承赐妙方,若非内子坚意,几乎误矣。"余惊疑之:"嫂何以独信予也?"适其妇出房道谢。其妇曰:"先生初视之时,面有忧色,是忧其难治也。及诊毕而踌躇深思,是思其可治也。至再诊而面忽有喜色,是喜其得法也。且审症而战战兢兢,疏方乃洋洋溢溢,是直无所疑也。先生慎重若斯,无疑若斯,予复何疑?"余闻言深为叹服。夫医家望闻问切,而望居其首,业医者往往忽之,今熊妇竟能望医之神色而知医,吾辈昧昧不且有愧于妇人乎!

黄连解毒汤

| 黄连 | 黄芩 | 黄柏 | 栀子 各等分 |

普济消毒饮（东垣）

黄芩	黄连	甘草	玄参
连翘	板蓝根	马勃	牛蒡子
薄荷	僵蚕	升麻	柴胡
桔梗	陈皮		

凉膈散

见前90页

（清·谢甘澍《一得集医案》）

【按语】

熊姓青年,得温热病,自以感冒法治之无效,延医认为阴虚,多投六味地黄汤亦无效。迁延旬日,胸腹饱胀,稍按甚痛,潮热渐退,四肢冰冷,手足爪甲皆黑,舌苔干燥,大便五日未通,小便短少赤涩,咽喉阻塞,六脉举按全无。他医根据发厥脉伏之假象,欲投四逆汤。家属就延谢氏。谢氏认为此为热深厥深之真热假寒证,用黄连解毒汤合普济消毒饮投服。一剂后小便清长,人事略醒,复煎一剂,连得大利,厥回脉出,更以凉膈散,重服清胃药而健。黄连解毒汤、普济消毒饮、凉膈散均为寒凉重剂,针对发厥脉伏之真热假寒,谢氏当机立断,寒因寒用,力挽沉疴,值得后学借鉴。

3. 阴阳交证

黄成斋学博,外艰解组后,忧思百倍。今春面色如赭,坐谈口龂,神情张皇,若有所失,盖显孤阳不生之机。予见而骇之,曰:"足下神形面色,阳气独治,无阴以守,然尚不倦,得毋出于强勉乎?"渠曰:"不然。"又曰:"人身负阴抱阳,阴阳交恋不露,所以生生不息。今神形相失,急当潜心静养,庶几亢阳自返,所谓静则阴生也。"渠曰:"唯唯。"厥后闻伊不但应酬不节,抑且多方会计。延至秋深,忽潮热不退,自拟因食物未节,屡进消导发散,因而汗出呕逆,乃邀余治。余固早知其病必重也。视之汗大如雨,身热烙手,舌苔满黄,口秽难闻,抑且绝粒不进,彻宵不寐,热微则神识稍清,热甚则神乱妄言,及诊其脉,洪大躁疾非常。余以谊关世好,而又金丹莫觅,直以病在不治之例辞之。

盖《内经·素问》云:有病温者,汗出辄复热,而脉躁疾,不为汗衰,狂言不能食,病名阴阳交,交者死也。人所以汗出者,皆生于谷,谷生精气。今邪气交争于骨肉而得汗者,是邪却而精胜也。精胜则当能食而不复热。复热者,邪气也。汗者,精气也。今汗出而辄复热者,是邪气胜也。不能食者,精无俾也。病而留者,其寿可立而倾也。此《素问》之言,已属吻合矣。又《灵枢》云:热病已得汗,而脉尚躁盛者死。今脉不与汗相应,此不胜其病也。狂言者是失志,失志者死。今见三死,不见一生,虽愈必死也。况叔和云:汗后脉静,身凉则安,汗后脉躁,热盛必难。余以揣摩有素,莫敢援手。盖攻邪保精,两难立法耳。

闻余告辞后,旋延二医,商从表里两解。未逾日,气高不返而逝。惜哉!设当日春升相见之时,肯听予言,急捣养阴镇阳之药,转刚为柔,归于中和,加以潜心静养,虽有此番病累,绝无汗后洪大躁疾之脉矣。笔此以为养生者鉴,并为业医者鉴也。

(清·谢星焕《得心集医案》)

【按语】

谢氏论述温病"阴阳交",视为死证,可资参考。《素问·评热病论》曰:"有病温者,汗出辄复热,而脉躁疾不为汗衰,狂言不能食,病名阴阳交。交者死也。"本案患者,面色如赭,坐谈口秽,神情张皇,若有所失。谢氏认为是"盖显孤阳不生之机",嘱其潜心静养,庶几亢阳自返。但患者应酬不节,忽潮热不退,自行屡进消导发热,因而汗出呕逆,其脉洪大躁疾非常。谢氏揣摩有素,莫敢援手。病者旋延二医,商从表里两解,未逾日,气高不返而逝。由此可见,谢氏熟读经典,对温病死证(阴阳交)的预后做出了准确判断。

4.温疟误补

文庠生王某,年四十。体肥素有风痰,冬月患温疟。一友略知医,辄用参、术、姜、附、陈、半、归、芪温补,作虚疟治,连进数剂,以致温邪内闭,神昏如醉。更医进温胆,加丽参、菖蒲、姜汁,神识略清复憒,已经六七日,单潮不退,小水全无,身如泥塑,似寐非寐,重症之尤,勿得忽视。议苦降辛凉,佐以芳香开闭。

杏仁	厚朴	法夏	通草
枳实	赤苓	石蒲	连翘
竹叶心			

昨方无效,病势险笃。与某先生同议,通膀胱一法,使温热之邪从小便而出也。五苓散加栀子。

进五苓利水法,小水仍不通,昏蒙尤甚,委属险途。今年秋冬天时不正之气,患温疟者,误服补剂,鲜不偾事,加以肥人痰湿最盛,再与温热之邪,结聚心包络,蒙闭清窍。苟非芳香,何以开其蒙闭之秽邪?拟牛黄丸,若再不对症,扁卢莫如之何,质之同道中以为然否。

叶氏曰:按牛黄产自牛腹,原从气血而成,混处气血之邪,藉以破其蕴结、清心、解热、除痰,又得麝香通关利窍,欲望其少效,言之未免过激。旋又更一医,谓是肝风虚火,进参、连轻清退热,平肝之属,不效;复投参、附,补剂混治旬日而殂,且此症本属不治。余与谢先生具有同心,固辞再三,始免怨尤耳。

温疟症前已误服参、附补剂,致热邪内闭,后复有拟进参、附者,于斯可见,良医之未易得。(寿山)

(清·李铎《医案偶存·温热》)

【按语】

本例患者体肥素有风痰,冬月患温疟,但友人作虚疟治,以致温邪内闭,神昏如醉。更医进温胆,加丽参等,神识略清复憒,小水全无,身如泥塑,重症之尤。李氏五苓散加栀子,小水仍不通,昏蒙尤甚,委属险途。他考虑患者体质肥胖,痰湿最盛,再与温热之邪结聚心包络,蒙闭清窍,拟牛黄丸清热开窍。但病家更医复投参附,一误再误,补剂混治旬日而殂。

5.阳郁厥逆

熊三九,脉弦数而坚,面目色黄,舌绛唇紫,渴不欲饮,心中悸忽,神识昏迷,汗多不寐,二便闭结。病因伏暑,受湿成疟,寒热未曾分清,遽尔截止,遂致湿郁变热。热邪传里,蒙闭清窍,是以神昏谵语;邪热在阴,故口不渴也。法宜清络宣窍,怕变昏痉搐搦之累。

| 川连 | 犀角 | 洋参 | 炒芩 |
| 连翘 | 栀子 | 石蒲 | 竹沥 |

前进清络宣窍,继投凉肺散,大便已通,脉不衰减,神呆不清,仍是棘手之症。前论病是热结于里,三焦弥漫,怕有昏厥之累。昨下午及夜半,已得两番手足厥逆,足见前案非诬。书曰:阳邪传里,热结于里,则手足逆而不温,此热结显然也。此但阳邪传里而成厥逆,虽舌苔焦黄,唇裂口干,小水不通,通下之剂未敢再投,恐愈损其阳耳。宗仲景四逆合泻心法,方候高明参服。

柴胡	生芍	枳实	甘草
半夏	黄连	黄芩	淡干姜
纹党参	大枣		

连进四逆泻心法,昏厥差缓,神识稍清,唯小水不解,显是心经病。心与小肠相表里也。议四逆合导赤加芩、连、半夏以进。

柴胡	白芍	枳实	生地
木通	竹叶心	黄连	黄芩
半夏	甘草		

神识清朗,微有潮热,心烦口渴,胃能纳粥,小水短涩,议和解佐以清心。

洋参	柴胡	炒芩	竹叶
栝楼根	麦冬	生地	木通
甘草梢			

此是阳邪成厥逆,降阳和阴法不可易。(寿山)

（清·李铎《医案偶存·温热》）

【按语】

四逆散证治厥逆的关键是阳郁而不是机体阳气虚衰,本方证中的四逆与寒厥或热厥之"四逆"在病机上有本质的不同,在症状上有程度的不同。李中梓指出:"此证虽云四逆,必不甚冷,或指头微温,或脉不沉微,乃阴中涵阳之证，唯气不宣通，是以逆冷。"本案患者，湿郁变热，热邪传里，蒙闭清窍，是以神昏谵语。进清络宣窍，继投凉肺散，大便已通，脉不衰减，神呆不清，手足厥逆。李氏认为，通下之剂未敢再投，恐愈损其阳。结果连进四逆泻心法，昏厥差缓，神识稍清，唯小水不解，显是心经病。四逆合导赤加芩连半夏以进。叶天士"通阳不在温，而在利小便"在此结合运用。本案阳郁厥逆，李氏四逆散组方治在通阳解郁，而非回阳救逆。是符合本方调理气机的治法的。但是四逆散还有更深层的含义就是疏达阳郁，故配合泻心、导赤治疗湿郁变热，热邪传里，阳邪成厥逆获效良好。

六、伏暑

1. 清浊干肺

吴，二八。暑邪从口鼻而入，阻塞肺道，必先伤气，以致气不升降，遂成霍乱。霍乱者，挥霍扰乱也。诊脉蹒乱不适，心烦气促，显属暍邪内伏之象。议宜宣通肺气，以祛暑邪，使肺气一通，呕逆自除，烦躁自静矣。

| 白蔻 | 杏仁 | 川朴 | 香薷 |
| 川连 | 枇叶 | 藿香 | 通草 |

（清·李铎《医案偶存·霍乱》）

【按语】

患者暑邪从口鼻而入，阻塞肺道，引起气不升降，心烦气促，呕逆。李氏辨为暍邪内伏，清浊相干，治宜宣通肺气以祛暑邪。他主张中上焦同病，抓住主要矛盾，从上施治，认为肺气一通，呕恶自除，烦躁自静。于是以枇杷叶、杏仁宣通肺气为主，配合白豆蔻、川朴、藿香调治三焦，黄连清热，通草渗湿。通过升清降浊，恢复正常气机升降，暑邪自解，呕逆自除，烦躁自静。

2. 伏阴吐泻

大学陈华斌之妻，年五十，脉沉迟，头目昏痛，上吐下泄，腹痛肢冷。医用藿香正气散，是不明体质虚实，混行施治。服后头益晕眩，不能起坐。余用附子理中汤，加丁、蔻、吴萸，一剂，诸病如失。

按夏月吐泻，多是伏阴在内。理中汤本为的方。时医以藿香正气散，有霍乱吐泻之例，竟以为夏月通剂，实可痛恨。有一服，少顷元气脱散，大喘大

汗而死者。（陈修园）

"病在上下，治当在中"，原本此意，时医不察，欲妄投取效。（寿山）

（清·李铎《医案偶存·霍乱》）

【按语】

《左传·昭公四年》曰："冬无愆阳，夏无伏阴，春无凄风，秋无苦雨。"比喻一年四季有序，节气调和，而现实中气候多变。本例患者李氏诊为阴暑，此与前述气候阴暑字同义不同，多指一种与体质和伏邪有关的暑病。患者脉沉迟，头目昏痛，上吐下泄，腹痛肢冷。他医不辨虚实，套用藿香正气散，服后头益晕眩，导致不起。李氏审因论治，提出病在上下，治当在中，用附子理中汤加丁香、豆蔻、吴茱萸，一剂病即愈。他认为夏月吐泻，应考虑伏阴在内（但"多是伏阴在内"一说有失偏颇），不能一概用藿香正气类通治。这种具体问题具体分析的态度，完全符合中医辨证论治思想。

七、秋燥

1.秋燥伤气

单，三二。秋燥伤气，烦热伤阴，以致咽鼻焦干，口舌糜腐，便秘溺短。诊脉虚数，似非白虎、芩、连之证，宜滋液、养血、润燥、清金。经曰："燥者润之。"养血之谓也。积液固能生气，积气亦能生液。宗此以治，庶乎不谬。

生地黄	天冬	麦冬	阿胶
沙参	知母	火麻	甘草
白冬蜜			

燥在上下，皆属阴血为火热所伤。（寿山）

（清·李铎《医案偶存·燥》）

【按语】

燥为秋天主气。燥邪为干涩之病邪，最易耗伤人体津液，可引起口臭干燥，咽干口渴，皮肤干燥，小便短少，大便干结等症状。本例患者，咽鼻焦干，口舌糜腐，便秘尿短。李氏诊其脉象虚数，排除实热之证，从阴虚论治，认为宜滋液、养血、润燥、清金，故用滋阴生津之味，生地、天冬、麦冬、知母、阿胶、沙参、白冬蜜等，加火麻仁润肠，甘草调中。正如李氏自谓："庶乎不谬。"

2. 津伤化燥

车协恭上舍，余伯兄之门生也。少年形瘦，脉数，干咳，舌红，口燥，上腭干涸，咽嗌亦干，饮食衰微，手心灼灼，心中温温液液，此阴伤阳亢，五液被劫见端。非是轻恙，立法全在一滋液救焚工夫。岂徒清燥而已，并宜心境开旷，慎口节欲，静养经年，方可却病也。

炙草	洋参	大生地	阿胶
大麻仁	甜梨汁	玉竹	

常服琼玉膏，二三匙开水化下

此火盛津枯之极，不善调治，则火愈炽而津愈竭矣。后将何及。（寿山）

（清·李铎《医案偶存·燥》）

【按语】

燥性干涩，最易伤肺。燥有内、外之分。内燥属于内生五邪，为津伤化燥，是指机体津液不足，失其濡润而出现的干燥枯涩病理状态。本案患者少年形瘦，脉数，干咳，舌红，口燥。李氏认为此阴伤阳亢，五液被劫见端，非是轻恙，应该滋液救焚，非徒清燥而已。于是开具西洋参、生地、阿胶、玉竹、梨汁、大麻仁、甘草等滋阴润燥之汤剂，并琼玉膏常服。琼玉膏由生地、茯苓、人参、蜂蜜组成，有滋阴润肺、益气健脾作用，又名"神仙琼玉膏"。该方首载宋代洪遵《洪氏集验方》，是一首较早的膏滋方。其后《本草纲目》《东医宝鉴》《医学入门》《寿世保元》多种医书均有记载。此方集治疗、保健于一身，除润燥健脾治疗外，还广泛用于抗衰延年，治疗虚劳，偏瘫等症。难能可贵的是，李氏不仅药物治疗，对本病的情志、日常生活调摄做出了建议："并宜心境开旷，慎口节欲，静养经年，方可却病也。"颇具见地。

3. 燥火上郁

吴某，干咳咽痛，口中热，脉大而数，此燥火上郁。古人云：上燥治气，下燥治血，此为定评。议清上焦气分之燥。

薄叶	桑叶	沙参	杏仁
川贝	黑栀皮	炒芩	桔梗
甘草			

（清·李铎《医案偶存·燥》）

【按语】

"上燥治气,下燥治血,此为定评",语出叶天士《临证指南医案》。上燥系指肺胃而言。本患者干咳咽痛,口中热,脉大而数,方用桑叶、沙参、薄荷轻宣肺燥,杏仁、川贝、桔梗润肺化痰,栀子、黄芩、甘草清上焦气分之热。燥邪侵入人体,肺金首当其冲,致肺津伤而内热生,故宜清润肺气以生津除热。喻嘉言清燥救肺汤被视为代表方。李氏此方,异曲同工,亦遵循了"上燥治气"的基本原则,并灵活施治,精准处方。

八、温疫

1. 同病异治

许庆承之子及黄起生之弟,年俱二十,同患瘟疫,医进达原饮、大柴胡汤,潮热不熄,燥渴反加,因而下利谵语。许氏子,病经两旬,身体倦怠,两目赤涩,谵语声高,脉来数急,知其下多亡阴。所幸小水甚长,足征下源未绝。与犀角地黄汤加蔗汁、梨汁、乌梅,甘酸救阴之法,频进而安。黄氏弟悉同此证,但此病不过三日,即身重如山,躯骸疼痛,谵语重复,声微息短,脉来鼓指无力。此病虽未久,然表里有交困之象,阴阳有立绝之势。急进十全大补汤,重加附子,二十剂始安。夫同一潮热燥渴,同一谵语下利,而用药角立,毫厘千里,岂易言哉!

犀角地黄汤

犀角	地黄	白芍	丹皮
			或加芩、连

十全大补汤

地黄	当归	川芎	芍药
人参	白术	茯苓	甘草
黄芪	肉桂		

(清·谢星焕《得心集医案》)

【按语】

许、黄二青年,年俱二十,同患瘟疫。他医治疗不当,导致下利谵语。许某两目赤涩,谵语声高,脉来数急,与犀角地黄汤加蔗汁、梨汁、乌梅以甘酸救阴法取效。黄某谵语重复,声微息短,脉来应指无力,急进十全大补汤,重加附子,二十剂,始安。谢氏同治谵语下利,根据脉症合参,辨明虚实,结果一实一虚,病同证异,而用药角立,毫厘千里。其匠心独具,同病异治,证异治异,殊途同归,灵活地运用了中医辨证施治的原则,取得了理想的治疗效果。

2. 邪伏膜原

陈茗如太守黎恭,人贤而多能,操理家政,不自逸豫。甲寅之岁,除夕夜半,倦而瞌睡,觉有人击其背,醒则项背几几,服热汤稍止。其乡风俗,元旦天未亮,男妇皆向吉方出行,旋即回房。头痛神昏,憎寒发热。谢医作直中阴寒治,进姜、附、桂枝、苓、半、蔻、陈温散之味,继投二术、附、桂、故纸温热之属,又进参、附回阳之剂。迨至初三夜,昏蒙不知人事,目翻气塞。前医束手无策,家人哀号无措,霎时连番人来速予。予至则危矣。气喘脉洪,目呆口张,舌苔满布,两颧赤,身热无汗。据脉察色,明是时疫,非伤寒也。迨时医士,先后至者盈座,有拟进高参、麦冬、五味、归、芍、柴、苓、知母养阴退热者,有拟仍进参、附者,有议尚须温散者,茗如无所适从。予曰:"事急矣。一误岂可再误,参、附固不可投,而柔阴杂以腻滞,更不可进。现在温邪闭其肺窍,邪伏膜原,再加阴柔滞膈,则实塞隧道,邪无出路矣。此际非开闭宣窍,破戾气,逐伏邪之法莫救。"为拟一方,苦杏仁一钱,通草一钱五分,石菖蒲八分,厚朴一钱五分,槟榔一钱五分,半夏二钱,茯苓三钱,新竹茹一大丸,生姜同煎。令速进,灌下片刻,气息略平复,投一剂至二漏时,人事稍苏,始能言,周身如被杖,痛不可耐,喜人搥击,口渴烦躁,呼吸不利,咳嗽牵引,左乳下痛(左乳下,此系期门正穴,肺俞也)。足见肺气不通,非臆说也。初五辰刻改进金沸草散,仍加杏仁、通草、青葱管,下咽未久,自觉胸中呱呱作声,结气顿开,旷若大空,则左乳下气痛亦减。病者自言,实在好药。竟思粥食。午间曾进一剂,咳则不痛,潮亦退清,唯夜卧尚不安神,时呕痰水。初六日,进温胆加姜汁炒黄连二剂,呕止神安。后以清肺养胃法十服,而全愈此病,非胸有成竹,断难侥幸成功,人谓起九死于一生矣。

此疫症也。群医殆于吴又可《温疫论》,及《普》《度》诸书,素未考求,只任意猜疑,故一误且将再误。吾兄独于色脉上究辨是时疫,自谓原胸有成竹,信然。(寿山)

(清·李铎《医案偶存·瘟疫》)

【按语】

中医认为疫气进入人体后,有立即发生疫病者,即行邪;也有不立即发生者,即伏邪。疠气进入体内,停留在表里之间的膜原,化为疫毒、疫邪,伺机发病。故吴又可《温疫论》曰:"邪自口鼻而入,则其所客,内不在脏腑,外不在经络,乃表里之分界,是为半表半里,即《针经》所谓横连募原是也。"本例患者头痛神昏,憎寒发热,他医误治,出现昏蒙不知人事,目翻气塞,前医束手无策,家人哀号无措。李氏据脉察色,认为明是时疫,非伤寒也,属温邪闭其肺窍,邪伏膜原。他强调非开闭宣窍、破庚气、逐伏邪之法莫救。于是拟方祛湿化痰,透达膜原。结果人事稍苏,始能言,但呼吸不利,咳嗽牵引,改进金沸草散、黄连温胆,再以清肺养胃法而全愈此病。

3.温毒发斑

州别驾王敏达之女,年十五岁。旬日潮热蒸蒸,温毒发癍,周身臂腕,走注疼痛,喜按摩,竟夜不寐。此邪留血分,伏邪不得外越而为癍。仿消癍青黛饮意。

青黛	黄连	元参	栀子
知母	马勃粉	石膏	生地
牛子	甘草		

（清·李铎《医案偶存·瘟疫》）

【按语】

斑疹是温病发病过程中经常出现于体表的一种特殊体征,是肌肤上出现的红色皮疹。斑是指皮肤黏膜出现深红色或青紫色的片状斑片,平摊于皮肤,抚之不碍手,压之不褪色者。温病斑疹之病因总属热邪。李氏认为此邪留血分,伏邪不得外越而为癍。消癍青黛饮出自明代龚廷贤《万病回春》,主治邪热传里,里实表虚,血热不散,热气乘虚出于皮肤而为斑,轻如疹子,重则如锦纹,重甚则斑烂皮肤者。李氏仿此甚为对症。

4.疫邪深伏

唐某,年二五。疫邪陷入阴分,澜漫三焦,不得外越,是以入夜更甚,大渴引饮,烦躁不寐,内潮甚,而外不发热,此一逆也。据述昨夜躁扰不宁,登圊里急,努挣所下,尽是血水,则热邪已传入腑,有变痢之势,又小水短赤,移热下焦可知。晨诊脉沉数,显属里热。视其舌苔,两边白滑,中心红而干,非伤寒表证无疑。若再投羌、防表散,愈劫其津液,损其真气,邪气深伏,何能得解?依理当急下存津,乃为上策。姑议先进达原饮,减去辛温,佐以苦降导下之法,晚间再进下法为安。方具后。

生白芍	黄芩	槟榔	苦杏仁
枳实	花粉	知母	木通
石膏	甘草		

引加竹叶心水煎服

(清·李铎《医案偶存·瘟疫》)

【按语】

达原饮见于明代医家吴又可所著《湿疫论》,由槟榔、厚朴、草果、知母、芍药、黄芩、甘草七味药组成,是治疗瘟疫初起邪伏膜原的要方,也是治疗湿邪内伏膜原证的要方。具有开达膜原,辟秽化浊的功能。传统用于治疗温疫或疟疾,邪伏膜原,憎寒壮热,胸闷呕恶,头痛烦躁,脉弦数,舌苔垢腻等症。吴又可在解释达原饮方义时说:"槟榔能消能磨,除伏邪,为疏利之药,又除岭南瘴气;厚朴破戾气所结;草果辛烈气雄,除伏邪盘踞。三味协力,直达其巢穴,使邪气溃败,速离膜原,是以为达原也。"以槟榔、厚朴、草果为君臣,其余药物佐使而已。三味协力,直达其巢穴,即膜原。使"邪气溃败",此邪气即秽湿浊气。本例患者疫邪陷入阴分,澜漫三焦,不得外越。李氏先进达原饮,减去辛温,佐以苦降导下之法,晚间再进下法为安。可喜的是,达原饮纳入了国家卫生健康委员会发布的《新型冠状病毒感染的肺炎诊疗方案(试行第三版)》中的推荐用药,被用于抗击新冠肺炎。这一古方被赋予了新的生命力。

5. 邪伏误治

临川车春生,同治甲子初夏,贩蔴来甘,避乱于赤面寨,病瘟疫。初起恶寒发热,阅二日,但热而无寒。医作伤寒治,先失于表,辄用小柴胡加元参、石斛、黄连、山栀;更医又投黄连解毒;连请数医,俱是类聚寒凉,专务清热。旬日来,不唯潮热不退,而病日见加重,以致耳聋谵语,烦躁不眠,入暮尤甚。延余诊视,脉沉紧,面赤,舌上白胎,粉积满布无隙。询其病候,昏昏无所知,唯同伴言,口渴滋清,便溏。余知瘟邪尚在表,而未入里,用达原饮去知母、白芍,加苍术、防风,合神术散意,又加杏仁解表降气。此驱邪兼发表之法,连服二帖,夜卧颇安静。次早复诊,视其舌苔未变,两手微厥,人亦模糊,未敢议下,改进温胆加黄芩、栝楼根、菖蒲、杏仁、连翘入络,以清邪热,无效。午间燥剧,呻吟不绝。复诊,脉数七至,唇燥皮起,舌苔变黄,以大承气下之,先下燥屎,继下垢秽血水,不次则安神熟睡,不谵语矣。十九日,下后厥回,脉仍实,舌上黄苔差退,见白砂苔如刺,是伏邪未溃,应再下,用栝楼实三钱,枳实一钱五分,生大黄三钱,元明粉二钱,人中黄二钱,甘草八分,连下血水数行,始知胸满,腹内难过,头如裹扎,周身酸痛,喜人擦胸捶背。此病原是邪伏膜原,故胸膈痞满;邪热浮越于经,故头裹身痛。所喜下后人事稍清,能知病状,并能进粥食,唯肢体尚有微热未退,脉沉数,口渴,常发躁烦,以竹叶石膏汤,合人参白虎汤二帖,脉静身凉后,用清燥养荣法、参芪养荣法,而全愈。此亦一生九死之症,若治不得法,必致偾事,可见医者辨证不可不明,而用药不可不慎也。

邪尚在表,竟类聚寒凉,专清其热,则邪愈固结,络膜而不可解,自必下之,诸症方能暂除。(寿山)

疫邪结于募原,与卫气并,昼夜发热,五更稍退,日晡益甚。此与瘅疟相类,但瘅疟热短,过时而失,明日至期复热;今瘟疫热长,十二时中首尾相接。寅卯之间,乃其热之首尾也。其始也,邪结募原,气并为热,胃本无病,误用寒凉,妄伐生气,此其误者一也。及邪传胃,烦渴口燥,舌干胎刺,气喷如火,心腹满痞,午后潮热,此应下之证,若用大剂芩、连、栀、柏,专务清热,殊不知热之不清,皆由邪在胃家,阻碍正气,郁而不通,火亦留止,积火成热也,此其误者二也。智者必投承气,逐去其邪,气行火泄而热自已。若概用寒凉,何异扬汤止沸乎?每见今医好用黄连解毒、泻心等汤。盖本《素问》"热淫所胜,治以寒凉"之说,即遇热甚,反指大黄能泄,而损元气;黄连清热,且不伤元,更无下泄之患。由是凡遇热证,大剂与之,热又不已,昼夜连进,其病转剧,又有一等传胃诸证,应用调胃承气。因无痞满,益不敢议承气,唯类聚寒凉,专务清热,又思寒凉之最者,莫如黄连,因而再倍之,日近危笃,有邪不除,耽误至死。犹言黄连用至几两,而热不能清,非药之不到,或言不治之症,或言病者之数也。他日凡遇此症,每每如是,虽父母妻子,感瘟不过以此法毒之,不知黄连,苦而性滞,寒而气燥,与大黄虽均寒药,但大黄走而不守,黄连守而不走,一燥一润,一通一塞,相去甚远,且瘟疫首尾,以通为治,若用黄连,反招闭塞之害,邪毒何由泄,病根何由拔(即附录吴又可妄投寒剂论)。

铎按:此论中误用黄连为害如此,余深信之,今以治春生之病证之而益信,又可卓越超迈,发前人之未发也。且论中有痛切之言,唤醒世人,遇瘟邪传胃,不可妄投黄连、栀、柏类聚寒凉,闭邪为害,其功德无量矣。

(清·李铎《医案偶存·瘟疫》)

【按语】

本案患者瘟疫初起,连请数医,先失于表,由类聚寒凉,专务清热,不唯潮热不退,而病日见加重,以致耳聋谵语,烦躁不眠,入暮尤甚。李氏接诊后,知瘟邪尚在表,而未入里,用达原饮去知母、白芍,加苍术、防风,合神术散意,又加杏仁解表降气,此为驱邪兼发表之法。治后夜卧颇安静,他视其舌苔未变,两手微厥,人亦模糊,未敢议下,改进温胆加味无效。复诊脉数七至,舌苔变黄,以大承气下之,先下燥矢,继下垢秽血水,不次则安神熟睡,不谵语矣。所喜下后,人事稍清,唯肢体尚有微热未退,脉沉数,口渴,常发躁烦,李氏以竹叶石膏汤合人参白虎汤二帖,脉静身凉后,改用清燥养荣法、参芪养荣法,而全愈。本症原属疫邪结于募原,但几经误治,病邪胶结,李氏不断修正治疗方案,抽丝剥茧,终于转危为安。

6.腑实潮热

武庠傅某,年五七。潮热兼旬,舌生芒刺,中心焦黄,渴喜冷饮,便闭尿赤,面赤耳聋,时清时愦,皆属实热之象。唯脉息偏虚,脉与证两不相符,为不治也。勉宗吴氏舍脉从症法,急下存津,凉膈散加人中黄。

(清·李铎《医案偶存·瘟疫》)

【按语】

潮热是指发热如潮而有定时之证。对潮热病因病机就有各种记载,提出的有阴虚潮热、阴盛潮热、阳明潮热、少阳潮热、气虚潮热、湿热潮热、瘀血潮热和阳虚潮热等。阳明潮热以腑实便秘为特征,病机为阳明主降,气机被有形实邪燥屎内阻,气郁而热,邪正相争,故发热定时。本案患者潮热兼旬,舌生芒刺,中心焦黄,渴喜冷饮,便闭尿赤,皆属实热之象。李氏舍脉从症,急下存津,用凉膈散加人中黄为治。凉膈散出自《太平惠民和剂局方》,具有泻火通便、清上泄下之功效。人中黄性质寒凉,具有清热解毒、凉血止血的作用。患者上、中、下焦实热明显,故用之合拍。

7.挟虚神昏

吴步云之子,年十一。神昏谵语,撮空理线,颇为一惊,细为审究,伤寒传经,即变为热二三日间,不应见此逆候。唯有疫邪内伏,应下失下,火毒壅闭,大便不通,方有此候。然亦应烦躁不宁,口渴,舌苔燥黄,何以舌苔反见灰色带滑,又兼手足微厥,诊脉又不洪数,兼有虚象。显属赋禀不厚,元气亏损,不能胜邪。今大便虽数日不解,亦无实热可徵,似宜大剂补之,又恐邪毒愈甚,攻补两难,实为棘手重恙,勉宗陶氏黄龙汤一法,补泻兼施。

大黄	芒硝	枳实	厚朴
人参	熟地黄	当归	
			一剂大效

(清·李铎《医案偶存·瘟疫》)

【按语】

本证患儿神昏谵语,撮空理线,但舌苔反见灰色带滑,又兼手足微厥,诊脉又不洪数,兼有虚象。李氏攻补两难,进退维谷,视为棘手重恙。他决定采用黄龙汤一法,补泻兼施。黄龙汤出自于明代陶华(节庵)的《伤寒六书》。《伤寒六书》为伤寒著作,又名《陶氏伤寒全书》。黄龙汤是一首主治阳明腑实、气血不足证的方剂。李氏辨体施治,用以扶正攻下,终于力克小儿危症重恙。

8.大头天行

熊树滋,年四十。患大头天行症,初起憎寒壮热。医以桂、麻、羌、防发表不效,继以大小承气,加郁李、桃仁,攻下不通,以致头面渐加肿盛,目不能开,气喘不食,渐至危笃,始延余诊。一医在座,询余曰:"此何症也?何以叠进承气,终莫能愈也?"余曰:"君误治矣。"东垣曰:夫身半以上,天之气也;身半以下,地之气也。此邪热客于心肺之间,上攻头面为肿,以承气汤泻胃中之实热,是为诛伐无过,以致如此。医者哑然。余用普济消毒饮子二剂,两目能开,面肿亦略消,稍能纳粥,令再服四剂,肿消热退,唯模糊不寐,后以育阴清邪而痊。

此病治之不速,与治不得法,十死八九。(寿山)

(清·李铎《医案偶存·瘟疫》)

【按语】

大头瘟乃感受风热疫毒之邪,壅于上焦,发于头面所致。又名大头风、大头痛、时毒、大头伤寒、虾蟆瘟、捻头瘟、大头天行、疫毒等,是瘟疫之一。以头面部红肿为特征,传染性极强,多因天行邪毒侵及三阳经络所致。本病多发生于冬春两季。清代医家刘奎的《松峰说疫》记载:"蜀遭献忠之乱后,瘟疫流行,有大头瘟,头发肿,赤大几如斗。"《补注温疫论》中记载:"大头瘟者,其热伤高巅,必多汗气蒸,初觉憎寒壮热,体重,次传头面肿盛,目不能开,上喘,咽喉不利,口渴舌燥,不速治,十死八九,宜普济消毒散。"普济消毒饮出自《东垣试效方》,其治病机理多为风热之邪壅于上焦,攻冲头面所致。本方主治大头瘟(原书称大头天行)。李氏袭用东垣古方,六剂见效,继以育阴清邪而瘥。

9. 头面肿毒

丁某子,年十九。病头面项喉俱肿大,恶寒,胸痞不食,二便且闭,医作风痰治罔效。余诊之脉浮数,按之弦数,忆《名医类案》翁橘井治一人时毒似伤寒者,此症似之。丹溪曰:五日不治,杀人。急以败毒散,加连翘、牛子、人中黄、大黄下之,三日果愈。

(清·李铎《医案偶存·瘟疫》)

【按语】

本案头面项喉俱肿大恶寒,胸痞不食,二便且闭,李氏认为是时毒似伤寒者。急以败毒散,加连翘、牛子、人中黄、大黄下之。败毒散由独活、川芎、茯苓、党参、枳壳、甘草、羌活、柴胡、前胡和桔梗组成,其功效为发汗解表,散风祛湿。李氏表里双解,三日果愈。

10. 大头春瘟

王某,三二。春月病瘟。误治旬余,酿成危症,壮热不退,谵语无伦,烦躁不寐,舌干唇紫,二便略通,半渴不渴,头面疙瘩肿盛。阅从前诸医所用之药,皆是表散、攻下、和解之法。余曰:"此大头瘟症,诸医何昧昧至此? 喻嘉言曰:此症宜从头上躯壳分表里,要知脑之自为一脏,而专力攻之,思过半矣。"余前治熊树滋诸案,效验素著,径用前法,数剂而愈。

(清·李铎《医案偶存·瘟疫》)

【按语】

大头瘟,瘟疫的一种,其传染性极其强烈。清代医家朱增籍曾这样描述:"大头瘟者,其湿热伤高巅,必多汗气蒸。初憎寒壮热。体重,头面肿甚。目不能开。上喘,咽喉不利,舌干口燥。不速治,十死八九。"病重者甚至"头肿之极……多致溃裂腐烂而难救"。头瘟治法,初起一两日者,属邪在肺卫,治当疏风清热;头瘟阳明热盛期,属邪入气分,须清肝胆脾胃之火,历代医家公认以东垣普济消毒饮子最有效;大头瘟恢复期,属邪去正虚,应着力清热益气养阴。李氏本案虽未列方药,但云:"余前治熊树滋诸案,效验素著,径用前法,数剂而愈。"即用普济消毒饮结合育阴清邪为治。

第四章

旴江医学内科医案

盱江医著出现了不少在中外有影响的综合性著作和内科专著,如龚信父子《古今医鉴》、龚廷贤《万病回春》《寿世保元》、李梴《医学入门》、龚居中《痰火点雪》《福寿丹书》等。在盱江医家的内科医案中,同样丰富的内科诊疗经验。本章选取了盱江医家诊治内科疾病的临床验案,收集了《易氏医按》《奇效医述》《寓意草》《得心集医案》等优秀盱江医学医案著作中的验案,对临证辨治内科疾病具有重要的参考价值。

一、

1. 外感误补

壬辰初春,予在京会试。天寒夜坐久,感寒头痛,服苏散药,未经出汗,其头痛数日不止,却无他症。同寓有一友云:"兄感寒甚轻,已经五六日,岂复有外感,想是看书劳神内虚,理宜补之。"劝服补中益气汤二剂。不知外邪未散,补药助邪为害,遂至神气渐昏,饮食少进,晚间呃逆不止,见者莫不危之。如是者数日,方请医治之。医用前胡、桔梗、贝母、麦冬、连翘、香附、陈皮、甘草,数剂而愈。予生平少病,其时外感未净,而轻用补,身受其害若此。后因渐悟而精于治外感内伤,更精于治外感兼内伤,与内伤挟外感等证。其识见盖原于此,因述之以志折肱之意云。

(明·聂尚恒《奇效医述·外感误服补药因而增病述》)

【按语】

聂氏本人年轻时在京会试,坐久感寒,自身治疗过程中,友人认为看书劳神内虚,理宜补之,劝服补中益气汤两剂,结果补药助邪为害,病情加剧。方请他医治之,结果用轻宣疏散之剂数剂而愈。"他山之石,可以攻玉"。聂氏行医后因渐悟而精于治外感内伤,更精于治外感兼内伤与内伤挟外感等复杂证候,认为得益于此段经历。

2. 房劳外感

甲辰夏月,予族弟年三十,强壮,有妻妾,偶有房劳而感寒。彼自知其有内伤也,医者亦明知其有内伤也。初用苏叶、防风等药一二剂,而不敢发汗,其表邪固未散也。至六七日后,表邪入里,寒郁为热,烦热燥乱不可当。一医用栀子豆豉汤,吐逆不受;一医用人参五分加入知母、石膏等药内,其烦躁愈甚。延至数十日,诸医束手。其家自谓必不可救矣,适予自京回,亟来请予治。予诊脉察症,因思原有内伤则元气固虚也,外邪入内则邪气犹实也。当先清其邪气,而后补其元气,分两截治之耳。先用酒炒黄芩等药,每日服二剂,服至四剂,病者烦热大除,喜甚,以为再生,予则以为未也。至第三日,仍依前方合药二剂,予戒病者曰:今日当转方,用补。此药止可服一剂或半剂,若觉服得不快即来请我再看,当别制药服。果服药一剂,至午刻,病者又觉烦躁,自心慌乱,以为服药既效,而又变症,病必不可为矣。至申刻,复请予视。予察其脉虚大,谓病者曰:外邪已净,内伤事发,服补药当自安也。因归,制加减补中益气汤一大剂与之。诸医见予先用清凉得效,而今骤用补,又因前用人参五分不相投,咸疑骇而戒其家必不可用补。至日晡,其兄又来说不敢服药之意。予曰:汝家有疑,且将其药煎熟,姑少饮试之。果将药煎热,先饮一二酒杯,便觉烦躁少除,连饮数次,尽剂。至天明而烦热尽除,精神清安矣。因连服此药六剂而全安。

原用清解药方

黄芩七分,酒炒	前胡五分	麦冬八分	天花粉酒炒,七分
去白陈皮二分	甘草生用,三分	桔梗去芦,五分	竹茹六分
赤芍四分	薄荷三分	贝母七分	连翘去心蒂,五分
陈枳实炒,四分	童便香附六分		

生姜一片同煎

此药服过五剂。

原用加减补中益气汤

人参一钱	黄芪蜜炙	当归身	麦冬各一钱五分
去白陈皮	炙甘草	柴胡各五分	白术去芦去皮,六分
北五味子大颗者研碎,九粒			

生姜一片,好胶枣一枚,洗净去核同煎

此药服过六剂而愈。

或问曰:"内伤挟外感与外感兼内伤何所分别?"曰:"先有内伤而后有感寒,谓之内伤挟外感;先有外感而又内伤,谓之外感兼内伤。此大同小异,其治法亦大略相同也。然内伤不必皆房劳,或饮食伤脾胃,或劳倦伤神气,皆谓之内伤,但不若房劳为甚耳。"或又问曰:"内伤外感相并,俗谓之两感,言其内外两受病,非仲景伤寒阴阳两感之谓也。此病举世不能治,即治之全活者甚少。何者?"欲攻外邪则愈损正气,而虚怯以死;欲补正气则反助外邪,而热燥以死。且自古名公方论,不唯仲景伤寒诸篇,无一言及内伤;即东垣内伤外感论,言之虽详,然其意恐人误认内伤发热为外感发热,因辨若何为内伤当补,若何为外感当发,至于内伤挟外感等症并未论及,亦无治法;丹溪亦言之未详。古人未传,无怪乎时医之不能治此病也。今予分两截治之,先清其外邪而后补其内虚,起死回生,识见超越千古矣。然此为日久而外邪入里者立法也,若内伤挟外感初起一二日,寒邪尚在表者用何法治之? 曰:"此当速发其汗,强壮者用羌活汤发之。怯弱者用加减参苏饮发之。一汗之后即当用补,虚甚者用加减补中益气汤补之,虚未甚者用生脉散补之,此其收功比外邪入里者尤速也。若发汗后不补,则虚阳外散发热死矣。"

羌活汤

羌活	苏叶	白干葛各一钱	苍术
防风各六分	白芷	小川芎	去白陈皮各五分
生香附七分	甘草三分		

生姜三片同煎,热服取汗。

加减参苏饮

人参五分,虚甚者加至一钱	苏叶	干葛各一钱	去白陈皮
制半夏各五分	白茯苓六分	甘草三分	香附
白芷	小芎各五分	防风五分	

生姜三片同煎,热服取汗。

加减补中益气汤。

见前 109 页。

生麦散

| 人参一钱五分 | 麦冬二钱 | 北五味五分,打碎 |

单水煎,不拘时服。觉精神虚弱,连服数剂;亦可觉有火,加酒炒黄柏三分

(明·聂尚恒《奇效医述·治内伤挟外感日久烦闷先清后补得效述》)

【按语】

聂氏治族弟偶有房劳而感寒,经诊脉察症,分两阶段论治。先用酒炒黄芩等药,使患者烦热大除;再用补中益气汤投补善后。结果烦热尽除,精神清安。聂氏在治疗过程中力排众议,匠心独运,先清其外邪,后补其内虚,治内伤挟外感日久烦闷,标本先后论治,可谓经验独到。

3. 内伤外感

予家仆年三十岁,禀气素旺,有内伤感寒,身发大热、头痛,用干葛、防风、羌活等发大汗,已而身热头痛顿愈,停二三时后复发热烦躁。予知其内伤病发,制补中益气汤,人参只用五分,黄芪生用,服一剂而烦热又除,过一日后烦热又大作。自身与妻俱哭泣,以为必死矣。予诊其六脉洪数,因思此仆禀气旺,原有内热,其内伤得补而复,其邪热亦因补而作。因用芩、连、知、柏、花粉、连翘、枳壳、前胡等寒凉大剂,每剂加酒炒大黄二钱五分,服至七八剂而安。

(明·聂尚恒《奇效医述·治强壮内伤挟外感温寒两用得效述》)

【按语】

某仆人三十岁,禀气素旺,内伤感寒,身发大热,头痛,用干葛、防风、羌活发汗暂愈,旋即复发。聂氏先用人参、黄芪无济于事,顿悟误补,即改弦更张,用黄芩、黄连、知母、黄柏、花粉、连翘、枳壳、大黄寒凉大剂而取效。聂氏根据体质及误治情况,在实践中酌情修改用药方案,不墨守成规,值得点赞。

4. 劳伤感寒

辛亥季夏,予授福庠。僚友有梁姓者,年已七十,因学道岁考,在傍收卷,劳倦出汗多,回衙洗浴感寒。医用防风、苏叶、羌活等药已发其汗,又用黄芩、柴胡、赤芍等药清解之。服清解药一剂,便觉精神昏倦沉重。予闻其病重,往视之,见其又煎清解药一剂将服。予诊其脉,虚弱欲绝,惊谓之曰:"外感已净,内虚已极,若再服凉药不可救矣。"急令勿服前药,因以补中益气汤与之。服一剂而精神顿起,服二剂而稍安。此友系汀州人,其俗每夜必洗浴。此时天热甚,又于晚间洗浴感寒,身又发热,又请予治。予曰:"昨因内虚而用补得安,今又感寒,补之不可,发之不可,将奈之何?"为之沉思者久之,因设一法,将加减参苏饮、补中益气汤各制一剂,各用瓦罐煎熟,先用参苏饮热服发其汗,略停一时,俟其身热退,即用补中益气汤温服补之,遂复得安。再用补数剂而全安。

111

原用加减参苏饮方

方见前110页。

原用补中益气汤

此与东垣原方虽同而等分稍异，故录之。

人参一钱二分　　蜜炙黄芪　当归身各一钱五分　　白术炒八分

去白陈皮五分　　炙甘草六分　升麻三分　　　　　柴胡五分

生姜一片去皮，好胶枣一枚去核，同煎

（明·聂尚恒《奇效医述·治劳伤感寒先发后补得效述》）

【按语】

七十老翁劳倦出汗，洗浴感寒，他医用发汗清热之剂令病情加重。聂氏诊其脉虚弱欲绝，急令停服前药，因以补中益气汤，一剂精神顿起，二剂稍安。因系天热，晚间洗浴复又感寒。聂氏觉得补之不可，发之亦不可，进退两难，于是攻补并施，将加减参苏饮、补中益气汤交替服用，扶正祛邪而取效。可见聂氏具体情况具体分析，贵在变通，不拘泥于陈规，且能掌握分寸，恰如其分，于是取得良效。

5. 内伤感寒

予表侄年近三十，新娶未久，感寒未经发汗，延至十数日，烦闷已甚，目昏耳聋。医咸知其有内伤也，不敢用清解药，或略用人参一二分，入口嚼之即燥不可当，大便秘十余日，又自汗不止。诸医束手。其家求救于予。予诊其六脉洪数，视其面容红紫，因谓其家曰："此虽有内伤，然其外邪郁热已甚，若不先疏利而荡涤之，断无生理。"因连用清凉药三剂，次日一更时，用牵牛大黄丸二钱五分下之，至三更以后，利三四次，便觉清爽，耳目闻见复旧矣。至天明以后，又渐起烦热。予诊其脉已虚，知其内伤病出也。连用生脉散，一日服二剂，而烦热悉除，后服补中益气汤，十余剂而安。

原用清凉药方

黄芩　　　　麦冬各一钱　　连翘　　　　前胡

白花粉　　　白贝母各八分　知母　　　　赤芍

陈枳实各六分　黄连　　　　桔梗各五分　　栀子仁炒黑，七分

生姜一片，同煎

此药服过三剂，后二剂加煅过白石膏，每剂三钱。

原用牵牛大黄丸

黑牵牛_{四两,半炒半生,具磨取头末,一两二钱}　　　　　马蹄

大黄_{酒拌炒,一两五钱}　　坚槟榔_{六钱}　　陈枳实_{炒六钱}　　姜汁_{炒厚朴六钱}

醋炒三棱　　　　　莪术_{六钱}

大黄以下共为细末,与牵牛末和匀,浓米饮为丸,如梧桐子大,饥服三钱,未利,再服二钱服后,停两三时而见效

（明·聂尚恒《奇效医述·治内伤感寒日久郁热先清后补得效述》）

【按语】

年三十男性新娶感寒,前医知其内伤,不敢用清解药,略用人参入口嚼之即燥不可当,大便秘结,自汗不已,诸医束手。聂氏诊其六脉洪数,面容红紫,脉症合参,先用疏利荡涤,用清凉药及牵牛、大黄下之,症状大减,再以生脉散、补中益气善后。聂氏标本论治,先攻后补,治内伤感寒,灵活施治,达到水到渠成的效果。

6. 感寒日久

予在福州时,福建按察司经历彭姓者,安成人也,年七十余岁。一日,因送上司冒雨受寒,未经发散,卧病半月余。诸医因其年老,皆用养血气药补之,烦躁愈甚,饮食少进,请予治之。予诊其脉,审其病源。因谓之曰:"此寒邪未得外散,入里郁为热邪,岂可用补? 且幸而原日受寒稍轻,又无内热。是以虽误用补,而犹可疗耳。"因用清解药,日服一剂。连服五六剂,而寒热渐除,饮食渐进,然其大便秘已十余日矣。予谓:此必须下利,然而不可以煎剂下也。用牵牛大黄丸数钱,分二次服,下之而安。

原用清解药方

见前 109 页。

原用牵牛大黄丸

见前 113 页。

（明·聂尚恒《奇效医述·治感寒日久误用补剂后用解利得效述》）

【按语】

聂氏诊老人七十余,冒雨受寒,卧病半月余,诸医因其年老,皆用养血药补之,疾病加重,饮食不进。聂氏通过诊脉,审证求因,认为系寒邪未经外散,入里郁为热邪,因而用清解之药,连服五六剂而寒邪渐除,饮食渐进。聂氏考虑到前医误补导致患者便秘已十余日,高龄体虚,不得用汤剂峻下,用牵牛大

黄丸丸剂和缓泻下而安。聂氏在整个治疗过程中,凭脉辨证,因人制宜,循序渐进,使患者得以康复。

7.气虚伤风

郑某,年逾四十,体丰面白。患伤风咳嗽,鼻流清涕,服表散药一剂,反加头痛身热。诊脉虚缓,此脾肺气虚而兼感外邪,用补中益气,加半夏、茯苓、杏仁,治之而愈。可见人之禀赋,万有不齐,岂可一例表散,当审虚实而治为要。

此是阳虚不能卫外所致。时医见加头痛发热,必以为表邪明现,若重复发散,滋害不浅,实可发人猛省。(寿山)

经云:"风为百病之长。"盖六气之中,唯风能全兼五气,如兼寒,则风寒;兼暑,则暑风;兼湿,则风湿;兼燥,则风燥;兼火,曰风火。盖因风能鼓荡五气而伤人,故曰百病之长也。其余五气则不能互相全兼,如寒不能兼暑与火,暑亦不能兼寒,湿不能兼燥,燥不兼湿,火不兼寒。由此观之,病之因乎风而起者,自多也。又柯韵伯所注《伤寒》云:"伤风之重者,即属伤寒,亦有无汗脉紧,骨节烦疼诸症。"此柯氏书,独开仲景生面也。至仲景所著《伤寒》书,本以寒为主,因风能兼寒,故以风陪说,互相发明耳。学者看书,不可不知此理。若夫脏腑一切内外诸风,各有现症,具载《内经》,尤当详考(节录叶案总论以备参考)。

引论极是,学者慎勿忽却。(寿山)

(清·李铎《医案偶存·伤风》)

【按语】

本案突出辨体质论治。凡年老、体虚、大病后之人,卫气虚,腠理不固,不能固表。"邪之所凑,其气必虚。"卫表不固,则易为风邪所袭。表虚失固,营阴不能内守,则阴液易于外泄;因气虚托运无力,则虚邪久恋不去。故清代李用粹《证治汇补》谓:"平昔元气虚弱,表疏腠松,略有不谨,即显风症者。此表里两因之虚症也。"本案患者年逾四十,体丰面白,患伤风咳嗽,鼻流清涕,服表散药反加头痛身热。李氏诊其脉为虚缓,断为脾肺气虚而兼感外邪,用补中益气汤加味治愈。李氏通过本例告诫后学:"人之禀赋,万有不齐,岂可一例发散?当审虚实而治为要。"此辨体质论治之经验之谈,实可发人深省。

8.腑实感冒

祝某,女,46岁。

1962年5月10日初诊。头痛恶寒,发热微汗,胸满腹胀,食后反饱,大便秘结,溲赤灼热。舌质红,苔黄,脉数。外有表邪,内有实热,治宜解表通里。

薄荷 5g	金银花 5g	连翘 10g	黄芩 10g
瓜蒌 10g	黄连 5g	枳实 9g	厚朴 9g
大黄 7g	甘草 4g		
			×2 剂

1962 年 5 月 12 日二诊,寒热已罢,大便通而不畅,三日一行,胸满腹胀略减。舌质红,苔黄燥,脉滑有力。外邪虽除,里热未清。专事清热散结,泻下腑实。

枳实 7g	厚朴 7g	大黄 10g	芒硝 10g
黄连 5g	瓜蒌 10g	法半夏 5g	甘草 3g
			1 剂

药后便畅病除。

（何晓晖、黄调钧《赣东名医·李元馨专辑》）

【按语】

本例患者外内合邪。头痛恶寒,发热微汗,说明外在表邪。外邪侵袭人体肌表,损伤或郁遏卫阳之气,卫阳失去温养分肉的作用,因而出现恶寒;体内正气奋起抗邪,邪正相争,卫气郁于肌表,不得外出则会发热。古人有"有一分恶寒,便有一分表证"之说。李氏初诊以金银花、连翘、薄荷疏风解表。二剂后,寒热已罢,但大便秘结之腑实症状未除。李氏于是以小陷胸汤合大承气汤泻热散结。结果表里双解,便畅病除。李氏对本案运用先期采取表里双解、重点解表,表解后专清热结,缓急先后,层次分明,可资借鉴。

二、咳嗽

1. 体虚痰咳

己酉岁杪,予寓京师。河南夏邑陈公讳陛号抑吾者,因予同僚骆公以其夫人病来求予治,详述其病源病症,云:"予妇年四十一岁,禀气怯弱,饮食淡薄,生育男女共十人矣。今冬,自家来京,路途受寒,患痰咳两月余。日间饮食少进,晚间咳尤甚,痰凝胸膈作热,终夜不得卧,卧则痰气上促。京中名医用药皆不效,今则束手待毙。且男女多幼,苦不可言。"予因取其不效方药来看,多用清热化痰行气之剂。予曰:"此危病本当诊脉,而公所述病源、病症甚详,今又参诸医所用不效方药,此病予已知之矣。此肺虚受寒而咳,其胸膈夜间作热者,虚痰凝而气不流通,非内热也。此当补肺而去其寒邪,则咳自止。彼清热行气,是谓虚虚大误也。但举世治咳,唯知清肺,不知补肺,今吾骤用参、术等补剂,见者必骇,公能任吾意用药则可,若听信不专,参以旁议,则吾不敢与闻也。"陈公曰:"妇病已危甚矣。公能救之,是谓再造,何敢复听人言?"予即制补肺涤寒药二剂与之,曰:"服此药而病不加,则可治也。"至第三日,服完二剂药后,予往询之。陈公云:"前此终夜咳嗽不止,或停止不过一二刻。服此药后,夜间咳却有止,或停一二时复咳,且觉胸膈痰热少减。"予喜曰:"此谓虚能受补,病必可瘁矣。"遂令连服前药,每日一剂。服至八九剂以后,咳减十之七八,夜间痰热尽除,终夜可以安寝;服至十二剂后,忽有音来云,痰咳复发,但比前减半。予询其故,则云:"数日内月经适至。"予曰:"经行则体益虚,宜其病之增也。"仍用前药,每日服二剂,而咳又渐减。又制补血气丸药,令其与煎药相兼服,至一月后而痰咳悉除,平复矣。复数日后,陈公又来说:"妇今咳嗽虽绝声,但夜卧至二三更后,胸膈有一团发热烦躁,或欲饮水。岂多服补剂而内热乎?"予因察其六脉虚弱,知其仍是虚痰,非热也。于补剂中加二陈等,服数剂,夜间烦热复除。又十余日后,忽然胸膈气不得上,自家心慌,吩咐后事,请予视之。予诊其脉弱,知其仍是虚痰为患。复于补剂中加化痰药,服数剂又愈。又旬日后,日间胸膈觉有凝滞,饮食自患病以来此前大减,至此时,虽诸证悉除,而饮食比旧尤减半。盖因胸膈不开,不喜饮食也。自是,或夜间膈上作热,或有咽喉作痛,随症加减用药,亦无不辄效。然而病根不除,其胸膈不开,饮食不能多进等病,则无日不在也。其时,予已补福庠,不逾月,将出京矣。陈公夫妇心忙,以为前构危病,幸遇我而生。今病根不能拔,而我又将别去,此病何时而得瘳乎?予亦深思,用药既效,何以竟不能收全效也。复再三细察其脉,犹然虚弱,因思胸膈凝滞,饮食少进,必竟是虚痰为病,而多服四君、二陈等剂,不能开痰者,由中气微弱,难以运行药力也。无已则用姜、附乎?遂与陈公商之,于前药中加炒黑干姜、熟附子,每剂各四分,服二剂而胸膈渐开,饮食渐进。又将姜、附渐加至六分,再服二剂,而胸膈大开,饮食复旧矣。合计前后服药七十余剂,去一病又生一病,毕竟以姜、附数剂而收全效者,以姜附力雄,能佐四君、二陈,以补中而开痰也。自后,仍除姜、附,制平常调养血气等煎剂、丸剂方,陈夫人服之五六年,常得安妥。直至乙卯春夏,觉前方烦有不效者,陈公父子不远数千里差人来我家,详述其近日病症,将前方求为加减。予详症,知其身体益弱,仍用峻补制煎剂、丸剂方与之。

原用补肺涤寒方

人参	炒白术各一钱	炙甘草	制陈皮各五分
制半夏	白茯苓各七分	款冬花去梗	制南星各五分
百合蜜蒸,八分	大杏仁泡去皮尖炒	蜜炒桑白皮各六分	真苏子微炒研细,五分

生姜一片，好胶枣一枚，洗净去核，同煎，食远服

原用补气血丸药方

人参另碾	当归身	蜜炙黄芪	白茯苓
酒炒白芍	川故纸炒	熟地黄	
大肉苁蓉去鳞甲酒洗,八味各二两五钱		制何首乌	官桂
鹿茸酥炙去毛,各二两		南木香不见火,各八钱	
真阿胶二两五钱,另煮			

以上为极细末，和匀。将阿胶锉细，用好酒一碗煮融，入炼蜜半碗和匀，和前末为丸，梧桐子大，空心或食远用温酒下二钱五分，白滚水下亦可。

原用二陈加姜附汤

制半夏七分	去白陈皮六分	白茯苓八分	熟甘草五分
蜜炙黄芪八分	当归身	人参各一钱	制南星六分
炒干姜	熟附子先各加四分,后各加至六分		

（明·聂尚恒《奇效医述·治妇人虚寒痰病用补得效述》）

【按语】

患妇四十一岁,禀气怯弱,饮食淡薄,生育男女共十人,患痰咳两月余,痰凝胸中作热,终夜不得卧,京中名医用药皆无效。聂氏分析诸医所用无效原因,在于不按体质辨证,多用清热化痰行气之剂所致。他决定先用补肺涤寒药二剂,投石问路,服后夜间咳却有止。聂氏认为虚能受补,病可治愈,治疗过程中虽有反复,但他因人制宜,辨体质论治,最后以姜附佐四君子汤、二陈汤补中开痰收全功。由于治疗得当,又得到家属的充分信任,李氏善始善终,此后平常调养血气煎剂、丸剂方,五六年后仍常得安妥。聂氏不但医术高明,并且具有高尚医德医风,可谓德艺双馨。

2.阴虚痰咳

宁化县一妇人,年四十余岁。因生产过多,咳嗽身热,日夜不止,午后益甚,肌肉瘦削,经水不行。诸医用药不效。其夫叩禀求方,用后煎药方,服十余剂,而身热已退。又加味再服二十余剂而全安。

煎药方

白花粉人乳拌蒸晒干   麦冬去心,各八分

天冬去心皮,蜜蒸,晒,五分   地骨皮去骨酒洗

当归酒洗,各六分   生地黄酒浸晒干生四分,砂锅炒四分

大白芍酒浸软晒生用三分,炒用三分   怀山药八分

百合酒拌蒸晒,八分   前胡四分

知母蜜拌炒,六分   童便香附八分

贝母去心六分   白茯苓七分

生甘草三分

生姜一薄片,龙眼肉三个,同煎

此药服十余剂,热退后又加桔梗四分,酒炒芩连各六分,再服二十余剂而安。

(明·聂尚恒《奇效医述·治妇人痰咳发热用清润药得效述》)

【按语】

聂氏治一妇人四十余岁,因生产过多,咳嗽身热日夜不止,肌肉瘦削,经水不行。聂氏辨为阴虚痰咳,于是以生地、麦冬、天冬、地骨皮滋阴化痰,茯苓、山药益气培土,白芍、百合润肺止咳,重在固本。又以前胡、贝母、天花粉清热化痰以治标。通过用清润药为主扶正祛邪,又经加减微调,结果热退咳止痉安。

3.寒咳失声

一亲友以善医自负,禀性素热,惯服凉药。在京朝觐,因伤风久咳,求方于予。予曰:"咳因风寒,必先除寒邪而后可以清热,制方先用桑、杏、麻黄、防风等品。"此友自是己见,以为素不用燥药,单用枝、芩、花粉等凉剂服多,一日声哑不出,来请予治。予戒之曰:"公能任吾意用药,勿参己见,则声可立出,若要自用则不敢与闻。"其友事急,不得已而听予。因制加味三拗汤与之,服完一剂,坐饮未毕而声出矣。

加味三拗汤

杏仁_{拣去双仁者不去皮尖,二钱五分}　　桔梗_{各八分}

麻黄_{二钱}　　　　　　　　　　防风_{去芦,一钱}

生甘草_{五分}　　　　　　　　　生姜_{三钱,切细}

羌活

水煎,带热服

（明·聂尚恒《奇效医述·治咳因于寒服凉药失声用发散得效述》）

【按语】

聂氏一亲友善医自负,禀性素热,惯服凉药。因伤风久咳,邀聂氏开方。聂氏认为咳因风寒,先除寒邪而后可清热,开出桑、杏、麻黄、防风等药。其友自执己见,单用栀、芩、花粉寒凉之品,导致声音暴嘶。聂氏坚持安内必先攘外,以麻杏三拗汤加桔梗、防风、生姜,便其声出。可见用药不辨证,易生他变,外寒束表,用寒凉为雪上加霜,致使失音。最后聂氏治病求本,根据金实不鸣情况,以宣肺化痰开音而取胜。

4. 伤风戴阳

石开晓病伤风咳嗽,未尝发热,自觉急迫欲死,呼吸不能相续,求余诊之。余见其头面赤红,躁扰不歇,脉亦豁大而空。谓曰:“此证颇奇,全似伤寒戴阳证,何以伤风小恙亦有之? 急宜用人参、附子等药,温补下元、收回阳气,不然子丑时一身大汗,脱阳而死矣。”渠不以为然,及日落,阳不用事,愈慌乱不能少支,忙服前药,服后稍宁片刻。又为床侧添同寝一人,逼出其汗如雨,再用一剂,汗止身安,咳嗽俱不作。询其所由,云:“连服麻黄药四剂,遂尔躁急欲死。然后知伤风亦有戴阳证,与伤寒无别。总因其人平素下虚,是以真阳易于上越耳。”

（清·喻昌《寓意草·辨黄起潜曙修时气伤寒治各不同附伤风戴阳证》）

【按语】

患者伤风咳嗽,连服他医麻黄药四贴,遂尔躁急欲死,呼吸不能相续。喻氏诊之,见其头面赤红,躁扰不歇,脉大而空。喻氏认为证似伤寒戴阳证,但患者系伤风小恙为何亦有之。询其病史,乃知药误引起,认为“其人平素下虚,是以真阳易走矣”。他急用人参、附子等温补下元,以收回阳气。服后患者稍宁片刻,又在床侧添同寝一人,逼出其汗;再进一剂,汗出身安,咳嗽不作。喻氏诊病,勤于思考,勇于探索,审度病势,故对疑难重症往往能取得桴鼓相应的效果。

5. 阴虚燥咳

李氏妇,年二十五。干咳半载,咽嗌干涸,肌肉消瘦,停乳不月。此明系内伤,阴亏津涸,兼之肺肾不交。气不生精,精不化气,是以干枯如此。议金水同源之治。

| 沙参 | 麦冬 | 贝母 | 百合 | 桑叶 |
| 熟地 | 五味 | 玉竹 | 阿胶 | |

进金水同源法,咽嗌稍有润,气咳如原。思喻氏清燥救肺法,滋干泽枯,培养生气,于斯症正合宜也。

桑叶	石膏	芝麻	杏仁
高参	阿胶	枇杷	麦冬
生地	甘草		

进喻氏法,咳缓咽润,半年久病,大效已著。不必汲汲以无月信,恐延成干血痨为虑,俱宜培养肝肾真阴为本,俾真阴一足则水到成渠矣。

复脉汤去姜、桂,加玉竹、麦冬。

津液苦涸,气化不行,所以无月,非深明《内经》者不辨。(寿山)

(清·李铎《医案偶存·咳嗽》)

【按语】

慢性咳嗽多为内伤所致,其中阴虚咳嗽颇为常见。阴虚咳嗽或为患者外感后未进行系统正确治疗,使余热未尽,灼尽肺肾之阴所致,或为素体阴虚,金水不能相生,从而肺气上逆。此类咳嗽表现为干咳无痰或少痰,病程较长,甚至迁延数月不愈。临床用疏风散寒,止咳化痰药时,往往不能见效。本例患者干咳半年,咽嗌干涸,肌肉瘦削,停止哺乳月经不潮。李氏认为此明系内伤,阴亏津涸,兼肺肾不交,气不生津,津不化气。他悟及喻昌清燥救肺汤与此合宜,用之取得初步疗效。考虑到患妇经水不潮,李氏以培养肝肾真阴为首务,治用复脉汤去姜、桂,加玉竹、麦冬,俾使真阴一足,则水到渠成而治本。

6.肺胃虚咳

饶某,年逾五十。脉得气口盛于人迎一倍,病延十年之久,图之不易,且就目前之势而论,饮食不运,胃海窒塞可知。咳难出声,而治节不行已著。金土交病,将来难免倾泻之虞。若不早治,必有塌溃难御之虑。略陈大意,祈质高明是否。

高参	白蔻	木香	五味
阿胶	麦冬	於术	川姜
云苓	陈皮	炙草	

加大豆黄卷,不拘剂数

按:胃为水谷之海,又为五脏六腑之海。人之所受气者谷,谷之所注者胃也。胃满则肠虚。胃病者,腹膜胀。胃伤之症,不思饮食,此病重在胃海。若再以润肺清金治咳之药,窒塞胃海,则胃不能纳,肠虚倾泻,则难乎为计矣。故再陈于右,非好辩也。

久咳不已,必由冲脉伤犯胃府,法当培土生金。(寿山)

(清·李铎《医案偶存·咳嗽》)

【按语】

咳嗽是指肺气不清,失于宣肃,上逆作声而引起咳嗽为其证候特征。咳嗽的病因,一是外感六淫之邪,二是脏腑之病气。《素问·咳论》说:"五脏六腑皆令人咳,非独肺也。"患者年逾五十,病延十年之久,属慢性内伤咳嗽。李氏认为,患者饮食不运,胃海窒塞可知,此病重在胃海,为金土交病。考虑到胃满是腹膜胀,胃伤之症,不能以润肺清金治咳,否则会加重窒塞胃海,李氏立法培土生金。方中以人参、白术、茯苓、陈皮、炙草健脾益气,阿胶、五味子滋润肺胃,木香、白豆蔻行气降逆,五味子敛肺止咳。此外,加入大豆黄卷一味,旨在分利湿热健脾胃。本案从脾胃论治,培土生金,使顽咳痼疾迎刃而解。

7.津枯久咳

黄纸客,年三十余。经年久嗽,咳甚带红,咽痛不眠,气逆上喘。议金匮麦门冬汤。论曰:止逆下气,此汤主之。

沙参	麦冬	半夏	洋参	粳米	大枣	杏仁

喻氏曰:凡胃之津液干枯,虚火上炎之症,用寒凉药而火反升。徒知与火

相争,不知胃者,肺之母气也。

(清·李铎《医案偶存·咳嗽》)

【按语】

麦门冬汤出自张仲景《金匮要略》。原文曰:"火逆上气咽喉不利,止逆下气者,麦门冬汤主之。"前人主要用于治疗虚火上炎之虚热肺痿证。方中重用麦门冬以滋养肺胃之阴,清热降逆而利咽喉,平喘咳;人参、甘草、大枣、粳米调补脾胃,培土生金、益气生津而润肺燥;佐半夏既能协助麦门冬降逆平喘咳,又能防止其滋腻碍胃,使之润燥得宜。诸药合用,共奏益气养阴、清肺益胃、降逆止咳利咽之功。本案患者,经年久嗽,咳甚带红,咽痛不眠,气逆上喘。此与麦门冬汤方证对应。李氏以西洋参易人参,并酌加沙参、杏仁润肺止咳,可谓更加对症。

8.肺痹咳逆

吴尹达,年三十。患伤寒,自服辛温发表药,病愈进。更医用党参、玉竹、柴、葛、芩、草、知母之属,更加胸满气逆,咳嗽痛引右胁,呼吸不利,粒米不入,坐卧不安者累日。促余诊视,脉沉紧,形瘦面黑,寒不成寒,热不成热,此正《内经》"淫气喘息,痹聚在肺"也。按胸膈之旁,乃肺位之道。盖人之一身,全赖肺以运之。今肺气窒痹,经络皆阻,故见诸症。疏与苦辛,开痹理气法,二剂,病减;再服嗽缓气纾,胁痛已减十七。仍以原方,去苏梗、青葱管,加细辛、干姜,数剂而全愈。

杏仁	郁金	旋覆花	紫菀
香附	苏旁梗	通草	青葱管

肺气不通,故致气逆咳嗽,寒热内闭,非熟于《内经》者不辨。(寿山)

(清·李铎《医案偶存·伤寒》)

【按语】

肺痹病名首先出自《黄帝内经》。《素问·痹论》谓:"凡痹之客五脏者,肺痹者,烦满喘而呕。"《素问·玉机真脏论》亦谓:"肺痹,发咳上气。"其后《圣济总录》云:"肺痹上气闭塞胸中。"《辨证录》也说:"人有咳嗽不宁,心膈窒塞,吐痰不已,上气满胀,不能下通,人以为肺痹也。"古书所述之肺痹以咳嗽、咳痰气喘、胸闷、呕吐、发热、恶寒、胸背痛、恶咳为常见症状。肺痹总由肺气先虚,寒、湿、风、火侵袭于肺,导致肺气闭塞,肺络痹阻而成。本例患者伤寒后,几经误治,更加胸满气逆,咳嗽痛此右肋,呼吸不利,粒米不入,坐卧不安累日。李氏诊此即为"淫气喘息,痹聚在肺"之肺痹症。他认为肺气窒痹,经络皆阻,故见诸症,于是疏方苦辛,开痹理气为法,数剂痊愈。李氏指出此为肺气不通,故致气逆咳嗽,寒热内闭。还认为"非熟于《内经》者不辨",再强调"做临床""学经典"的重要性。

9. 外寒内饮

傅某,男,65 岁。

1956 年 12 月 20 日,初诊。恶寒,咳嗽,痰多清稀,气促,右肋牵引疼痛,二便自调,舌苔薄白而润,脉浮。证属风寒束表、水饮内停之痰喘证。治宜解表蠲饮,散寒降逆。拟方小青龙汤加减。

泡麻黄6g	苦杏仁6g	嫩桂枝5g	酒白芍5g
五味子3g	川干姜3g	北细辛2g	云茯苓12g
姜川朴6g	法半夏3g	炙粉草5g	

12 月 22 日,复诊。恶寒已除,咳嗽略松,右肋疼痛亦稍见减,但气促仍作,二便如常,舌白而滑。上方见效,加射干 10g。

12 月 24 日,三诊。上证见减,痰稠,后以此方略有加减服 6 剂而愈。

（章天生、何晓晖《赣东名医·傅思义》）

【按语】

小青龙汤为治疗外感风寒,痰饮内停之咳喘的经方,临床以恶寒发热、无汗、喘咳、痰多稀、舌苔白滑、脉浮为辨证要点。本患者症状病情与小青龙汤证高度吻合,故傅氏用以解表蠲饮,散寒降逆,治疗二日后恶寒已除,症状缓减,痰稠,再以上方加减,加入射干,服六剂而愈。

10. 气虚痰阻

胡某,男,34 岁。

1956 年 4 月 1 日,初诊。咳嗽,痰浓,气促,胸闷纳呆,头昏,盗汗。舌质淡红,苔白腻,脉滑。历时已久,经治无效。病为正气虚弱,复感外邪,痰湿内阻,肺失肃降。宜疏肺降气,温脾燥湿。

党参 10g	紫苏梗 10g	杏仁 7g	法半夏 7g
陈皮 5g	炮附子 5g	款冬花 10g	茯苓 7g
甘草 4g			

×3 剂

1956 年 5 年 5 日,复诊。药后咳嗽已失,食欲增进。唯头昏,盗汗缓而未瘥。改弦更张,仿归脾汤补益气血。

| 党参 10g | 白术 10g | 黄芪 10g | 当归 7g | 熟地 12g |
| 阿胶 10g | 茯神 10g | 白芍 7g | 酸枣仁 10g | 甘草 4g |

×3 剂

（何晓晖、黄调钧《赣东名医·李元馨专辑》）

【按语】

本病咳嗽浓痰,胸闷气促,纳呆头昏,历时已久,经治无效。李氏认为系正气虚弱,复感外邪,痰湿内阻,肺失肃降所至。《景岳全书·痰饮》谓:"痰即人之津液,无非水谷之气所化,此痰亦气化之物,而非不化之属也。但气化得其正,则形体强,营卫充。"所以清·李用粹《证治汇补》有"脾为生痰之源,肺为贮痰之器"之说。本案疏肺降气的同时,始终不忘温脾燥湿,治病求本,在咳嗽见效情况下,继用归脾汤补益气血。李氏在本案很好处理了痰与肺、脾之间的内在联系,所以能收到很好的治疗效果。

11. 痰浊壅肺

罗某,男,61 岁。

1965 年 11 月 11 日,初诊。咳喘宿疾,反复发作不已,近咳嗽气促加重,至晚尤甚,痰白量多,下肢浮肿,食欲减退,溲短。舌苔薄白,脉沉滑数。痰浊上壅,肺失肃降。拟苏子降气汤加减,化痰利湿,降气平喘。

苏子 10g	杏仁 10g	厚朴 5g	前胡 7g	紫菀 10g
化红 7g	云茯苓 10g	当归 7g	桔梗 5g	葶苈子 5g
防己 10g	甘草 4g	橘贝半夏曲 5g		

×3 剂

1965 年 11 月 14 日,复诊。咳嗽减轻过半,浮肿消退十之七八,药既对症,守方再进 3 剂。

(何晓晖、黄调钧《赣东名医·李元馨专辑》)

【按语】

痰浊壅肺的产生,初由肺气郁滞,脾失健运,津败不归正化而成,渐因肺虚不能布津,脾虚不能转输,肾虚不能蒸化,痰浊阻留日盛。苏子降气汤出自宋《太平惠民和剂局方》。此方有行有补,有润有燥,治上顾下,标本兼施,为豁痰降气、平喘理嗽、利胸快膈、纳气归元之良方。故患者三剂后咳嗽减轻过半,浮肿消退十之七八,效不更方,乃至病愈。

12. 肺胀虚喘

周某,女,56 岁。

1965 年 9 月 14 日,初诊。咳嗽气促,稍劳则气促加重,咳痰稠黏,量少,精神不振,腰酸脚软,纳少运迟。舌质淡,脉细弱。病在缓期,脾肾两虚。法当健脾补肾,从本图治。

党参 10g	白术 10g	姜半夏 10g	炮附子 10g
胡巴 10g	肉苁蓉 10g	杏仁 10g	五味子 5g
广木香 5g	砂仁 3g	甘草 4g	

×5 剂

1965 年 9 月 19 日,复诊。咳嗽减轻,精神好转,胃纳转佳,脉稍有力。正气渐复,再宗原法续进。

党参 10g	白术 10g	炮姜 3g	炮附子 10g
姜半夏 10g	巴戟天 10g	肉苁蓉 10g	肉桂 2g
广木香 5g	砂仁 2g	甘草 4g	

×5 剂

(何晓晖、黄调钧《赣东名医·李元馨专辑》)

【按语】

肺源性心脏病中医属于"喘症""肺胀""水肿"范畴,其主要病机为水泛、痰浊、瘀血及正虚互为影响,病理特点为本虚标实,正虚邪盛。因本病临床表现多属虚实夹杂,故主张标本兼顾,不同的阶段采取不同治法。本例患者咳嗽气促,动辄加重,咳痰黏稠,病在缓解期,故李氏辨为脾肾两虚。盖肺为气之主,肾为气之根,故法为健脾益肺补肾,从虚论治。明·汪绮石《理虚元鉴》谓:"治虚有三本,肺、脾、肾是也。肺为五脏之天,脾为百骸之母,肾为性命之根。治肺、治肾、治脾,治虚之道毕矣。"此亦可应用治喘。后人多将治肺、肾合为补脾益肾。本案以党参、白术、甘草补脾益气,肉苁蓉、胡芦巴、五味子补肾纳气,再加以化痰止咳、理气运脾之药味,以使喘咳减轻,胃纳转佳,正气渐复。

三、哮喘

1. 痰喘气急

大司马潭石吴公,甲戌季春,卧病两月。发热咳嗽,痰喘气急,胸膈痞满,手足面目俱浮肿。众唯清金宁嗽,又以脾胃久虚发肿,用利水兼补剂,其病益甚。予诊其脉,左寸浮而无力,左关弦长,推之于外,内见洪大而芤,侵过寸部一分,左尺沉弱无力,右寸沉而带芤。气口脉按之紧而且牢,时或一快,右关中和无力,右尺隐隐不动。予以为心乃一身之主,肾为性命之源,二脉不病,虽危不妨。唯以右寸并气口脉断之,寸口沉而芤,非痰乃血也。书云:弦快而紧,沉细而牢,六部见之,皆为积聚。今气口紧而快,此积血在肺胃之间,壅滞其气,气滞则血凝,乃积血证也。时值季春,地气上升,因用越法治之。进以畅卫豁痰汤,辰时服药,至午未时气急,小便全无,将暮吐紫黑血二三升,臭不可闻,证顿减八九,六脉豁然。予曰:半夜时当有汗,可预防之,无令太过。至期果然,次日脉平气和,唯咳嗽常有二三声而已,以枳桔二陈汤加香附、归尾、茜根、茅根、童便调治,三日之间,上部之疾全愈。但脾肾之脉无力,饮食少味,四肢倦怠。再用六味地黄丸,早晚百丸;午以补中益气汤加麦冬、酒炒黄连调其中。半月后气体充实,而诸病悉痊矣。

潭石公曰:"余之病,积血明矣。但此方皆气药,何以能治血病?"予曰:"血随气而行,气响血而动,气顺则血行,气滞则血积。治此病者,须以调气为主。前医用气药而不效者,因其杂乱,不知升降次第之宜,不察脏腑标本之异,又不用引药为之导引故也。夫血在肝经,当用血药,今血在肺胃之间,徒用血药何益哉?宜用气药开提其气,以引经药导之,气上则血随之而升,自然越出而安矣。至于辰时服药而午时小便全无者,元气随药气上升而不降,非津液竭也。又至半夜而汗出,盖汗者心之液,心属火为阳,阳气至子时发动,阳动则汗出,正所谓一通而百通也。予制此方,以苏、桔开提其气,香附、连翘、苍术、贝母、前胡解散其郁,赤芍活动其血,此药一进,则郁者舒,积者散,沉滞者升而上矣,一越而百病除?何必拘拘治血哉?譬之捕贼然,必须探知道路地势民情,土俗之人为之向导,庶战则贼易就擒,逐则贼遁有路,否则我兵进且无路,安知贼巢所在?欲与之遇且不得,更望其畏服而遁走耶?古人云:用药如用兵。信哉!"

畅卫豁痰汤

| 苏梗四分 | 桔梗四分 | 香附五分 | 连翘三分 | 前胡六分 |
| 抚芎六分 | 赤芍六分 | 贝母五分 | 苍术四分 | |

(明·易大艮《易氏医按》)

【按语】

大凡对于慢性痰喘症,见症复杂,用药亦庞杂,难以取效。易氏治某官员痰喘气急,胸膈痞满,手足而日俱浮肿之症,用药执冬日驭繁,药味简单而轻灵,但事半功倍,可资借鉴。对于卧床两月之患者,通过诊脉,认为心乃一身之主,肾为性命之源,二脉不病,虽危无妨。易氏以右寸并气口脉断之,寸口沉而芤,认为非痰即血也,进以畅卫豁痰汤。该方药仅九味,并无稀贵之药,乃苏梗、桔梗、前胡、香附、抚芎、赤药、贝母、苍术等平和之药,但畅通气血,药简效宏。服药后吐紫黑白二三升,症顿减八九,六脉豁然。后以枳桔二陈汤加味善后,再以六味地黄丸、补中益气汤加味收功。从本案可知,用药如用兵,切忌杂乱,须明升降次第之宜,才能达到治病目的。

2. 顽痰喘证

人身难治之病有百证,喘病其最也。喘病无不本之于肺,然随所伤而互关,渐以造于其极,唯兼三阴之证者为最剧。三阴者,少阴肾、太阴脾、厥阴肝也。而三阴又以少阴肾为最剧。经云:"肾痹者,善胀,尻以代踵,脊以代头。"此喘病兼肾病之形也。又云:"劳风发在肺下。""巨阳引,精三日,中年者五日;不精者七日。"当咳出青黄浓浊之痰如弹子大者,"不出则伤肺,伤肺者死也。"此喘病兼肾病之情也。故有此证者,首重在节欲,收摄肾气,不使上攻可也。其次则太阴脾厥阴肝之兼证亦重,勿以饮食忿怒之故,重伤肝脾可也。若君艺之喘证,得之于髫幼,非有忿欲之伤,止是形寒饮冷,伤其肺耳。然从幼惯生疮疥,疮疥之后,复生牙痛。脾中之湿热素多,胃中之壮火素盛,是肺经所以受伤之原,又不止于形寒饮冷也。脾之湿热,胃之壮火,交煽而互蒸,结为浊痰,溢入上窍,久久不散,透开肺膜,结为窠囊。清气入之,浑然不觉。浊气入之,顷刻与浊痰狼狈相依,合为党援,窒塞关隘,不容呼吸出入。而呼吸正气,转触其痰,鼾齁有声,头重耳响,胸背骨间,有如刀刺,涎涕交作,鼻頞酸辛,若伤风状。正《内经》所谓"心肺有病,而鼻为之不利也"。必俟肺中所受之浊气,解散下行,从前后二阴而去。然后肺中之浓痰,咯之始得易出,而渐可相安,及夫浊气复上。则窠囊之痰复动,窒塞仍前复举,乃至寒之亦发,热之亦发,伤酒伤食亦发,动怒动气亦发。所以然者,总由动其浊气耳。浊气本居下体,不易犯入清道,每随火势而上腾,所谓火动则气升者,浊气升也。肾火动,则寒气升;脾火动,则湿气升;肝火动,则风气升也。故以治火为先也。然浊气既随火而升,亦可随火而降,乃凝神入气以静调之,火降而气不降者何耶?则以浊气虽居于下,而肺中之窠囊,实其新造之区,可以侨寓其中,转使清气逼处不安,亦若为乱者然,如寇贼依山傍险,蟠据一方。此方之民,势必扰乱而从寇也。故虽以治火为先,然治火而不治痰,无益也。治痰而不治窠囊之痰,虽治与不治等也。治痰之法,曰驱,曰导,曰涤,曰化,曰涌,曰理脾,曰降火,曰行气。前人之法,不为不详。至于窠囊之痰,如蜂子之穴于房中,如莲子之嵌于蓬内,生长则易,剥落则难。由其外窄中宽,任行驱导涤涌之药,徒伤他脏。此实闭拒而不纳耳。究而言之,岂但窠囊之中,痰不易除,即肺叶之外,膜原之间,顽痰胶结多年,如树之有萝,如屋之有游,如石之有苔,附托相安。仓卒有难于划伐者,古今之为医者多矣,从无有为此渺论者。仆生平治此症最多,皆以活法而奏全绩。盖肺中浊痰为祟,若牛渚怪物,莫逃吾燃犀之照者,因是旷观病机,异哉。肺金以脾土为母,而肺中之浊痰,亦以脾中之湿为母,脾性本喜燥恶湿。迨夫湿热久锢,遂至化刚为柔,居间用事,饮食入胃,既以精华输我周身,又以败浊填彼窍隧,始尚交相为养,最后挹此注彼。颛为外邪示岂弟,致使凭城凭社辈,得以久遂其奸。如附近流寇之地,益以巨家大族,暗为输导,其滋蔓难图也。有由然矣。治法必静以驭气,使三阴之火不上升,以默杜外援,又必严以驭脾,使太阴之权有独伸而不假敌忾。我实彼虚,我坚彼瑕,批瑕捣虚,迅不掩耳。不崇朝而扫清秽浊,乃广服大药,以安和五脏,培养肺气。肺金之气一清,则周身之气,翕然从之下降。前此上升浊邪,允绝其源。百年之间,常保清明在躬矣。此盖行所当然,不得不然之法。夫岂涂饰听闻之赘词耶?君艺敦请颛治,果获全瘳。益见仆言非谬矣。

(清·喻昌《寓意草·论浦君艺喘病证治之法》)

【按语】

喻昌曰："人身难治之病有百证,喘病其最也。"对于浦氏喘病,他认为肺叶之外,膜原之间,顽痰胶结多年,如树之有萝,如屋之有游,如石之有苔,附托相安,仓卒有难划伐者。他把浦氏之顽痰咳喘视为"窠囊",主张对长期的顽邪不可采用攻法,应以整体观待之,治之以和缓之剂,不可打破邪正之平衡。喻氏提出,治痰之法,曰驱,曰导,曰涤,曰化,曰涌,曰理脾,曰降火,曰行气,前人之法,不为不详,但对于窠囊之痰,任行驱导涤涌之药,徒伤他脏。他强调不崇朝而扫清秽浊,乃广服大药,以安和五脏,培养肺气,而肺金之气一清,则周身之气翕然从之下降,前此上升浊邪,允绝其源,百年之间,常得清明在躬矣。结果通过与邪相衡、抚附相安治法,患者果获大瘳。

3. 痰饮喘息

王毅垣先生,平日操劳,劳倦思虑,俱伤脾气。素有痰饮,稍饮食未节,或风寒偶感,必气喘痰鸣。十余年来,临病投药,无非括痰降气之品。迩来年益就衰,病亦渐进,值今秋尽,天气暴寒,饮邪大发,喘息不休,日进陈、半、香、砂之属,渐至气往上奔,咽中窒塞,喉如曳锯,密室中重裘拥炉,尚觉凛凛,痰如浮沫,二便艰涩。余见其面赤、足胫冷,阳被阴逼外出。两人靠起扶坐,气逼咽嗌,不能发声,脉得左手沉涩,右手缓大。因思喘急沉涩,已属败症,且四肢虽未厥逆,而足胫已冷,实未易治。继思胸中乃太空阳位,今被饮邪阴类僭踞,阴乘于阳,有地气加天之象。急以仲景苓桂术甘汤加附子一两,连进二剂,病全不减。再诊,左涩之脉已转滑象,而右大之形,仍然如昨。乃知中土大虚,不能制水,饮即水也。嘉言喻氏曰:地气蒸土为湿,然后上升为云。若中州土燥而不湿,地气于中隔绝矣,天气不常清乎。遂将原方重加白术,减附子,大剂再进,而阴浊始消,胸次稍展,溺长口渴。毅翁恐药过燥。余曰:"非也。此症仲景所谓短气有微饮者,当从小便去之。况渴者,饮邪去也,何惧其燥耶?"仍将前药迭进,乃得阳光复照,阴浊下行。其善后之计,仍仿嘉言崇土填臼之法。缘饮水窃踞,必有窠囊故耳。

（清·谢星焕《得心集医案》）

【按语】

《金匮要略》曰:"病痰饮者,当以温药和之。"此为痰饮病的治疗大法。书中云:"心下有痰饮,胸胁支满,目眩,苓桂术甘汤主之。"又曰:"夫短气有微饮,当从小便去之。"制订了苓桂术甘汤治疗痰饮的基本原则。《金匮要略心典》曰："痰饮，阴邪也，为有形，以形碍虚则满，以阴冒阳则眩，苓桂术甘，温中去湿，治痰饮之良剂。"本案王毅垣素有痰饮，往往气喘痰鸣发作。秋尽之际，天气暴寒，饮邪大发，喘息不休。谢氏诊其左手沉涩，右手缓大，急以苓桂术甘汤加附子，病无减，遂将原方重加白术，减附子，浊阴气消。仍将前药迭进，其病康复。谢氏在诊治方向明确的前提下，运用苓桂术甘汤温化痰饮，并略为变通药味，从而使邪去病安。

4. 心火凌肺

黄含宇乃郎，忽然喘嗽气促。医用解表之药，其气愈紧，又加汗大，鼻扇胸高。其家惊怖，迫前医复视，误认气脱，忙以人参、五味之属，下咽胸高喘迫，不能出声，目瞪上视，汗大如雨，痰声如雷。促余治之。知为胸膈积热，心火凌肺，肺胀喘急，变幻最速，幼科称为马脾风者，即此是也。以集成牛黄夺命散，加苏子以疏肺，又入莱菔子以反参，急煎与服，危状皆平，更与清肺药而愈。窃此症目不常睹，医者学而不思，不亦罔乎。

牛黄夺命散

黑牵牛半生半炒，取头末，五钱　　　锦庄黄酒润晒干
陈枳壳麦麸炒，各一两

（清·谢星焕《得心集医案》）

【按语】

马脾风，病证名，又名"风喉""暴喘"，首见于《医学纲目》，为小儿"暴喘而胀满"的危重症候。元代朱丹溪《幼科全书》曰："小儿肺胀喘满，胸膈气急，两胁煽动，陷下成坑，两鼻窍胀，闷乱咳嗽……此为脾风也。"此处朱丹溪虽名曰脾风，但所述症状均系后世所谓马脾风。明代万全《幼科发挥》对该病进行解释："午属马，少阴君火，心主热……心火乘肺，脾之痰生，故肺胀而喘，谓之马脾风。"谢氏诊患儿哮喘，知为"胸膈积热，心火凌肺，肺胀喘急，变幻最急，幼科称为马脾风"。于是以牛黄夺命散加苏子以疏肺，又入莱菔子以反参，急服与煎，危状渐平，更与清肺药愈。明代王肯堂《证治准绳·幼科》记载牛黄夺命散："治小儿肺胀喘满，胸膈起急，两胁扇动，陷下作坑，两鼻窍张，闷乱嗽渴，声嗄而不鸣，痰涎潮塞，俗云马脾风。"谢氏知识渊博，治症善于吸收古人经验，学以致用，收效良好。

5. 感寒痰哮

东坑傅姓妇,年五旬余。论哮症之发,原因冷痰阻塞肺窍而致,故遇寒即发者居多。盖寒与寒感,痰因感而潮上也。此番加以食冷物糍果,犹滞其痰,肺窍愈闭愈塞,呼吸乱矣,脉亦乱,而哮自加甚。是以旬日来不能安枕,困顿不堪,时际严寒,虽拥衾靠火,难御其寒。非重用麻、杏、细辛猛烈之性,不能开其窍,而祛其寒;佐以半夏、厚朴、苏子,而降气行痰;再加麦芽、神曲消食导滞;引以姜汁,利窍除痰。连服四剂,必有效也。

此方服二剂,即能就枕而卧,可谓奏效之速。其子持方来寓云:"乃母言药虽见功,而不敢再进。"求易方。余晓之曰:"麻辛虽猛烈,能发汗,一到此症,虽盛夏之月,孱弱之躯,不发汗,不伤气。何况此严寒冻溧之际,冷痰塞窍之病,非麻辛不能通痰塞之路,非诸苦降辛通佐使之味,不能除冷滞之气。且既获效,又何虑焉?"令其照方,再服二帖,必全愈,但不能即刈其根而不复发也。宜常服药,歼其痰伏之魁,拔其痰踞之窠,庶或能除其根耳。

肺腧之寒气与肺膜之浊痰,窒塞关隘,非猛烈药,何以奏效?(寿山)

(清·李铎《医案偶存·哮》)

【按语】

患者年逾五旬老妇,素有哮疾,遇寒即发。李氏认为此系感寒,触痰而潮上,加以食冷物糍果滞其痰,肺窍愈塞,呼吸乱矣,其脉亦乱,旬日来不能安枕,困顿不堪,时际严寒,虽拥衾靠火,难御其寒。李氏决定重用麻、辛,以其猛烈之性开其窍而祛其寒,佐以半夏、厚朴、苏子降气行痰,再加麦芽、神曲消食导滞,引以姜汁利窍除痰。患者服二剂即能安卧。李氏嘱病家宜常服药,歼其伏痰,拔其疾窠,认为庶或可除其根。

6. 肾气痰喘

分局罗巡丁,年四旬,形肥而长,素有喘病。三月间,因差务驱驰,劳力冒风寒,喘甚气上冲,而不得倚息者月余,服药不效,形容黯瘁不能食。余诊得右脉虚滑,左沉细,所喜手足温暖,若四肢逆冷不治。初以附子、麻黄、杏、朴、苓、半、甘草、桂枝、生姜煎服,气略平,以此先治外邪,因其痰饮甚多。

投椒、附、桂、苓、半夏、甘草、生姜通阳祛饮,不应而声如拽锯,形状甚危。复诊得右脉虚滑无力,与七气汤(高丽参、当归、肉桂、炙草)合青娥方(故纸、胡桃)。一帖喘急大减,再剂喘定气平,即能着枕正偃,并可纳食。今其层进数剂,寻愈。

陈修圆曰:喘者,气上冲而不得倚息也。有内外虚实四症,外则不离乎风寒,内则不离乎水饮,实则为肺胀,虚则为肾虚,宜分别治之。余按此症,虚兼内外,治分次第,归根于虚,以七气合青娥方,内有参能定喘,而带皮胡桃则敛肺气,故如此效也。

(清·李铎《医案偶存·哮》)

【按语】

中医学对喘证的认识源远流长。《素问·五邪》就指出:"邪在肺,则病皮肤痛,寒热,上气喘。"喘证以喘促短气、呼吸困难为主要临床表现,病位在肺、肾,与肝、脾有关,病性有虚实之分。本例患者年四旬,形肥而长,素有喘病,因劳力冒风寒,喘甚气上冲,而不得倚息月余。李氏诊得其右脉虚滑,左沉细,初因其痰饮甚多,投椒、附、芩、半、草、姜通阳祛饮之药不应,病情加重,声如拽锯,形状甚危。复诊得有脉虚滑无力,乃以七气汤合青娥方,一帖喘息大减,再剂喘定气平,即能著枕正偃,并可纳食,选进数剂寻愈。考七气汤出自《备急千金要方》,由半夏、人参、生姜、桂心、甘草组成,有行气消痰功效。青娥方原名青娥丸,首载于《太平惠民和剂局方》,由杜仲、补骨脂、核桃仁、大蒜组成,具补肾健脾功效。两方合用,补肾健脾,纳肾平喘,行气消痰。李氏脉症合参,结合体质、病史及临床表现,辨为肾虚痰喘,故合用古方取得良效。

7. 肾虚咳喘

杨某,女,36 岁。

1955 年 2 月 6 日,初诊。病已六载,咳嗽气喘,胸中紧压,经服中西药未效。症见咳嗽痰白,胸闷气促,呼吸困难,动则加甚,舌质淡红,苔白滑,脉紧滑。患者素体阳虚,内蕴痰湿,又感风寒,以致肺肾同病。治宜益气温肾,宣肺定喘。

炙麻黄 5g	杏仁 9g	法半夏 9g	广橘红 9g
五味子 9g	北紫菀 9g	党参 9g	黄芪 9g
白茯苓 12g	甘草 3g	参茸黑锡丸 9g(另包吞服)	

×3 剂

1955 年 2 月 9 日,复诊。气喘渐平,咳嗽减轻,呼吸较前均匀,唯仍感胸闷,舌质淡红,苔薄白,脉沉紧。再从前法出入。

炙麻黄 5g	杏仁 9g	法半夏 9g	白茯苓 12g
北紫菀 9g	五味子 9g	川厚朴 9g	陈枳壳 9g
黄芪 9g	炙甘草 3g	参茸黑锡丸 9g(另包吞服)	

×3 剂

1955 年 2 月 12 日,三诊。气喘已平,咳嗽消失,唯有神疲肢冷,仍以原法去麻黄加熟附片 6g,继服 3 剂,巩固疗效。

（章天生、何晓晖《赣东名医·万贤伯》）

【按语】

患者患慢性咳喘病已六载。万氏辨为肺肾同病,治疗除拟方益气温肾外,另加强中成药黑锡丸。黑锡丸方源自《普济本事方》,由胡芦巴、补骨脂、肉豆蔻、川楝子、巴戟天、木香、沉香、黑铅、硫黄等组成,功能温补下元、扶阳镇逆,主治肾阳虚衰,肾不纳气,胸中痰壅,上气喘促,四肢厥逆,冷汗不止,脉沉微者。此丸用于本案日久咳喘,应为对症。由于本方合有大队补肾阳药,辨证必须准确,方得施用。同时黑锡丸含有不少矿物药,只宜暂时服用,不可久服。

8. 伏痰哮喘

吴某,男,25 岁。

1959 年 4 月 11 日,初诊。哮喘乃多年宿恙,缠绵不愈。近又复发,喉中痰鸣如拽锯,咯痰不爽,胸闷紧束,呼吸急促,难于平卧。舌质红,苔腻浊微黄,脉沉滑而数。病后痰阻气闭。治宜祛痰开闭,下气平喘。

苏子 10g	瓜蒌 10g	葶苈子 50g	紫菀 10g
皂荚 5g	杏仁 10g	陈皮 7g	云茯苓 10g
橘贝半夏曲 5g			

×3 剂

（何晓晖、黄调钧《赣东名医·李元馨专辑》）

【按语】

哮喘病名虽由元代医家朱丹溪首创,但伏痰之说最早可追溯至张仲景《金匮要略·痰饮咳嗽病脉证并治》中"膈上病痰,满喘咳吐……必有伏饮"。清代李用粹《证治汇补》云:"哮即痰喘之久而常发者,因内有壅塞之气,外有

133

非时之感，膈有胶固之痰，三者相合，闭拒气道，搏击有声，发为哮病。"可见哮喘的发作主要是由于"伏痰"受到外邪侵袭，导致肺气失宣，痰随气阻，引起气息喘促、痰鸣如吼等见症。中医认为伏痰为哮喘反复发作和发生的主要病理因素。宿痰内伏影响气机运行，气机不畅又导致藏于肺内，引起哮喘发生。李氏对于本案多年宿恙，缠绵不愈的表现，结合其苔腻浊微黄，脉沉滑而数的特点，以祛痰开闭、下气平喘为治，使患者气之升降复常，息道通利。必须指出的是，本例患者年轻体尚未虚，故李氏按痰实证论治，药专用祛痰平喘之品，并未配用补益药味，辨体施治，因人制宜，收效亦佳。

四、痨瘵

阴虚痨瘵

城上胡氏妇，王敏达别驾之侄女也。午后发热，轻按不觉，重按至骨，其热蒸手如火，睡中盗汗，咳痰带红，饮食少思，肌肉消瘦，骨痿不起于床，脉沉数，此真是肾水枯竭，阴火发热。病经百日，已成痨疾，欲斯疾之有瘳也，难哉！勉拟补阴泻火汤及坎离膏二法以应之。

熟地	当归	白芍	龟板	黄柏
知母	天冬	陈皮	干姜	甘草

不拘剂数，每晨随量食燕窝粥一顿，晚服坎离膏二三匙，淡盐汤调下

东垣曰：五行各一其性，唯火有二。曰：君火，人火也；相火，天火也。火内阴而外阳，主乎动者也。以名而言，形质相生，配于五行，故谓之君；以位而言，生于虚无，守位禀命，因其动而可见，故谓之相。天主生物，故恒于动；人有此生，亦恒于动。其所以恒于动者，皆相火之所为也。又曰：火者，元气、谷气、真气之贼也。又曰：五脏身热有五，而其状各异。又曰：相火易起，五志厥阳之火相煽，则妄动矣。火起于妄，变化无测，无时不有，煎熬真阴。阴虚则病，阴绝则死。

丹溪曰：君火者，乃真心、小肠之气所为也；相火者，乃心包络三焦之气所为也。

又曰：火能消物，凡烁金、亏土、旺木、涸水者，皆火相也。又曰：制火有方，儒者立教。曰：正心、收心、养心，皆所以防，此火之妄动也。又医者立教，

曰恬静无为,精神内守,亦所以遏此火之妄动也。

河间曰:火之为病,其害甚大,其变甚速,其势甚彰,其死甚暴。人身有二火,曰君火,犹人火也;曰相火,犹龙火也。在气交之中,多动少静。凡动皆属火化,动之极也,则死矣。又曰:又有脏府厥阳之火,根于五志之内,六欲七情激之。其火随起,大怒则火起于肝,醉饱则火起于胃,房劳则火起于肾,悲哀则火起于肺。心为君主,自焚则死矣。

(清·李铎《医案偶存·火》)

【按语】

本例患者,午后发热,轻按不觉,重按至骨,其热蒸手如火,睡中盗汗,咳痰带红,饮食少思,肌肉消瘦。李氏诊为肾水枯竭,阴火发热,并且认为预后不良。除拟补阴泻火汤后,每晚配服坎离膏。考坎离膏古书亦有多个不同处方,但据病情推断,应当是《万病回春》方。该方由黄柏、知母、生地、熟地、天门冬、麦门冬、杏仁、胡桃仁、蜂蜜组成,主治痨瘵发热,阴虚火动。李氏还嘱患者每晨服用燕窝粥滋补,以滋津液脾胃,作为辅助食疗之法,有助病情康复。

五、肺痈

1. 血虚津枯

陆令仪尊堂,平日持斋,肠胃素枯,天癸已尽之后,经血犹不止,似有崩漏之意。余鉴姜宜人交肠之流弊,急为治之,久已痊可。值今岁秋月,燥金太过,湿虫不生,无人不病咳嗽,而尊堂血虚津枯之体,受伤独猛,胸胁紧胀,上气喘急,卧寐不宁,咳动则大痛,痰中带血而腥,食不易入,声不易出,寒热交作。而申酉二时,燥金用事,诸苦倍增。其脉时大时小,时牢时伏时弦紧。服清肺药,如以勺水沃焦,无裨缓急。诸子彷徨无措,知为危候。余亦明告以肺痈将成,高年难任。于是以葶苈大枣泻肺汤,先通其肺气之壅,即觉气稍平,食稍入,痰稍易出,身稍可侧,大有生机。余曰:"未也。吾见来势太急,不得已而取快于一时,究竟暂开者易至复闭,迨复闭则前法不可再用矣。迄今乘其暂开,多方以图,必在六十日后,交冬至节方是愈期。盖身中之燥,与时令之燥,胶结不解,必俟燥金退气,而肺金乃得太宁耳。"令仪昆季极恳专力治之。此六十日间,屡危屡安,大率皆用活法斡旋。缘肺病不可用补,而脾虚又不能生肺;肺燥喜于用润,而脾滞又艰于运食。今日脾虚之极,食饮不思,则于清肺药中,少加参、术以补脾;明日肺燥之极,热盛咳频,则于清肺药中,少加阿胶以润燥。日续一日,扶至立冬之午刻,病者忽自云:"内中光景,大觉清爽。可得生矣,奇哉!"天时之燥去,而肺金之燥,遂下传于大肠,五六日不一大便,略一润肠,旋即解散,正以客邪易去耳。至小雪节,康健加飧,倍于曩昔。盖胃中空虚已久,势必加飧,复其水谷容受之常,方为全愈也。令仪昆季咸录微功,而余于此证有遐思焉。语云:宁医十男子,莫医一妇人。乃今宁医十妇人,不医一男子矣!

(清·喻昌《寓意草·治陆令仪尊堂肺痈奇验》)

【按语】

肺痈属于现代医学肺脓肿范畴。其病名首见于《金匮要略·肺痿肺痈咳嗽上气病脉证治》。本例患者胸胁紧胀,上气喘急,卧寐不宁,咳动则大痛,痰中带血而腥,寒热交作。喻氏因人制宜,对本例患者不是一味清热逐瘀,而考虑到患者高年难任,先用葶苈大枣泻肺汤,通其肺气之壅。在治疗过程中,喻氏"大率皆用活法斡旋",考虑到缘肺病不可用补,但患者脾虚不能生肺,食饮不思,在后期于清肺药中少加参、术以补脾。喻氏边清边补,徐缓图之,使对体弱脾虚的老年肺痈患者的治疗获得奇效。

2. 热痰壅肺

吴某,男,41 岁,农民。

1964 年 12 月 2 日初诊。咳痰血腥臭年余,两胁隐痛,面色萎黄,经某医院诊断为"肺脓肿",服用中西药未效。

证见咳嗽,痰中挟有脓血,气味腥臭,咳引胸痛,气喘不能平卧,恶寒发热,体温 38.6℃,烦渴喜饮,舌苔黄腻,舌质红,脉滑数。病属"肺痈",证为热痰壅肺,郁结成脓。治宜清热化痰,散结排脓。

苇茎 15g	薏苡仁 24g	川贝母 9g	桔梗 9g
葶苈子 9g	郁金 9g	冬瓜仁 15g	茯苓 12g
桃仁 12g	陈枳壳 9g	瓜蒌皮 9g	

×3 剂

1964 年 12 月 5 日二诊。上方服后,咳嗽渐止,痰中脓血消失,体温降至 37.6℃,气喘略减,舌苔薄白,舌质淡红。原方再进。

苇茎 15g	薏苡仁 24g	川贝母 9g	桔梗 9g
葶苈子 9g	郁金 9g	冬瓜仁 9g	瓜蒌仁 9g
紫菀 6g	桑白皮 9g	甘草 3g	

×5 剂

1964 年 12 月 10 日,三诊。诸证悉除,唯神疲乏力,纳差,用六君子丸以资善后。

(章天生、何晓晖《赣东名医·万贤伯》)

【按语】

肺脓疡中医称为肺痈。肺痈病名首见《金匮要略·肺痿肺痈咳嗽上气病脉证治》。唐代孙思邈《千金要方》创用苇茎汤以清肺排脓、活血消痈,后人多以此方为治肺痈基础方。现代科研发现金荞麦治疗本病有效。本案亦以苇茎汤(原方为芦根、桃仁、瓜瓣、薏苡仁四味)为主,结合本人用药经验加减,诸证悉除。患者病后神疲乏力,纳差,万氏注重脾胃,用六君子丸以资善后。

3. 实热肺痈

郑某,男,36 岁。

1975 年 7 月 25 日初诊,外感风热,病邪薰灼于肺,气失宣降,故发热半月不退,咳嗽胸痛。热壅血瘀,蕴酿成痈,终则内溃外泄,咳吐脓血,腐臭异常。汗多面赤,口苦而干为痰热内蒸之象。小便短赤,舌苔黄厚,脉滑数,是一派实热之征。胸透诊断为肺脓肿。宜予清热解毒,化痰排脓。

鱼腥草 30g	芦根 6g	黄连 5g	黄芩 10g
金银花 15g	连翘 15g	半枝莲 15g	蚤休 15g
桃仁 5g	冬瓜仁 30g	薏苡仁 15g	浙贝母 10g

×3 剂

1975 年 7 月 29 日,复诊,咳吐脓血仍多,余症悉减,仍宗原方加减。

芦根 60g	鱼腥草 30g	蒲公英 15g	金银花 15g
连翘 15g	蚤休 15g	半枝莲 15g	桑皮 15g
葶苈子 10g	桔梗 10g	桃仁 5g	冬瓜仁 30g
薏苡仁 15g	浙贝母 10g		

×3 剂

药后热已退清,咳吐脓血渐减,步原法出入更进一筹。终以清养补肺收功,调治半月而痊愈。

(何晓晖、黄调钧《赣东名医·李元馨专辑》)

【按语】

肺痈最早可追溯于《素问·大奇论篇》。其文曰:"肺之雍,喘而两胠满。"《金匮要略·肺痿肺痈咳嗽上气病脉证治》正式病名为"肺痈",并对其病因、病机与治疗作了明确阐述。《诸病源候论》也说:"肺痈者……寒乘虚伤肺,寒搏于血,蕴结成痈,热又加之,积热不散,血败为脓。"而《金匮悬解》则谓:"时出浊唾腥臭者,肺金味辛而气腥,痰涎瘀浊,郁蒸而腐化也。"对于肺痈的治疗,《金匮要略》已有葶苈大枣泻肺汤、薏苡附子败酱散等。本案李氏即以《金匮要略》数方加减,再以现代药理证实有较显著清热抗菌作用之蒲公英、鱼腥草、金银花、连翘、半枝莲等味。李氏善用古方,又能推陈出新,与时俱进,故使患者能在短期内治愈。

六、心悸

1. 痰火心悸

谢某,年五十余。患心悸病心时跳时止,脉大而数形质俱实,此非心气虚,是痰因火而动悸也。所以服归脾、宁心、琥珀、朱砂、猪心,一切补心镇心,皆无效。余用温胆汤加洋参、黄连、山栀、麦冬、竹沥,十服而安。

(清·李铎《医案偶存·惊悸怔忡》)

【按语】

心悸为患者自觉心跳或心慌,伴心前区不适感,多在心跳加强、加快、减慢或跳动不规则时产生。心悸的病名,首见于张仲景《伤寒杂病论》,称之为"心动悸""心不悸""心中惊""惊悸"等,并认为其主要原因有惊扰水饮、虚劳及汗后受邪等。心悸的病理变化主要有虚、实两个方面,虚者为气、血、阴、阳亏损,使心神失养;实证多由痰火扰心,水饮上凌或心血瘀阻,气血运行不畅而导致。本案李氏断为不是心气虚,是痰因火而动悸也。方用温胆汤加西洋参、黄连、山栀、麦冬、竹沥,化痰清热,除烦定惊。温胆汤立方角度从胆寒入手,胆气郁结,进而肝气郁结,木郁脾土,形成痰湿,痰湿扰心而见心悸不安。李氏从痰火论治心悸,善用古方,故使患者服药十剂而安。

2.怔忡不宁

甲子治一人,年四十。久病虚损,心中常怔忡不宁,一闻大声疾呼及房外响声略重,则如人将捕捉之状,尤警惕不适,汗淫淫下,用参芪四君加茯神、远志、枣仁、龙齿多服愈。

按:仲景曰,动悸,则怔忡心动惕而不安也。其由有三:气虚神弱,心不自持,一也;水气乘心,心火恶水,二也;汗为心液,液去心空,如鱼无水,三也。心中惕惕然,而跳动也,如人将捕之貌。人之所主者心,心之所藏者血,心气一虚,神气不守,此惊悸怔忡之兆端也。

(清·李铎《医案偶存·惊悸怔忡》)

【按语】

怔忡指心中惕惕不安、不能自控的一种病症。怔忡病名道见于宋严用和《济生方》。该书《惊悸怔忡健忘门》曰:"惊者,心卒动而不宁也;悸者,心跳动而怕惊也;怔忡者,心中躁动不安,惕惕然如人将捕之也。"本案表现与此描述高度吻合。心主血,主藏神。李氏以参芪四君补气养心,远志、枣仁安神定志,龙齿重镇安神。此方对心气虚、神气不守之惊悸怔忡方证对应,可收良效。

3.气血两亏

王某,女,35 岁。

1964 年 12 月 6 日,初诊。近 1 月来心悸逐渐加重,胸部抓紧不适,心动筑筑,坐立不安,烦躁易怒,夜难入寂寐,恶梦易惊,甚则通宵不眠,饮食不思,形体日益消瘦。舌质红,苔薄白,脉结代。经多方面检查,诊为"风心"(二尖瓣关闭不全,频发室性早搏)。中西药治疗已久,未得显效。此为气阴两虚,心肝失养。宜大补气血为主,养心安神为辅。仿复脉汤意出入。

朝红参 10g	阿胶 10g	红枣 5 枚	麦冬 12g
生地 10g	淮山药 10g	白芍 10g	琥珀 5g
酸枣仁 10g	远志 10g	菖蒲 9g	炙甘草 10g

×3 剂

进药 1 剂,烦躁大减,夜寐较安。再进 1 剂,胸无不适,心悸渐宁,睡眠甚香。3 剂后脉来间隙减少,精神健旺,饮食如常。

(何晓晖、黄调钧《赣东名医·李元馨专辑》)

【按语】

心悸病名首见于张仲景《伤寒杂病论》。其文曰："伤寒,脉结代,心动悸,炙甘草汤主之。"炙甘草汤又名复脉汤,有滋阴养血,通阳复脉作用。组方特点体现了"阴无阳则不生,阳无阴则不长"的特点,临床主要用于气血阴阳亏虚型心悸治疗。本例患者心动筑筑,坐立不安,舌质红,苔薄白,脉结代。中西医治疗已久,未得显效。李氏认为宜大补气血为主,养血安神为辅,予炙甘草汤加琥珀、远志、酸枣仁、石菖蒲等宁心安神之品以治。值得着重指出的是,方中人参用朝红参,突出了气对血液运行的推动作用。以朝红参易党参,主要是基于李氏的悟性。他总结以前数诊,虽立法合病机,选方亦无误,但唯补气欠力,易朝红参大补元气后,一剂即获大效,三剂竟收全功。

七、痰饮

1. 惊痰堵塞

尊夫人惊痰堵塞窍隧,肝肺心包络间,无处不有,三部脉虚软无力,邪盛正衰,不易开散。有欲用涌剂稍吐十分之三,诚为快事。弟细筹之,此法殆不可行。盖涌法正如兵家劫营之法,安危反掌,原属险道,况痰迷不过片晌耳!设以涌药投之,痰才一动,人即晕去,探之指不得入,咽之气不能下,药势与病势相扼,转致连日不苏,将若之何? 无已,如丹溪所云,惧吐者宜消息下之乎?不知窍隧之痰,万不能导,即导之下行,徒伤脾气,痰愈窒塞,此法亦不可用也。为今之计,确以理脾为先。脾气者,人身健运之阳气,如天之有日也。阴凝四塞者,日失其所;痰迷不省者,脾失其权耳。理脾则如烈日当空,片云纤翳,能掩之乎? 其次莫如清肺。肺为将帅之官,气清则严肃下行。气下行,则痰之借为坚城固垒者,方示以暇,而可用其攻击之力,所谓攻坚则暇者亦坚,攻暇则坚者亦暇是也。今四末肿麻,气壅已甚,尤不可不亟亟矣。其理脾之法,须药饵与食饮相参,白饭、香蔬、苦茗,便为佳珍。不但滑腻当禁,即粥亦不宜食,以粥饮之,结为痰饮易易耳! 不但杂食当禁,即饭食亦宜少减,以脾气不用以消谷,转用之消痰,较药力万万耳! 其辛辣酒脯,及煎煿日曝之物,俱能伤肺,并不宜食。至于用药,弟自有节次矩矱,俟日渐轻安,来春方奏全最也。缘此病患不识治,前贤亦未见高出手眼。弟思之累日,窃以为要领在是。所以必欲持久者,与金城方略同意。且先除胁从,后歼巨魁,自势所不易捷得之事,唯台兄裁酌进教,毋谓小恙过矜,迂远不切。幸孔! 幸孔!

惊痰之来,始于肝胆。冬月水气归根,不敢攻治,故但以理脾药平调。必至春月木旺,才用四君子汤加龙胆草、芦荟、代赭石、黄连、青黛等药为丸,服之,痰迷之证,果获全瘳。此后不发。

(清·喻昌《寓意草·与黄我兼世兄书》)

【按语】

本案黄我兼夫人惊痰堵塞窍隧,肝、肺、心包间,无处不有,三部脉虚软无力,邪盛正衰,不易开散。对其治疗原则,喻昌提出:"为今之计,确以理脾为先。"因为脾气为人身健运之阳气,痰迷不省者,脾失其权。其次,莫如清肺。今患者四肢肿麻,气已壅盛,气清则严肃下行,可用其攻击之力。于是喻氏先以理脾平调,后用四君子汤加龙胆草、芦荟、代赭石、黄连、青黛等药为丸,告愈。对于理肺,喻氏还难能可贵提出"须药饵与食饮相参",规范了患者饮食调护方法,这对于疾病康复起到了一定作用。

2. 咽喉壅塞

陈云尊堂,年逾五旬,形体肥盛,平素多痰。余每以姜、附投之辄效。厥后医者步辙屡进,渐有肩胛疼痛、手足拘挛之状。医又云:"当防中风。"日进茸、附之药,既不知久而增气之例,又不审病因气变之理,竟到危急之极。深夜邀视,牙关紧急,咽喉闭塞,且满面火光炎炎。诸医环睇,皆认中风,称为戴阳危症。家人忙进参、附。余见病势甚急,不能与辨。令取盐梅捣汁擦牙,俾得牙开,始见满口胶痰,壅塞咽喉,随用稀涎散,调水卷取其痰,约呕升余,其声稍开,然尚不能言。又以元明粉,搅洗喉中,随呕随搅,又呕涎升余,方云要睡。次日连进控涎丹,二日中捋进六十粒,始得微泄,改进清肝化痰之药而健。

(清·谢星焕《得心集医案》)

【按语】

年逾五旬妇人,形体肥盛,平素多痰。其口忽牙关紧急,咽喉闭塞。谢氏急则治其标,采用临时急救法,令取乌梅捣汁擦牙,便其牙开,发现满口胶痰,壅塞咽喉,随用稀涎散催吐,痰吐出,其声稍开,又以玄明粉搅洗喉中又进控涎丹,得微泄。稀涎散又名急救稀涎散,方出《肘后方》,处方由猪牙皂角、白矾组成,功能主治涌吐顽痰。控涎丹方出自《三因极一病证方论》,又名子龙丸、妙应丸,由甘遂、大戟、白芥子各等分组成,具有祛痰逐饮、消痞破癥之功。谢氏然后改进清肝化痰药使患者得以康复。他在当时历史条件下,能以中医简易治法,很好地达到了"急则治其标"的效果,还是值得点赞的。

3. 阳虚痰饮

陈茗如太守恭人,黎云涛别驾之幼女也,形体丰腴,贤能素著。岁咸丰癸丑,患痰饮病。时值夏末,酷热炎蒸,头裹裘勒,身穿棉衣,密闭户窗,畏见阳光,手心灼灼,身常发热,呕逆痰水。艾医作阴虚治,日进高参、麦冬、五味、地黄、川贝、龟板、阿胶、归、芍群阴之药,附和其阴,以致阴霾肆空,饮邪滔天,逆冲眩冒,不思饮食,体日尪羸,几至莫救。艾犹不悟,始延余诊。余用桂、苓、术、附、椒、姜、陈、半,一派辛温通阳之属,使离照当空,群阴方能退位。调治半载,渐次寻愈。所立方案,治法不下十数,皆遭于兵乱散失无存,仅遗后案一则,阅系次年甲戌正月案也。录存于右。论曰:痰饮久踞,痞胀不堪纳谷。腊月阴寒日甚,暖气日减,全是阳气衰微,阴浊上逆,呕吐不止,夜卧只二三时,寤则饮嘈作呕,日来小水利。宜开太阳,以通膀胱。而导饮逆俾,膀胱之气一化,胸自然旷若大空矣。仍用桂苓术甘饮加泽泻,使饮邪有一出路为要,第久病愈,而复作无求速效。古人谓:元气已衰,病宜缓调。此之谓也。正月初六日拟。

暑月着棉畏阳,显由元气亏乏、阴盛阳虚而起,为治拟通阳,深得仲景之旨。(寿山)

（清·李铎《医案偶存·痰饮》）

【按语】

病妇形体丰腴,患痰饮病,手心灼灼,呕逆痰水。时值夏末,酷热炎蒸,但患者裹裘勒身穿棉衣,密闭户窗,畏见阳光。他医作阴虚治,群阴之药充斥使用,致使阴霾肆空,饮邪滔天,逆冲眩冒,不思饮食,体日尪羸,几至莫救。患者主症呕逆痰水,应为饮证。水饮为阴邪,阳衰则饮聚,得温则宣化。且饮邪积聚于人体又易伤阳气,故患者畏寒畏光。李氏改弦易辙,处以苓、桂、附、椒、姜、陈、夏等一派辛温通阳之药。张仲景《金匮要略》明训:"病痰饮者,当以温药和之。"仍用桂苓术甘汤加泽泻治之。经方苓桂术甘汤温化之药,既可振奋阳气,行水化饮,又能通阳气,畅气机,散凝结。所以李氏认为:"使离照当空,群阴方能退位。"结果调治半载,渐次寻愈。

4. 痰湿中阻

黄某,女,51岁。

1958年9月13日,初诊。近月来觉头昏目眩,甚则卧床不起,起则天昏地转,呕吐清水。现症:头目昏眩,泛泛欲吐,心慌心悸,胃脘痞满,纳食尤甚,肢体沉重,二便尚调,舌苔薄白而腻,质淡体胖嫩,脉弦。证属痰饮中阻。治宜以温脾化饮,和胃降逆,温药和之。方拟苓桂术甘汤加减。

茯苓 12g	桂枝 5g	白术 15g	姜半夏 6g
炙甘草 5g	生姜 3 片		

先以灶心土加水煎后,其清水煮上药

× 3 剂

9 月 16 日,复诊。药后眩晕略减,胃脘亦较舒,再服上方 3 剂。

9 月 19 日,三诊。诸证均减,纳增,后以此方出入。续服调治方剂而愈。

(章天生、何晓晖《赣东名医·傅思义》)

【按语】

眩晕是患者感到自身或周围环境物体旋转或摇动的一种主观感觉障碍。根据患者表现,头目昏眩,泛泛欲呕,心慌心悸,胃脘痞满,肢体沉重,结合舌脉,诊为痰湿中阻。遵照仲景"病痰饮者,当以温药和之"之训,取经方苓桂术甘汤加减。苓桂术甘汤为古今温阳化饮首选方,对于"起则头眩",清浊逆乱之眩晕症,可以达到升清降浊的良好作用。故患者服药后眩晕诸证均减,纳增,后以此方加减化裁,续服调治之方剂而痊愈。

5. 饮留胸胁

杨某,男,42 岁。

1963 年 2 月 12 日,初诊。患者于 2 月 8 日下河搬树,当晚 8 时恶寒,继而发热无汗,头痛身重,咳嗽胸闷,口干不欲饮,畏荤油,嗜睡。经解表化湿,疏里清热等法治疗,外表之寒湿已除。症见高热(39.5℃),头痛,唇烂,咳嗽气迫,痰中带血,左胸疼痛,咳唾痛增,口干欲饮,小便短赤,舌苔薄黄,脉来洪大而数。病属悬饮,此因外邪犯肺,宣降失常,气机被阻,湿流胸胁,郁而化热,阴耗络伤。宜泻肺行水,清热育阴。

桑白皮 15g	葶苈子 10g	瓜蒌 15g	川贝 7g
杏仁 10g	黄连 5g	黄芩 10g	知母 10g
枇杷叶 10g	生地 10g	玄参 10g	麦冬 10g
甘草 4g			

× 2 剂

1963 年 2 月 14 日,二诊。咳血已止,昨天热退,今复高热,咳引左胸疼痛,便泄,尿短赤,脉滑数,胸透发现左侧胸腔积液。治于原方出入。原方 2 剂。

1963 年 2 月 16 日,三诊。低烧,咳嗽不爽,胸痛增剧,宜原方加宣肺之味。原方加桔梗 7g,2 剂。

1963 年 2 月 18 日,四诊。低热已退,口不作渴,胸痛见减。前方有效,出入再进。原方去柴胡、生地,加云茯苓 10g,2 剂。

1963 年 2 月 20 日,五诊。精神好转,食欲增进,胸痛同前。古有"通则不痛"之原则,兹师其意。

桑白皮 15g	葶苈子 10g	瓜蒌 15g	黄连 5g
黄芩 10g	川贝 7g	杏仁 10g	枳壳 7g
厚朴花 10g	甘草 3g		×3 剂

1963 年 2 月 22 日,六诊。胸痛减轻,入夜咳嗽,胸透积液减少。前方合拍,坚守不移。

桑白皮 15g	葶苈子 10g	瓜蒌 15g	黄芩 10g
知母 10g	枳壳 7g	厚朴花 10g	橘络 4g
川贝 7g	杏仁 10g	云茯苓 10g	甘草 3g
			×3 剂

1963 年 2 月 25 日,七诊。咳嗽减轻,咯痰欠爽,原方加枇杷叶 10g,再投 3 剂。

1963 年 2 月 28 日,八诊。其病向愈,唯汗多便泄,微咳不爽。舌苔白,脉沉。余邪未净,脾失健运。拟通阳泄热,健脾渗湿。

云茯苓 15g	桂枝 6g	白术 10g	泽泻 10g
桑皮 10g	黄芩 7g	川贝 5g	杏仁 5g
甘草 3g			

3 剂药后遂告全安。后来随访,患者出院数日,即上班工作,一切如常。

(何晓晖、黄调钧《赣东名医·李元馨专辑》)

【按语】

关于悬饮的记载首见于《金匮要略·痰饮咳嗽病脉证并治》。其文曰："饮后水流在胁下,咳唾引痛,谓之悬饮。"现代学者认为仲景所载之悬饮实为渗出性胸膜炎。悬饮病属水液代谢异常,病位在胸胁,与肺脾关系密切。李氏对本案悬饮仍立足于审证求因,辨证论治。患者除胸部咳唾引痛,尚有痰中带血,口干欲饮,小便短赤,舌苔薄黄,脉来洪大而数,提示湿流胸胁郁而化热,阴耗络伤,故先行泻肺行水,清热育阴。咳血停后,李氏进行药味调整,酌加宣肺行气之品,使之通则不痛。至第八诊时,本着仲景"病痰饮者,当以温药和之"原则,以苓桂术甘汤加减,通阳泄热,健脾渗湿、温清并用,患者遂告痊愈。

八、呃逆

1. 胃气虚极

岵翁公祖,自春月论耳鸣后,见昌执理不阿,知为可用。至冬初以脾约便艰,再召诊视。进苁蓉、胡麻、山药、首乌等,四剂即润。盖缘肠中少血多风,与药适宜,故效敏耳。自是益加信悦,时沐枉驾就问,披衷相示。冬尽偶因饱食当风,忽然一吐,倾囊而出,胃气大伤。随召诊问,体中微似发热,左关之脉甚大。自云:"始先中脘不舒,今觉气反攻左。始用梨汁不效,今用蔗浆稍定。不知此何症也?"昌因断曰:此虚风之候也。以胃中所受之水谷,出尽无留,空虚若谷,而风自内生,兼肠中久蓄之风,乘机上入,是以胃中不安。然风入于胃,必左投肝木而从其类,是以气反攻左,而左脉即为之大且劲。《内经》云:"风淫于内,治以甘寒。"梨汁蔗浆,俱甘寒对症之物,而一效一不效者,又可知胃中气虚已极,不耐梨性之达下,而喜蔗性之和中也。于是以甘寒一派之药定方,人参、竹沥、麦门冬、生地黄之属,众议除参不用。服后腹中呱呱有声,呕出黄痰少许,胸中遂快。次早大便亦通,症似向安。然有可怪者,本是胃经受病,而胃脉反不见其病,只是上下两旁,心肾肝肺之脉,时时另起一头,不安其常。因为剖心争论,谓此非上下两旁之见病端也,乃中央气弱,不能四迄,如母病而四子失乳,故现饥馁之象耳。观公祖自云:"口中之味极淡。"又云:"水到喉管,即注住不肯下行。"明明是胃中之气不转,宿水留住喉间,不能更吞新水耳。宜急用四君子汤以理胃气,则中央之枢轴转,而四畔之机关尽利,喉管之水气不逆,而口中之淡味亦除矣。如不见信,速请明者商之,不便在此羁时误事也。然而言过激烈,反怪为故意惊骇。改召二医,有谓中风者,有谓伤寒者,见各不同。至于人参之不可用,则同声和之。谓症之轻而易疗,则同力担之。微用发表之药,即汗出黏濡,又同口赞之。曾罔顾已竭之胃气,追之实难,反开关而纵之去,于是气高神荡,呃逆不休矣。再侥幸而投黄连一剂,将绝之系,加极苦以速其绝。二医措手不及。复召昌至,则脉已大乱,如沸如羹,频转频歇,神昏不醒,身强莫移,年寿间一团黑滞,其气出则顺,而入必哕,通计昼夜一万三千五百息,即得一万三千五百哕矣。二医卸祸,谓昌前所议四君子汤,今始可用。吁嗟!呼吸存亡,尚图雍容樽俎乎?据理答之曰:"气已出而不入,再加参、术之腻阻,立断矣!唯有仲景旋覆代赭石一方,可收神功于百一。"进一剂而哕势稍减;二剂加代赭石至五钱,哕遂大减。连连进粥,神清色亮,脉复体轻。再用参、苓、麦冬、木瓜、甘草,平调二日,遂康复如初。此盖祖翁少时纯朴不凋,故松柏之姿,老而弥劲,非尽药之功能也。即论药,亦非参之力,乃代赭坠参下行之力也。祖翁病剧,问昌何为不至,及病间,见昌进药,即鼓勇欣尝,抑何见知之深耶!而昌亦得藉汤药以行菽水之事。快矣快矣。

(清·喻昌《寓意草·直叙王岵翁公祖病中垂危复安始末》)

【按语】

呃逆指胃气上逆动膈,以气逆上冲,喉间呃呃连声,声短而频,令人不能自止为主要临床表现的病症。呃逆古称"哕",如《金匮要略》有"呕吐哕下利篇"。《素问·宣明五气篇》谓:"胃为气逆为哕。"西医学中的单纯性膈肌痉挛即属呃逆。但久病、重病出现哕往往为不祥之兆。《素问·宝命全形论篇》谓:"病深者,其声哕。"肿瘤晚期等危重病人出现呃逆,中医认为是"土败胃绝",预后不良。案中患者王岵翁本胃中气虚已极,误用发表之药,于是气高神荡,呃逆不休,脉已大乱,如沸如羹,频转频歇,神昏不省,身强莫移。对此胃气垂绝,病危至急之候,喻昌注重脾胃,用益气和胃降逆法治之。他方以仲景旋覆代赭汤,益气和胃,降逆止呃,一剂而哕势减,二剂加重代赭石用量,哕遂大减。此后连连进粥,神情色亮,脉复体轻而康复。

2. 肺气不降

黄达生食犬肉,大热腹痛,服巴霜丸数次,潮热不退,口渴妄言。更医进柴、葛、石膏、大黄、芩、连之属,忽发呃逆,又用丁香柿蒂汤,呃逆愈甚。前医束手,延余视之。目赤、舌干、便闭,本属实火,正思议间忽闻大呃数声,睁目直视,满面红赤,昏不知人,举家大哭。适悟天气不降、地道不通之旨,唯有苦辛开降肺气一法,乃用杏仁八钱,枇杷叶三钱,忙煎与服。下咽未久,嗳气一声,腹内雷鸣。再与前药,二便通利遂安。窃思此症,暴厉惊人,若非胸有定见,殊难下手。《内经》云:欲伏其所主,必先其所因,可使气和,可使必已。一段经旨,不正可为此治之明证乎?

(清·谢星焕《得心集医案》)

【按语】

黄达生呃逆一证,用丁香柿蒂汤无效。谢氏根据其目赤、舌干、便闭,睁目直视,满面红赤,昏不知人,别出心裁,用辛开苦降肺气一法,巧用杏仁、枇杷叶二味煎服,药简效宏,二剂后二便通利遂安。谢氏引用《素问·至真要大论》"必伏其所主,而先其所因"句,教诫后学,用心良苦,再三强调学医者要有悟性的重要性。

3. 肝火上僭

黄大亨先生乃郎,忽患嗳气上冲,似呃逆之象,医进藿香二陈之属,更加呕逆不已,又用柿蒂、香、砂、丁、蔻之药,遂至嗳逆不休。余诊之曰:"吾一剂立愈。"以左金加大黄、柴胡、丹皮,药下果平。次除大黄,重加石斛而安。此诸逆冲上,皆属于火,所谓欲求南风,须开北牖也。

左金丸

黄连六两　　　　　　吴茰一两

水丸

(清·谢星焕《得心集医案》)

【按语】

本案谢氏以左金丸加大黄、柴胡、丹皮(去大黄),重加石斛治郁逆,乃根据《素问·至真要大论》"病机十九条"之"诸逆上冲,皆属于火"的启示。谢氏泻肝降逆,出奇制胜,治呃逆别具一格。左金丸始载于元代著名医家朱震亨所撰《丹溪心法》,由黄连、吴茱萸用量按6∶1比例组成,以水丸或汤剂入药,具有清肝泻火、降逆和胃、开郁散结等功效。现代药理研究证实,以石斛叶、花组成的和胃茶煎剂,分别进行在体实验与离体实验观察,对大鼠离体小肠运动呈明显抑制作用。故谢氏以左金丸加味,并重用石斛,其疗效是肯定的。

4. 中虚气怯

余启初,捕鱼为业,患呃逆病,医以丁香柿蒂汤叠服如故。复就原医诊曰:"丁香柿蒂汤为止呃神方,连服数剂,毫不见效,且脉已离根,病在难治。"因而辞去,始请余诊。诊得脉来迟细,重按乃得,满面浮气,状如通草糊成,呃声甚长,似空器中出。谓曰:"此症之可望生者,正得脉之迟细耳。且细玩有神,毋容惧也。"遂用代赭旋覆汤与服。药方下咽,呃声即止。继进二剂,呃声复起。越日又诊,脉症如前,呃则抬肩,声类牛吼,溯仲景设代赭旋覆汤,原为重以镇怯立意,今声如牛吼,中虚可知,故一服呃止者,乃得重镇之力;再服又呃者,足征中州之虚,而仓廪空乏,尤恍然悟矣,因详诘之。启曰:"始因感冒风寒,来求先生数次未遇,向药铺问服一剂,寒已除清。后因胸前不舒,得食身重,复问一剂,不识何药,只见有花色如槟榔者,服下未久,五脏翻裂,有如刀割肠断之苦。"始知以往之误。于是以理中加赭石、当归,镇中安脏,日进两剂,呃渐休,脉渐充。按方再服,诸症皆平。唯面部尚浮,以脾虚失统治之而安。按此症因胸不舒,得食身重,理当健运脾阳,或辛温助胃,亦可奏效。夫呃逆,一总名也,有因寒、因热、因虚、因实者,治以清火、温寒、降气、理虚之法,种种不同,敢曰柿蒂一方遂足以毕斯症之能事乎?

(清·谢甘澍《一得集医案》)

【按语】

某渔夫患呃逆,丁香柿蒂汤迭服无效,谢氏以理中汤加代赭石、当归镇中安脏而愈。谢氏认为本病,中虚气怯,脾虚失统,应当健运脾阳,辛温助胃,而不是一派降逆。谢氏教诫,呃逆有"用寒、因热、因虚、因实者",种种不同,不能见呃逆即以丁香柿蒂一方以毕斯症。中医学的灵魂在于辨证论治。谢氏了解到患者患病过程及他医误治情况后,经脉症合参,决定用理中汤加味温中降逆而获效。

5. 痰冲呃逆

徐姓妇,素性躁,数年来常患呃逆,遇怒气作即发,天寒欬逆愈甚,服丁香、柿蒂、香蔻、六君,顺气化痰俱无效,必大吐痰涎乃渐止。然吐后,神昏心悸。余以逆气挟痰上冲,用重以镇逆法,一剂即止。

| 老山参 | 煅赭石 | 旋覆花 | 干姜 |
| 泡半夏 | 真沉香 | 大枣 | |

(清·李铎《医案偶存·呃逆》)

【按语】

　　呃逆古称"哕",是膈肌、膈神经、迷走神经或中枢神经等受到刺激后引起的不自主的膈肌痉挛。导致呃逆发作原因很多,病情也轻重不一。本例患者素性躁,常年患呃逆,遇怒气即发,无寒咳逆愈甚,然服丁香、柿蒂、香薷、六君顺气化痰俱无效,必大吐痰涎乃渐止。李氏认为此系逆气挟痰上冲,于是以人参补中益气,旋覆花、代赭石重镇降逆,半夏化痰,沉香降气,干姜温中,即以益气温中镇逆法一剂即止。

　　6. 呃逆死证

　　黄某,年八十。高年久病反复,本属可虑,今忽呃逆连声,实是恶候。投参、附、丁、沉、姜、桂、苓、半,以治下焦虚寒,阳气竭而为呃,揆之于理,与病无远,何至罔效?心歉然未决,与谢先生筹议,从丹溪肝肾阴虚之呃一条。云:其气必从脐下直冲上出于口,是由相火炎上挟其冲气,乃能逆上为呃,用大补阴丸,峻补真阴,承制相火。谢先生曰:"依理极是,但虑高年,元阳已竭,难进纯阴。"酌以参、附、丁、沉吞滋肾丸,兼固阴阳,而制相火,亦无效。续投景岳归气饮,及以硫磺、乳香烧烟,令鼻闻其气,皆治呃证之大法,卒不能疗,症之不治,虽费尽心力极难。

　　久病发呃,脾肾之气垂绝。(寿山)

　　　　　　　　　　　　　　　　(清·李铎《医案偶存·呃逆》)

【按语】

　　呃逆一症,病情轻重差别极大。一时性呃逆大多轻浅,只需简单处理,可不药而愈;持续性或反复发作者,服药后也多能治愈;若慢性危重病症后期出现呃逆者,多属病情恶化,胃气将绝,元气欲脱的危候,称为"土败胃绝"。本例患者八十高龄久病反复,今呃逆连声,李氏断为恶候。经反复治疗,卒不能疗。李氏感叹:"症之不治,虽费尽力极难。"

九、呕吐

　　1. 胸痞干呕

　　徐某,年三十余,胸痞,面赤,干呕。医投丁、蔻暖胃药愈甚。余诊得脉数,呕哕有声无物,明系气病,非胃寒也。书曰:"哕者,少阳也。"少阳多气少血,气有余,便是火也。刘河间曰:胃膈热者,则为呕。火气炎上之象也。但胸痞中焦必有痰隔,当以胃中有痰与火而哕也。医不审究,胃寒、胃热、胃虚,又不能辨。呕、吐、哕,是三经之病,当分别施治,殊属误投匪浅。余用半夏三钱、陈广皮二钱、炒栀子二钱、青竹茹一大九,水煎,和姜汁一盏,缓缓服之,一剂十愈六七,再剂全愈。后以此法,治多人悉验。

按:经曰:"诸逆冲上,皆属于火。"症用燥热,极宜详慎,斯症之谓也。

丹溪曰:刘河间谓呕者,火气炎上也。此特一端耳!有痰隔中焦,食不得下者,有气逆者,有寒气郁于胃口者,有食滞心肺之分,新食不得下而反出者,有胃中有火与痰而呕者。

梦觉道人曰:呕吐之症,一曰寒,一曰热,一曰虚。寒则脉迟,热则脉数,虚则脉虚,即其脉可以分其症,最易治者寒。阳明为消磨五谷之所,喜温而恶寒。一自寒犯于内,两相龃龉,食入即吐,不食亦呕。彼法夏、丁香、白蔻、砂仁,本草所注一派止呕定吐之品,非不神效,不如一碗生姜汤,而其效更速者,谓寒气客于肠胃,厥逆上出,故痛而呕,是也。最误治者热,寒之不已,郁而为热。医不知其热,仍以辛热治其寒,愈呕愈热,愈热愈吐。彼麦冬、葛根止呕定吐。书有明文,尚不知用,何况石膏之大凉大寒(经验方:石膏、麦冬、粳米、炙草)?不知石膏为止呕定吐之上品,本草未注其性,《内经》实有其文。经曰"诸逆冲上,皆属于火""诸呕吐酸,暴注下迫,皆属于热"是也。最好治者虚,不专责之胃,而兼责之脾。脾具坤静之德,而有乾健之运。虚难转输,逆而呕吐。调理脾胃,乃医家之长策,理中汤、六君子汤(二方皆以黄芪易人参),皆能奏效。经曰:足太阴之脉,挟咽连舌本,是动则病舌本,强食则呕是也。夫呕吐病之最浅者也,噎隔病之至深者也,极为易辨。呕吐,其来也猝。噎隔,其来也缓。呕吐,得食则吐,不食亦有欲呕之状。噎隔,食入方吐,不食不呕。呕吐,或寒,或热,或虚,外见寒热与虚之形。噎隔不食,亦与平人一般。呕吐,不论年之老幼。噎隔,多得之老人。呕吐脉有迟、有数、有虚。噎隔,脉缓。方书所论呕吐,牵扯噎隔之文。噎隔半是呕吐之方,有何疑似之难辨,而茫无定见也。道人此论颇超。余所治呕吐之案,寒热虚症不下数十,惜遭于寇贼焚毁,仅遗数案,殊为缺憾,故附录此论,以备参考,且以补余之未备也。

(清·李铎《医案偶存·呕吐哕》)

【按语】

恶心呕吐包括恶心、干呕和呕吐,是临床常见症状。除外感疾病外,现代如肿瘤化疗反应,手术后并发症多见此表现。胸痞即指恶心,是由于脾胃功能失调,升降失司,胃气壅塞,出现以脘腹满闷不舒为主症的病症。"痞"古同"否",为阻塞不通之意。干呕指有声无物涌出之呕吐。"哕者,少阳也,多气少血,故有声无物,乃气病也。"出自《证治准绳·女科》。李氏诊得患者脉数,辨为气病,排除胃寒,又认为胸痞中焦必有痰隔,于是投以半夏、陈皮、栀子、竹茹水煎和姜汁,清热,除痰,理气,降逆。患者服两剂后痊愈。李氏用此法治多人悉有效验。

2. 暑湿犯胃

余某,女,37岁。

1976年8月10日,初诊。卒然脘腹痞闷,恶心呕吐,不思饮食,食后饱胀,头重如裹,两颞侧疼痛,神困肢疲,呵欠频频,汗少。舌苔白腻,脉形濡缓。时值夏令,暑湿犯胃,浊气上逆。宜解暑化湿,理气降逆。

藿梗 10g	薄荷 5g	陈皮 5g	半夏 10g
枳壳 6g	厚朴 6g	木香 5g	砂仁 3g
生姜 3 片	白芷 5g		

×3 剂

1976年8月13日,二诊。呕吐已止,头重痛亦愈,倦怠思睡,食饮略振。腻苔已化,舌质淡红,脉来沉弱。病邪已除,中阳虚衰。宜从根本论治,温补脾胃。

西党参 10g	焦白术 10g	丁香 5g	白蔻仁 5g
炮姜 3g	炮附子 5g	肉桂 2g	甘草 3g

×3 剂

（何晓晖、黄调钧《赣东名医·李元馨专辑》）

【按语】

藿朴夏苓汤首见清代何廉臣《重订广温热论》,由藿香、厚朴、姜半夏、薏苡仁、白豆蔻、杏仁、泽泻、赤苓、猪苓组成。能宣通气机,燥湿利水,治湿温初起,湿阻中焦,湿盛热微之证。本案卒然脘腹痞闷,恶心呕吐,不思饮食,头重如裹,神倦肢疲,苔白腻,脉濡缓,李氏辨为暑湿犯胃,处方以藿朴夏苓汤为基础,解暑化湿,理气降逆,服药后呕吐止,头重痛亦愈,食纳增,腻苔化,病邪已除。再以温补脾胃善后而愈。

十、反胃

1. 中寒反胃

张成基上舍,年七旬。冬月感寒,食猪血过多,遂成夹食腹痛,月余才愈。如厕忽眩晕昏卧不醒,醒时身冷形寒,则寒邪已深入里矣。此后人事常不清爽,渐至饮食减少,厌近荤腥,延成膈气翻胃。初起饮食下咽,停久带涎沫吐出,渐致食才入喉,如有物梗塞。旬日来,仅能进薄粥盏许,乃随痰涎上壅。高年患此实为重症,加以近年连遭郁勃之伤,更属难治。诊脉沉小无神,重按全无,声微息低,精神惫甚,夜卧不适,所吐尽是稠痰胶黏,间或仍带食物呕出。按食入反出,是无火也。又自觉腹中冷气冲上则呕,明是中寒胃冷,火土两败也。阅诸前医所用理中温胃,及藿、朴、香、砂、平胃导食除痰,皆罔效,反见加剧。唯宗竺香孝廉,进椒、附、干姜通阳除饮,丁、蔻、荜拨补火暖胃,吴萸镇纳厥阴之逆气,一派辛刚以祛浊饮之味,得大泻数次(此天气下降,地道自通之理)。稍能纳粥而只吐涎沫,是为效征。但病者自言身觉腾空,上重下轻,有如微风吹毛之状,此盖由二十日来,胃中全无水裹,冲气上逆,气高不返,是以有此,最防上脱。因细为蓄画。悟仲圣大半夏汤一法,以半夏能降冲脉之逆;人参为辅,而生既亡之液。又考喻氏治膈气翻胃,用旋覆代赭汤,屡奏奇绩。此方中原有人参、半夏,成方可采代赭石之重以镇虚逆,干姜之大辛大热以开拒格而温胃,旋覆花之咸温能润下而散结气,再加沉香能下气而坠痰涎。东垣谓:沉香上至天,下至泉,用为使,最为良。揆之以理,诚为对症不易之方。无如病家不谙医理,药一下咽,遽求病除。服一二剂,又更一医,温凉杂投。越二日,复延予诊。脉仍细如丝,据述初服此药,腹内得一阵刮痛;次日再进,则平平而冲气一上,啜药少许即止。此降逆之功,已显著矣。且所吐之涎亦减半,饮食稍知味,身体亦不腾空。此等重症,得二三善状,似有转机,倘能专任,仍宗大半夏汤为主,合大建中意,以甘澜、蜜水煎药,润阳明之燥,俾胃阴下降,则便润食进,必有一番新景象矣。

食入反出,胃寒无火,脉细神衰,脾虚气弱。《内经》无专论治,宗《金匮》确乎不移,后拟以大半夏合大建中二汤,原使胃阴下达,则幽门、阑门滋润而二便通,能服十余剂,定奏奇效。(寿山)

(清·李铎《医案偶存·反胃噎膈》)

【按语】

反胃属于胃部病变,因胃失和降,气逆于上而见呕吐。病机为脾胃虚寒,胃阳不足,难于腐熟,食入不化所致。表现为食欲入胃,滞于胃中,良久倾吐而出,吐后转舒。《金匮要略·呕吐哕下利病脉证治》谓:"朝食暮吐,暮食朝吐,宿谷不化,名曰胃反。"大半夏汤脱胎于治呕名方小半夏加茯苓汤。该汤除茯苓、生姜,加人参、白蜜,即为大半夏汤。本案七十老翁,冬月感寒,夹食腹痛,迁延成为膈气反胃。李氏审证求因,患者年事已高,加以心情挫抑,明是中寒胃冷,火土两败。但前医所用理中温胃及藿、朴、香、砂、平胃导食除痰,皆无效,反见加剧。李氏悟及仲景大半夏汤,以半夏能降冲脉之逆,人参为辅而生既亡之液,颇为对症。李氏又加代赭石重镇虚逆,干姜大辛大热以开拒格,以旋覆花润下散结气,沉香下气除痰。患者服后本初见效,但病家除病心切,临时更医,致病情反复。李氏仍宗大半夏汤为主,合小建中汤,以甘澜蜜水煎药,润阳明之燥,以便使胃阴下降,便润食进。

2. 反胃吐酸

于,年五旬。吐酸反胃,病起三载。诊脉浮细,中沉有力。此肝木侮土之象,是以任进辛香温胃之属无效,而徒增诸燥象。此《内经》所谓:"诸呕吐酸,皆属于热。"又曰:"少阳之胜,民病呕酸是也。"又大便三四日一解,朝食暮吐,有时食入即吐,槁在阑门,胃气不主下降,肠胃燥结可知,法主柔润兼施。

吴萸	黄连	附子只用一钱引热下行		
白芍	半夏	牛乳	韭汁	姜汁

进丹溪左金、六一、韭汁、牛乳法。近五日,呕吐酸水差少,稍能纳食,不致全数吐出,似有效矣。唯交早咽燥,明是阴津已乏。古称反胃噎膈,都因阴枯而阳结也。且操持茹苦太过,积劳伤其血分,必有瘀浊阻滞而成。观丹溪治法,禁用辛香燥热之味,亦是一大法门。而景岳厉訾其非,乃执一偏之见,谓反胃都是火虚,宜补、宜温。余不敢专从其说矣,且是症前呕酸水日久。夫酸者,肝木之味,由火盛制金不能平木,则肝火自甚,而为酸也。拟方仍从前意,苦降宣通,调化机关,和润血脉,以质高明。

川连	半夏	吴萸	郁金	竹茹
甘蔗汁	藕汁	姜汁	韭汁	牛乳

(清·李铎《医案偶存·反胃噎膈》)

【按语】

《素问·至真要大论》谓："诸呕吐酸,暴注下迫,皆属于热。"本例患者吐酸反胃病起三年。经脉症合参,李氏辨为肝木侮土。但进辛香温胃之属无效,反增燥象;又大便三四日一解,朝食暮吐或食入即吐。李氏认为是阑门胃气不降,肠胃燥结可知,主张柔润兼施。他以左金丸清肝暖胃,加入牛乳、韭汁和润血脉附子温胃,半夏、姜汁降逆止呕,白芍柔肝敛汗;其又加入藕汁、甘蔗汁护胃生津,郁金疏肝解郁,竹茹清热止呕。旨在肝胃同调,气阴兼顾,苦降宣通,刚柔并进。其中韭汁牛乳饮出自《医方考》。韭汁祛瘀生新,开通胃气;牛乳补血润燥,兼通大肠。李氏用心良苦,用药可谓考虑全面。

3. 中阳不振

徐某,女,35岁。

1960年10月9日,初诊,时常翻胃,唾液甚多,神疲乏力,面色苍白,舌质淡,苔薄白,脉弱。此属中焦无火,寒邪犯胃。法宜温中散寒。

党参10g	白术10g	半夏10g	吴茱萸5g
陈皮10g	茯苓10g	高良姜5g	丁香5g
甘草4g			

(何晓晖、黄调钧《赣东名医·李元馨专辑》)

【按语】

反胃,又名胃反、翻胃,以"食入经久而出,朝食暮吐,暮食朝吐"为主要表现。《素问·举痛论》曰:"寒气客于肠胃,厥逆吐出,故痛而呕吐。"《诸病源候论》说:"夫呕、吐、哕者,皆属于胃,胃者总司也。"本例患者,时常翻胃,唾液甚多,神疲乏力,面色苍白。李氏认为此属中焦无火,寒邪犯胃,法宜温中散寒。方以六君子丸健脾止呕,高良姜、吴茱萸、丁香温阳散寒。全方标本兼治,散寒降逆,和胃止呕。李氏通过此治疗,使清升浊降,气机顺畅而达愈病目的。

十一、胃痛

1. 肝胃不和

龚某,男,40岁。

1958年11月20日,初诊。胃脘胀痛、嘈杂、泛酸,每遇情绪不畅及寒冷而经常发作。近日加剧,嗳气,口苦,小溲色黄,大便不爽,舌苔薄黄,质淡红,脉弦。脉证合参,证属肝胃不和。治宜疏肝和胃,理气止痛。拟四逆散合金铃子散加减。

北柴胡 9g	炒枳实 9g	炒白芍 10g	川楝子 10g
元胡索 10g	乌贼骨 12g	云黄连 5g	粉甘草 5g
广郁金 10g			

11 月 23 日,复诊。胀痛已减。但仍胃脘嘈杂,时有泛酸,欲吐,心烦。遵原意加清化苦降之品。

北柴胡 9g	炒枳实 9g	炒白芍 10g	川楝子 10g
元胡索 10g	煅瓦楞 30g	枯黄芩 10g	云黄连 5g
姜半夏 6g	炙甘草 5g	生大黄 5g	

×3 剂

11 月 26 日,三诊。余证大减,嘈杂若失,大便如常。更法以香砂六君子汤调理以收全功。嘱其调情志、慎风寒,以防再发。

(章天生、何晓晖《赣东名医·傅思义》)

【按语】

肝胃不和又称肝气犯胃、肝胃气滞证,是由于肝失疏泄,横逆犯胃,胃失和降所表现的症候,多由情志不遂,气郁化火或寒邪内犯肝胃而发病,临床以胃脘胀满疼痛为主要表现。本案采用四逆散合金铃子散加减从肝论治,使症状得到很好控制;再以香砂六君子汤调理脾胃治病求本,以收全功。

2. 阳虚痰凝

蔡某某,女,65 岁。

1964 年 9 月 6 日,初诊。有胃痛史 10 余年。昨起中脘胀痛拒按,恶心呕吐。舌苔白滑,脉濡滑。证属中阳不振,痰凝食滞。治宜温阳化痰,行气消胀。

瓜蒌 12g	薤白 10g	姜半夏 10g	陈皮 10g
枳实 7g	厚朴 7g	香附 10g	白芍 5g
神曲 10g	茯苓 10g		

×3 剂

1964年9月9日,二诊。诸症俱愈,唯纳谷不馨,大便糟粕不化。再守原法,以资巩固。原方加砂仁4g,3剂。

(何晓晖、黄调钧《赣东名医·李元馨专辑》)

【按语】

《金匮要略》胸痹经方中,应用最广的当属栝楼薤白半夏汤。本方通阳散结,行气祛痰,是治疗胸阳不振、痰浊痹阻之胸痹的代表方。李氏异病同治,用本方治疗中阳不振,痰凝食滞之阳虚痰凝胃脘痛,收到出乎意料的效果。本例患者有胃病史十余年,近中脘胀痛拒按,恶心呕吐,舌苔白滑,脉濡滑。李氏主张温阳化痰、行气消胀,巧用看似不相关的胸痹方栝楼薤白半夏汤酌加理气行滞之品,使诸症悉愈,体现了他辨证施治的原则性和灵活性。

3. 脾胃虚寒

曾某,男,47岁。

1955年2月6日,初诊。中脘疼痛彻背,呕吐痰涎稍舒,食纳乏味。舌淡红,苔白薄,脉弱。此乃脾胃虚寒,痰浊上泛。治宜温中化痰,降逆止呕。

西党 10g	焦白术 10g	炮附子 10g	肉桂 1.5g
法半夏 10g	云茯苓 10g	陈皮 10g	砂仁 3g
			×3剂

1955年2月9日,复诊。药后痛失呕止。原方再进3剂以巩固疗效。

(何晓晖、黄调钧《赣东名医·李元馨专辑》)

【按语】

素体阳气不足,或病后脾胃虚弱,中阳不振,寒湿停滞,阴寒内生,偶遇劳累,或稍触寒邪,饮食不慎,都会影响脾的运化、胃失和降而引起胃痛。从临床观察来看,脾胃气虚者,往往温煦功能下降,产生内寒,即所谓阳虚内寒。本例患者疼痛彻背,呕吐痰涎稍舒,食纳乏味。李氏辨为脾胃虚寒,以温中化痰,降逆止呕为治。方以党参、白术、茯苓、陈皮健脾,附子、肉桂温中祛寒,配以半夏、砂仁降逆止呕。最终患者服药后痛失呕止。

4. 虚寒胃痛

陈某,男,45岁。

1956年4月23日,初诊。有胃病史已10载,反复发作,每遇寒冷而加剧。近月来上腹隐痛,泛酸时欲呕吐,口淡乏味,不思饮食,二便如常,舌苔白,脉沉弦。证属虚寒胃痛,治宜温中益气,和胃降逆。初拟香砂六君子汤合良附丸加减。

正西党 10g	焦白术 15g	云茯苓 10g	广木香 10g
姜半夏 9g	缩砂仁 5g(后下)	公丁香 6g	乌贼骨 10g
高良姜 10g	制香附 10g	广陈皮 6g	粉甘草 5g
			×3 剂

忌酒及酸辣生冷。

4 月 26 日,复诊。痛止,不泛酸,纳增,但后觉胀满,药已见效,不必更方,故守方加川厚朴 6g,鸡肉金 10g,炒麦芽 15g,去公丁香、高良姜、制香附,再进 3 剂,诸证悉除。

(章天生、何晓晖《赣东名医·傅思义》)

【按语】

虚寒性胃痛以胃痛隐隐,绵绵不休,喜温喜按,空腹痛甚,得食则缓,劳累或受凉后发作或加重为辨证要点。本案以香砂六君子丸合良附丸加减治疗。香砂六君子益气健脾,和胃止痛。良附丸由高良姜、香附两味组成。高良姜据陶弘景《名医别录》,言此姜始出高良郡,故得此名。高良即现今广东高州。高良姜味辛性热,具有暖胃散寒止痛,常用于寒性胃痛。本案傅氏以良附丸配伍健脾理气之香砂六君子汤,共奏理中益气、和胃降逆之功效。

5. 胃阴不足

韩某,女,58 岁。临川罗湖人。

1983 年 3 月 12 日,初诊。患者脘胃灼痛,嘈杂似饥已 5 年,到地区医院检查为萎缩性胃炎。现口渴而不欲饮,经常嗳气,食后胀闷不适,大便 2～3 日一行。舌质红,苔少,脉沉细。证属肝木乘土,胃阴亏虚。以沙参麦冬汤加减。

北沙参 10g	麦冬 10g	石斛 10g	薏苡仁 20g
绿萼梅 10g	玫瑰花 10g	白芍 10g	当归 8g
怀山药 20g	砂仁 5g(后下)		
			×1 剂

3 月 24 日,复诊。服药后,烧灼疼痛好转,嘈杂似饥亦减轻。近日食欲差,有胀满感。原方去白芍,加白术 10g、鸡内金 15g,8 剂。

4月18日来院。说诸证消失，无任何不舒适感。一个月体重增加了1斤。

（章天生、何晓晖《赣东名医·释觉音》）

【按语】

萎缩性胃炎中医多责之胃阴不足。它是由胃病迁延日久，伤及气阴所致，表现为胃部隐痛，饥不欲食，口燥咽干，大便干结，舌红少津，脉细数等。本证切忌香燥药功伐，顾护胃阴为要义。故释觉音医生采用补阴代表方沙参麦冬汤，并配合轻柔之花类绿萼梅、玫瑰花。此两者既疏肝和胃，又不致过于香燥，配入大队滋阴生津药中有相辅相成之妙。

十二、烧心

虚火炎上

予禀气素弱，神虽强而精甚弱，脾肾两虚，虽极力寡嗜欲，而不能使之不弱。二十前后，脾胃虚甚，常服参、术等补脾，而仅免于病。至三十后，脾胃稍可，而颇觉上膈有热，时有齿痛口舌痛等病，每服清上药辄愈，亦不为大害也。至乙未春夏，寓京师数月，自察脉觉两尺弱而寸关亦不旺，疑是下虚水不能制火，理宜补下滋水以制火，若单清上非治本之术也。因与老医饶姓者商之，渠亦以为然。遂用人参、当归、熟地黄、白茯苓、五味、石枣肉、巴戟、故纸、肉苁蓉、鹿角胶、仙茅、远志、酸枣仁、天麦冬、枸杞、菟丝之类，用山药末酒糊为丸服之。服至两三月，而上膈虚火尽除，口齿等病不复作，亦不必更服清上药矣。自此以后，滋补丸药服无虚日，迄今二十余年而无虚火者，滋水制火之功也。

（明·聂尚恒《奇效医述·治下元虚弱虚火炎上用滋补得效述》）

【按语】

聂氏素有齿痛、口舌痛等痼疾，自察觉两尺弱而寸关亦不旺，遂用人参、当归、熟地黄、茯苓、五味子、石枣肉、巴戟天、故纸、肉苁蓉、鹿角胶、仙茅、远志、酸枣仁、天冬、麦冬、枸杞、菟丝子之类，以山药末酒糊为丸，服用二三月，口齿病不复作，亦不必更服清上之药。聂氏此后辨体施治，长期服用，二十余年无虚火者，自认为是滋水制火之功也。"壮水之主，以制阳光"。聂氏上病下治，补北泻南，阴阳互制，实为治病求本，值得后学借鉴。

十三、腹痛

1. 腹痛呕吐

庚寅季春,谷贵民饥,本府别驾夏公祖至本里新兴寺放饥谷,予备酒饭款之。正饮间,忽然腹痛,其痛从脐下小腹痛起,痛至胃脘即呕,呕讫痛止,停一二饭久,又从下痛上,复呕,呕讫痛止,如是者数次。下午归家,有一医作感寒施治,用藿香、砂仁等药不效。至申刻,予自觉是内热作痛,热气上冲而呕,必须利之,然煎剂不可服,恐反增呕,急制牵牛大黄丸,服数钱,利数次,而其痛脱然愈矣。

原用牵牛大黄丸方

方见前 113 页。

（明·聂尚恒《奇效医述·治内热腹痛因而呕吐得效述》）

【按语】

聂氏宴饮之间,突然腹痛发作,随即呕吐。腹痛呕吐,反复发作。他医作感寒治,用藿香、砂仁等无效。聂氏自觉认为是内热作痛,热而上冲致呕,必须利之。于是急制牵牛大黄丸,上病下治。聂氏服后利数次,而其痛脱然愈矣。可见聂氏辨证力求准确,治病求本。他别出心裁,出奇制胜,通过反治法运用,以通治通,利用牵牛、大黄、槟榔、枳实、三棱、莪术峻利之剂,取得立竿见影的止呕、止痛效果。

2. 胸腹骤痛

凡大人小儿胸腹骤然大痛,其痛连延不止,甚则有如刀剡者,皆因停食。其停食皆因感寒,或脾胃先感风寒,而后饮食即能停滞作痛;或先饮食,而随感风寒亦能停滞作痛。因感寒停食者,不必皆多食过度而后停滞,即日用常餐亦停滞也。是以病者,莫测其致病之因;而医者,亦莫知其受病之源。或以内热治而用凉药,错误甚矣;或以伤食治而用消导药,亦非对症之剂也。盖感寒停食与伤食不同,伤食者,饮食伤脾胃,内伤也;停食者,脾胃受风寒而饮食凝滞不运化,外感也。治伤食当以消导为主,而兼补脾胃;治停食当以发散寒邪为主,而兼消导,此立效之术也。停食因于寒,而不散其寒,虽极大消导,其食不消,其痛不止。予初亦未透此理,每治停食用消导多,而用发散少,取效尚迟。至辛亥年,治一侍婢停食腹痛,先用消导药略加发散一剂,其痛未减;因用炒盐汤,服二碗吐之,其痛减半;又用发散为主加消导一剂,其痛立止。

因悟寒邪停食作痛，散其寒气则自消，而痛自止：其理甚明。自后，依此方治此病，即刻而痛苦顿除，可称神妙矣。此病患者甚多，予用此法治之，而愈者甚众，难以尽述也。因发明其理，姑述其初悟取效一节，以示后云。

或问曰："内热蕴积亦能令人腹痛，与感寒停食而腹痛者何所分别？"予曰："积热腹痛者，其痛有时而作，亦有时而止，有时而急，亦有时而缓。停食痛者，其痛最急连绵不止，有延至数日者，唯痛久或有时而略缓耳，但其初失治，延至数日而后用药者，寒郁为热，难以复用发散药，当用木香槟榔丸与牵牛大黄丸微利之，则痛止而安。"

发散兼消导方

此方治吐泄霍乱与干霍乱（俗名搅肠痧）。

羌活	防风	苏梗叶	香附生用
苍术各八分	白芷	小川芎	藿香梗叶
砂仁碾碎	去白陈皮各五分	制厚朴	炒麦芽
山楂肉	白茯苓	制半夏各六分	炒青皮
熟甘草各三分			

生姜三片，水一碗半，煎至八分，带热服

此寒气在内，不必发汗。服头一煎，或吐出宿食，其痛立止，更妙，仍煎渣再服之则安。或不吐，痛亦渐止，亦煎渣服之；或未全愈，寒气必重，宜依此方再服。治吐泄霍乱与干霍乱（俗名搅肠痧），此方可以通用，不必加减。

停食腹痛霍乱、干霍乱等症，若事急制药不便，炒盐汤亦可救急。用淮盐八钱许，将极净无油铁锅，入盐炒红，入清水六碗淬之，煎至三碗，取起候温，顿服二三碗，自然大吐，若不吐，用鸡翎探之吐，其痛自减半。

木香槟榔丸方

此丸以意加减与古方不同，诸般积滞气血食积，无不立效，唯虚寒者忌之。

木香不见火、槟榔、当归、去白陈皮、青皮、枳壳炒，各二两

黑牵牛半生半炒取头末，二两　　醋炒莪术、酒炒大黄各三两

童便香附、姜汁炒黄连各二两

以上共为极细末，和匀，黏米粉打糊为丸，如胡椒大量病轻重服，或服五分，或一钱，或钱半，或二钱，或二钱半，或三钱止，用白滚水吞下。

此丸通治诸般积滞,或气积,或血积,或食积,无不立效。唯虚寒者忌之。

牵牛大黄丸方

见前13页。

(明·聂尚恒《奇效医述·治感寒停食胸腹痛甚得效述》)

【按语】

对于大人、小儿胸腹骤然大痛,其痛连延不止,甚则如刀割者,聂氏认为皆因停食,随感风寒,确定了"当以发散寒邪为主,而兼消导"的治疗原则,因而创制发散兼消导方。方用羌活、防风、苏梗叶、藿香等疏风散邪,陈皮、厚朴、麦芽、山楂、半夏、青皮等消食化滞,表里同治,治胸腹痛甚,愈者甚众。同时,聂氏对内热蕴积与感寒停食而腹痛者的鉴别。对于寒郁为热,难以复用发散药者,聂氏提出当用木香槟榔丸与牵牛大黄丸微利之,则可痛止而安。

3. 食积腹痛

王孙章湖,壮年,戊寅七月间秋收忙迫,饥食二鸡子,酒数杯,时因恼怒,至暮风雨大作,又当风沐浴,夜半身热寒战,腰背脊强,胸满腹痛。一医用五积散发汗,身凉战止。唯头额肚腹大热,又服柴苓汤半月,不愈。大便虽去不去,每出些许,即时作痛,又用大黄下三五行,病仍不减,反加胃寒吐逆,饮食入口即吐,吐时头汗如雨,至颈而还,四肢或厥冷或发热,大便一日二三次,小便如常,饮食不进者四十余日,亦不知饥,形瘦日甚。其父洪山殿下召予诊治。左手三部俱平和无恙,唯大肠与脾胃脉俱沉紧,按之则大,时一结,坚牢有力,推之不动,按之不移。予曰:"此气裹食积也,下之则愈。"先以紫霜丸二十一粒,温水送下,二时不动。又进七丸,约人行三五里,腹始鸣,下如血饼者五六块、血水五七升。随腹饥索食,以清米饮姜汁炒盐少许,一二杯与之,神气顿生。次早复诊,右寸关脉豁然如左,以平胃合二陈汤,日服一剂,后用补中益气汤加麦冬、砂仁,侵晨服六味地黄丸,调理,不一月全愈。

洪山曰:"吾儿之病,外感内伤兼有,前医用汗药已愈,但胸腹痛甚,及下后反增胃寒,见食即吐,粒米久不下,唯啜清酒米饮,是下非所宜矣,先生复下之而愈,何也?"予曰:"有见于脉耳。左手三部和平,是无外症,右手寸关沉紧而结,坚牢不动不移。《脉诀》云:下手脉沉,便知是气。沉而有力者为积,沉紧为寒为痛。自脉断之,阳明经当有坚积也。书又云:食积发热,夜热昼凉。头额肚腹最甚,胃中积热,蒸蒸头汗至颈而还,自外症观之,阳明有积甚明矣。"洪山曰:"先生论积固当,前医用小承气汤下之,不唯不能去积,而反加胸闷不食,何也?"予曰:"殿下先因气裹饮食,后复外感风寒,当日若用香苏散一剂,有紫苏叶散去表寒,有香附、陈皮内行气滞,表解食消,岂不两全?乃用五积散,虽有麻黄散寒,而当归等药又补住食积,故胸腹愈痛。至于大小承气,尤为未当,小承气去胃中之邪热,大承气去阳明之燥粪,今殿下非邪热燥粪,盖邪热燥粪乃寒邪自表入里,积热之毒搏结阳明,大肠中原有之粪成块成燥,必遇大黄之寒而邪热始散,得朴硝之咸而坚积始熔,此大小承气汤之主治也。若殿下乃有形之物外得之者,且鸡蛋性冷而滞,食时遇恼,为气所裹。又加以沐浴受寒,气与食在内,寒邪在外,包裹坚固,其势有不易消者。夫欲解散寒邪,消化食积,非温热之药不可,食得热则行,得冷则凝。今不用温热,而反以寒凉治之,则寒势愈滋,食积愈坚,胸膈愈满矣。紫霜丸有巴霜之大热,以化寒凝;杏仁之辛热,以破痰气;代赭石、赤石脂之重坠,以镇定脏腑真气,兼之巴霜之性走而不守:何虑坚不化,积不除?坚积去则饮食自进,元气复而病自痊矣。"

(明·易大艮《易氏医按》)

【按语】

本案病情复杂,外感内伤交织,腰背脊强,胸满腹痛,缠绵难愈。虽然汗法、下法等多法治疗,病仍不减,反添饮食入口即吐,吐时头汗如雨,四肢厥冷或发热,大便日数行,形瘦日甚,饮食不进已四十余日。易氏据此命名为气裹食积,认为下之即愈,先以紫霜丸送服。紫霜丸出自宋代钱乙《小儿药证直诀》,由代赭石、赤石脂、杏仁、巴豆四味组成,功法治消积聚。当问及本症为何选用紫霜丸原因,易氏回答,患者先因气裹食积,后复外感风寒,前医用五积散,虽有麻黄散寒,但当归等药有补住食积之弊;至于已用大小承气,因非邪热燥粪,亦不对症。易氏认为患者饮食性冷则滞之物,食时遇恼,为气所裹,又加沐浴受寒,气与食在内,寒邪在外,包裹坚固,误用寒冷,则寒势愈滋,食积愈坚,胸膈愈满。而紫霜丸有巴豆大热以化寒凝,杏仁平热以破痰气,代赭石、赤石脂重坠镇定脏腑真气,兼之巴豆走而不守,因使坚积去而饮食自进,元气复而病自痊。用本丸后易氏再以调理之剂善后。易氏对此分析透彻,用心良苦,故能删芜就简,切中要害。

4. 积血腹痛

瑞昌王孙镇国将军,久患腹痛,每饮诸药不效,饮烧酒数杯,顿止,无能识此病者。甲戌孟夏,予诊治之。其脉左寸沉大有力,左关弦大而坚,时或一快,左尺沉弱无力。予曰:"此乃积血证也。"彼不信。至仲冬其疾大作,面红目碧,眼胞浮肿,神乱气促,腹痛饮烧酒亦不止。是夜诊其脉,与初诊无异,唯人迎、气口二脉洪滑侵上,知其有欲吐之意。投以盐汤一盏,遂大吐,吐出血饼大如杯者、大如枣栗者各数十,兼有白饭,清水不杂,如笔管者二三条,吐讫胸中宽快,仍不服药。次日黎明口鼻气塞,四肢厥冷,昏不知人,心胸间微热而已。予复诊,幸两尺犹存,根本尚在。急以灯火暴其曲池、虎口、中脘、气海,病者略知有痛。即令宫人挟坐,勿令睡倒,随进独参汤二服,手足微温。继用人参五钱、附子二钱,作理中汤,日与饮之,六脉微见,过七日,方开眼识人,小便始通。即以补中益气汤、六味地黄丸兼服半月,元气壮实,诸病悉除。

予用此汤,诸缙绅闻而问曰:"经云:'无实实,无虚虚。'失血之症而用补气之药,正乃实实虚虚,何也?"予曰:"此正无实实无虚虚之治。先夜诊得肝脉弦大而坚,时或一快,盖肝主血,弦大而坚,血有余也。时或一快,血积而不行也。肺脉浮大,大者火也,金受火邪,气弱不能运血也。脾脉微涩,脾主思,思则气结,土不能生金也。其吐出之物又皆白饭清水,血成片块,如枣如条,气为不足。既吐之后,以症观之,血犹有余,气愈不足,若不用人参以助其气,白术以健其脾,附子以助阳,干姜以暖血,甘草以和中,则经络何以开通?血气何以流行?望其苏也难矣。"

(明·易大艮《易氏医按》)

【按语】

易氏对某将军积血一症正确处理气和血的关系。气为血帅,血为气母。气能生血,气能行血,气能摄血。易氏对出血一症治疗,不直接治血,在催吐吐血之后,随进独参汤,继用人参、附子作理中汤,再以补中益气汤、六味地黄丸兼服半月,使元气壮实,诸病悉除。在治疗过程中,诸医对易氏治气不治血产生疑惑,认为触犯"实实虚虚"之诫。仲景《金匮要略》开篇云:"经曰:'虚虚实实,补不足,损有余,是其义也。'"易氏回驳说:"此正无实实无虚虚之治。"患者肝脉弦大而坚,血有余,积而不行。易氏认为:"以症观之,血犹有余,气愈不足,若不人参助其气,白术以健其脾,附子以助阳,干姜以暖血,甘草以和中,则经络何以开通,气血何以流行?望其苏也难矣。"确系经验之谈。治疗全程,易氏准确把握了气能摄血、气能行血的治疗原则,因而使血症静谧而安宁。

5. 肝火腹痛

吴添官得腹痛之病,彻夜叫喊不绝,小水全无。以茱连汤加玄胡索投之,痛始安。又因伤食复发,病至二十余日,肌肉瘦削,眼胞下陷,才得略宁。适遭家难,症变壮热,目红腮肿,全似外感有余之候。余知其为激动真火上焚,令服六味地黄加知柏三十余剂,其火始退。退后遍身疮痍黄肿,腹中急欲得食,不能少待片顷,整日哭烦。余为勉慰其母曰:"旬日后腹稍充,气稍固,即不哭烦矣。"服二冬膏而全瘳。此母子二人,皆极难辨治之症,竟得相保,不大快哉!

(清·喻昌《寓意草·吴添官乃母巅疾及自病真火脱出治验》)

【按语】

患者吴添官得腹痛之疾,彻夜叫喊不绝,小水全无。曾以茱连汤加玄胡索投之,痛始安,又因伤食复发,痛至二十余日,肌肉瘦削,眼胞下陷。患者适遭家庭变故,症变壮热,目红腮肿。喻昌诊为激动真火上焚,从肝、从火论治,令服六味地黄加知柏三十余剂,其火始退。但热退后遍身疮痍黄肿,腹中急欲得食,不能少耐片顷,整日哭烦。予服二冬膏(由天门冬、麦门冬两味组成),起清热滋阴、生津润燥作用。值得提到的是,除了药物滋阴降火治疗,喻氏特别注意到情志在本病发病中的作用,这是难能可贵的。

6. 少腹胀痛

汪慎余,由苏州归,时当酷暑,舟中梦遗,旋因食瓜,继以膏粱,致患小溲淋痛。此湿热乘虚入于精道之据。途次延医,投利湿清火之药,淋痛虽减,又加少腹胀急。舟至许湾,左睾丸偏坠,胯胁牵痛,而少腹之胀日益甚,小水清利,大便不通。连延数医,俱以五苓散合疝气方,更增车前、木通,颠连两日,少腹胀不可当,左肾肿大如碗,烦躁闷乱,坐卧不安。急切邀治,脉得沉弦。遂处桃仁承气汤,重用肉桂,加当归,一服大便下瘀黑二升而愈。

夫邪结膀胱少腹胀急之症,原有便溺蓄血之分、在气在血之辨,盖溺涩症,小便不利,大便如常;蓄血症,小便自利,大便黑色:此气血之辨,古训昭然。今者少腹胀急,小便自利,则非溺涩气秘,显然明矣。独怪市医既不究邪之在气在血,且已知小便自利,反以利水耗气之药,其何以操司命之权耶? 此症愈后,继以后一方连服数剂,以杜其根。

按:《伤寒论》云:蓄血症,少腹硬满,小便自利,大便黑色,桃仁承气汤主之。水气症,头汗出,大便如常,小便不利,五苓散主之,十枣汤亦主之。燥粪症,腹满痛,大小便俱不通利,承气汤主之。

男澍谨识

附方

当归	附子	肉桂	山甲
元胡	桃仁		

(清·谢星焕《得心集医案》)

【按语】

汪慎余患小便淋痛,睾丸偏坠,小便清利,大便不通。谢氏诊得其脉沉弦,按蓄血证论治,用桃仁承气汤,重用肉桂,加当归,服后下瘀黑而愈。桃核承气汤、桃仁承气汤两方出处有异,桃核承气汤见于汉·张仲景《伤寒杂病论》,而桃仁承气汤的方名则在明清时期才出现,在俞根初的《通俗伤寒论》、吴鞠通的《温病条辨》中均有记载。根据本案引用"蓄血症,少腹硬满,小便自利,大便黑色,桃仁承气汤主之"来看,谢氏所用应为《伤寒论》桃核承气汤。《温病条辨》桃仁承气汤系从桃核承气汤加减化裁而来,偏治肠腑蓄血之证,虽同为瘀热互结,但热重而瘀轻或瘀重而热亦重,故方中用生地、丹皮等。读者应予辨识,不应盲从。

7. 积热腹痛

吴妪,初起心腹间微痛,越二日,痛苦异常,汗大如雨,水米不入,口不作渴,小水清利,神昏懒言,坐难片刻,俨然虚极之象。自云素属中寒,难以凉剂。诊得六脉时伏,内外一探,虚实难决。因思痛症脉多停指,况阳明痛极必汗,若三阴之痛,必面青背曲,何得汗大如雨?势必内有积热,所以饮食加痛;病方入里,所以口不作渴,痛难支持,所以神昏懒言:乍观虽惑,细究无疑。于是君以芩、连、白芍平肝清火,臣以槟榔、厚朴下气宽中,佐以油归润肠,使以泽泻下行:三剂通利而全愈。盖此症极多,治不一法,倘大便旬日未解,及壮实之体,宜承气汤攻之,正所谓"痛随利减,通则不痛"之意也。

(清·谢星焕《得心集医案》)

【按语】

本症病情复杂,寒热虚实真假难辨,吴妪腹痛难忍,汗大如雨,水米不入,口不作渴,小水清利,神昏懒言。谢氏诊得六脉时伏,反复思考推敲,结论必内有积热。于是以黄芩、黄连、白芍平肝泻火为君,辅以槟榔、厚朴下气宽中,佐以当归润肠,使以泽泻下行,三剂后通利而愈。在错综复杂的病机中,谢氏去伪存真,明辨寒热,区分虚实,通过泻腑泄热、通则不痛而获效。

8. 肝风绞痛

杨桂生,初起呕吐,继而呵欠甚长,腹中绞痛,难以名状,身摇心振,十指紧撮,自谓爪掐肉痛,头汗气蒸如雨,发经片时,已而复发。日延数医,用尽驱风化痰之药,而无效验,咸谓方书罕见,决无治法。余诊其脉,沉伏中忽显弦数,弦数中忽然沉伏。诊毕,一医旁问曰:"先生,此何病也?"余曰:"木强土弱,肝风病耳。试观疟之初发,始必呵欠,今呕吐呵欠腹痛,显系土衰木往乘之,所以胃中不能容谷,肝阴被火所劫,是以筋急而牵引撮紧。但肝为刚脏,一切逐风辛散之药,反能助火劫阴,岂非愈加其病!况风热虽一,而木属有二。若病在少阳甲木之风热,固当仿小柴胡之制。今病在厥阴乙木之风热,又当变通小柴胡之制。"仿喻嘉言先生所谓"丹田有热,胸中有寒"之例治之,二剂而愈。

附方

桂枝	白芍	柴胡	姜夏	黄连
干姜	胆草	山栀	甘草	

（清·谢星焕《得心集医案》）

【按语】

本例患者腹中绞痛,身摇身振,十指紧撮。他医用尽驱风化痰之药无效。谢氏通过脉症合参,认为此为肝阴被火所劫,是以筋急而牵引撮紧。对于他医失治原因和精确病机定位,他指出肝为刚脏,一切逐风辛散之药,误治反能助火劫阴,而今病在厥阴乙木之风热,与病在少阳甲木之风热不同。于是,有的放矢,变通小柴胡汤,加入黄连、胆草、山栀清肝泄热而愈。

9. 绞肠急治

癸亥夏月,车过七里亭,见一人患绞肠痧,腹痛甚,手足厥冷,以佩带陈痧药点眼吹鼻不应。急迫之际,幸亭中施有温茶,以手蘸温茶,于病者委中穴:膝腕上拍打,有紫黑点,拾磁锋利去恶血即愈。即随余车下湾,真快事也。又常治多人,患诸痧证捷法,手足厥冷,腹痛不可忍,用嫩清磁盏一个,以热汤泡热盏口,蘸香油,乘热刮胸背,行其血气,应手而愈,屡试屡验。

此捷法,人多不识,尽可寿世。(寿山)

（清·李铎《医案偶存·绞肠痧》）

【按语】

本案描述李氏路遇急症,采用简易急救法治疗绞肠痧,可资参考。其一为:手沾温茶,于病者委中穴、膝腕上拍打,见紫黑点后,用放血疗法去恶血。其二为:用瓷盏泡热,沾香油乘热刮胸背,行其血气。此两法简、便、验,体现了中医急诊治疗的特色和优势。如在现代偶遇危急无法用药的紧急情况下,亦可当机立断,把有效民间简易疗法运用于入院前急救。

十四、痞证

1. 痰气成痞

予适刘氏妹,禀气怯弱,性情沉郁。年三十得一病,晚间发热,天明复止,饮食少进,烦躁不安,肉削骨露。诸医用药无效。先大人忧之,迎归调治。诊其脉歇至,心甚危之。然因其烦躁、发热,颇用芩、连、栀、柏等凉剂,虽不见效,亦不觉寒凉,以为药对症,而病不瘳,脉又停歇。此不治之症也。予窥疑其用药过于寒凉,恐多服致伤胃气,则无生机矣。因详察细问:"其晚间发热,从何处起?"妹云:"右胁一团先热,遂致遍身发热。"予因悟曰:"此必郁气郁痰结成痞块,胸膈壅滞,遂致燥热,气结而脉结。此脉与症合,不足忧也。当先攻其痞块,以除其病根,则诸症自除。"因与先大人订方:用磨痞丸药攻之,每日服三次。服至三四两而块消一半,热渐退;服至七八两,而块尽消,热尽退,不数月而肌肉复旧,精神爽健全安矣。当其痰凝气滞,痞块伏于右胁,不唯医者不知,而病者亦不觉也。此非察其病根而拔去之,何能拯危困而致之安全也。

初定此方,先大人疑妹瘦弱,恐药大峻。予曰:"痰凝气滞结块,若不攻击,是养寇也,何以成功?大人意解,遂用之。

<h2 style="text-align:center">原用磨痞块丸药方</h2>

三棱、莪术俱醋炒,各八钱	坚槟榔六钱
川黄连去芦,姜汁炒,六钱	片黄芩刮净,水洗,酒拌炒,六钱
陈枳实炒,六钱	广陈皮滚水泡浸一时,刮去白,四钱
山栀子仁姜汁炒,五钱	前胡水洗,五钱
白贝母去心,六钱	雪白花粉八钱
酒炒大黄八钱	童便香附八钱
青皮去穰醋炒,五钱	南木香不见火,一钱
玄胡索五钱	郁金一钱
连翘去心蒂,六钱	

以上共为极细末和匀,先用竹沥,略酒润,次用黏米粉搅硬糊丸,如绿豆大。

每服百丸,一日三次,食远服,临卧服一次,忌生冷煎炒鲜鱼牛羊鹅面。

(明·聂尚恒《奇效医述·治妇人痰气成痞得效述医案》)

【按语】

刘氏妹晚间发热,烦躁不安,肉削骨露。前医因其烦躁而用芩、连、栀、柏等苦寒之剂无效。聂氏根据其右胁一团先热,遂致遍身发热,因而悟曰:"此必郁气郁痰结成痞块,胸膈壅滞,遂致燥热。""痞"古通"否",为气郁闭塞不通之疾。如《素问·五常政大论》:"心下否痛。"而胁为肝之分野。聂氏认为:"气结而脉结,此脉与症合,不足忧也。"因而用三棱、枳实、莪术、槟榔、青皮、香附、郁金等行气化痰,黄连、栀子、木香、贝母等消痞散结。本证为有形之痞块,聂氏制为丸剂,使之渐消缓散。当痰凝气滞一旦消除,诸症悉愈。结果服至三四两而块消一半,服至七八两,而块尽消。

2. 血虚夜胀

毛具次公一日告予曰:"贱内患一病,已经两月余。其初起时,每夜至五鼓,胸腹胀气上冲不能卧,起坐方安。已而渐至四鼓,又渐至三鼓起胀,今则二鼓起胀而终夜不能卧矣。"予初以为,此必气血不调,以调气药二剂与之,服后其病不增不减。予因思其病作于夜间,而日间不胀,此必血虚之故,因用四物等补血药,数剂而其病减半。毛公因请予诊其脉,察其脉弱,不唯血虚,而气亦虚。因用八物汤加二陈,服十余剂而全安。

(明·聂尚恒《奇效医述·治妇人血虚胀用补得效述》)

【按语】

聂氏友人内室胸腹胀气上攻两月余,请其诊疗。聂氏初以调气药病不增不减,后改弦易辙,用四物等补血药数剂其病减半。后察其脉弱又认为患者不唯血虚而气亦虚,因用八珍加二陈汤气血双补,服十余剂而瘥。由此可见,聂氏立足审证求因,辨证论治。治愈胸腹胀气不是盲目理气降逆,而是细察入微,明辨虚实,塞因塞用,成为以补开塞而获成功的案例。

3. 火郁水亏

一人患膈满,其证胸膈胃脘饱闷,脐下空虚,如饥不可忍,腰腿痠疼,坐立战摇,日夜卧榻,大便燥结,每日虽进清粥一二钟,食下即呕酸吐水,醋心。众作膈治,服药二年许,不效。戊辰岁,请予诊治。诊得左右寸关俱沉大有力,两尺自浮至沉三候俱紧,按之无力摇摆之状。予曰:"此气膈病也。须开导其上,滋补其下,兼而行之可也。"遂以畅卫舒中汤投之,每日空心服八味地黄丸百粒。服二日,嗳气连声,后亦出浊气;五日可以坐立,啖饭二碗;服药至二七,动履如常。

或问曰:"公用畅卫舒中汤,甚为得旨。复用八味丸,内有桂、附,似与痞塞不宜,乃兼用之,何也?"予曰:"人病有水有火,治法有通有塞。此乃火郁水亏之病,予用塞因塞用之法也。请以其脉言之,两寸居上,其脉当浮,虽无沉数,却俱沉大。左寸沉者,神之郁也;右寸沉者,气之郁也;按之大者,火郁在上也。火者气也,气有余即是火。经云:'浊气在上必生䐜胀。'故胸膈胃脘饱闷胀痛也。火之性炎上,今郁而不行,是以汤水入咽,迎而不下,停于胃口,火气熏蒸,而呕酸吐水之病作矣。左关当弦不弦,右关当缓不缓,二部俱沉大顶指,此正气郁而不伸也。唯其气郁于上,故饮食至咽而还。饥不可忍者,仓廪空虚也;大便燥涩者,津液不生也。两尺三候改俱紧,紧则为寒,此又寒邪从虚而入,主腰腿痠疼,坐立战摇,终年卧榻而不能起矣。以此病观之,痞满在上,乃邪气大实,火有余而不能降也;衰弱在下,乃正气大虚,水不足而不能升也。实者而不散之,则正气益亏;虚者而不补之,则邪气益炽。故治上焦则用畅卫舒中汤,有香附、苏梗开窍行气,苍术健中,贝母开郁痰,连翘散六经之火,抚芎提发肝木之困,神曲行脾之郁,南木香逐气流行,桔梗升提肺气,沙参助正气而不助肺火。此方升上焦之火邪,乃火郁发之之义也。治下焦则用八味地黄丸,此丸滋补下元,又塞因塞用之法也。火郁发之则邪气不实,虚弱补之则正气自充,上下交治,补泻兼施,水自升,火自降,膈舒食进,而六脉俱复平矣。使偏用汤药舒散上焦火邪,而不兼补下之药,虽能解散郁火于一时,其火无水制,必然复生,而痞满之疾恐尤胜于前也,治病者可不拨去病根哉?"

畅卫舒中汤

香附醋炒,八分　　苏梗五分　　苍术泔浸,八分　　贝母八分

连翘去心五分　　抚芎六分　　神曲炒,一钱　　沙参一钱

桔梗四分　　南木香半分

(明·易大艮《易氏医按》)

【按语】

《素问·阴阳应象大论》云:"清气在下,则生飧泄;浊气在上,则生䐜胀。"易氏根据"清浊相干"理论治本案膈满一症。他诊得左右寸关俱沉大有力,两尺自浮至沉三候俱紧,按之无力摇摆之状,主张开导其上,滋补其下,兼而行之。于是以畅卫舒中汤开导其上。该汤以苍术、贝母、香附、苏梗、神曲导疏畅气机,升清降浊。又以肾气丸滋补真下。他强调桂、附治痞塞,属塞因塞用之法。易氏通过上下交治,补泻兼施,达到了水自升,火自降,膈舒食进,六脉复平的良好效果。

4. 截疟成胀

刘泰来,年三十二岁,体丰面白,夏月惯用冷水灌汗,坐卧巷曲当风。新秋病疟,三五发后,用药截住,遂觉胸腹间胀满日增。不旬日外,腹大胸高,上气喘急,二便全无,食饮不入,能坐不能卧,能俯不能仰,势颇危急。虽延余至家,其专主者在他医也。其医以二便不通,服下药不应,商用大黄二两作一剂。病者曰:"不如此不能救急,可速煎之。"余骇曰:"此名何病也,而敢放胆杀人耶?"医曰:"伤寒肠结,下而不通,唯有大下一法,何谓放胆!"余曰:"世间有不发热之伤寒乎?伤寒病因发热,故津液枯槁,肠胃干结,而可用下药,以开其结。然有不转失气者不可攻之戒,正恐误治太阴经之腹胀也。此病因腹中之气,散乱不收,故津水随气横决四溢而作胀,全是太阴脾气不能统摄所致。一散一结,相去天渊,再用大黄猛剂,大散其气,若不胀死,定须腹破。曷不留此一命,必欲杀之为快耶!"医唯唯曰:"吾见不到,姑已之。"出语家人曰:"吾去矣。此人书多口溜,不能与争也。"病家以余逐其医而含怒。私谓:"医虽去,药则存,且服其药,请来未迟。"才取药进房,余从后追至,掷之沟中。病者殊错愕,而婉其辞曰:"此药果不当服,亦未可知,但再有何法可以救我?"其

二弟之不平,则征色而且发声矣。余即以一束,面辨数十条,而定理中汤一方于后。病者见之曰:"议论反复精透,但参、术助胀,安敢轻用? 大黄药已吃过二剂,尚未见行,不若今日且不服药,捱至明日,再看光景。亦无可奈何之辞也。"余曰:"何待明日? 腹中真气渐散,今晚子丑二时,阴阳交剥之界,必大汗晕眩,难为力矣!"病者曰:"锉好一剂,俟半夜果有此证,即刻服下何如? 不识此时,尚可及否?"余曰:"既畏吾药如虎,煎好备急亦通。"余就客寝,坐待室中呼召,绝无动静。次早,其子出云:"昨晚果然出汗发晕,忙服尊剂,亦不见效,但略睡片时,仍旧作胀。"进诊,病者曰:"服药后,喜疾势不增,略觉减可,且再服一剂,未必大害。"余遂以二剂药料作一剂,加人参至三钱,服过又进一大剂,少加黄连在内。病者扶身出厅云:"内胀大减,即不用大黄亦可耐,但连日未得食,必用大黄些些,略通大便,吾即放心进食矣。"余曰:"如此争辨,还认作伤寒病不肯进食,其实吃饭、吃肉,亦无不可。"于是以老米煮清汤饮之,不敢吞粒。余许以次日一剂,立通大便,病者始快。其二弟亦快,云:"定然必用大黄,但前后不同耳。"次日,戚友俱至,病者出厅问药。余曰:"腹中原是大黄推荡之泄粪,其所以不出者,以膀胱胀大,腹内难容,将大肠撑紧,任凭极力努挣,无隙可出,看吾以药通膀胱之气,不治大便,而大便自至,足为证验。"于是以五苓散本方与服,药才入喉,病者即索秽桶,小便先出,大便随之,顷刻泄下半桶。观者动色,竟称华佗再出,然亦非心服也。一月后,小患伤风,取药四剂,与荤酒杂投,及伤风未止,并谓治胀亦属偶然,竟没其功。然余但恨不能分身剖心,指引迷津耳,实无居功之意也。

(清·喻昌《寓意草·力争截疟成胀临危救安奇验》)

【按语】

喻昌善治危重急症,往往能够力排众议,坚持己见,力挽狂澜,化险为夷。他在刘泰来案中有突出表现。刘氏新秋患疟,用截疟药后,遂觉胸胀间胀满日增,不到旬日,腹大胸高,上气喘急,二便全无,饮食不入,势颇危急。他医以大便不通,服泻下药不应,商加大大黄剂量,坚持下而不通,唯有大下一法。病家亦认为不如此不能救急。但喻氏提出不同意见,认为"全是太阴脾气不能统摄所致",如再用大黄猛剂,大散其气,若不胀死,必当腹破。他据理力争,并预测腹中真气渐散子丑时分,必大汗眩晕。当夜病人果然出汗,病家才同意服用喻氏所开之药。服药后,小睡片刻,略觉减轻,病家方才稍信。喻氏将两剂药料作一剂,加大人参剂量,服过再用一剂,患者内胀大减,可扶身出厅,后予五苓散一剂,二便通利。喻氏对此案,详辨虚实,塞因塞用。他认为理中汤"兼阴阳体而理之,升清降浊,两擅其长",故首先投以理中汤,且重用人参,旨在补气健脾,健运中气,发挥气的推动作用,恢复枢机的运转而达胀除满消的目的,是对截疟致胀真虚假实证的审因论治。

5. 风寒食滞

涂某,年二十六。诊得两寸微而紧,右关弦实。病属风寒食滞,客于肺胃,中州之气不纾,脾失输化之职,以致胸膈痞满,嗳气不除,恶寒头痛。法宜宣畅调中疏寒为治,拟方以俟高明裁之。

茯苓	半夏	桂枝	防风
苏梗	藿香	白蔻	泡姜
广皮	谷芽	杏仁	

胸膈满闷,嗳气脘痛,舌苔滑白,脉息沉小而弦,唯右寸独大而急,显系阴浊寒滞,凝结胸痞而致,总由禀质阳不充旺,胸中清气不得舒展旷达。偶因触入寒冷,并过服寒凉药味,以治疮毒,遂致嗳逆作痛。据述口味作淡欲啖辛辣,足见胃肠已虚。昨进疏寒宣畅之剂差愈,兹仿厚朴温中汤意。

川朴	陈皮	茅术	吴萸
干姜	蔻仁	半夏	茯苓

味淡略可,呕恶嗳逆不除。仿仲景胃中虚,浊逆上。于法当温通镇逆。

旋覆花	代赭石	半夏	干姜
茯苓	大枣	附子	

(清·李铎《医案偶存·噫嗳》)

【按语】

嗳气又称噫气,是胃中气体上出咽喉所发出的声响,其声长而缓,俗称"打饱嗝"。此为消化道疾病常见症状,现代反流性食管炎、慢性胃炎、消化性溃疡和功能性消化不良等常伴嗳气症状。本例患者为风寒食滞,客于肺胃,中州之气不舒,脾失输化之职,以致胸膈痞满,噫气不除。李氏先用调中疏寒之药,小有疗效;又改进李东垣《内外伤辨惑论》之厚朴温中汤,但呕恶嗳逆仍未除;最后以仲景旋覆代赭汤取效。旋覆代赭汤见于《伤寒论》。原文曰:"伤寒发汗,解后心下痞硬,噫气不除者,旋覆代赭汤主之。"该方以旋覆花为君药,全方可益气降逆化痰和胃。现代药理证实,本方具有抗炎、提高胃动力、镇吐及保护食管黏膜作用。李氏用本方温中降逆,恢复患者正常升降,使恶噫逆尽除。

6. 湿热脾瘅

李某,年四十九。口甜,《内经》称为脾瘅。瘅则即热之谓也。胸脘痞胀,不饥不食,乃脾气郁遏,致有口甘内热中满也。口气重,常齿痛牙血,亦是脾胃伏热所致,经方治之以兰,除陈气也。陈气者,即甘肥酿成陈腐之气也。参此以治,仿叶氏法。

| 洋参 | 川连 | 焦栀 | 枳实 | 橘红 |
| 竹茹 | 花粉 | 丹皮 | 泽兰叶 | |

(清·李铎《医案偶存·脾胃》)

人之饮食入胃,赖脾真以运之,症本热邪内伏,中枢不运,治仿叶氏甚得。(寿山)

【按语】

脾瘅之名源自《素问·奇病论》。其曰:"帝曰:'有病口甘者,病名为何?何以得之?'岐伯曰:'此五气之溢也,名曰脾瘅。夫五味入口,藏于胃,脾为之行津气,津液在脾,故令人口甘也,此肥美之所发也……治之以兰,除陈气也。'"李氏认为患者口甜,胸脘痞胀,乃脾气遏,致有口甘内热中满也;口气重,常齿痛牙血,亦是脾胃伏热所致。他遵"治之以兰,除陈气也"之训,以泽兰叶等清热除湿,芳香化浊为治,颇具特色。

7. 脾虚食滞

骆,素禀脾虚中寒,餐少神疲,至脾虚不食,辄用参、术,似乎不背,但脾有停寒食滞,误投参、术过多,遂致胀满不饥不食,又非所宜。姑就拙见,宣畅中焦,导滞除痰。

| 木香 | 白豆蔻 | 半夏 | 陈皮 |
| 茯苓 | 厚朴 | 谷芽 | 甘草 |

陈辛陔先生曰:"按此症只宜补火不宜补土,只宜运气不宜补气,火足则

土自旺,气运则食自进矣。"

(清·李铎《医案偶存·脾胃》)

【按语】

腹胀、纳差为脾虚之主症,为脾失健运之主要表现。本例患者脾虚有停寒食滞,前医误投参、术过多,适得其反。李氏接受教训,不是一味蛮补,而以宣通三焦导滞除痰为治,即"只宜运气,不宜补气"之法。通过此法升清降浊,宣畅气机,取得了很好效果。

8. 气逆痞证

张某,女,35岁。

1958年4月20,初诊。胸脘痞满,食后胃中不适,时而欲吐,呃逆,无泛酸,嗳气不除,肢体消瘦,大便欠畅,舌质红,苔薄白,脉濡滑。证属脾胃两虚,胃失和降。治宜辛开苦降,和胃降逆。方拟旋覆代赭汤加减。

旋覆花 10g	北沙参 10g	代赭石 10g	姜半夏 6g
炒白术 6g	川楝子 6g	云茯苓 10g	姜竹茹 6g
炒枳壳 5g	广陈皮 10g	粉甘草 5g	

×3剂

4月23日,复诊。诸证略减,口苦而干。遵原方加麦门冬6g,川黄连5g,3剂。

4月26日,三诊。痞满,嗳气已除,食增,大便已畅。更法宜调理脾胃,以善其后。

太子参 10g	炒白术 10g	云茯苓 10g	川黄连 3g
炒麦芽 10g	广陈皮 5g	粉甘草 3g	鸡内金 10g
北山楂 6g			

(章天生、何晓晖《赣东名医·傅思义》)

【按语】

脾胃是人体气机升降之枢,脾升胃降维持人体气机正常活动。《素问·阴阳应象大论》谓:"浊气在上,则生䐜胀。"胸脘闷满,即是清浊相干,气机交通阻塞之表现。本案以旋覆代赭汤辛开苦降,和胃降逆。服后痞满、嗳气症除、大便通畅情况下,傅氏顾护胃气,以调理脾胃善其后,促使康复。

9. 湿困痞满

阎某,男,20 岁。

1958 年 2 月 23 日,初诊。腹满而胀,间作吞酸、不思饮食、肢体困倦,大便时溏,舌苔白腻,脉濡。症属脾阳不振,寒湿阻滞。治宜运脾除湿,下气行滞。拟枳术平胃散加减。

漂苍术 10g	炒陈麦芽 10g	姜川朴 10g	花槟榔 10g
姜半夏 6g	炒菔菜 10g	藿香梗 6g	正广皮 5g
炒白术 10g	六神茶 10g	炒枳实 10g	炙粉草 5g

忌食荤腥及不易消化物。

2 月 25 日,复诊。腹胀渐消,纳增,大便转硬。守方再 3 剂,诸证若失,病告痊愈。

(章天生、何晓晖《赣东名医·傅思义》)

【按语】

"痞"之含义有二:一为自觉胸腹脘闷不舒;二指由于各种病因而致中焦气机壅滞,脾胃升降失司的病症。本患者腹满而胀,间作吞酸,不思饮食,但肢体困倦,大便时溏,舌苔白腻,脉濡。胀满、纳差、便溏为典型脾不健运的表现。肢体倦怠、苔腻、脉濡为湿阻中焦之征象。傅氏以枳术平胃散运脾除湿,下气行滞。枳术平胃散为平胃散加枳术丸而成。枳术丸原自《金匮要略》枳术汤,由枳实、白术两味配伍而成。后李东垣《脾胃论》改为丸剂。此后枳术丸一直作为治疗痞满症状的代表方剂。平胃散则由苍术、厚朴、陈皮、甘草四味组成,出自《太平惠民和剂局方》,历代作为脾胃不和、湿气中阻的首选方剂。傅氏善于运用古方、名方,故用于本案治疗脾虚湿阻证之痞满,获效良好。

10. 寒实结胸

黄某,男性,初患发热,表证未解,医误下而成寒实结胸,更医数辈,皆诊为热结,予大、小陷胸汤之类,一误再误,犹如雪上加霜,阴凝尤甚。李老诊之,时值炎暑,严闭户室,厥逆无脉,已三四日不省人事,心下实满,舌苔灰白且腻,虽经苦寒攻逐,所下甚少。其父问曰:"吾子到底何病,为何久医无效?"李老曰:"病属寒实结胸,前医皆从热结论治,故不应。用三白散攻逐,或许有一线希望。"在堂亲朋有识医理者,听之愕然一惊,均认此药峻而体衰,请李老三思。李老曰:"除此以外,别无救急佳品。"后依李老之见,冷粥一碗备用,三白散一钱，温水调匀，频频灌服。服后始则腹中雷鸣，手足躁扰，众亲友及家人哗然，以为必死。继则矢气频传，大泄枯滞垢物半桶许，安卧数小时后，神识渐知。次日黎明，其父即告李老："吾子药后大有转机，渐能识人，再劳先生复诊。"李老随即赴诊，见其神识较清，手足微温，心中甚喜，但切脉未及，不宜再攻，嘱停药一日，以观动静。至晚三诊，脉来沉细无力，此佳兆也。病人胸闷微烦，与栀子厚朴半夏汤以净余邪，继用二陈汤合山楂、麦芽等和胃消食，终以六君子汤益气健脾收功。

（何晓晖，陈建章《李元馨治疗急重症验案举隅》）

【按语】

结胸语出《伤寒论》，指邪气结于胸中的病症。主要表现有两类：一类为胸胁部有触痛，头项强硬，发热有汗，脉寸浮关沉；二为从心窝到少腹硬满而痛，拒按，大便秘结，口干舌燥而渴，午后稍有潮热，脉沉结。原是指太阳病攻下太早，表热内陷而导致。但现代不因误治，而有上述表现者，亦作结胸看待。本案为表证未释，医误下而成的寒实结胸。本患者他医均误判为热结，予大、小陷胸汤一误再误，阴凝犹甚。李氏一反常规，以三白散攻逐治疗。三白散出自《太平惠民和剂局方》，药由白牵牛、桑白皮、白术、木通、陈皮五味组成。患者服后腹中雷鸣，继则矢气频传，大泄枯滞垢物半桶许，安卧数小时后，神识渐知。病人胸闷微烦，与栀子厚朴半夏汤以清余邪，继用二陈汤合山楂、麦芽，终以六君子汤益气健脾收功。李氏治本案，一是明辨寒热，上病下取；二是用古方三白散清热攻下兼健脾去湿；三是最后以调理脾胃善始善终。整个治疗，李氏有条不紊，循序渐进，可资借鉴。

十五、食积

中脘积滞

福建方伯袁公夫人，年五十岁，胸膈积滞，饮食减少，终日不食亦不知饥，勉强进食亦不知饱，如是者半年。诸医用药不效，请予治之。予诊其脉，知其中脘气滞痰凝也。用化痰顺气药加入莪、棱等开之，服三剂，未效。且云："未服药时胸膈觉凝滞而不甚作痛，服药后其痛稍增而亦不觉开朗。"予再诊其脉，谓袁公曰："此病系积滞无疑矣。而服行滞煎剂不效者，此其中必伏有积块，煎剂徒能推动之，不能涤除之，是以块痛而不开耳，须用丸药消磨其块。"

因制木香槟榔丸。令其每服五分,频频缓服之。服至八钱,而中脘渐开,饮食渐进;服至二两以上,而胸膈宽朗,饮食复旧矣。因戒令胸膈无凝滞,切勿轻服此丸。

原用木香槟榔丸

此丸以意加减,与古方不同,诸般积滞气血食积,无不立效,唯虚寒者忌之。

木香 不见火　槟榔　　　　　当归　　　　　　去白陈皮
青皮　　　　枳壳炒,各二两　黑牵牛半生半炒取头末,二两
醋炒莪术　　酒炒大黄各三两　童便香附　　　　姜汁炒黄连各二两
以上共为极细末,和匀,黏米粉打糊为丸,如胡椒大,量病轻重服,或服五分,或一钱,或钱半,或二钱,或二钱半,或三钱止,用白滚水吞下

此丸通治诸般积滞,或气积,或血积,或食积,无不立效。唯虚寒者忌之。

（明·聂尚恒《奇效医述·治妇人中脘积滞用疏导得效述》）

【按语】

聂氏治某夫人五十岁,胸膈积滞,终日不食亦不知饥,病已半年。聂氏根据其中脘气滞痰凝情况,用化痰顺气药加入莪棱等三剂,未效。因而考虑此病除积滞无疑,须用丸药消磨其块,用制木香槟榔丸,中脘渐开,饮食渐进,胸膈开朗。聂氏遵照《素问·至真要大论》"坚者削之""结者散之"之训,施治中针对患者中脘积滞的病机,用疏导调理气机为法,强调须用丸药消磨其块,结合脉证不断调整用药,从而收到胸膈宽朗、饮食复旧的良效。

十六、积聚

1.凝痰似疟

一老年七十,因抑郁成病,气滞痰凝,胁有积块,常作寒热。医者与病者俱不知也,以疟治之,又以虚治之。凡十月服药六七十剂不效,又以疟求方予。予以久疟方与之,亦不效,亲就予诊脉。予细察其脉,详问其症,谓之曰:"此乃郁火郁痰,凝滞胸胁,积成痞块,因作寒热,似疟而非疟也。"以开郁清热、化痰行气药与之,服数剂后忽然胁腹大痛,其子急求救于予。予知其痰热

积滞已久，服此开导之药发动其病根，是以作痛。又询其大便久秘，知其必大利而后痛可除也，以牵牛大黄丸五钱与之，令用熟水，分二次服，已服而大便不行。又以牵牛大黄丸四钱与之服，仍不行。因以炼蜜滚痰丸一两与之，令分三次服，大利数次，腹痛立止，积滞俱除，痞块亦消，久病顿愈矣。此乃因药发病，胁腹大痛，遂不得已而峻攻，用峻攻而痼疾除于一旦，是亦一奇也。又牵牛滚痰二丸，每服二钱以上，无不即利者，此老一旦二两而后大利，又一奇也。然此老得此病，其犯必死者二，当其痰热凝结胸胁，若不得对症之剂，逾年必郁闭而死；及其胁腹大痛，若不得峻下之剂，三日必痛苦而死：犯此二死乃得回生，此老亦大幸矣哉！

原用牵牛大黄丸

黑牵牛四两，半炒半生，具磨取头末，一两二钱　　马蹄、大黄酒拌炒，一两五钱

坚槟榔六钱　　　　　　　　　　　　　陈枳实炒六钱

姜汁炒厚朴六钱　　　　　　　　　　　醋炒三棱、莪术各六钱

　　大黄以下共为细末，与牵牛末和匀，浓米饮为丸，如梧桐子大，饥服三钱，未利，再服二钱，服后，停两三时而见效。

原用炼蜜滚痰丸

即礞石滚痰丸加蜜。

（明·聂尚恒《奇效医述·治郁热凝痰似疟用峻攻得效述》）

【按语】

七十老翁，因抑郁成病，气滞痰热，胸有积块，常作寒热，他医以疟治之，又以虚治之，服药六七十剂无效。聂氏脉症合参，认为是郁火郁痰，似疟非疟，以开郁清热、化痰行气药与之，又询其大便久秘，予牵牛大黄丸服仍不行，因以炼蜜滚痰丸与之，大利数次，积滞俱除，痰火亦消，久病顿愈。患者痰热凝结胸胁，聂氏以峻下之剂取效，其胆大心细，详于察疾，于此可见一斑。

2. 气聚痞块

袁聚东年二十岁，生痞块，卧床数月，无医不投。日进化坚削痞之药，渐至枯瘁肉脱，面羸发卷，殆无生理。买舟载往郡中就医，因虑不能生还而止。然尚医巫日费。余至则家计已罄，姑请一诊，以决生死远近耳，无他望也。余诊时，先视其块，自少腹至脐旁，分为三岐，皆坚硬如石，以手扪之，痛不可忍。其脉止两尺洪盛，余俱微细。谓曰："是病由见块医块，不究其源而误治也。

初起时块必不坚,以峻猛药攻之,至真气内乱,转护邪气为害,如人厮打,扭结一团,旁无解散,故进紧不放,其实全是空气聚成。非如女子冲任血海之地,其月经凝而不行,即成血块之比。观两尺脉洪盛,明明是少阴肾经之气,传于膀胱。膀胱之气,本可传于前后二便而出,误以破血之药,兼破其气,其气遂不能转运,而结为石块。以手摩触则愈痛,情状大露。若是血块,得手则何痛之有?此病本一剂可瘳,但数月误治,从上至下,无病之地,亦先受伤。姑用补中药一剂,以通中下之气,然后用大剂药,内收肾气,外散膀胱之气,以解其相厮相结,约计三剂,可痊愈也。"于是先以理中汤,少加附子五分,服一剂,块已减十之三。再用桂、附药一大剂,腹中气响甚喧,顷之三块一时顿没。戚友共骇为神。再服一剂,果然全愈。调摄月余,肌肉复生,面转明润,堆云之发,才剩数茎而已。每遇天气阴寒,必用重裀厚被盖覆,不敢起身。余谓病根尚在,盖以肾气之收藏未固,膀胱之气化未旺,兼之年少新婚,倘犯房室,其块复作,仍为后日之累。更用补肾药,加入桂、附,而多用河车为丸,取其以胞补胞,而助膀胱之化源也。服之竟不畏寒,腰围亦大,而体加充盛。年余,又得子。感前恩而思建祠肖像以报,以连值岁凶,姑尸祝于家庭焉。亦厚之道矣!

(清·喻昌《寓意草·袁聚东痞块危证治验》)

【按语】

痞块之病,医者大多从瘀血论治,主张攻伐。喻昌治袁聚东痞块一症,并不随波逐流,指出其生痞块,卧床数月,无医不投,日进化坚消痞之药,渐至枯瘁肉脱,面黧发卷,是"病由见块医块,不究其源而误治"。认为其初起时块必不坚,以峻猛药攻之,至真气内乱,转护邪气为害。喻氏诊时,见其块自少腹至脐旁分为三歧,皆坚硬如石,以手摸之,痛不可忍,其脉两尺洪盛。喻氏认为本症"其实全是空气聚成"。他决定先用补药一剂,以通中下之气,然后用大剂药内收肾气。于是喻氏以理中汤加附子,服一剂,块已减十之三;再用桂、附药一大剂,腹中气响甚喧,顷之三块一时顿没。本例痞块急症,喻氏正确处理扶正与攻邪关系,从脾胃论治获得疾病转机,再通过善后处理而收全功。

十七、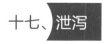泄泻

1. 感寒泄利

庐陵县公陈玉海,乃岳在衙,素以善医名。忽患伤感泄利,自用药无效。

陈公请予治。予诊其脉，知其原感风寒，未经发汗，久则入里，郁为温热，又内伤饮食，脾胃不和，是以作泄不止。先用清解药一剂，姑不止泄，所以涤其入里之邪。次日又诊脉，知其邪热已净，脾胃虚滑，然后用补脾药，一剂而安。

原用清解药方

前胡五分	甘草三分	麦冬去心，八分	连翘去心蒂，六分
赤芍五分	赤茯苓去皮，六分	酒炒花粉七分	去白陈皮四分
山楂肉八分	制厚朴五分	炒黄芩八分	白干葛八分
炒黄连五分	炒枳壳五分		

生姜一片同煎

原用补脾药方

制苍术六分	炒白术七分	炙甘草二分	白茯苓八分
制厚朴三分	炒扁豆八分	炒山药八分	炒香附二分
家莲子去心皮剉片，炒，一钱	去白陈皮四分		

生姜一片，好胶枣一枚，去核，同煎

（明·聂尚恒《奇效医述·治伤食感寒泄利先清后补得效述》）

【按语】

庐陵县公陈氏泄利，其岳父善医，用药无效，延聂氏诊治。聂诊脉知原感风寒，久则郁而化热，又内伤饮食脾胃不和，于是分段论治，先用清解，再涤内热，然后用补脾药冀获全功。聂氏因势利导，先清后补，明标本先后，治伤食、感寒之泄利，后学可获启迪。

2. 热泻身痛

予婿年三十六岁。先时患痢服药数剂而愈，因食鲜鱼太早复发，服药数剂又愈。旬日后，忽患水泻数日不止，因而泄甚频数，才食薄弱米饮，即从大便泄出，遍身骨节痛甚，有如刀剜。其时予偶出二十里外，速发人来报。事急先请一医看病，见其泻甚，饮食直从大便出，以为虚滑，用胃苓汤加炒干姜服之，才服一煎下咽，而予至矣。予诊其脉数，询其骨节极痛，知其泻因湿热，而非虚滑也。既而病者自言胸膈骤紧，则知用胃苓干姜者误也。予因用芩、连炒黑各二钱五分，栀子炒黑一钱，甘草三分，车前子五分，木通、赤茯苓各八分，作一剂服之。仅胸膈不紧，而泻与痛减不过一二分。次日，予制茵陈车前益元散四钱与之，令用滚水调服。至一半，而泻与痛减半；服完，而泻与痛减七;再服六钱,而泻痛悉除矣。然积热犹未除也,泻痛虽止,里急后重复作,大便频数涩滞犹甚,用治痢奇方,每剂加熟大黄二钱,服十数剂而安。旬日后觉脾胃弱,服参苓白术散数两,而精神复旧。

原用茵陈车前益元散

此方治一切湿热头重遍身骨节疼痛水泻,小便不利等症。

车前子炒研,一钱　　　　　　　茵陈研末,一钱

各成六一散二钱,如多用照等分加,共和匀,滚水调五分,一次频频服之

此方原以意制,初用以止水泻,不虞并骨节大痛俱止,又不虞用不过数钱而遂除泻痛大病也。盖泻与痛皆属湿热。此药大除湿热,是以二症俱除,后儿辈有小便不利、头重遍身骨节痛者,予知是湿热也,用此药治之。服四钱而头轻痛止,小便利。亦前人未试之妙剂也。

原用治痢奇方

论时方千古神品,庸医窃不可加减分厘,误人至死,殃及子孙病家。详明煎服之法,用药轻重分厘,具要称准,能起死回一之神药也。

川黄连去芦　　条黄芩　　生白芍　　山楂净肉,四味各一钱二分

陈枳壳炒　　坚槟榔　　姜汁炒厚朴　　厚青皮各八分

当归　　甘草　　地榆各五分　　红花三分酒洗

南木香一分　　桃仁炒去皮尖研如粉,一钱

水二碗,煎一碗,去滓,空心服,滓再煎服。

此方或红或白,或红白相兼,里急后重,身热腹痛者,俱可服。其有便纯血、便扬尘水,大孔如竹筒等恶症,古书指为不治者,急服此药,亦可救。但恐服之迟缓,则毒攻坏脏腑,难救耳。其有噤口者,毒在胃口也。将此药煎熟去滓,每一煎分五六次,缓缓服之,令其胃口毒气渐开。服完一剂后,不唯药可进,而饮食亦渐可进矣,不必另用他药也。单白无红者,去地榆、桃仁二味,木香用三分,加去白陈皮四分;滞涩甚者,加酒炒大黄二钱,服一二剂仍除之。此方用之,于三五剂神效,用之于旬日内外亦效,唯半月外则当加减,其法详于后。

（明·聂尚恒《奇效医述·治热泻身痛用清凉得效述》）

【按语】

聂氏女婿三十六岁,患痢愈后,饮食不慎引起食复,忽患水泻不止,遍身骨节痛甚有如刀剜。一医认为虚滑,用胃苓汤加炒干姜服之,导致胸膈骤紧。聂氏在外赶回后,认为治疗有误。他诊其脉数,询其骨节极痛,认为是湿热而非虚滑,泻与痛皆属湿热所致。于是改用芩、连、栀子、车前子、木通、赤茯苓等,结果痛与泻减。再继续予茵陈、车前、益元散清利湿热,泻痛悉除。聂氏脉症合参,明辨寒热虚实,对本病从湿热论治,故能效如桴鼓。

3. 脾胃郁火

瑞昌王既白之妃,患泄泻,屡用脾胃门消耗诸药,四五年不能止。一医用补中益气汤,人参三钱,服一月,不泄。忽一日胸膈胀满,腹响如雷,大泻若倾,昏不知人,口气手足俱冷,浑身汗如雨,用人参五钱煎汤灌苏,如是者三。病者服久,自觉口中寒逆,医者以为出汗过多,元气虚弱,于前汤内加入人参三钱、酸枣仁、大附子、薄桂各一钱,昏厥尤甚,肌肤如冰,夏暑亦不知热。二年计服过人参廿五斤,桂、附各二斤,酸枣七十斤。至己巳冬,饮食入口,即时泻出,腹中即饥,饥而食,食即泄。日十数次,身不知寒,目畏灯火。予初诊之,六脉全无,久诊,六部来疾去缓,有力如石。闻其声尚雄壮,脉亦有余。自予断之,乃大郁火证也。以黄连入平胃散与之,饮药少顷,熟睡二时,不索食,不泄泻。饮五日,方知药味甘苦。既用通元二八丹与汤药间服一月,饮食调和,其病遂愈。

予用前药,众皆惊曰:"久泻之病,饮下即出。六脉俱无,虚弱极矣。先生言六脉有余,而用黄连寒苦之物止泻,实吾辈所不知也。"予曰:"此乃亢极之病,火极似水,若以为虚弱而用补药,是抱薪救火矣。"众曰:"既云是火,则火能化物,今食物不化,何也?"予曰:"譬之铳炮,先已有药在内,遇火即时充出。书有曰胃中有热难停食,正合此也。果是虚弱之证,前已用过参、附等药数十斤而不愈耶?予以黄连四钱为君,以泻火热;用平胃散为脾胃之引,因此病火势甚烈,不可偏用苦寒之黄连,兼用苍、朴四味之温以缓治之,此所以用平胃而效也。"

(明·易大艮《易氏医按》)

【按语】

对于慢性泄泻,数年不愈之症,医者多从脾胃论治。本例先治之医者,墨守成规,居然两年内使病妇计服过人参二十五斤,桂、附各二斤,酸枣七十斤。

且事与愿违,每况愈下,出现食即泄,日十数次危象。易氏不落俗套,力排众议,另辟蹊径,以苦寒黄连与理气和胃之平胃散取效。对此种另类治法,诸医不解。易氏答复:"此乃亢极之病,若以为虚弱而用补药,犹如抱薪救火,无济于事。"易氏以黄连为君,以泻火热,用平胃散引入脾胃。同时考虑到黄连苦寒,并用苍、朴四味之温以缓治之。易氏对此长达四五年之慢性泄泻,不操之过急,而是从长计议,标本兼治,使沉疴顿解。

4. 暑湿久泻

石城王福歉之妃,癸酉六月受孕,偶患泄泻。府中有知医者,用淡渗之药止之,自后每月泄三五日。有作脾泄者,用参苓白术散之类,二三服亦止。然每月必泄五七次。至次年三月生产后,连泄半月,日夜八九次,诸药不效,惊惶无措,召予治之。诊得两寸尺俱平和,唯两关洪大有力。予曰:"此暑病也。"以黄连香茹饮治之,一剂减半,再剂全愈。唯肝脉未退,又用通元二八丹调理,半月后平复。

王曰:"妃患泄近一载,诸医未有言暑者,公独言暑,何见也?"予曰:"见之于脉。两关浮而洪大有力,故知为暑泄也。"王曰:"《脉经》云:风脉浮,暑脉虚。今洪大有力,非虚也,何以断暑?"予曰:"暑伤气,初感即发,其邪在肺,皮肤卫气受病,故脉虚。自去年六月至今将十月矣,其邪自表入里,蕴畜日久而暑热日深,故其脉洪大而有力。"王曰:"暑病固矣,公断非产后之病,又何见也?"予曰:"产脉见于尺寸,尺寸既平,于产何干? 况病患于未产前,非产病益明矣。"王曰:"诸医用药,止效一时而不能除根,何也?"予曰:"诸药有分利者,有补养者,各执己见,未得其源也,其源在暑,若用暑药,岂有不除根者哉?"

(明·易大艮《易氏医按》)

【按语】

易氏治夏月受孕孕妇脾泄,每月均有发作延至产后,患泄近一载。对此时近一年之泄泻,易氏没有按俗套,按脾虚治疗,而是追本溯源,因时辨治,舍症从脉,发现关浮而洪大有力,故定为暑泄,而不按产后病治疗,从而用黄连香薷饮治疗此难治之久病。黄连香薷饮由香薷、黄连、厚朴组成,属辛散苦泄法,治伤暑大热烦渴之阴阳不顺、清浊相干,首见于宋代朱肱《活人书》。易氏可谓基础扎实,胆大心细,不随波逐流,出奇制胜。从他和患者家属的对话,分析此前诸医用药止效一时而不能除根的原因,可知他丝丝入扣,确有创见。

5. 肺热泻利

吉长乃室,新秋病洒淅恶寒,寒已发热,渐生咳嗽,然病未甚也。服表散药不愈,体日瘦羸。延至初冬,饮以参、术补剂,转觉厌厌欲绝,食饮不思,有咳无声,泻利不止,危在旦暮。医者议以人参五钱,附子三钱,加入姜、桂、白术之属,作一剂服,以止泻补虚,而收背水之捷。吉长彷徨无措,延仆诊毕,未及交语,前医自外亟至,见仆在坐,即令疏方。仆飘然而出。盖以渠见既讹,难与语至理耳。吉长辞去前医,坚请用药。仆因谓曰:"是病总由误药所致。始先皮毛间洒淅恶寒发热,肺金为时令之燥所伤也。用表散已为非法,至用参、术补之,则肺气闭锢,而咳嗽之声不扬,胸腹饱胀,不思饮食,肺中之热无处可宣,急奔大肠,食入则不待运化而直出。食不入,则肠中之垢污,亦随气奔而出,是以泻利无休也。今以润肺之药兼润其肠,则源流俱清,寒热、咳嗽、泄泻,一齐俱止矣。但取药四剂,服之必安,不足虑也。"方用黄芩、地骨皮、甘草、杏仁、阿胶。初进一剂,泻即少止;四剂毕,而寒热俱除;再数剂而咳嗽俱全愈矣。设当日与时辈商之,彼方执参、附为是,能从我乎?

(清·喻昌《寓意草·论吴吉长乃室及王氏妇误药之治验》)

【按语】

肺与大肠为表里。两者通过手太阴肺经和手阳明大肠经相络属。肺气清肃有助于大肠传导下行,而大肠传导正常,又有助于肺气的肃降。如果肺失肃降,津液无法下行,大肠传导功能受其影响,则会出现大便困难等症。而本案则是肺病及于大肠而泄泻不止,喻昌细致巧妙,治疗耐人寻味。吴某之妻秋病寒热咳嗽,表散不愈,补益更甚,至冬泻利不止。喻氏对此病因病机归纳为:是病总由误药所致,起始肺金为时令之燥所伤也,用表散已为非法,至用参、术补之,则肺气闭锢,肺中之热无处可宣,急奔大肠,肠中之垢污亦随气奔而出,是以泻利无休也。处方用黄芩、地骨皮、甘草、杏仁、阿胶清燥润肺,泄泻、咳嗽俱愈。陈修园在《时方妙用》中对此极为赞赏,谓"此喻嘉言得意之法也",此言信不诬也。

6. 泄泻不食

胡晓鹤孝廉尊堂,素体虚弱,频年咳嗽,众称老痨不治。今春咳嗽大作,时发潮热,泄泻不食。诸医进参、术之剂,则潮热愈增;用地黄、鹿胶之药,而泄泻胸紧尤甚。延医数手,无非脾肾两补,迨至弗效,便引劳损咳泻不治辞之。时值六月,始邀予诊,欲卜逝期,非求治也。诊之脉俱迟软,时多歇止,如徐行而怠,偶羁一步之象,知为结代之脉,独左关肝部弦大不歇,有土败木贼之势。因思诸虚不足者,当补之以味;又劳者温之,损者益之。但补脾肾之法,前辙可鉴,然舍补一着,又无他法可施。因悟各脏俱虚之脉,独肝脏自盛,忽记洁古云:假令五脏胜,则各刑己胜,法当补其不胜,而泻其胜,重实其不胜,微泻其胜。此病肝木自盛,脾土不胜,法当补土制肝,直取黄芪建中汤与之。盖方中桂、芍微泻肝木之胜;甘、糖味厚,重实脾土之不胜;久病营卫行涩,正宜姜、枣通调,而姜以制木,枣能扶土也。用黄芪补肺者,盖恐脾胃一虚,肺气先绝。连进数剂,果获起死回生。但掌心微热不除,且口苦不寐,咳泻虽止,肝木犹强。原方加入丹皮,重泻肝木之胜,再进而安。

黄芪建中汤

| 黄芪 | 芍药 | 肉桂 | 甘草 |
| 煨姜 | 饴糖 | 大枣 | |

（清·谢星焕《得心集医案》）

【按语】

　　胡老夫人咳嗽大作,时发潮热,泄泻不食。谢氏直取黄芪建中汤与之。此后咳泻止,口苦不寐,肝木犹强,原方加入丹皮增强泻肝力量,于是得安。黄芪建中汤,是小建中汤加黄芪组成,具有温中补气、和里缓急的功效。谢氏将其扩大应用于肝脾不和、木盛土虚导致的泄泻不食。本案前医用脾肾两补之法,进参术之剂,则潮热愈增,用地黄、鹿胶之药,而泄泻胸紧尤甚。谢氏诊之脉俱迟软,时多歇止,如徐行而怠,偶羁一步之象,知为结代之脉。独左关肝部弦大不歇,认为是有土败木贼之势,因悟各脏俱虚之脉,独肝脏自盛,又忽记洁古云:"假令五脏胜,则各刑己胜,法当补其不胜而泻其胜,重实其不胜,微泻其胜。"谢氏认为此病属肝木自盛,脾土不胜,法当补土制肝。对黄芪建中汤中药物的作用也加以解释:盖方中桂芍,微泻肝木之胜,甘糖味厚,重实脾土之不胜;久病营卫行涩,正宜姜枣通调,而姜以制木,枣能扶土也。本案谢氏注重脾胃抑木扶土,力克顽疴,具有一定临床指导意义。

7. 木旺乘土

　　熊锦松,潮热泄泻,呕吐蛔虫,咳逆牵引左胁疼痛。历服清散温补之药,愈治愈危。迨至夜半,气逆神昏,面红目赤,汗大如雨,俨然虚脱之象。但从来热泄之症,最虑阴液消亡,断无戴阳之理。诊两寸弦数,知其脏体属阳,察脉审症,推肝火冲逆,犯土侮金,是以呕泄咳疼,诸苦并增,加以温补误投,以致热盛神昏也。与温胆汤,加石斛五钱、桑叶、白附。数剂果安。

温胆汤

见前 50 页。

(清·谢星焕《得心集医案》)

【按语】

患者熊锦松潮热泄泻,呕吐蛔虫,咳逆牵引左胁痛,气逆神昏,面红目赤,汗大如雨。谢氏诊其两寸脉数,察脉审证,认为肝火冲逆,犯上侮金,加以温补误投,以致热盛神昏。于是与温胆汤加石斛、桑叶、白附取效。本案肝木乘土,木旺侮金,加之前医误治,酿成重变,谢氏急以温胆汤理气化痰,疏肝和胃,加石斛、桑叶等柔肝、润脾、清肺,使患者转危为安。

8. 木郁乘土

邹锦元之妻,小腹绞痛,里急泄泻,每欲小便,腹筋牵引阴中。诸医见泄止泄,投尽理脾涩剂,月余不瘳,势甚危笃,继复呕吐,汤水不入,胸以上发热,腹以下畏寒。余诊之曰:若果内寒外热,安得月余痛泄之病,尚有弦数之脉。此必木邪乘土,下寒上热,当推关格之例治之。仿进退黄连汤,加吴萸、木瓜、川楝、蜀椒、乌梅。月余重病,不过三服而安。盖仿先君治熊锦松泄泻吐蛔、潮热咳逆一症,推肝火冲逆,犯土侮金,用温胆之法,扩而充之也。

嘉言进退黄连汤

黄连	干姜	人参	桂枝
半夏	大枣		

按:此方本仲景黄连汤。而黄连汤有甘草,与小柴胡汤同意,以桂枝易柴胡,以黄连易黄芩,以干姜易生姜,余药皆同。和解之意,一以和解表里之寒热,一以和解上下之寒热。仲景心法如此,嘉言有进退其上下之法,以治关格,非中人所能辨也。

(清·谢甘澍《一得集医案》)

【按语】

妇人小腹绞痛,里急泄泻,每欲小便,腹筋牵引阴中。他医见泄止痛,投尽理脾涩剂,月余无效,病情危笃。谢氏根据病史及治疗经过以及弦数,诊为木邪乘土,下寒上热,进加减黄连汤和解上下寒热而取效。本案仿用喻嘉言经方黄连汤加减,一以和解表里之寒热,一以和解上下之寒热,称为进退其上下之法,用治木邪乘土、下寒上热之重症,药简效佳,月余重病,不过三服而安。

9. 食停泄泻

陈某,年三十九。溏泄经年,食减神倦。据述近来食后逾时,必有痛泻,服补脾药不应。此正经言食至小肠,变化屈曲,肠间有阻。治宜疏补。

焦术	益智	茯苓	肉桂
广皮	木香	谷芽	神曲

食停肠胃,故食后必痛泻。此谷芽、神曲之功居多。(寿山)

(清·李铎《医案偶存·泄泻》)

【按语】

脾主运化是指脾具有把水谷变化为精微物质,并将其输送到全身的生理功能。脾失健运,升降失司,则清浊相干,疾病丛生。《素问·阴阳应象大论》曰:"清气在下,则生飧泄。"所谓"飧泄",是指大便泄泻清稀,并有不消化的食物残渣,多因肝郁脾虚、清气不升所致。其中饮食停滞致泻便为其一。食滞泄泻可见腹痛肠鸣,泻下粪便臭如败卵,泻后方减,脘腹痞胀,不思饮食等症。本患者溏泄多年,食减神疲,但服补脾药不应。食滞与泄泻往往互成因果。李氏在确诊为"食停肠胃"后,认为"治宜疏补"即通补结合。他在健脾理气药中,加入谷芽、神曲消食化滞,所以有人肯定"此谷芽、神曲之功居多。"一语中的。

10. 阳虚泄泻

李,三十。平日餐少便溏,近日全不思食,服补脾暖胃不应。日前吃湿粉一次,随觉腹痛。此肾中真阳衰败,不能上蒸脾土,当补火以生土。二神丸,每服五钱,肉桂、木香研汁冲水下。

服二神丸六两,甚效。胃纳思食,足见鼎釜之下,无火物终不熟也。按:二神丸者,火乃土之母也,固脂补肾阳,为癸火;肉蔻厚肠胃,为戊土。戊癸化火。同为补土之母,是以桴鼓相应也。拟仍从此旨,勿杂他岐。

附子	白术	姜炭	益智
肉桂	固脂	蔻霜	

(清·李铎《医案偶存·泄泻》)

【按语】

补火生土法是根据中医五行学说确定的重要治法,在中医历史上本法体现与时俱进特色。补火生土,原指补心血生土,如归脾丸证。但到了明代,随着薛己、赵献可等肾与命门学派的兴起,出现对先天之本的重视,补火生土的内涵发生了改变,成为补肾阳生脾土。本案患者平日餐少便溏,近日全不思食。李氏形象比喻"足见鼎釜之下,无火物终不熟也"。诊为肾中真阳衰败,不能上蒸脾土,当补火生土。他先开出二神丸,肉桂、木香研汁冲水下。二神丸见于《普济本事方》,由补骨脂、肉豆蔻两味组成,温补脾肾。李氏后续治疗以二神丸为主,配入附子、肉桂、益智、姜炭、白术等温肾健脾之品,不杂他歧,以收全功。

11. 脾不升清

何,三十。旬日飧泄,口淡溺清,神困脚软,脉虚缓。按:缓脉为风。《内经》云:"春伤于风,夏生飧泄。"又云:"清气在下,则生飧泄。"服利湿补脾止泻药,宜乎无效,当用升清法。

文党	酒耆	白术	陈皮
升麻	柴胡	防风	干葛
木香	炙草		

临症不昧,自拟治不差。(寿山)

(清·李铎《医案偶存·泄泻》)

【按语】

《素问·经脉别论》说:"脾气散精,上归于肺。"后世医家将脾的这一功能和特性归纳为"脾主升清"。《素问·阴阳应象大论》曰:"清阳上天,浊阴归地。"人体只有清阳升,浊阴降,才能维持正常功能,一旦清浊相干,便会出现"清气在下,则生飧泄"等病理现象。本例患者,旬日飧泄,口淡尿清,脉虚软。李氏在补脾止泻药无效情况下,加入柴胡、升麻、防风三味风药。前二味本身有升阳作用。中医认为"土湿木郁"为泄泻主要病机,风药具升散之性,不仅能升发清阳,还能疏通肝气,有利升清举陷,醒脾运脾,胜湿止泻。李氏运用升清药、风药治疗飧泄,可谓经验独到。

12. 肝郁痛泻

李,二八。病后遭家难,悲哀过甚,痛泻交作,不饥不食,此木克土也。用痛泻要方,加肉桂、木瓜。一剂,痛泻减半;二剂,全愈。

| 白术 | 防风 | 白芍 | 广皮 |
| 肉桂 | 木瓜 | | |

陈修圆曰:《难经》有五泄之分。曰:胃泄、脾泄、大肠泄、小肠泄、大瘕泄(即痢疾)。其实不必泥也,总以虚实久暂为辨。

(清·李铎《医案偶存·泄泻》)

【按语】

肝属木,脾属土,在五行学说中,肝木克脾土,其中的"克"是制约、约束之意。但相克太过则为病理现象,被称为肝气乘脾,其主要表现为腹痛、泄泻。肝脾不和所致之腹泻,泻必腹痛,泻后痛减,即所谓"痛泻"。痛泻要方主治肝脾不和之痛泻。考痛泻要方,首见《丹溪心法·泄泻》篇,其原文曰:"治痛泄。"方由白术、芍药、陈皮、防风四味组成,但原文无"痛泻要方"之名。《丹溪心法》刊行后三年,明代丹溪传人卢和编纂《丹溪先生医书集要·中风篇》附方"刘草窗治痛泻要方"首见痛泻要方方名。本案患者,病后遭家难,悲哀过甚,痛泻交作,属情志内伤。李氏断为"此木克土也",故用痛泻要方加肉桂、木瓜,二剂而愈。

13.腹痛泄泻

程某,男,55岁。

1957年2月19日,初诊。腹满疼痛,肠鸣间作,便泻已久,胸脘烦热,纳食胀满,口渴而苦,溲赤,舌质红,苔薄黄,脉弦。证属肠胃寒热夹杂,虚实并存。初拟和中之剂。拟半夏泻心汤加减。

姜半夏5g	枯黄芩6g	杭白芍10g	马尾连5g
嫩桂枝3g	川干姜3g	北沙参10g	云茯苓10g
肥乌梅3枚(去核)	元胡索6g	川花椒3g	川楝子9g
炙粉草3g			

2月2日,复诊。腹痛肠鸣略减,便泻亦稀,食后腹仍胀满,口渴,遵上守原则出入。

姜半夏 5g	杭白芍 10g	元胡索 6g	正头红 6g
马尾连 5g	花槟榔 5g	云茯苓 10g	川干姜 3g
枯黄芩 6g	广木香 5g	煅牡蛎 10g	鸡内金 9g
炒麦芽 10g			

×3 剂

2月6日,三诊。诸证悉减,大便已成形。仍守原方3剂,后获痊愈。

（章天生、何晓晖《赣东名医·傅思义》）

【按语】

《素问·阴阳应象大论》曰:"清气在下,则生飧泄。"本案腹痛泄泻,属肠胃寒热夹杂,虚实并存之证,为清浊相干,胃肠功能失调所致。半夏泻心汤的作用主要是和胃降逆,散结消痞,在临床中经常治疗胃肠道功能失调,促进胃肠蠕动,改善消化吸收功能。临床中很多胃肠道疾病,都可以通过半夏泻心汤进行调整和治疗。傅氏以半夏泻心汤辛开苦降,温清并用,虚实并调,恢复患者升清降浊功能,再治以健脾和胃,消食导滞,从而使大便成形,获得痊愈。

14. 寒湿吐泻

李某,男,16 岁。

1958 年 8 月 20 日,初诊。因乘凉于露天过夜,加之食昨日剩菜,呕吐 2 次,腹泻 4 次,呈稀水样。腹痛阵作,精神疲乏,肢体困倦,面色苍白,头痛,溲短,舌苔薄白,脉濡。证属寒湿吐泻。治宜芳香化湿,升清降浊。初拟藿香正气散加减。

藿香叶 9g	紫苏叶 9g	香白芷 5g	甜桔梗 9g
炒厚朴 9g	大腹皮 9g	姜半夏 9g	焦白术 9g
云茯苓 10g	炒神曲 10g	广木香 5g	炒麦芽 10g
粉甘草 5g			

生姜 3 片为引,1 剂水煎服

8 月 21 日,复诊。呕吐已止,腹痛见轻,大便稀溏,上方见效,脾胃升降渐复。仍守方再进 2 剂。

8 月 23 日,三诊。腹泻已止,四肢无力,少气懒言,思食,但食后觉脘腹胀满,脉弱。此脾虚不能健运。后以香砂六君子汤调理而获痊愈。

（章天生、何晓晖《赣东名医·傅思义》）

【按语】

藿香正气散出自宋代《太平惠民和剂局方》,为当时国家核定成药方,主治外感风寒,内伤饮食引起的胸膈胀满,腹痛呕吐。患者露天过夜着凉,加之吃剩饭,导致痛泻效作。傅氏以芳香化湿、升清降浊为治,痛泻止,再以香砂六君子汤调理而获痊愈。本案方药对症,治法轻灵,收效亦佳。

15.暑湿泄泻

邱某,女,17 岁。

1976 年 7 月 1 日,初诊。腹痛,大便泄泻,小溲短赤,口苦,纳呆,头目昏眩。舌质红,苔黄腻,脉滑数。盛暑之时,感受时邪,暑伤其外,湿伤其内,湿热下注。治宜解暑清利,内外并治。

| 藿香 5g | 葛根 10g | 扁豆 12g | 茯苓 10g | 木香 5g |
| 黄连 3g | 黄芩 3g | 炒麦芽 10g | 甘草 3g | |

×3 剂

二诊:泄泻已止,余症悉减,但精神欠佳,四肢疲乏,食纳不香。此邪却之初,脾虚未复。更法益气和中,醒脾开胃。

| 党参 15g | 白术 10g | 陈皮 3g | 半夏 15g | 云茯苓 10g |
| 木香 2.5g | 砂仁 1.5g | 红枣 8 个 | 甘草 3g | |

×3 剂

(何晓晖、黄调钧《赣东名医·李元馨专辑》)

【按语】

夏季是暑湿泄泻多发季节。中医认为:暑多挟湿。由于暑湿之气遏阻脾胃,中焦气机升降失常,水谷清浊不分,以致泄泻发病急暴。本案患者,口苦、纳呆、头目昏眩,小便短赤,舌质红,苔黄腻。李氏认为系暑伤其外,湿伤其内,治宜解暑清利,内外并治。方中葛根解表退热,生津止渴,升阳止泻;藿香善理中焦湿浊,醒脾开胃,振动清阳;黄连、黄芩清热燥湿;茯苓、扁豆健脾渗湿;木香、麦芽行气导滞;甘草和中。诸药同用,寓苦辛升降于方,温凉并施,故能奏效。泄泻止后,李氏再以益气和中,醒脾开胃之剂善后,以收全功。

十八、痢疾

1. 气滞泄痢

省亭殿下，己卯七月病痢。众始治以通利之剂，次行和解，又次滋补，月余而病甚。每日行数次，肚腹绞痛，但泄气而便不多，起则腰痛，屈曲难伸，胸膈胀满，若有物碍，嗳气连声，四肢厥逆，喘息不定。召予诊治，诊得两寸俱沉大，右寸肺脉更有力，右关沉紧，左关弦长而洪，喜两尺沉微，来去一样。予曰："此神劳气滞之病也。"以畅中汤进之，服后兀兀欲吐，冷气上升，嗳气数十口，即大便，所去秽污颇多，胸膈舒畅，腹中觉饥，自午至酉止去一次，四肢不厥，肩背轻快，六脉平复，但心内怔忡，头目昏眩，饮食无味，用六君子汤加香附、砂仁，二剂，胃气渐复，眩运怔忡，乍止乍作。又以补中益气汤加蔓荆子、茯神、枣仁、黄柏，半月而诸证全愈。

重九日，殿下置酒谢予，问曰："吾病痢二月，始用通法，继服调理脾胃之药，月余而痢反剧。先生用枳壳、黄芩宽利大肠而痢顿止者，何也？"予曰："殿下之脉，两寸俱沉。左寸沉者，心火郁于下，乃神劳也；右寸沉而有力者，盖肺主气，与大肠为表里。七月金当令之时，脉宜浮短是正，今不浮而沉者，因思则气结，不得循环，失其升降之常，唯走大肠顺道，气滞而下陷，故作里急后重，有似于痢，实非痢也。"曰："有谓四肢厥逆，大肠久滑，当用附子温之者；有谓内有宿积作痛，当用硝、黄下之者。二说孰是？"予曰："皆非也。殿下肺脉不浮而沉，是金不得令也。金不得令则不能制木，故肝脉不弦细而弦洪，不当王而反王，木来侮土，脾气转结于内不能运，故四肢逆而厥冷，所谓热深厥亦深也。热厥者，上不过肘，下不过膝，脉伏有力，可验也。既为热厥，岂可复用附子大热之剂？夫用附子温之者固非矣，而欲攻以硝、黄者亦非。经曰：心藏神，多念则神劳，脾藏意，多思则气结。气结故腹痛下利，若复加以寒凉之剂，其结愈甚，此硝、黄所以亦不可用也。予唯以辛凉之剂散之，有香附辛温以快肺气，苏梗疏通诸窍，神曲舒脾气而化脾积，苍术燥湿引脾气散于四肢，抚芎畅达肝气，黄芩、枳壳荡涤大肠，加甘草以和中，使气升而循环经络，积去而大肠通快，又何腹痛之不减而厥逆之不除哉？"

畅中汤

香附八分　　苍术一钱　　神曲三钱五分　　抚芎七分

黄芩八分　　枳壳三分　　苏梗五分　　甘草三分

姜三片　　枣二枚

（明·易大艮《易氏医按》）

【按语】

患者病痢,他医治以通利,次行和解,又次滋补,月余而病甚。易氏诊得其两寸俱沉大,右寸肺脉更有力,右关沉紧,左关弦长而洪,两尺沉微,认为是神劳气滞之病,从而从调理气机入手,投入畅中汤。该方以苍术醒脾燥湿,香附疏肝理气,共为君药;苏梗宽中理汤,用抚芎畅达肝气,枳壳宽肠理气,共为臣药;神曲消食去积,黄芩清热燥湿,俱为佐药;甘草调中,姜、枣调和营卫为佐使药。全方疏肝理脾,宽胸化积,使胸腹舒畅,六脉平复。易氏再以健脾理气之剂善后而愈。

2. 逆流挽舟

周信川,年七十三岁,平素体坚,不觉其老。秋月病痢,久而不愈。至冬月成休息痢,一昼夜十余行,面自浮肿,肌肤晦黑。求治于余。诊其脉沉数有力,谓曰:"此阳邪陷入于阴之证也。吾当以法治之,尚可痊愈,明日吾自袖药来面治。"于是以人参败毒散本方煎好,用浓被围椅上坐定,置火其下,更以布条卷成鹅蛋状,置椅褥上,垫定肛门,使内气不得下走,然后以前药滚热与服。良久又进前药,遂觉皮间有津津微润;再溉以滚汤,教令努力忍便,不得移身。如此约二时之久,皮间津润总未干。病者心躁畏热,忍不可忍,始令连被卧于床上。是晚止下痢二次,以后改用补中益气汤,一昼夜止下三次,不旬日而全愈。盖内陷之邪,欲提之转从表出,不以急流挽舟之法施之,其趋下之势,何所底哉!闻王星宰世兄患久痢,诸药不效,苏郡老医进以人参败毒散,其势瘥减,大有生机,但少此一段斡旋之法,竟无成功。故凡遇阳邪陷入阴分,如久疟、久痢、久热等证,当识此意,使其缓缓久久,透出表外,方为合法。若急而速,则恐才出又入,徒伤其正耳。

（清·喻昌《寓意草·辨痢疾种种受证不同随证治验》）

【按语】

喻氏治痢疾有七则医案,但特点鲜明,治法各异而收效皆显。有些治法至今被后人效法,如本案逆流挽舟治痢一法。患者周信川七十三岁,平素体坚,秋月病痢,一昼夜十余行,而目浮肿,肌肤晦黑。喻昌通过脉症合参,其面虽肿,其色虽黑,实为肺气不得宣布于体表所致也,阳邪陷入于阴之证也。喻氏于是煎好人参败毒散,用厚被把患者围在椅上,置火其下,然后以滚热煎好的汤药给患者服用。患者遂觉"皮间有津津微润",是晚只下痢两次,以后改用补中益气汤,不旬日而全愈。喻氏总结:"不以急流挽舟之法施之,其趋下之势何所底哉?"他告诫后学者,如久疟、久痢、久热等证,当识此意,便其缓缓久久,透出表外,方为合法。喻氏"逆流挽舟"之法,引其邪而出之于外,使内陷之势逆转,对后代影响深远,为现代学者所效法。

3. 以通治痢

朱孔阳,年二十五岁,形体清瘦,素享安逸。夏月因构讼,奔走日中,暑湿合内郁之火而成痢疾。昼夜一二百次,不能起床,以粗纸铺于褥上,频频易置,但饮水而不进食,其痛甚厉,肛门如火烙,扬手踢足,躁扰无奈。余诊其脉,弦紧劲急,不为指挠。谓曰"此证一团毒火,蕴结在肠胃之内,其势如焚,救焚须在顷刻,若二三日外,肠胃朽腐矣!"于是以大黄四两,黄连甘草各二两,入大砂锅内煎,随滚随服,服下人事稍宁片刻,少顷仍前躁扰。一昼夜服至二十余碗,大黄俱已煎化,黄连、甘草俱煎至无汁,次日病者再求前药。余诊毕,见脉势稍柔,知病可愈,但用急法不用急药,遂改用生地、麦门冬各四两,另研生汁,而以天花粉、牡丹皮、赤芍、甘草各一两,煎成和汁,大碗咽之。以其来势暴烈,一身津液从之奔竭,待下痢止,然后生津养血,则枯槁一时难回。今脉势既减,则火邪俱退,不治痢而痢自止,岂可泥润滞之药,而不急用乎!服此药,果然下痢尽止,但遗些少气沫耳。第三日思食豆腐浆,第四日略进陈仓米清汁,缓缓调至旬余,方能消谷。亦见胃气之存留一线者,不可少此焦头烂额之客耳。

(清·喻昌《寓意草·辨痢疾种种受证不同随证治验》)

【按语】

患者朱孔明二十五岁,因暑湿合内郁之火,而成痢疾,昼夜一二百次。喻氏诊其脉弦紧颈急,不为指挠,遂以大黄、黄连、甘草,随滚随服,次日其脉稍柔,于是改用生地黄、麦门冬另研生汁,以天花粉、牡丹皮、赤芍、甘草煎汁,大碗咽之,服后痢尽止,但遗些少气沫耳,缓慢调理而愈。患者虽下痢无度,但经大黄泻下肠中积滞,通因通用,以黄连清除肠中湿热,两药苦寒,直折毒火之势,佐以甘草护胃。再酌以甘寒育阴、凉血散瘀之品善后,痢即止。喻氏急驱积邪,荡涤实邪,使邪去正安,值得后人效法。

4. 以补止痢

浦君艺病痢疾,初起有表邪未散,而误用参、术固表,使邪气深入;又误服黄连凉解,大黄推荡。治经月余,胃气不运,下痢一昼夜百余行。一夕呕出从前黄连药汁三五碗,呕至二三次后,胃与肠遂打为一家,内中幽门、阑门洞开无阻,不但粥饮直出,即人参浓膏才吞入喉,已汩汩从肠奔下。危急之中,诸昆玉及内戚俱探余曰:"此证可无恐乎?"余曰:"在此用药便有可恃,吾岂不知病势之危,但无别人可任,姑以静镇之,而殚力以报知己耳!"于是以大剂四君子汤,煎调赤石脂、禹余粮二味,连连与服。服后其下痢之势少衰,但腹中痛不可忍。君艺曰:"前此下痢虽多,然尚不痛,服此药而痛增,未可再服矣。"余曰:"此正所谓通则不痛,痛则不通之说也。不痛则危,痛则安,何乐而不痛耶?"仍以前药再进。俟势已大减,才用四君子倍茯苓,十余剂全安。

(清·喻昌《寓意草·辨痢疾种种受证不同随证治验》)

【按语】

《伤寒论》谓:"此利在下焦,赤石脂禹余粮汤主之。复不止者,当利其小便。"喻氏对此活用于治浦君艺下痢,收效良好。浦氏病痢疾,初起有表邪未散,而误用参、术固表,使邪气深入,又误服黄连凉解,大黄推荡,治经月余,胃气不运,下痢一昼夜百余行。此后胃与大肠遂打为一家,内中幽门,阑门洞开无阻,不但粥饮直出,即人参浓膏,才吞入喉,已汩汩从肠奔下。此时肠胃固涩功能全无。喻氏当机立断,以大剂四君子汤,煎调赤石脂、禹余粮二味,连连与服,服后下奔之势少衰,最后用四君子汤倍茯苓,十余剂痊愈。喻氏对本案,用赤石脂、禹余粮固涩下焦,后又用四君子汤倍茯苓,盖有利小便以实大便之意。本案即为仲景经方赤石脂禹余粮汤的灵活应用。

5. 温补止泻

胡太夫人,偶然肚腹不宁,泻下数行。医以痢疾药治之,其利转多,更引通因通用之法,用九蒸大黄丸三钱下之,遂扰动胃气胀痛,全不思食,有似噤口痢状。余诊之,见六脉皆沉而伏,应指模糊。亟曰:"此非痢疾之证,乃误治之证也。今但安其胃,不必治痢,而痢自止;不必治胀痛,而胀痛自止。"于是以四君子汤为主治,少加姜、蔻暖胃之药。用之二剂,痢果不作。但苦胃中胀痛不安,必欲加入行气之药,以冀胀消痛止,而速得进食。余固争曰:"宁可缓于食,不可急于药。盖以前因误治,引动胃气作楚,如治乱民,唯有安之之法。若再加行气,则胀痛必无纪极。"坚持前说,即用橘皮和中,亦须炒而又炒,绝不惹动其气。凡五日未得大便,亦不惹动其便,听其缓缓痛止胀消,食进便利,共七日全安。浑不见药之功,其实为无功之功也。噫! 今之随主见而图可喜之功者,即生出事端,亦谓病之所有,非医之所造,谁悬明鉴而令丝毫莫遁耶? 此所以成时医之世界也。

(清·喻昌《寓意草·辨痢疾种种受证不同随证治验》)

【按语】

下利包括痢疾与泄泻,但喻氏十分注重痢疾与一般泄泻的鉴别。本案胡太夫人偶然肚腹不宁,泻下数行,医以痢疾药治之,其利转多,更引用通因通用之法,用大黄下之,遂扰动胃气胀痛,全不思食,有似噤口痢状。喻昌诊之,见六脉皆沉而伏,应指模糊,断定此非痢疾之证,乃误治之证也。他以四君子汤为主治,少加姜、蔻暖胃之药,用之二剂,痢果不作。其胃中遗留胀痛不安,喻氏用久炒橘皮和中而愈。喻氏对本案不但对患者误判痢疾给予了纠正,而且通过温中祛寒,调理脾胃使病获治。值得指出的是,患者泻止残余胃中胀痛,喻氏不主张行气止痛,而只用久炒陈皮和中安之之法,亦为经验之谈。

6. 中焦虚寒

叶茂卿幼男病痢,噤口发热十余日,呕哕连声不断。诊其关脉,上涌而无根,再诊其足脉,亦上涌而无根。谓其父曰:"此非噤口痢之证,乃胃气将绝之证也。噤口痢者,虚热在胃,壅遏不宣,故觉其饱而不思食,治宜补虚、清热两法。此因苦寒之药所伤,不能容食,治唯有颙颙温补一法而已。"于是以理中汤,连投二剂,不一时痢下十余行,遍地俱污。茂卿恐药不对证,求更方。余曰:"吾意在先救胃气之绝,原不治痢。即治痢,人之大小肠,盘迭腹中甚远,虽神丹不能遽变其粪,今藉药力催之速下,正为美事,焉可疑之?"遂与前药,连服二日,人事大转,思食不哕,痢势亦减,四日后止便糟粕,以补中益气汤调理,旬日全安。此可见小儿之痢,纵哒伤胃者多,内有积热者少,尤不宜轻用痢疾门中通套治法也。

(清·喻昌《寓意草·辨痢疾种种受证不同随证治验》)

【按语】

中医古籍中所称"下利"包括痢疾和泄泻,其后虽然渐分为"利"和"痢",但由于历史条件限制,不可能做到绝对准确。本案叶茂卿之幼子患"噤口痢"

十余日,呕哕连声不断。喻昌通过诊脉认为此非噤口痢之证。对于下利,本有补虚、清热两法,但喻氏考虑到本案因苦寒药所伤,唯有颛颛温补一法而已。喻氏连投理中汤,继以补中益气汤调理旬日而安。本案关脉、足脉上涌无根,为胃气将绝之兆;呕声连连,下利不止,有真气上脱下竭之势,此乃中焦虚寒、真寒假热之重证。喻氏最后以温补中焦而获效。

7. 少阴受邪

陈汝明病痢,发热如蒸,昏沉不食,重不可言,至第三日危急将绝,方请余诊。其脉数大空虚,尺脉倍加洪盛,谓曰:"此两病而凑于一时之证也。内有湿热,与时令外热相合,欲成痢证,尚不自觉。又犯房劳,而为骤寒所乘,以故发热身重,不食昏沉,皆属少阴肾经外感。少阴受邪,原要下痢清白,此因肠中湿热,已蒸成猪肝鱼脑败浊之形,故色虽变而下痢则同也。再用痢疾门药一剂,即刻不救矣。"遂以麻黄附子细辛汤一剂,与之表散外邪,得汗后热即微减;再以附子理中汤,连进二剂,热退身轻能食;改用黄连理中汤丸,服至旬日全安。

（清·喻昌《寓意草·辨痢疾种种受证不同随证治验》）

【按语】

喻氏治痢,重在辨证论治,并非拘于清热一法。本案患者陈汝明病痢,发热如蒸,昏沉不食,重不可言,至第三日,危急将绝。其内有湿热,与时令外邪相合,又犯房劳,而为外寒骤乘,以故发热身重,不食昏沉。喻氏先以麻黄附子细辛汤表散外邪,得汗热微减;再以附子理中汤,热退微轻能食;最后用黄连理中丸,服至旬日全安。

8. 肠澼危证

沈若兹乃郎,因痘后食物不节,病泻。泻久脾虚,病疟。遂尔腹痛胀大,三年来服消导药无算,腹胀及泻利总不愈。去岁迎医,服参苓白术稍效,医去仍复如故。病本腹胀,更兼肠澼。肠澼者,大肠之气,空洞易走,胃中传下之物,总不停留,澼出无度,腥水不臭,十中五死、五生之症也。今则病势转深,又加四逆矣。暮热朝凉,一逆也;大渴引汤救急,二逆也;气喘不能仰睡,三逆也;多汗烦躁不宁,四逆也。无病人腹中之气,运转收摄,是以身体轻快,大便省约。今为久泻,遂至气散不收。腹之胀,肠之鸣,便出之不自知,皆此故也。气既散而不收,又服行气利水之药,不愈增其散乎!无病人身中营卫,两无偏胜,故阳胜则发热,阴胜则恶寒。病疟之时,寒热交作,犹是阴阳互战,迨泻久亡阴,整夜发热,一线之阴,为阳所乘,求其相战,不可得矣!内水亏竭,燎原之火自焚,不得不引外水以济急。然有形之水,不足以制无形之火,徒增胀泻,而重伤其阴气耳!医不清其源,以香燥之药,助火劫阴,如官桂、肉豆蔻等类,用之误矣。夫男子气海在于脐下,乃元气之舍,性命之根也。久泻则真气亦散,势必上干清道,而不下行,鼻中齁齁有声,不能仰卧,是其征也。夫此已散之气,必不能复归其处,但冀未散之气,不致尽散则可耳。屡服木香、槟榔、苏子、腹皮、厚朴等降气之药,尤误之误矣。至于汗出烦躁,则阴气虚尽,孤阳亦不能久留之兆也。总如岁运,有温热无寒凉,有生长无收藏,人物能免夭札疵疠乎?于此而图旋转之功,亦难之难矣!若兹见案,转托戚友,强恳用药,因以清燥润肺为主,阿胶、地黄、门冬等类同蜜熬膏三斤,渠男三年为药所苦,得此甘味,称为糖也。日争十余次服之,半月药尽,遂至大效。身凉气平,不渴、不烦、不泻,诸症俱退,另制补脾药末善后,全愈。

（清·喻昌《寓意草·议沈若兹乃郎肠澼危证并治验》）

【按语】

喻昌在《寓意草》首篇开宗明义,"治病必先识病,识病然后议药……初不知病从何起,药何以应?"喻氏强调必详审病要,才能处方用药。他治疗沈若兹公子肠澼一症,足资证明他详审病机,辨证施治。患儿痘后食物不节,病泻;泻久脾虚,又病疟;遂尔腹痛胀在。三年来服消导药无效,后服参苓白术散稍效,旋复如故。喻氏按诊后,详细分析了其病机,指出病本腹胀,更兼肠澼,泄泻日久,遂至气散不收,又服行气利水之药,愈增其散,病疟之时,寒热交作,迨久泻亡阴,一线之阴,为阳所乘,医不清其源,以香燥之药,助火劫阴。喻氏对该症的病机、误治、预后详加分析,最后治以清燥润肺法,用阿胶、地黄、麦冬同蜜煎膏,半月药尽,遂至大效,身凉气平,不渴、不烦、不泻,诸症俱退。喻氏久泻危症而用润药,而竟相宜,不能不归于其论医议药之功。

9. 阳邪入里

吴秀华,时值秋尽,头痛畏寒,略有潮热,食减便泄,来寓索方。予视面色晦黑,舌色干裂。因告之曰:"内有湿热,外感风寒,当节口腹,免成疟痢。"疏与小柴合平胃与服,病已霍然。殊伊归里,房室不谨,食物不节,疟症果起。其疟寒少热多,自汗口渴,不能自支,自服理中丸。次日疟发颇重,延医称为热症,与石膏知母之属,热势虽轻,却无退刻,乃热邪内陷,非热邪外解,果然里急后重,下痢红白相兼,烦渴谵语,其势转重。延予视时,人事昏惑,细按其脉,弦数劲指,重按有力,上则呕逆胸满,下则后重逼迫,中则腹痛拒按,且身虽发热,尚有头痛畏寒。此热邪内陷,气血怫郁,充斥三焦,故有谵语妄见,是表里内外交困,棘手重症矣。反复思议,非表里交攻之法,势所难挽,与仲景治伤寒发热,汗出不解,阳邪入里,热结在里,表邪未除,里邪又急之例相符,处以大柴胡汤,寒热红白顿除,谵语亦息。仍与前汤,除枳实再进而安,后与甘寒而健。噫,圣人之法,布在方策,倘能寻其端倪,而起一生于九死者,岂非仲景之徒哉。

大柴胡汤

柴胡	半夏	黄芩	芍药
枳实	大黄	姜	枣

（清·谢星焕《得心集医案》）

【按语】

患者头痛畏寒,食减便泄。谢氏认为是内有湿热,外感风寒,疏与小柴胡汤合平胃攻已愈。但患者房室不谨,食物不节,已成疟脉。他医与石膏、知母,使热邪内陷,里急后重,下痢红白相兼,烦渴谵语。延请谢氏诊治。谢氏认为是热邪内陷,气血怫郁,充斥三焦,于是采用表里交攻之法,以大柴胡汤取效。大柴胡汤用治少阳阳明合病。证见往来寒热,胸胁苦满,呕不止,郁郁微烦,心下痞硬,或心下满痛,大便不解或协热下利,舌苔黄,脉弦数有力。本患者外内合邪,充斥三焦,大柴胡汤治此能迅速见效。

10. 劳伤中气

聂安生,腹痛下痢,红多白少。诸医以腹痛为积,又以红多为热,屡进消导不应,更与芩连归芍,服之潮热时起,下坠难支,欲进巴霜丸,疑而未决。余为诊视,左关弦大之至,唇舌虽红,然不喜茶水。脉症相参,知为劳伤中气,以致营卫不调。盖营虚则血不藏,卫虚则气不固,而为下痢红白也。加之苦寒迭进,致使阳虚外扰而潮热,中气内伤而下坠。意拟理中焦之阳,使气血各守其乡,但脉无沉细,且有弦大,又兼腹痛。据症按脉,斯制木、补土、提气三法,在所必须,与黄芪建中加姜炭,四剂始安。后与附桂理中加故纸、鹿茸,十剂而健。孰谓下利脓血定为热耶!

黄芪建中汤

见前 185 页

（清·谢星焕《得心集医案》）

【按语】

聂安生腹痛下痢,红多白少。他医屡进消导及黄芩、黄连、当归、芍药,反下坠难支。谢氏诊其左关弦大之至,脉症合参,知为劳伤中气,营卫不调,从而提出"孰谓下利脓血定为热耶"的质疑。他认为患者下痢红白乃为营虚血不藏,卫虚气不固所致。于是定制木、补土、提气三法,以黄芪建中汤加姜炭始安。后又与附桂理中加故纸、鹿茸,十剂而健。

11.肠胃积热

王子仪先生,素善病,尝读医书,艰于嗣息,喜补畏凉。客春举子,属胎寒,甚小,自周以来,未进凉药,不知《内经》所谓"久而增气,物化之常也"。今秋深,得挟热下利症,自进止涩之药,利愈甚。及延医,言其为热,用连翘、黄芩清火之药,更呕乳。于是畏凉如虎,日延数医,迄无定见。子仪日夕看书,对本宣科,漫无适从,轻剂小试,以图稳当,日复一日,遂酿成一极重热症,犹自认为虚阳发外。即有医者认其为热,不令开方,即行辞去,然又不能自主,请余往治。

余见症是一团火毒内焚,暴注下迫,诸逆冲上之大热症,非大寒不能胜病,而力争明辨,不足以破其惑。乃佯不发声,疏方附子、白术、干姜、肉桂、蔻霜,才一开出,众皆唯唯,共相契赏。及开等分术、附一两,其余俱五钱,众皆缄口。子仪亲自持方曰:"承赐妙方,大符鄙见,但儿小未免分两过重。"余勃然曰:"既不信,何劳相请?"即欲回寓,子仪坚留,众共挽。又佯为辞曰:"事至此,不可缓矣。余有人参补药丸,两副同进。"众谓:"此中必有真参。"忙调灌之。岂知余用黄连解毒丸及六一散,一服呕住神安,再服泄止热退。但口尚渴,与六一散,令煎洋参、麦冬汤调,频服而痊。

子仪致谢曰:"多蒙妙药,有费重赀。"余不觉一笑,然亦未敢明言其事,盖此乃一时权变之法,诚恐不知者,将以我为欺人之尤。然苟可救人,有所弗辞也。

黄连解毒汤

见前92页。

(清·谢星焕《得心集医案》)

【按语】

谢氏治幼童挟热下利颇具戏剧性。患儿父亲粗通医学,一知半解,畏凉如虎,遂酿成一极热重症,仍坚持认为是虚阳发外。谢氏佯用热药,实与黄连解毒丸及六一散,煎洋参、麦冬汤调,频服而瘥。此案可见家属偏见往往影响疗效,谢氏坚持实事求是,辨证施治取得疗效。

12. 食滞下痢

高某,年逾三十。长夏湿热熏蒸,胃暑戒途,加以不慎食物,遂致下痢红白,积滞腹痛,里急后重,日夜无度。初起宜分消其邪,宣导其滞。

槟榔	厚朴	青皮	木香	山楂炭
川连	黄芩	白芍	神曲	

（清·李铎《医案偶存·痢》）

【按语】

痢疾古称滞下病。《景岳全书》谓:"痢疾因其闭滞不利,故又谓之滞下。"《素问·太阴阳明论》提出感受外邪和饮食不洁是痢疾两大致病原因。《景岳全书》对饮食所伤论述最贴切:"若饮食失节,起居不时,以致脾胃受伤,则水反为湿,谷反为滞。精华之气不能输化,乃至合污下降而泻痢作矣。"本例患者长夏湿热熏蒸,加之不慎食物,遂致下痢红白,积滞后重,里急后重,日夜无度。李氏认为食滞痢疾初起,宜分消其邪,宣导其滞,所以用槟榔、厚朴、山楂、青皮、木香、神曲消食导滞,配以芩、连清热,白芍缓急,考虑可谓周全。

13. 瘀热下痢

周某,男,16 岁,学生。

1975 年 8 月 20 日,初诊。患者壮热神昏,口渴气粗,下痢脓血,呈酱红色,里急后重,腹痛甚剧,唇红面赤,苔黄舌绛,脉洪数。治当急用泻热逐瘀,凉血解毒之剂以挽救垂危。方拟桃仁承气汤合白头翁汤加减。

桃仁6g	大黄 10g	嫩桂枝 3g	赤芍药9g
粉丹皮6g	广木香5g	花槟榔9g	风化硝5g(另包冲服)
白头翁12g	川黄9g		

×1 剂

1957 年 8 月 21 日,复诊。药后热减,神清,余症均略减轻,守方再进 2 剂。

1957 年 8 月 24 日,三诊。热退,大便较稀色黄,稍有黏液,腹痛及里急后重均除,神疲乏力,继以参苓白术散加以善后。

（章天生、何晓晖《赣东名医·傅思义》）

【按语】

本案青少年患痢，壮热神昏，下痢脓血，里急后重，苔黄舌绛，脉洪数，病情危重。傅氏认为治当急用泻热逐瘀，凉血解毒。于是，他通因通用，用桃核承气汤合白头翁汤泻热逐瘀，消积导滞，凉血解毒，以力挽垂危；再以参苓白术散善后愈本病。

十九、霍乱

1. 胃寒肠热

黄平福，形瘦面白，时当暑热，得呕吐泄泻之病。医见口渴溺赤，与石膏竹叶汤，而呕泄未止，反加心胸胀满，神气昏冒，躁扰不安，势甚危急。诊之脉来浮数，肌热灼指，舌边红刺，满舌白苔，中心黄黑。伊父绍邦，年老独子，求治甚切，因慰之曰："俟吾以二法治之，毋庸惧也。"先与连理汤，继进半夏泻心汤，果得呕泄顿止，热退纳食而安。门人问曰："吾师治病，每预定安危，令人莫测。此症先定二法，服下丝毫不爽，其理安在？"答曰："业医必揣摩有素，方有把握。《内经》有云：肠中热，胃中寒；胃中热，肠中寒。肠中热，则出黄如糜；胃中热，则消谷善饥；胃中寒，则腹胀；肠中寒，则肠鸣飧泄；胃中寒，肠中热，则胀而且泄；胃中热，肠中寒，则疾饥，小腹痛胀。斯人斯症，合乎胃中寒，肠中热，故胀而且泻也。然胃中之寒，始先原是盛暑逼于外，阴冷伏其中，而医又以大寒之药清胃，则胃愈寒矣。故虽寒热错杂，不得不先与连理调其胃气，分其阴阳也。然阳邪内陷，已成痞结，非苦以泻之，辛以通之，其何以解寒热错杂之邪耶？世医治病，但守寒以热治，热以寒治，倘遇寒热错杂之邪，不知《内经》胃热肠寒、胃寒肠热之旨，及仲景诸泻心、嘉言进退黄连汤法者，其何以肩斯任也？"

半夏泻心汤仲景

见前57页。

连理汤

| 人参 | 干姜 | 白术 | 黄连 |
| 茯苓 | 甘草 | | |

（清·谢星焕《得心集医案》）

【按语】

　　患者黄平福,暑热时节得呕吐、泄泻之病,神气昏冒,躁扰不安。谢氏诊之脉来浮数,肌热灼指,舌边红刺,满舌白苔,中心黄黑,认为斯人斯症,合乎胃中寒,肠中热,故胀而且泻也。鉴于本案寒热错杂,谢氏先与连理调其胃气,分其阴阳;继进半夏泻心汤寒温并用,辛开苦降,以解寒热错杂之邪,使暑热所得的呕吐泄泻之病得以迎刃而解。

2. 阴寒直中

　　傅德生,善饮,衣食弗给。时值暑月,吐泻交作,大汗如洗,口渴饮水,四肢厥冷,尚能匍匐来寓求治。余见而骇之,忙与附桂理中丸一两,更与附桂理中汤一剂,俱呕不纳。又托人求诊,见其吐泻汗厥恶症未减,余益骇之。尤可畏者,六脉全无,四肢冰冷,扪之寒彻指骨,顷刻间肌肉大夺,指掌尤甚。急以回阳火焠之,诸逆幸挽,始获斟酌处方,以大剂附子理中汤加益智,又呕而不纳。因思胃者,肾之关也,寒邪直入,舍此大热之药,将安求乎?复悟肾胃之关,一脏一腑,寒邪斩关直入,与少阴肾寒之气,滔天莫制,大热之药,势必拒格。夫理中者,理太阴也,与少阴各别。原仲景治少阴病下利厥逆无脉之症,格药不入者,有反佐通阳之法,用白通加人尿猪胆汁汤。按法煎进,下咽乃受。渐喜脉微续出,阴浊潜消,阳光复辟,九死一生之症,赖以生全。

　　按回阳火不唯能回阳于无何有之乡,凡一切暴中阴寒、阳缩、痰厥、气闭等证,用之得当,无不立效。唯脐下平平三燋,中燋宜稍偏,病人长则下燋宜疏,病人短则下燋宜密。诊脉之理,下指亦然。此余趋庭传受心法,未忍私秘。但燋之大小,焠之轻重,与夫按穴不差,神而明之,存乎其人。

白通加人尿猪胆汤

葱白　　　附子　　　干姜　　　人尿　　　猪胆汁

(清·谢星焕《得心集医案》)

【按语】

　　患者傅德生,暑月吐泻交作,大汗如洗,口渴饮水,四肢厥冷。谢氏诊为阴寒直中,急以回阳,先以大剂附子理中汤加益智,但患者呕而不纳。谢氏认为此为大热之药,引起格拒。后仿仲景治少阴下利厥无脉之法,反佐通阳,用白通加人尿猪胆汁汤,下咽乃受,脉微复出,赖以生全。谢氏对仲景伤寒治法,领会颇深,但不生吞活剥。故治本例暑月阴寒直中,收到意外疗效。

3. 木邪克土

傅兼金乃孙,夏月吐泻,视其神慢眼大,白珠带青,发热口干,所泄澄澈青色。知其脾虚胃弱,进香砂六君,连服数剂,其症不减。复视之,更用柴芍六君,加防风,三剂而愈。此风泄之证,乃土虚肝风侮脾,所以其色青绿,非补土制木兼用,宜乎不应。可见用意、用药,毫厘之不可忽也。

(清·谢星焕《得心集医案》)

【按语】

傅氏男童夏月腹痛吐泻。谢氏诊断为脾胃虚弱、肝风伤脾。于是用柴芍六君汤加防风补土制木,数剂而安。柴芍六君汤出自《医宗金鉴》,由人参、白术、茯苓、陈皮、半夏、炙甘草、柴胡、白芍、钩藤组成,有疏肝健脾功效,主治慢脾风、脾虚肝旺诸症。防风祛风胜湿,是扶土抑木名方、痛泻要方的组成药味。谢氏在此针对风泻,健脾疏肝,全面论治,运用之妙,存乎一心。

4. 寒热互伤

黄锦阶先生乃孙,饮食未节,又误啜冷水,因而吐泻交作,发热口渴。前医已进藿香正气散,服后躁扰不安,扬手掷足,号哭不已,稍静则气急目闭,转瞬间仍呕渴交作,躁扰之极。深夜邀视,细看苗窍颜色,尚非虚象,然而情形张惶,躁扰可畏。窃思此症,内伤饮食之寒热,外感不正之邪气,阻遏中焦,寒热交进,上下奔迫,腹中绞痛不安,故尔躁扰号叫,方书称为湿霍乱,俗名绞肠痧是也。以寒热邪气交迫,药当寒热解散互用,于是取胡椒二十粒,绿豆四十粒,一寒一热,捣碎煎水一瓯,用以和其阴阳,另以棉纱一扎,取其一转一旋,足解其绞结。煎水一瓯,二汤和匀,原口渴不知所辣,下咽亦受,啜尽乃安。次早复视,面色淡白,舌苔浮黄,尚有微热微泄,知脾胃虽伤,而虚中挟火,当用清补无疑,与六君加石斛、桑叶而愈。按此症急时不得其药,而竟捡俗方用者,所谓礼失而求诸野也。

(清·谢星焕《得心集医案》)

【按语】

绞肠痧为痧证之一,以心腹绞痛为主证,一名盘肠痧。《杂病源流犀烛·痧胀源流》:"绞肠痧,心腹绞切大痛,或如板硬,或如绳转,或如筋吊,或如锥刺,或如刀刮,痛极难忍。轻者亦微微绞痛,胀闷非常。"本案儿童,内伤饮食之寒热,外感不正之邪气,阻遏中焦,寒热交进,吐泻交作,腹中绞痛不安,谢氏诊断为湿霍乱,俗名绞肠痧是也。他认为药当寒热互用,先用简易疗法,以胡椒、绿豆温清并用,煎水内服,再用六君子汤加石斛、桑叶清补而告愈。谢氏不拘一格,在急症无恰当药物时,大胆使用民间俗方,自谓"失礼而求诸野也"。

5. 霍乱绞痛

高某,年三十余。患干霍乱,欲吐不吐,欲泻不泻,心腹绞痛,汤药不能入,挥霍扰乱,胀闷欲死,脉沉伏。急令炒盐煎汤,探吐宿食痰涎碗许,遂泻。旋即进姜盐汤,缓缓饮之,胃可纳受,病稍定。续以理中汤,加藿香、陈皮,反一剂而安。制姜盐汤法,以盐半两、生姜一大块切开,以盐夹入,纸裹麻扎,火煨极熟,去纸,切片煎汤。缓缓与服,为治干霍乱之神方也。但总宜先以盐汤探吐,后进此汤,方能受纳。

干霍乱与湿霍乱之症不同,治能疏活中州,则病愈矣。(寿山)

(清·李铎《医案偶存·霍乱》)

【按语】

《医学心悟·伤暑》谓:"谓干霍乱证,世俗名搅肠痧、乌痧胀。"《医学金鉴》亦谓:"干霍乱者,乃寒暑凝结,欲吐不吐,欲泻不泻,腹中绞痛,俗名绞肠痧病也。"本患者患干霍乱,挥霍缭乱,胀闷欲死,脉沉伏。李氏急命炒盐煎汤,探吐宿食痰涎数碗,遂泻。旋进姜盐汤缓饮。通过上述简易疗法,患者胃可纳受,病稍定。再服理中汤加藿香、陈皮一剂而安。李氏详述了急救方姜盐汤制法,规范治疗顺序,并总结为:"治能疏活中州,则病愈矣。"

6. 转筋霍乱

癸亥,治三公巷线栈陈某妻舅李某,年四十余。七月间,得霍乱症,腹痛吐泻。只一昼夜,形神顿改,手足厥逆,两脚转筋,渐将入腹,须人重手擦拧。若不急治,则遍身转筋入腹,其危甚风烛矣。急取食盐填脐中,以艾柱灼之,随即煎大剂附子理中汤,加木瓜、吴萸,一剂而愈。后旬日内,连治吴向东工人,上市湾卖菜人,数人皆应手而痊。以前之案无存,此补遗也。

按:霍乱,有干霍乱、湿霍乱、转筋霍乱。干霍乱,死者多;湿霍乱,死者少。盖吐利,则所伤之物得以泄出,虽甚重,胃中水谷泄尽,则止矣,所以死者少也。干霍乱死者多,以其上不得吐,下不得利,则所伤之物不得出泄,壅闭正气,隔绝阴阳,烦扰闷躁,喘胀而死矣。转筋霍乱,死尤速。阳明属胃与大肠,以养宗筋。暴吐暴泻,津液骤亡,宗筋失其所养,故轻者两脚转筋而已,重者遍体转筋入腹,手足厥冷,危甚风烛矣。(《宝鉴》)

霍乱之由,《内经》曰:三郁之发,民病呕吐、霍乱注下。又:太阴所致,为中满霍乱吐下。又曰:岁土不及,风乃大行,民病飧泄、霍乱、体重、筋骨摇重。霍乱之病,由风、湿、暍三气之合成也。风者,肝木也;湿者,脾土也;暍者,心火也。肝主筋,故风急,甚则转筋也。吐者,暍也。心火炎上,则呕吐也。泻者,脾土也。脾热下流,故泄泻也。子和内有所积,外有所感,阳不升,阴不降,垂隔而成,非因鬼邪,皆饮食所致,此先哲确论也。(《丹溪心法》)

禁忌法,霍乱吐泻之时,切勿与谷食,虽米汤一呷下咽立死,必待吐泻止,过半日仪甚,方可以稀粥,以渐而将息。(《正传》)

霍乱时大忌饮食,入腹则死。只食米饮不妨,不可食热汤,切不可饮热酒、烧酒。(《山居》)

不治证,霍乱转筋,腹痛四肢厥冷,气欲绝。其脉洪大,可治;如脉微,而囊缩,舌卷者,不治。(《纲目》)

霍乱,喘胀烦躁者,不治。(《得效》)

干霍乱,吐泻不得,胸腹胀硬,而唇青黑,手足冷过腕膝,六脉伏绝,气喘急,舌短囊缩者,死。(《回春》)

脉微迟,气少不语,为难治。(《得效》)

大渴、大躁、大汗、遗尿者,死。(《入门》)

霍乱一症,所因甚多,治亦不一,篇中将诸名家书论,逐一揭出,能使愚者梦醒。(寿山)

(清·李铎《医案偶存·霍乱》)

【按语】

转筋霍乱指霍乱吐利而筋脉挛急者,多由大吐大泻,津液暴失,耗伤气血,筋脉失养所致。《诸病源候论》曰:"霍乱而转筋者,由冷气入于筋故也……夫霍乱大吐下之后,阴阳俱虚,其血气虚极,则手足厥冷,而荣卫不理,冷搏于筋,则筋为之转。"本患者腹痛吐泻,一夜之间,形神顿改,手足厥逆,两脚转筋,渐将入腹。李氏形容其危甚风烛矣。于是急令食盐填脐艾灸,随即以大剂附子理中汤加木瓜、吴茱萸一剂而愈。李氏对转筋霍乱深有认识,案末指出:"转筋霍乱,死尤速。阳明属胃与大肠,以养宗筋。暴吐暴泻,津液俱亡。"故治疗应引起重视。难能可贵的是,李铎引经据典,不仅对转筋霍乱病因病机、治疗预后作了全面分析,还对本病的禁忌、调护作了详细介绍,颇能启发后人。

二十、便秘

1. 二便虚秘

戊子初秋,先大人偶患左胁痛,服行气药,又服当归芦荟丸,旬日而愈。其时,予未甚究心于医也。大人胁痛愈未数日,予偶检箧中旧书,得《丹溪纂要》残编一页,因取而观之,有秘结一条,分别实秘虚秘,且云:实热秘结则宜下利,虚秘因气虚不能传送,若误用硝黄等峻药下之,杀人如反掌。是日下午,先大人向予说,大便偶秘,欲用大黄丸。予因见丹溪秘分虚实说,又思大人旬日内服疏导药已多,何以复秘?遂不用大黄丸,疑是血涩,用当归润肠汤数剂不通,至次日小便又秘,用蜜导等法亦不通,至第三日加以腹胀,事愈急矣。予细察其大便,欲解不解之状,润而不干涩,因思此非血枯,想是气虚不能传送。遂于当归等药中加参、耆等补气之剂,才服一茶钟,停一时而大便即通且顺利,小便亦通而清长矣。服此药数剂而全安。

原用补气药方

人参、蜜炙黄耆、当归身、白术去芦刮去皮炒,四味各一钱

炙甘草、广陈皮各五分　　　白茯苓酒炒、白芍、熟地黄各七分

川芎五分

生姜一片,大胶枣一枚,洗净去核,水一碗半,煎至七分温服

（明·聂尚恒《奇效医述·治大小便虚秘用补得效述》）

【按语】

中医对于便秘采用虚实辨治。聂氏得《丹溪纂要》残篇一页,云实热便秘则宜下,虚秘因气虚不能传送,若误用硝黄等峻药下之,杀人如反掌。聂氏勤求古训,勇于实践。他对于父亲旬日服疏导药已久,寻又复秘的症状,先疑血涩,服当归润肠汤及蜜煎导结法不通,遂于当归芍药中加参、芪等补气之剂,大便即通而顺利。老年便秘主要原因之一是气虚无力推动,益气通下亦为常用治法之一。聂氏塞因塞用,以补开塞,灵活利用反治一法取得佳效。

2. 感寒入里

丙辰初春,予母舅八老官,年七十有七,生平少病,不惯服药。岁暮因冒雨感寒,未经发汗,至正月初八九,内热烦躁,胸膈紧满,十日不大便。予用清

解药二剂,才服即吐去大半。又加熟大黄利之,服下咽即吐去殆尽。盖其痰热凝结胸膈,距药不受也。予因用牵牛大黄丸五钱许,令其用白滚水吞下,一次止服四五分,缓缓服之。服至四钱五分,而大便通矣。连利四五次后,内热烦躁悉除,胸膈渐开,能进薄粥;再服清热化痰药,十余剂而渐安。一月后又患腹胀,用补脾药不效,以平胃散兼五皮散为末二两许,服之而安。

（明·聂尚恒《奇效医述·治老人感寒日久外邪入里用利药得效述》）

【按语】

聂氏母舅七十七岁高龄,冒雨感寒,未经及时治疗,遂至内热烦躁,胸膈紧满,十日不大便,开始用清解之药,食入即吐,又加熟大黄利之,仍拒药不受。聂氏改用牵牛大黄丸,缓缓服之,连利四五次后,内热烦躁悉除,胸膈渐开,再服清热化痰药,十余剂而渐安。老人便秘也需虚实辨证,本患者感寒入里,郁而化热,证为实热。聂氏用通利药徐缓图之,贵在对症坚持。

3. 久秘伤气

老先生玉体清瘦,淡泊宁静以御神,病邪无从窃入,虽食饮素约,然三日始一更衣,出孔比入孔尤约,故精神有余,足以虑周当世,而中外倚毗壮猷也。偶因大便后寒热,发作有时,颇似外感。其实内伤,非感也。缘素艰大便,努挣伤气,故便出则阴乘于阳而寒,顷之稍定,则阳复胜阴而热也。若果外感之寒热,何必大便后始然耶？此时但宜以和平之剂治内伤,辅养元气为上。加入外感药驱导兼行,必致内伤转增。奈何先生方欲治肠中之燥,医家又欲除内蕴之湿,不思肠燥为相安之恒,可以不治。即治之不过润肠生血,亦无不可。若乃见为湿热,而用滑利之药以驱导之,则误甚矣！盖瘦人身中以湿为实,有湿则润,无湿则燥,今指燥为湿,是指火为水也。且膀胱者水道也,大肠者谷道也。以三日一便之肠,误用滑药,转致溏出无度,犹不悔悟,每一大遗,辄矜祛湿之力,世间岂有湿从谷道而出之理哉！不过因主人暂快大肠之润,而谬饰其词耳！讵知沧海不足以实漏卮,而元气日削乎！始之阴阳交胜者,渐至交离,而阴从泻伤,阳从汗伤。两寸脉浮而空,阳气越于上；关尺脉微而细,阴气越于下。不相维附,势趋不返矣！然汗出尚有时,而下痢则无时,究竟阴阳之气,两竭于下,便出急如箭,肛门热如烙,此时尚以滑石、木通、猪苓、泽泻等,分利小水以止泄,不知阴虚自致泉竭,小便从何得来？止令数十年大肠之积蓄尽空,仰给于胃脘,食入毋俟停留。已掣柄而挹之下注,久久胃不能给,遂将肠中自有之垢,暗行驱下,其臭甚腥,色白如脓,垢尽而肠气亦不留,只是周身元气至宝,坐耗于空虚之府,非不服人参大补。然药力入胃则肠空,入肠则胃空,便出则肠胃俱空。由是下空则上壅,胸膈不舒,喉间顽痰窒塞,口燥咽干,彻夜不寐。一切食物,唯味薄质轻者,胃中始爱而受之。此时尚图养血安神,调脾祛痰,旷日缓治,其不达时宜也甚矣。夫宣房瓠子之决,天子公卿,咸轻掷金马璧鸡奠之,以策群力,而襄底定,请以朝廷破格之法,而通于医药可乎?草野罔识忌讳,或者可与图功耳。

(清·喻昌《寓意草·面议少司马李萍槎先生误治宜用急疗之法》)

【按语】

患者年老清瘦,长期便秘,大便三日一行。偶因大便后寒热发作有时,颇似外感,其实内伤,非感也。皆因患者素艰大便,努挣伤气,故便出则阴乘于阳则寒,顷之稍定,则阳复胜阴而热也。但他医误用滑利之药驱导,内伤转增,转致澼出无度,而元气日削。喻氏认为此是阴阳之气,两竭于下,便出急如箭,肛门热如烙,误下垢尽而肠气亦不留,只是周身元气至宝,坐耗于空虚之府。对此,喻氏强调:"此为非不服人参大补所造成。"于是书方四君子汤减茯苓,加山茱萸、五味子、宣木瓜、白芍、升麻、赤石脂、禹余粮,通过上药,使阴阳两和,俾元气上者下,而下者上,团聚于中不散,斯脉不至上盛,腹不至雷鸣,汗不至淋漓,肛不至火热,食饮自加,便泄自止。

4. 湿热阻塞

游长万,连值房劳,忽患小腹胀痛,喜以手按,二便阻滞,腰膝酸楚,屈而不伸,食饮难入,食即吐出,却无烦热,唇舌如常。医者认为阴证腹痛,进参、术、附、桂之剂,病仍如故,亦不见燥,但腹中愈满。更医,见二便不通,又以实热作痛,大进硝、黄、枳、朴、车前、滑石之属,愈增胀满,腹中窒塞。更服巴霜丸,欲求一利,竟不可得,日吐涎水如青菜汁者数升,众皆骇然。竟至粒米不入,二便不通者五日,小腹极痛,胀闭难忍,百方不效,愈治愈危。诸医束手,坐以待毙,求治于余。余思人非金石,岂有竭尽攻剂,竟不能通者?今上不得入,下不得出,内关外格之证悉具,本当死在旦夕,何五日尚未死耶?仲景云:小便不利,腹胀喘急者死。今幸未喘急,所以尚可生也。脉得肝部独强而横,初甚踌躇,久之脉症相参,始悟与妇人热入血室一症,其义相同。夫妇人先因外感传经热邪,经水适来,热邪既可乘虚而入血室,此亦必先因内伤饮食湿热,积聚于中,适值房劳,精道陡虚,所有积聚湿热,亦可乘虚而入精道。其内外所伤虽异,其乘虚而入一也。唯其阻塞经隧,胀闭二阴,故前后二便皆阻。

夫少腹者肝经所属,阴器者肝脉所络,今湿热乘虚阻塞,如横一闩于中,湿热之气愈阻,肝木之气愈横,所以胀痛难忍。下既不通,无由疏泄,拂逆充溢,势必上冲,直侮所克,上乘于胃,土受木克,而为呕吐。观其吐出如青菜汁者,显然肝威之现形矣。此症若不循经引治,何以解肝之结,搜湿热之陷,通其经络,而消其阻塞乎? 法用牵牛达肾道、走精隧、搜热逐湿为君,以吴萸、小茴、川楝、橘核、桃仁解肝散结为佐,加以苦酒之酸以入肝,明粉之咸以入肾,二味化水拌炒诸药,引之以入肝肾,引上加引,使之直达。初剂小水长,仅得数屁,腹中气响,而痛大减。二剂前后悉通,诸苦如失。可见凡病必当曲尽其情,悉心审度,自有一定之理。既得其理,自可应手取效。若但见病治病,不为推求,而谓知医,可乎? 原此症从前未经阐发,医者端守下法,屡攻不通,愕愕惊奇,殊堪浩叹。余临斯症,从伤寒门中妇人经水适来,热入血室,悟出男子适值房劳,湿热入精道,补前人之缺陷,广后学之见闻,详述受病之由,并纪制方之妙,俾后之患斯疾者,得开一生路也。

附方

牵牛	桃仁	小茴	吴萸
苦楝子	橘核		

外用米醋调元明粉拌炒诸药,水煎热服

(清·谢星焕《得心集医案》)

【按语】

游姓病人,连值房劳,小腹胀痛,二便不通。他医进参、术、附、桂无效,又大剂硝、黄、枳、朴屡攻不通。谢氏诊脉得肝部独强而横,脉证相参,悟得患者先因饮食湿热,适值房事不节,湿热积聚,阻塞经隧,搜热逐湿为君,配以川楝子、橘核、吴茱萸疏肝散结,桃仁化瘀通便,小茴暖肝,以上共攘湿热,活络通便。谢氏对本症治疗,"始悟与妇人热入血室一症,其义相同",总结患者病因病机为"必先因内伤饮食湿热,积聚于中,适值房劳,精道陡虚,所有积聚湿热,亦可乘虚而入精道",因而扶正祛邪,悟明医道。

5. 酒毒内结

吴继文,有腹痛病,时呕吐苦水,汤水难入,二便阻塞,而虽屡发得安。不过腹中宿积,由呕稍尽,究竟绸缪融结之情,并未去也。今春宿痰举发,倍盛于前,四肢厥逆,呕吐口渴,小水涓沥不通,大肠壅塞不行。延绵旬日,遍尝诸药,未能下咽,绝粒不进。脉尚弦数冲指,攒腹攻痛,每痛极时,索饮烧酒盏许,似若稍可。吴问曰:"阴证乎?"余曰:"非也。若是阴证,当早已入阴矣。"又问曰:"热症乎?"余曰:"非也。若是热症,岂有汤水不入,而反可咽饮烧酒乎?"吴不悦曰:"无病乎?"余曰:"兄之病,乃兄自招,良由舍命嗜酒,将息失宜,以致酒毒内结,已成酒癖。治疗之法,未易言也。亟宜从此痛戒,庶几希之命,得延岁月。"言未毕,痛复作,呕复升,急急促令疏方。数剂诸苦如失,但善后之法,犹未尽也。

越日,寓中诸生偶问吴之病:"经先生手到病除,难明其妙。而酒癖之义,尤所不识,请受教焉。"答曰:"癖义颇微,难以言象,当喻而达之。酒关甚巨,夭枉死亡,吾不知其几许人矣。吾侪其操司命之权,各有尊生之任,可不亟讲乎?"

夫酒虽谷造,原藉曲水两性,湿热二气酿成,少饮未必无益,过饮暗中损命,多饮则乱血,恣饮则注肝。且酒后食必少,中必虚,饮入于胃,中虚未能施化,其浊质虽输注于小肠,而烈性必聚蓄乎肝经。故善饮者,面常青,于此可验。盖酒性助肝,肝性横逆,克于脾则腹痛,乘于胃则豌呕,横于血则肢痹,逆于气则便塞,是肝邪为患,此又历历可征也。又善饮之人,其有终于痿厥偏枯之疾者,禀阳藏而伤于热烈之曲性故也;有终于肿胀膈噎之疾者,禀阴藏而伤于寒冷之水性故也。

吴之病,其始必因过量,肝胃受伤,气血多乱,由是乱气乱血,随酒性而溢于络。其气血酒性,交互凝结,势难分解,傍依肝胃之膜,藏于隐微之中,结成囊癖,如燕之巢,如蜂之窠。其积垒,非一日也。继是所饮淫质,随饮随渗,由胃肝而入囊癖,久之囊癖充塞,满则必溢,势必仰冲肝胃。犯肝而为痛厥,犯胃而为呕吐。向者病发,呕吐数日,得以安者,不过囊癖之蓄积,由呕暂空,得以暂息。其后仍饮仍聚,癖势日增,关隘渐塞,故所呕渐艰,未易出也。他日此癖,为蛊为胀,滋蔓难图者,在所难辞。然则今日之治,尤当亟讲矣。大抵酒客忌甘,酸味助肝,最难相适。斯义唯喻嘉言透此一关,必取其气味俱雄之药,所谓能变胃而不受胃变者,今师其意而扩用之。有如寇匪蟠据,侵漫已极,使非有斩关夺门之将,其何以突围而劫寨乎?方中附子、吴萸、肉桂、草蔻之辛热者,用之以通经入络、散痞消癥。然讨寇之兵,性情暴烈,每多峻厉,恐其放肆偾侠,不得不以法度制之,故以黄柏、桃仁、明粉苦寒咸下者,以制其猛烈,且借以泄热佐之也。但膈膜隐僻之区,道路常多曲折,非所易入,恐难决胜,故复使丑牛、草乌、牙皂气味俱雄者,有锋锐巧捷之能,且有逐水搜湿之功,饮之下咽,犹号令一举,各皆走而不守,直达癖所,赞襄成事,取功易易。

然征伐之地,难免受伤,隐曲之处,尚未尽扫,故锐兵利导之举,可暂而不可常,则善后清净之法,尤不可无。

越日,吴闻余与诸生会讲是疾,透彻异常,于是坚志戒酒,亟求善后之方。疏平胃散,打糊小丸,晒令干坚,以攻寇也。另以理中加黄连,研极细末,护晒极坚,以安民也。每日空心沸汤,吞服数钱,毋令间断。逾年疾不再发,胸膈顿宽,色枯者泽,肌槁者润。

(清·谢星焕《得心集医案》)

【按语】

吴某嗜酒,经常腹痛,二便阻塞。谢氏认为其酒毒内结,已成酒癖,亟宜痛戒,然后议治。方用黄柏、桃仁、玄明粉苦寒咸下,佐以泄热;复使牵牛子、牙皂、草乌逐水又搜湿。促使病者坚志戒酒后,疏平胃散理中丸加黄连善后。案中谢氏对酒毒之危害,深入浅出,分析透彻,入木三分。他对嗜酒的危害给后人敲响警钟:"他日此癖,为蛊为胀,滋蔓难图者,在所难辞。"谢氏在治疗过程中,苦口婆心劝勉患者戒除不良嗜好,然后再对症下药。这种防重于治的医学思想,值得借鉴。

6. 冷积阻格

胡懋光,四肢逆冷,面色青白,吞酸呕吐,食不得入,六脉沉伏,大便不通,小水短赤。细察诸症,皆由阳气不舒,理宜先将下部疏通,庶几清气上升,浊气下降,因与大承气汤。迭进三剂,毫不为动,脉症如故。举家惊怖,余亦骇之,谓岂有大黄、芒硝重剂,竟不能通者? 继知其人嗜酒,每患足疾,今足未病,湿热未曾下注,致停中焦,将成关格之象。视舌滑润,非燥症也,中焦必有停积冷痰,以致闭结胶黏,正所谓阳微阴浊僭倨,非仅承气咸寒可能开者,法当通阳泄浊,开结驱阴。于是以姜、附通阳以驱阴,硝、黄开结以泄浊,加草乌、皂角,名为霹雳通关之将,以直劫其巢。方成药煎,即忙与服,未及片时,下秽污数斗,小便清长,四肢温暖,食粥二碗,不用再剂,诸症悉痊。此可为冷积绳墨,因详记之。

附方

大黄	芒硝	附子	干姜
草乌	牙皂		

(清·谢星焕《得心集医案》)

【按语】

胡氏大便不通,小水短赤。谢氏细察诸症,认为系阳气不舒,中焦停积冷痰,以致闭结胶黏,法当通阳泄浊,开结驱阴。于是以姜、附通阳驱阴,硝、黄泄浊开结,加草乌、皂角,使直达病所,诸症悉瘥。对本症治疗,谢氏追本溯源,"继知其人嗜酒,每患足疾,今足未病,湿热未曾下注,致停中焦,将成关格之象",强调辨体施治,因人制宜,充分体现谢氏对治病求本的执着追求。

二十一、胁痛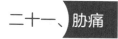

1. 郁热胁痛

翰林丘公号鹤峰讳禾实者,丁未会试,房考取万安门生曾公讳学镜,癸丑与予同在京朝觐灯节日。曾公访予曰:"家师患病,废寝食者,旬日。吾侪弟子情不容已,敢请审视其疾。倘得安,则再造之德也。"予许诺次日往视之,详询其病源,则云:"因上年丧偶忧郁,左胁作痛,数日而愈。不一月复痛,久之觉有痞块走动,每发时有形,不发时则伏而不见。经今一年,屡次痛发不过五六日即止。今次则痛发旬日余不止,其痛日间饮食少进,夜间就枕则气上而痛愈甚,几废寝矣。"因取初患迄今诸医所用药方观之,予诊其脉,阅其方,谓之曰:"此病原不难治,所以久不愈而病日增者,诸医药不对症也。病生于忧郁,原属肝木,木郁生火,疑痰成块。而诸医多用二陈、砂仁、白术、当归之类助火增郁,失之远矣。今宜开郁清火,平肝消块。此用攻击之兵,其品多峻,皆诸医所畏缩不敢用者,公请勿疑可也。"丘公曰:"吾意亦以为必须用峻药攻击,奈诸医皆谓恐伤元气,不敢主张,是以延绵至此。高见正与鄙意合,请任意治之可也。"予即制开郁消块煎剂方与之。一日一夜服二剂,觉胸膈稍宽,饮食颇进,然痛虽少减而未止也。次日,予又诊脉,因思止痛非煎剂所能,姑用木香槟榔丸以止其痛,后用黄连阿魏丸以消其痞块而除其病根,则计日可收功矣。因取木香槟榔丸八钱与之,一日一夜服完,而痛即止,可以出门拜客矣。速制黄连阿魏丸,每日服二次,服至十余日,而痞块消,病根除矣。予因谕以病根若已除尽,此丸即止勿服,恐攻击太过损元气也。又谕以病去后,如觉体虚,须服补气血药,如八物汤之类补之。

原用木香槟榔丸

见前 160 页。

原用黄连阿魏丸

黄连姜汁炒，二两　　　三棱　　　莪术　　　青皮俱醋炒

童便香附　　　　　　　大黄酒炒　赤芍　　　前胡水洗

龙胆草酒洗炒,各二两　　　　　当归梢酒洗

去白陈皮各一两二钱　　　　　　蚌子壳煅,一两

南木香　　　　　　　　　　　　猪牙皂角炙去皮弦,一两

真阿魏另用酒一杯许浸融,各八钱

以上为极细末，和匀，另用白贝母去心研粉，三两量，用水打糊，入酒煮阿魏，和匀为丸，胡椒大。

每食远，用滚白水下二钱五分，日服一次，临卧服一次

（明·聂尚恒《奇效医述·治郁热气块作痛用攻擘得效述》）

【按语】

某官员因上年丧偶忧郁胁作痛，数日而愈，不日复发，久之觉有痞块走动，胁痛经年不愈。聂氏认为，此病生于忧郁，木郁生火，凝痰成块，但诸医多用香燥之剂，助火生热，故而无效。谢氏认为治宜开郁清火，平肝消块。于是用木香槟榔丸止痛，再用黄连阿魏丸消其痞块而除病根，最后恐太过损之元气，服八珍汤之类补气血以善后得以痊愈。

2. 左右胁痛

余素胃气不清，喉间有腐秽结痰，如豆粒者时出。一日倚栏片刻，觉右胁疼痛，右肩肘胛，重坠莫举，身稍转侧，即牵引胁肋疼痛颇甚，身略恶寒，投发表药不应。因思此症非风非气，必败痰失道，偏注右胁之故。以平胃二陈，加芥子、蒌仁，二剂而安。

平胃散

苍术　　　厚朴　　　陈皮　　　甘草

二陈汤

半夏　　　茯苓　　　陈皮　　　甘草

（清·谢星焕《得心集医案》）

【按语】

谢氏本人右胁疼痛,右肩重坠莫举,投发表药不应。谢氏悟及是败痰失道,偏重右胁所致,最后以平胃散、二陈汤加芥子、蒌仁从脾胃、从痰论治而安。其后治周成翁左胁疼痛,时发眩晕。谢氏诊其脉来濡滑,推知胃中痰饮,流注肝络,与二陈汤加芥子、瓜蒌、枳实而愈。此例亦为从痰论治。《灵枢·五邪》谓:"邪在肝,则两胁中痛。"历来对胁痛的治疗多从气血论治。谢氏不落窠臼,此两例均从痰论治,可谓见解独到。其实,谢氏从痰论治胁痛也非一家之言。何梦瑶《医碥》也曾言:"左胁痛多属留血,或胁下有块;右胁痛多气郁,气郁则痰亦停。"可谓英雄所见略同。

3.肝郁胁痛

刘氏妇,青年寡居多郁,素有肝气不调之患。今秋将半,大便下坠,欲解不出。医用疏导之药,并进大黄丸,重闭愈增(气虚可验),两胁满痛(非补中可投)。诊脉浮大而缓(是风邪确据)饮食不进,四肢微热(中虚可知),小水甚利,月经不行(又是蓄血之症)。据此谛审,不得其法。细思独阴无阳之妇,值此天令下降之时,而患下坠之症,脉来浮大且缓,系中气久伤,继受风邪入脏无疑。两胁满痛,肝气郁而不舒,唯有升阳一着。四肢独热,亦风淫末疾之义。月经不行,乃风居血海之故。执此阳气下陷,用三奇散,加升麻以提阳气,复入当归,少佐桃仁以润阴血,果然应手而痊。

三奇散

黄芪　　防风　　枳壳

(清·谢星焕《得心集医案》)

【按语】

《素问·藏气法时论》曰:"肝病者,两胁下痛引少腹,令人善怒。"胁为肝之分野,左右乃升降之道。气机郁滞,升降之路痞塞,阴阳二气不相顺接,故而胁痛肢厥。本案刘氏青年寡居,情志不遂,肝气不调,两胁满痛,月经不行。谢氏发现其脉来浮大且缓,属中气久伤,于是用三奇散补气、祛风、理气,加升麻升提阳气,当归、桃仁以调阴血而痊愈。

4.胸脘胁痛

吴鼎三,形禀木火之质,膏粱厚味,素亦不节,患胁痛冲脘之病,绵缠两载,痛时由左直上撞心,烦愦莫耐,痛久必呕稀涎数口,方渐安适。始则一日一发,继则一日数发,遂至神疲气怯,焦躁嘈杂,难以名状。医者不从正旁搜求,用控涎、导痰诸方,治之毫不中窍,延磨岁月。迨至春升,一日痛呕倍甚,吐血两碗(红白相间,结成颗粒,是阳明离位之血留久而为瘀者,所当审辨也),神昏气涌,目瞪如毙,即进人参、当归二味,渐渐苏回。嗣后神容顿萎,杜门静坐,不乐对客交谈,而气上撞心,胸胀脘闷诸症,仍是一日一发。守不服药,以攻补两难,唯日进参汤而已。值余道经其门,邀入诊视,细询其由,始知原委。问曰:伤症乎? 余曰:非也。曰:痨症乎? 曰:非也。曰:非伤非痨,请先生明示何症。余曰:肝气病也。诊得脉来弦大(弦为肝强,大则病进)。记读《灵枢·经脉篇》云:足厥阴所生病者,胸满、呕逆。又仲景云:厥阴之为病,消渴,气上撞心,心中疼热,饥不欲食,故见嘈杂焦躁等症(窃意焦躁嘈杂,即古人所谓烦冤懊憹之状)。知肝气横逆,郁火内燔,仿仲景治胸中懊憹例,用栀子淡豆豉汤,以泄郁火,参入叶天士宣络降气之法,以制肝逆,酌投数剂,诸症渐愈。

厥后诊云:前进泄郁降逆之法,虽两载痼疾,数剂而瘥。然拟暂行之法,未可久恃,缘甘平之性少,苦辛之味多,仅使中病即已,勿过用焉,亟当善为转方。所谓用药如用兵。更订四君子加白芍、远志,续服,多多益善。

附方

栀子	淡豉	郁金	当归须
降香	新绛	葱管	柏子仁

(清·谢甘澍《一得集医案》)

【按语】

患者吴鼎三嗜食膏粱厚味,患胁痛冲脘之病两年,烦惋莫耐。谢氏诊得脉来弦大,其症与《伤寒论》懊憹类似。懊憹证在《伤寒论》中共出现六次。懊憹为精神症状,表现为心中烦乱,坐卧不安,心中郁闷而无可奈何,愤愤然欲发作而又无从发作。如经文"虚烦不得眠;若剧者,必反复颠倒,心中懊憹"。在本案中谢氏以仲景栀子豉汤以泄郁火,掺入叶天士宣络降气之法,以制肝逆。谢氏活用经典,从古训中汲取经验,以衍所知,故收效良好。

5.肝脾不和

邹某,男,59岁。

1957年5月30日,初诊。头昏目眩,胸胁胀满,心嘈吞酸,纳少,食后饱胀,咳嗽少痰,舌苔薄白,脉弦细。此属肝脾不和,先从肝脾论治。拟逍遥散合平胃散加减。

北柴胡 5g	苏薄荷 3g	酒当归 6g	杭白芍 9g
化橘红 5g	酒川芎 5g	北沙参 10g	云茯苓 10g
川厚朴 6g	姜半夏 5g	炒苍术 6g	炙粉草 3g

×3 剂

5月6日,复诊。头眩略减,精神亦稍见舒,但食后仍感不适。仍从原方加减。

酒当归 6g	化橘红 5g	漂白术 9g	炒白芍 9g
云茯苓 10g	广木香 5g	酒柴胡 5g	炒苍术 6g
酒川芎 5g	北沙参 10g	泡干姜 3g	

×3 剂

5月9日,三诊。头眩已愈,食后稍有不适更法调理脾胃,以香砂六君子汤善其后。

（章天生、何晓晖《赣东名医·傅思义》）

【按语】

　　胁为肝之分野,胁与肝胆关系密切。《灵枢·五邪》谓:"邪在肝,则两胁中痛。"《景岳全书》也认为:"胁肋胀痛者,肝之经病。"古贤明确指出胁痛应从肝论治。本例患者胸胁胀满,脉弦细,傅氏诊为肝脾不和,治以逍遥散加平胃散加减。逍遥散疏肝解郁,平胃散理气止痛,共奏调和肝脾之效。患者最后又以香砂六君子汤调理而安。

6. 肝郁血瘀

黄某,男,31 岁。

1963 年 4 月 16 日,初诊。患无黄疸型肝炎已 4 月余,肝区疼痛不舒,肝肋下可触及 2cm,纳食尚可,溲黄,大便正常。舌质淡红,苔黄腻,脉弦数。证属肝郁血瘀。治拟疏肝理气,活血化瘀。

柴胡 5g	白芍 10g	当归 10g	青皮 10g
郁金 10g	鳖甲 12g	瓦楞子 10g	丹参 10g
香附 10g	焦山楂 10g	茯苓 10g	酸枣仁 10g
熟地 10g	甘草 3g		

×5 剂

上方加减调治 3 月余,胁痛消失。

(何晓晖、黄调钧《赣东名医·李元馨专辑》)

【按语】

胁为肝之分野。胁痛主要与肝胆疾病有关。胁痛日久,多属于络病范畴。叶天士《临证指南医案》谓:"初病在经在气,其久在血。"患者患无黄疸型肝炎数月,肝区疼痛,肋下可触及。李氏诊其脉弦数,苔黄腻,辨为肝郁血瘀,治用疏肝理气,活血化瘀,方拟柴胡疏肝散加鳖甲、瓦楞子软坚散结,丹参、山楂活血化瘀,熟地、酸枣仁柔肝安神。经调三月余,胁痛消失。

二十二、黄疸

1. 湿重于热

周某,男,20 岁。

乙巳年二月下旬,因冒雨春插数日,继而恶寒发热,头沉重,全身酸痛无力,腹胀不适,纳减,全身黄疸。曾住院十余天未效。观其面目均呈橘黄色,肌肤黄染,舌质红苔黄腻,尿黄如橘,大便时结时溏,脉沉紧。肝功能检查诊断为急性黄疸性肝炎,病为湿热内蕴,肝郁脾困。宜清热利湿,疏肝健脾。

茵陈 30g	栀子 12g	大黄 10g(后下)	龙胆草 9g
郁金 10g	泽泻 15g	黄连 6g	柴胡 9g
苍术 10g	鸡内金 10g	六一散 15g	青黛 4g

×3 剂

服药三剂黄疸见退,诸证缓解,大便通利,精神转佳。十余剂调理而痊愈。肝功能检查恢复正常。

(章天生、何晓晖《赣东名医·王法良》)

【按语】

对于急性黄疸型肝炎,现代中药治疗仍是首选治疗方法之一。本案患者诊为急性黄疸性肝炎,属于阳黄湿重于热型,方用茵陈蒿汤加减,服后黄疸告退,肝功能检查恢复正常。茵陈蒿汤具有清热利湿、利胆退黄的功效,是治疗湿热黄疸的主要方剂,以身目发黄、颜色鲜明、腹满便秘以及舌苔黄腻为辨证要点。王氏配入健脾消食、清肝利胆药味,作用更加全面。

2. 湿热蕴阻

颜某,女,26 岁。

1971 年 4 月 20 日,初诊。因作寒热,右胁肋疼痛,全身发黄,在某医院住院治疗,诊断为"胆石症并感染"。治疗数日无效,患者拒绝手术治疗,故来我院中医病房住院。刻下症:高热不退,身目发黄,右胁肋疼痛不能转侧,深呼吸及咳嗽则疼痛加重,肝脏肿大,压痛明显,不能进食,时作恶心,呕吐黄水,大便秘结,小便短赤,彻夜不眠。舌质红绛,舌苔黄燥,脉洪大有力。肝胆气郁,失于疏泄,湿热胶结,腑气不通。法当疏肝郁,泄肝火,清湿热,通腑滞。

柴胡 5g	龙胆草 10g	茵陈 15g	黄连 7g
栀子 10g	瓜蒌 10g	枳壳 7g	大黄 10g
玄胡 10g	金铃子 10g	金银花 10g	连翘 10g
甘草 4g			

×3 剂

1971 年 4 月 23 日,二诊。体温降低,胁痛稍缓,仍恶心呕吐,大便干结,小便短赤。舌质略润,脉洪数。治拟原法兼以咸寒软坚。原方加芒硝 10g,3 剂。

1971 年 4 月 26 日,三诊。体温正常,恶心呕吐已止,黄疸续退,能少量进食,胁肋疼痛减轻,大便泄而不畅,尿仍短赤。脉滑稍数,重按有力。发热虽退,肝胆湿热仍盛,守方再服 3 剂。

1971 年 4 月 29 日,四诊。大便通畅,尿量增多,胁痛已愈,身黄著减,肝肿大缩小,仍感压痛。湿热未尽,肝胆郁滞。治宜清利湿热,化瘀软坚。

茵陈 20g	栀子 10g	黄柏 10g	郁金 10g
丹皮 7g	柴胡 5g	青皮 7g	鳖甲 10g
龙胆草 5g	瓦楞子 7g	滑石 10g	车前子 10g
木通 10g	甘草 4g		

×6 剂

1971 年 5 月 5 日,五诊。身黄基本消退,肝肿大显著缩小,食饮增进,二便通调,睡眠安宁。舌质润,苔薄白,脉息平和。从原方加减。

茵陈 15g	金钱草 10g	柴胡 5g	郁金 5g
牡丹皮 5g	焦栀子 6g	白芍 5g	鳖甲 10g
瓦楞子 7g	云茯苓 10g	猪苓 1g	泽泻 10g
甘草 4g			

×6 剂

1971 年 5 月 11 日,六诊。肝肿已消,身黄尽退,一切复常。嘱出院后续服原方 6 剂,暂忌荤油。

(何晓晖、黄调钧《赣东名医·李元馨专辑》)

【按语】

黄疸因肝失疏泄,胆汁外溢肌肤而成,多与湿、热、瘀有关。本案患者黄疸因作寒热,右胁肋疼痛,时作恶心、呕吐黄水,小便短赤,大便秘结,全身发黄。医院诊为胆石症并发感染。李氏诊其舌质红绛,舌苔黄燥,脉洪大有力,认为系肝胆气滞,失于疏泄,湿热胶结,腑气不通而成,主张疏肝郁,泄肝火,清湿热,通腑滞。全方以龙胆草、茵陈、金银花、连翘、栀子、黄连清肝胆湿热,柴胡、金铃子、枳壳、瓜蒌疏肝理气。退热后加芒硝软坚,大便通畅后酌加滑石、车前子、木通清热渗湿,鳖甲、瓦楞子散结。此后身黄退净而告康复。

3. 黄疸胁痛

刘某,男,16 岁,农民。

患者右胁下隐隐疼痛月余,半月前出现黄疸,伴口苦无味,烦躁喜怒,恶油腻,食欲减退,食后疼痛加剧。住院曾以黄疸肝炎住传染科,后检查肝功能正常,疼痛不止转外科,准备手术。家长畏惧手术而于丁巳年 7 月 3 日转中医治疗。

观其面目及肌肤黄染,色暗,伴恶寒形冷,上腹部胀痛,放射至右肩胛,怕油腻,食进则呕吐,唇淡红无润色,神倦乏力,大便干少,尿黄短,脉弦,舌质红苔黄厚,右胁下可扪及鸡蛋大包块。诊为湿热熏蒸,郁热煎熬结石,宜清热利湿,活血化瘀。

蒲公英 20g	郁金 15g	茵陈 20g	桃仁 10g
黄连 3g	柴胡 10g	青皮 10g	黄芩 10g
大黄 12g(后下)	白矾末 6g(调服)	金钱草 30g	

×3 剂

7月6日复诊,面目肌肤黄染减退,呕止神倦,大便通,尿黄见长,苔黄厚,脉弦。守上方,向矾末增至12g,加太子参15g,5剂。

三诊,服药后面色转佳,诸黄消退,口唇见润,腹诊包块变小,按之软,大便先坚后溏,屎黄,舌质红,苔黄,脉弦细。上方大黄改5g,去黄连加云苓15g,十余剂调治而愈。

（章天生、何晓晖《赣东名医·王法良》）

【按语】

胆为六腑之一,又属奇恒之府之一。《灵枢·本脏》称之为"清净之府"。《千金要方》亦称之为"中清之腑"。胆既贮藏精气,又传化物而不藏。由于现代饮食结构的改变,胆囊炎、胆石症患者日益增多。目前胆石症的治疗西医仍以手术为主,且切除胆囊。本病因黄疸误诊为肝炎,后检查肝功能正常,疼痛不止转外科,但患者拒绝手术而寻求中医治疗。王氏按湿热熏蒸立法,治用清热利湿、活血化瘀,以奏利胆除湿、解毒退黄之效。从本案治疗可以看到,对一些急腹症,中医药治疗仍有用武之地,不仅疗效好,并且能避免手术的不良反应。

二十三、鼓胀

1. 脾虚臌胀

从来肿病,遍身头面俱肿,尚易治;若只单单腹肿,则为难治。此其间有所以然之故,不可不辨也。盖传世诸方,皆是悍毒攻劫之法,伤耗元气,亏损脾胃,可一不可再之药,纵取效于一时,倘至复肿,则更无法可疗,此其一也。且遍身俱肿者,五脏六腑,各有见证,故泻肝、泻肺、泻膀胱、泻大小肠之药,间有取效之时。而单单腹肿,则中州之地,久窒其四运之轴,而清者不升,浊者不降,互相结聚,牢不可破,实因脾气之衰微所致,而泻脾之药,尚敢漫用乎?此又其一也。且肿病之可泻者,但可施之西北壮盛及田野农夫之流,岂膏粱老少之所能受? 设谓肿病为大满大实,必从乎泻,则病后肿与产后肿,将亦泻之耶? 此又其一也。且古方原载肿病五不治:唇黑伤肝,缺盆平伤心,脐出伤脾,背平伤肺,足底平满伤肾。此五者不可治矣。是其立方之意,皆非为不可治之证而设,后人不察,概从攻泻者,何耶? 唯理脾一法,虽五脏见不治之证,而能治者尚多,此又其一也。张子和以汗吐下三法劫除百病,后人有谓子和之书,非子和之笔,乃麻征君文之者,诚为知言。如常仲明云,世人以补剂疗病,宜乎不效者,此则过信刘张之学,而罔顾元气之羸劣耳!所以凡用劫夺之药者,其始非不遽消,其后攻之不消矣,其后再攻之如铁石矣。不知者见之,方谓何物邪气若此之盛,自明者观之,不过为猛药所攻,即以此身之元气,转与此身为难首,实有如驱良民为寇之比,所谓赤子盗兵,弄于潢池,宣其然哉!明乎此,则有培养一法,补益元气是也;则有招纳一法,升举阳气是也;则有解散一法,开鬼门洁净府是也。三法虽不言泻,而泻在其中矣,无余蕴矣。

（清·喻昌《寓意草·面议何茂倩令嫒病单腹胀脾虚将绝之候》）

【按语】

臌胀的病因病机,喻氏认为是因脾气衰微所致,使"中州之地,久窒其四运之轴,而清者不升,浊者不降,互相结聚,牢不可破"。对于臌胀的治疗,他反对一味攻伐,所以指出:"凡用劫夺之药者,其始非不遽消,其后攻之不消矣,其后再攻之,如铁石矣。不知者见之,方谓何物邪气,若此之盛?自明者观之,不过为猛药所致,即以此身之元气,转与此身为难首,实有如驱良民为寇之比。"对本案喻氏虽未具体拟方药,但确定了治疗原则:"则有培养一法,补益元气是也;则有招纳一法,升举阳气是也;则有解散一法,开鬼门洁净府是也。三法虽不言泻,而泻在其中矣。"喻氏此三法,与他在《医门法律·肿胀论》提出的治胀方,是一脉相承的,如人参芎归汤、化滞调中汤、人参丸、小温中丸等。所谓招纳,大致指人参、白术、茯苓、甘草、川芎等补养之品;所谓解散,则指大黄、槟榔、水蛭、三棱、莪术等化积消瘀之品。本案提出的三法,无论是立法还是选方用药对治疗臌胀都具有实用意义。

2. 臌胀致窒

圣符病单腹胀,腹大如箕,紧硬如石,胃中时生酸水,吞吐皆然,经年罔效。盖由医辈用孟浪成法,不察病之所起与病成而变之理,增其势耳。昨见云间老医煎方,庞杂全无取义,唯肾气丸一方,犹是前人已试之法,但此病用之,譬适燕而南其指也。夫肾气丸为肿胀之圣药者,以能收摄肾气,使水不泛溢耳。今小水一昼夜六七行,沟渠顺导,水无泛滥之虞也。且谓益火之源,以消阴翳耳。今酸味皆从火化,尚可更益其火乎!又有指腹胀为食积,用局方峻攻,尤属可骇,仆不得不疏明其旨。夫圣符之疾,起于脾气不宣,郁而成火,使当时用火郁发之之法,升阳散火,病已豁然解矣!唯其愈郁愈湮,渐至胀满,则身中之气,一如天地不交而成否塞,病成而变矣。证似无火,全以火为之根,不究其根,但治其胀,如槟榔、厚朴、莱菔子之类,皆能耗气助火。于是病转入胃,日渐一日,煎熬津液,变成酸汁,胃口有如醋瓮,胃中之热,有如曲蘗,俟谷饮一入,顷刻酿成酢味矣。有时新谷方咽,旧谷即为迸出,若互换者。缘新谷芳甘未变,胃爱而受之,其酸腐之余,自不能留也。夫人身天真之气,全在胃口,今暗从火化,津液升腾屑越,已非细故。况土曰稼穑,作甘者也;木曰曲直,作酸者也。甘反作酸,木来侮土,至春月木旺时,必为难治。及今可治,又治其胀,不治其酸,曾不思酸水入腹,胀必愈增,不塞源而遏流,其势有止极耶!试言其概。治火无过虚补、实泻两法,内郁虽宜从补,然甘温除热泻火之法,施于作酸日,其酸转增,用必无功。故驱其酸而反其甘,唯有用刚药一法。刚药者,气味俱雄之药,能变胃而不受胃变者也。参伍以协其平,但可用刚中之柔,不可用柔中之刚,如六味丸加桂、附,柔中之刚也。于六味作酸药中,入二味止酸药,当乎不当乎?刚中之柔,如连理汤是也,刚非过刚,更有柔以济其刚,可收去酸之绩矣。酸去而后治胀,破竹之势已成,迎刃可解,痼疾顿蠲。脾君复辟,保合太和,常有天命矣。谓用药者后先铢两间,可无审乎!

善后多年,闻用黄柏、知母之属,始得全效,更奇之。刚柔诸药,为丸服之,胸中如天地交而成泰,爽不可言,胀病遂不劳余力而愈。

(清·喻昌《寓意草·论吴圣符单腹胀治法》)

【按语】

《丹溪心法》谓:"自郁成积,自积成痰,痰夹瘀血,遂成窠囊。"何梦瑶《医碥》亦谓:"有形之积,阻碍正气……或邪另窠囊,不碍气血隧道之故。此为难治,以药不易到也。"喻昌把本案吴圣符单腹胀视为窠囊。他在案末《附窠囊证据》中提及:"痰饮小恙,尚有窠白,岂胀满大病,反无窠白手?"吴氏单腹胀,腹大如箕,坚硬如石,胃中时生酸水,吞吐皆然,经年罔效。喻氏认为患者起于脾气不宣,郁而化火,而前医但治其胀,如槟榔、厚朴、莱菔子之类,皆能耗气助火,于是病转为胃,日渐一日,煎熬津液,亦为酸汁。在治疗上,他坚持"夫人身天真之气,全在胃口"。参伍用药,以协其用。但可用刚中之柔,不可用柔中之刚。他指出刚中之柔,如连理汤是也。刚非过刚,更有柔以济其刚,可收去酸之积矣,酸去而后治胀,可迎刃而解,痼疾顿蠲,脾气复原。

3. 脾虚肝郁

陈某,男,58 岁,进贤县衙前人。

1982 年 10 月 11 日,初诊。患者原患有慢性肝炎 4 年。因小孩结婚疲劳过度,再又请客敬酒,胃脘逐渐胀闷不适,食后更甚。近一个月来,上腹部慢慢膨胀隆起。四肢倦怠,精神萎靡,劳动则汗出。在进贤县医院服过中药,也在乡村草药医生吃过草药,均无效。超声波、肝功能检查,诊断肝硬化并腹水。近日精神更差,特来求治。证见患者脸色萎黄,口唇紫绛色,白睛无黄染。腹部稍膨大隆起,青筋不明显。右上腹有轻微压痛。大便溏薄,尿少。舌尖红,舌体两侧红绛。脉细数。辨证为脾失健运,肝郁络阻。治拟健脾利水,疏肝软坚。

白术 10g	茯苓 10g	瞿麦 10g	木通 8g
大腹皮 15g	三叶酸 15g	厚朴 8g	丹参 10g
茵陈 10g	薏苡仁 20g	焦山楂 10g	陈皮 6g
			×5 剂

10 月 18 日,二诊。腹胀稍减轻。早晨嗽口牙龈衄血。上方去茵陈、陈皮,加白茅根 10g、茜草 10g,再进 6 剂。

10 月 26 日,三诊。衄血已止,腹部胀满减轻,但仍有轻度隆起。舌脉同前。

党参 10g	白术 10g	茯苓 10g	三叶酸 20g
厚朴 8g	当归 10g	丹参 15g	炒鳖甲 10g
三棱 8g	大腹皮 15g	瞿麦 10g	泽泻 10g
薏苡仁 20g	绣花针 15g		
			×10 剂

11 月 8 日,四诊。诸症好转。腹部膨隆消失。食欲大增。原方去三叶酸、三棱、大腹皮、绣花针,加淮山 15g、砂仁 6g、内金 10g,以调治肝脾,巩固疗效,再服六剂。

（章天生、何晓晖《赣东名医·释觉音》）

【按语】

本案利用中医辨证结合民间草药治疗肝硬化腹水,症状疗效尚可。全方由四类药味组成:健脾益气药,如党参、白术、茯苓、陈皮;清热利水药,如茵陈、三叶酸、大腹皮、瞿麦、泽泻;活血化瘀药,如当归、丹参、三棱、绣花针;软坚散结药,如鳖甲。以上共奏健脾利水、疏肝通络、软坚散结之功效。其中草药三叶酸,又名酸浆草、酢浆草,为酢浆草科植物酢浆草全草,出自唐《新修本草》,有清热利湿、凉血解毒作用;绣花针又名老虎刺,为夹竹桃科植物老虎刺的全草或根,《本草图经》中记载,有祛风利湿、活血消肿作用。

4.气滞湿阻

陈某,男,42 岁,金溪县人。

腹胀已一年余。现腹大如鼓,饮食量少,食多则腹胀益甚。精神倦怠,胸满气喘,小便色黄短少,大便色黑时秘结,舌苔黄中带黑,脉浮数。证属气滞湿阻,治拟理气化湿导滞。

广香6g	白术10g	桑白皮10g	陈皮6g
茯苓10g	芫花6g	赤小豆10g	槟榔10g
草薢薢10g	番泻叶10g	莱菔子10g	
			×6 剂

药后腹胀消减,小便量加,便畅。守上方再进10剂后,腹胀消失。嘱患者低盐饮食,安心调养。

(章天生、何晓晖《赣东名医·乐嗣青》)

【按语】

鼓胀多属现代医学所指肝硬化腹水,其中包括肝炎后性、血吸虫性、胆汁性、营养性、中毒性等肝硬化之腹水期,其他如腹腔内肿瘤,结核性腹膜炎等疾病,亦可出现腹水。《素问·五常政大论》说:"下之则胀已。"水肿"去菀陈莝"法,有一种解释即是通过利大便而泻水。下法是中医治疗鼓胀的主要方法之一。本案患者正值壮年,故乐氏选芫花、番泻叶、槟榔等泻水除湿。气行水行,脾气散精,赤小豆、桑白皮洁净府,分消水湿,所以患者短期内能使大小便畅,腹胀消减。腹水消后,仍需从脾肾入手,固本治疗。

二十四、水肿

1.肺气壅遏

陈景阶内人,初冬忽然遍身浮肿,小溲不利。医以利水消导之药,胀满日甚,气急不能着枕。视其形色苍赤,脉象浮大,独肺部沉数,舌苔灰黄。以苏叶、杏仁、防风、姜皮四味,连进二剂,气急消减;再与人参败毒散加入生黄芪与服,小水通,肿胀遂消。缘此症时当秋尽,肺气消索,天气暴寒,衣被单薄,风邪内入,腠理闭遏,营卫不通,肺气愈塞,致失清肃之令,又无转输之权,水邪泛溢,充斥三焦,故启其皮毛,疏其肺窍,合《内经》开鬼门之法。盖腠理疏通,天气下降,而水气自行也。

人参败毒散《活人》

人参	羌活	独活	柴胡
前胡	川芎	枳壳	桔梗
茯苓	甘草	薄荷	生姜

(清·谢星焕《得心集医案》)

【按语】

谢氏本病上用"提壶揭盖法"治疗水肿,颇有见地。某妇人遍身浮肿,小溲不利。他医以利水消导之药,胀满日甚。谢氏视其形色苍赤,脉象浮大,独肺部沉数,舌苔灰黄。以苏叶、杏仁、防风、姜皮四味,连进二剂,再以人参败毒散加生黄芪,小水通,肿胀遂消。谢氏认为病者风邪内入,腠理闭遏,肺气壅塞,致失清肃之令,转输无权,于是下病上取,从肺论治,用《内经》开鬼门之法,腠理疏通,水气自行也。

2. 阳气不升

龚甥可象,时值秋尽,偶患咳嗽气急,微有寒热。已服参苏败毒之类如故,改与泻白散一剂,小水短涩,渐次遍身肿满,略与导湿利水之药,更加腹胀气促。窃思治病不过表里虚实,然散之表不除,清之里反逆,固非尽属实邪;又脉来弦数鼓指,唇皱红,舌灰白,此岂尽属于虚?其中错杂,有非一途可尽。然既见寒热、咳嗽、气急、尿短、腹胀,无不关乎肺脏。肺气受病,既不服散,更不容清,其挟虚也审矣。况时值秋尽,燥金之气已虚,天令下降已极,人身莫不应之。今肺气已虚,便衰其护卫,失其治节。护卫衰,风寒得以外郁;治节失,湿热藉以内停,由是闭而不行。而肺家通调下输之道,其权已废,邪气正气,清浊相混,一概窒塞于中,无由输泄,只得散越皮肤。再加泻肺利药,以致阳愈下陷,阴愈上冲,故见腹胀气急。诊其脉来数急者,乃阴火上冲之明征矣。法当疏其肺,益其气,举其阳,降其阴,为法中之法。设使疏肺而不益气,则肺气重虚矣;益气而不疏肺,则抑郁不开矣;举阳而不降阴,则阴火不服矣;降阴而不举阳,则阳愈下陷矣:是必法兼四备,无一可缺。初欲仿补中益气方,加入知、柏之属,虽有举阳、降阴、益气之能,却少疏肺、开郁之力。后悟李东垣先生原有升阳益胃一法,直取其方,加入黄柏一味,服之小水倍常,乃降阴洁净府之验。连服十剂,诸症悉痊。愈后遍身发疮痍,可见里蕴之热,久被表寒外束,乃至内外交郁成毒,缘得开鬼门之药逼其外出,不致内陷之明征也。方中参、术、芪、草,益气升阳也;柴、陈、羌独、防风,升阳疏肺也;芩、泻、连、柏,降阴导湿也;白芍敛阴和血,散中有收;姜、枣调和营卫,补中有散:一举而诸法兼备,可谓先得我心矣。夫人知利药可去湿,而不知风以胜湿;人知破气以消肿,而不知益气以收肿;又知发表以散邪,而不知升阳亦散邪也。外此以及通因通用、塞因塞用、寒因热用、热因寒用、上病下取、下病上取、阴病取阳、阳病取阴,医家诸法最当素谙。学者于此一案,倘能类推其余,则于诸症,皆可得法外之法矣。

升阳益胃汤

黄芪	人参	甘草	半夏
白芍	羌活	独活	防风
陈皮	茯苓	泽泻	柴胡
白术	黄连	姜	枣

(清·谢星焕《得心集医案》)

【按语】

某男偶患咳嗽气急,微有寒热,因误治导致小水短涩,遍身肿满。服导湿利水药更加腹胀气促。谢氏脉症合参,认为是肺家通调水道失职,清浊相混,窒塞于中,再加泻肺利药导致阳气下陷,于是确定了疏其肺、益其气、举其阳、降其阴为治法,采用升阳益胃汤。升阳益胃汤出自金代李东垣《脾胃论》,主治脾胃气虚,升降失司,湿热蕴滞证。方以参、术、芪、草,益气升阳;柴、陈、羌、独、防风,升阳疏肺;芩、泻、连、柏,降阴导湿;白芍敛肺和血,姜、枣调和营血。谢氏强调"升阳亦散邪也",疏补兼施,从肺气论治,通调水道,下病上取,得以肿消病痊。

3. 脾肾阳虚

傅孔怡,病缠服药,十有余载,初起,腹痛时胀,得食身重,时愈时发,渐次而甚。旧冬足跗有浮气,至春通身浮肿,腹皮胀满,腹中鸣响,上气喘急,胸前塞紧,食饮不运,左肾睾丸吊痛,遍身之病,自难名状。三楚名剂,历尝不瘳,买舟归里,待毙而已。邀余告曰:"今请先生为我决一逝期耳。"余曰:"此为单腹胀证,古贤皆曰难治,病源本深,但今诊其脉,尤有和缓之意,可知胃气以及真阳尚有微存,是为先天禀赋之厚,急进大药,尚属可治。经曰:阳气者,若天与日,失其所则折寿而不彰。今阳气所存无几,全是一团阴气混扰其中,所以腹中鸣响,哇哇之声,皆阴气漫弥也。阴气盛,则中州无光,土被浸润泥滑矣,所以饮食不运胸紧腹鼓者,皆土病也。至于吊疝踮肿,乃命门火衰之征,而上气喘急,由乎肾阳为阴所迫,无根之气,端往上奔。为症如此,安之固之,尚且不暇,何医者见病治病,不明塞因塞用之法,希图目前之快,任行攻伐,使非先天禀赋之厚,真阳早已扑灭矣。吾今许以可治者,以崇土为先,而土赖火生,又当以治火为急。火旺则土自坚,土坚而万物生矣,火旺则阴自消,阴消而阳自长矣。"方既立,何孔翁疑药之重,畏术之补。余曰:"前被劫药之误,岂可犹陷前辙? 今仅留残喘,岂能迁延时刻? 比之黄河坝倒,岂担石培土所能竖立? 而用燥药者,譬之贼兵鼓众,虽选强与敌,使非铳炮为之前,焉能直突营围?"因亲验其药,面视其服,而犹药轻病重,三服始验。告余曰:"服白术之拦阻,胸前反宽,腹中之气,竟走肛门而出。"余曰:"此正云开雾散,日将出也。"以后服五十剂毫不改味,而腹胀足肿始消,七十剂遂奏全效。可见阳气存留,得于先天禀赋之厚者,终克有济也。

附方

白术	巴戟	附子	干姜
熟地炭	当归	骨脂	葫巴
澄茄	小茴香	肉桂	沉香

(清·谢星焕《得心集医案》)

【按语】

患者傅孔怡,患病多年,遍身浮肿,腹痛腹满,左肾睾丸吊痛,遍身之病,自难名状。谢氏认为其阳气所存无几,阴气弥漫。其认为应崇土为先,而土赖火生,又当治火为急,于是拟方以白术培土,而大队巴戟、附子、干姜、故纸、葫芦巴、荜澄茄、小茴香、肉桂、沉香温肾壮阳,七十余剂遂奏全效。在本案中,谢氏强调人体阳气的重要性,认为"可见阳气存留,得于先天禀赋之厚者,终克有济也"。

4. 脾虚肺壅

汪廷选,秋间患疟,发表后迭进附桂理中汤,已获小安,唯疟邪未曾全止,急求止截。余晓以养正邪自除之义,竟私取截疟膏药贴背,疟邪虽止,渐加浮肿腹胀,玉茎肿亮,状似鱼泡,咳嗽气促,呻吟不已。视形容面色舌苔脉象,俱属大虚,拟以火土伤败,与术、附、姜、桂。按服数日,色脉如原,茎肿尤甚。改进五皮饮,重加苡仁、桑皮与服,俾得溺倍于常,茎肿乃消。此症原是脾肺两脏,气化不行,水壅经络,泛溢皮肤,徒然益火煨土,与皮肤无涉,故诸症自若,而茎囊原为聚水之地,故肿尤甚。水溢皮肤,以皮行皮之义,故肿乃消。可见医贵圆通,不可执一也。

五皮饮

五加皮	地骨皮	桑白皮	大腹皮
生姜皮			

(清·谢星焕《得心集医案》)

【按语】

患者汪廷选患疟急求止截,自用截疟膏药贴背,疟邪虽止,但渐发浮肿腹胀,阴茎肿亮,谢氏先与术、附、姜、桂,不效。谢氏悟及脾肺两脏气化不行,水壅经络,泛溢皮肤,改进五皮饮,以皮行皮,浮肿乃消。五皮饮具有健脾益气、行气利水、通调三焦水道之功效,用于头面四肢水肿、腹部胀满、小便不利、妊娠水肿等。现代研究其药理作用主要是利尿作用。《中藏经》《太平惠民和剂局方》《麻科活人全书》均载有五皮饮,药味略有不同。方中皆用皮者,以皮能入皮,并能利水也。任应秋教授在《病机临证分析》中更称本方为"消水肿之通剂",现代用途广泛。

5. 肾虚水泛

陈敬斋先生,年逾八十,身体坚强,声音洪亮,耄年尚御女不辍。旧冬曾举一子,其先天禀赋之厚可知。迩值春升,面足带浮,语言不利,唯眠食犹安。诸郎君各延一医调治,咸称脾肾之虚,理中、肾气诸方迭投益甚,渐加气促不能着枕,遂谓高年重症,无药可治。停药数日而病益进,托友转请于余。余至扶诊,脉颇浮大,遍身肿而面部尤甚,语言壅塞,涎唾自流。予想从来肿症,未闻有言謇流涎之例,言謇流涎唯中风有之,奈何肿症亦有之乎? 默思《内经》病机篇云:"有病肾风者,面胕庞然,壅害于言。"缘邪之所凑,其气必虚。大凡水病多有由于肾虚者,况高年禀赋虽厚,而下元已衰,或加房劳惊恐,俱伤肾气。值此春升,风木司令,下虚不纳,肾液奔腾升越于表,适逢风袭中于廉泉(舌根下两旁穴),故面跗庞然,而兼壅害于言也。处以归、杞、附、桂、白芍,抑风而制肾水,微加辛、防、独活,用之流利经络,稍开鬼门以逐邪。一剂下咽,竟获熟睡,小水倍常;再剂肿消,语言清爽,流涎亦止。可见圣人之法,不可不熟而深求也。

(清·谢星焕《得心集医案》)

【按语】

陈敬斋年逾八十,御女不辍,春来面足浮肿,语言不利。其他医者诊为脾肾之虚,故投理中、肾气诸方,每况愈下。谢氏按诊发现脉颇浮大,遍身肿而面部尤甚,语言蹇涩,唾涎自流。他脑海呈现《素问·评热病论篇》中有云:"有病肾风者,面跗庞然,壅害于言。"考虑到患者年高下元已亏,或加房事劳惊恐,俱伤肾气。值风木司令,下虚不纳,肾液开腾奔腾升越于表,风袭中于廉泉,故面跗庞然,而兼壅害于言。谢氏处方以归、杞、附、桂、白芍,抑风而制肾水,微加辛、防、独活,用之流利经络,稍开鬼门以逐邪。二剂浮肿消,语言清爽,流涎亦止。谢氏熟谙经典,临床运用信手拈来,病证疗效显著。

6. 食停中焦

聂锦章乃郎,八岁,体素坚实,荤腻杂进,以至面浮、腹胀、脚肿、喘促。犹然恃其强盛,惜金勿药。迨至鼻血谵语,便艰溺短。付医施治,屡用连翘、茯苓、枳壳轻套之药,胸前愈紧,胀满愈加,四肢倦怠,奄奄一息,乃延余诊。知为停食中焦,转输未能,以至肺气壅塞。盖脾主运行,肺主治节,二脏俱病,势非轻渺。奈何医者病重药轻,全无相涉。今五实全具,非下不除,于是以小承气汤,推荡脏腑壅塞,加以疏肺泻热之药,数剂始消。后因误食索面,胀满复作,喘促仍加。与木香槟榔丸,数服即清。随以六君子汤加草果、枳壳,调理而愈。

附方

熟军	厚朴	枳实 三味名小承汤	
苏子	芥子	杏仁	黄芩
栀仁	莱菔子		

木香槟榔丸

木香	槟榔	青皮	陈皮
枳壳	黄柏	黄连	莪术
三棱	大黄	丑牛	香附
芒硝			

（清·谢星焕《得心集医案》）

【按语】

八岁男童，体素坚实，荤腻杂进，以致面浮、腹胀、脚肿、喘促。他医屡进连翘、茯苓、枳壳等味，胀满反加重。谢氏审因辨治，认为是食停中焦，转输失职，乃致肺气壅塞，于是以小承气汤涤荡壅塞，加以疏肺泻热之药，数剂肿消。其后食复，胀满复作，仍按积食治，与木香槟榔丸，数服病亦愈。再用六君子汤加草果、枳壳调理善后。此案可以看出谢氏重视疾病的病因，审因论治，治病求本，疗效良好。

7. 阳虚水肿

张某，男，60岁，农民。

水肿1年余，曾经某医院诊断为"慢性肾炎"，多方治疗无效，近日病势增剧。症见全身浮肿，按之没指，下肢沉重，精神疲乏，恶寒近衣，思卧欲寐，纳差乏味，大便溏而不爽，小便不利，舌质淡，苔白滑腻，脉沉微。证属脾肾阳虚，土不制水，肾水泛滥所致。治宜温补脾肾，化气行水。

熟附片9g	上肉桂5g	白术12g	云苓皮15g
猪苓9g	党参12g	炙黄芪15g	泽泻9g
炙甘草3g	红枣5枚		

×5剂

1964年8月15日，复诊。服上方后，浮肿减轻，余症如前，仍从原方出入，以观疗效。

熟附片9g	上肉桂6g	白术12g	云苓皮12g
猪苓9g	炙黄芪15g	泽泻9g	牛膝9g
车前仁12g	红枣5枚		

×5剂

1961 年 8 月 20 日,三诊。浮肿已消大半,精神渐佳,食欲增加。守上方去泽泻,加干姜 9g,甘草 3g,5 剂。

1964 年 8 月 25 日,四诊。浮肿消失,小便通利,舌质转红,苔白润,脉沉有力。以济生肾气丸调理善后,随访两年来见复发。

(章天生、何晓晖《赣东名医·万贤伯》)

【按语】

肾性水肿是由于肾脏功能障碍引起的水肿,常见于各种急慢性肾脏疾病。中医对于水肿的治疗是辨证分型治疗。脾肾阴虚型水肿症见水肿较甚,以下肢腰背为主,或伴有腹水,小便不利,纳差便清,面色㿠白,形寒肢冷,舌质淡体胖大、舌苔白腻或薄白,脉沉细。对于脾肾阳虚型水肿的治疗原则宜温补脾肾,利水渗湿。患者年过花甲,水肿年高。经万氏辨证为脾肾阳虚,土不乘水,肾水泛滥,治以温补脾肾、化气利水之剂获愈,又以济生肾气丸善后,两年随访未复发。

8. 肺脾两伤

梁某,男,28 岁。东乡县马圩人。

1982 年 6 月 24 日,初诊。原有全身浮肿病史。因洪水泛涨,劳累过度,加上雨淫天气。在水里捞洗家具而复发。曾在防洪救灾医疗队治疗。又到抚州地区医院,诊断为急性肾炎。已开好住院通知单,因洪水后,经济困难,拒绝住院,来我处中医治疗。刻下症:全身浮肿,脸色萎黄,不发烧,时有咳嗽,纳谷不香,不欲饮水,溲少,大便可。舌苔白腻,质淡红,脉细缓。脾主运化,肺主气,肺脾两伤,外邪新犯,决渎失常,水不运行,溢于肌肤则肿。治宜宣上达下,健脾利水为法。

麻黄 6g	杏仁 10g	桔梗 8g	茯苓 10g
猪苓 10g	瞿麦 12g	苍术 8g	厚朴 8g
泽泻 10g	薏苡仁 20g		

×4 剂

6 月 30 日,二诊。浮肿已消一半,但觉腰酸腰痛。承上方加桂枝 5g,杜仲 10g,桑寄生 15g,服 5 剂。

7 月 6 日,三诊。肿胀基本消退,稍有腰酸。尿常规检查:蛋白尿(+),红细胞 1~2,管型(-)。改用健脾温肾。

白术 10g	茯苓 10g	陈皮 8g	肉桂 3g
附片 8g	薏苡仁 20g	黄芪 30g	牛膝 10g
西党 10g	白茅根 8g		

×6 剂

7 月 13 日,四诊。肿消病除。患者高兴至极。

（章天生、何晓晖《赣东名医·释觉音》）

【按语】

中医对于水肿的治疗原则是"开鬼门,洁净府",此语出自《素问·汤液醪醴论》。"开鬼门"即是发汗的意思,"洁净府"是利水之义。本案患者为 28 岁青年,全身浮肿,医院诊为急性肾小球肾炎。释觉音认为是外邪新犯,决渎失常,水饮泛于肌肤引起。肺为水之上源,肺气宣发助水运行,故用麻黄、杏仁、桔梗宣上达下;脾为气机升降之枢,用茯苓、薏苡仁、苍术健脾祛湿;导水下行,从尿分消,用泽泻、猪苓、瞿麦利水渗湿;气行水行,以厚朴行气利水。通过上述治疗达到肿退病除的治疗效果。

9. 下焦湿热

程某,女,28 岁。

1963 年 4 月 15 日,初诊。全身浮肿,晨起面部浮肿为甚,腰痛,小腹作胀,小便频急,混浊色赤。舌质较红,苔薄黄腻,脉滑略数。尿检:蛋白(＋＋＋),颗粒管型(＋＋)。某医院诊断"急性肾炎"。湿热下侵,肾阴耗伤,关门常阖,水不通而为肿。拟滋肾清热,利湿化浊为法。

知母 10g	黄柏 10g	熟地 15g	山萸肉 5g
淮山药 12g	云茯苓 10g	牡丹皮 7g	泽泻 10g
草薢 10g	杜仲 10g	菟丝子 10g	车前仁 10g
台乌药 5g	甘草 4g		

×7 剂

1963 年 4 月 23 日,二诊。浮肿见消,腰痛腹胀减轻,尿频急好转,尿检:蛋白(＋)。仍从原方出入。

1963 年 5 月 1 日,三诊。浮肿全消,腹胀亦失,小便较清,次数减少,腰痛甚微,下肢关节酸痛。尿检:蛋白(±)。疗效显著,再予原方加减。原方去台乌、牡丹皮,加秦艽 10g、防己 10g,7 剂。

知母 10g	黄柏 10g	熟地 18g	淮山药 10g
云茯苓 10g	泽泻 10g	牡丹皮 5g	石苇 12g
杜仲 10g	草薢 10g	台乌药 5g	甘草 4g

×7 剂

(何晓晖、黄调钧《赣东名医·李元馨专辑》)

【按语】

肾炎性水肿主要是肺、脾、肾三脏功能失调,三焦气化不畅,水液的运行、输布、排泄出现障碍,停留在体内,泛滥肌肤出现水肿。《素问·水热穴论》云:"肾者,胃之关也。关门不利故聚水而从其类也。"本案患者,全身浮肿,腰痛,小便频急,混浊色赤。李氏诊其舌质较红,苔薄黄腻,脉滑略数,认为是湿热下侵,肾阴耗伤,关门常阖,水液不通而为水肿,治用滋肾清热、利湿化湿之法,处方以知柏地黄丸,加杜仲、菟丝子补肾温阳利水,草薢、车前子利水渗湿,台乌行气以利水,甘草和中,患者服后浮肿见消,蛋白尿改善,再予原方加石韦、防己、秦艽等利水之品,乃至痊愈。

10. 水气凌心

曾某,男,16 岁

1961 年 3 月 27 日,初诊。咳嗽痰鸣,咯大量泡沫痰,胸闷气急,心悸,倚息不得平卧,全身水肿,下半身为重,肾囊玉茎肿大透亮,食欲不振,大便通而不畅,尿少。舌苔白滑,脉滑数。西医诊断"急性肾炎并肺水肿"。脾虚不运,水湿上泛,水涌气逆,肺失肃降。急则治标,宜泻肺平喘,下气行水。

桑白皮 15g	葶苈子 10g	茯苓皮 15g	大腹皮 10g
姜皮 12g	泽泻 10g	猪苓 10g	地骨皮 10g
汉防己 10g	赤小豆 10g		

×3 剂

1961 年 3 月 30 日,复诊。咳喘减轻大半,浮肿十去八、九,小便长,大便畅,唯食欲仍差。舌苔白,脉来濡。脾阳虚衰,纳运不健。法当温中健脾,化气利水以治本。

焦白术 10g	云茯苓 10g	炮附子 25g	肉桂 3g
猪苓 10g	泽泻 10g	法半夏 10g	广陈皮 5g
砂仁 3g	公丁香 3g	麦芽 10g	生姜 3 片
			×7 剂

（何晓晖、黄调钧《赣东名医·李元馨专辑》）

【按语】

本例患者全身水肿，下半身为重，肾囊玉茎肿大透亮，尿少，胸闷气急，咳嗽痰鸣、心悸倚息不得平卧，西医诊为急性肾炎并肺水肿。其病机为水湿泛滥，脾阳不振，健运失职，难以布化水谷精微，致使水湿之邪停留中下焦，故下半身肿甚。又因水湿阻碍气机升降，浊阴不降，上犯胸阳闭塞，影响血脉运行，故胸满气急，心悸，倚息不及卧，形成水气凌心，影响心肺重症。李氏对此，急则治标，泻肺平喘，下气行水。当服后咳喘减轻大半，浮肿十去八九，小便长，改为温中健脾、化气利水以治本，拟用仲景白术附子汤合五苓散加减。李氏如抽丝剥茧，层层深入，分清标本，兼始终注重脾运，起到化气利水良效。

11. 气滞肿胀

熊某，女，27 岁。

1960 年 5 月 6 日，初诊。面目四肢浮肿，胸脘胀闷疼痛，食欲减退，小便短赤。舌质淡红，苔白腻，脉濡滑。病为中上焦气滞，肺通调水道失职，脾转运津液无能。张景岳云："治水者当兼理气，盖气化水自化也。"治宗其说。

广陈皮 10g	茯苓皮 15g	大腹皮 10g	地骨皮 10g
五加皮 10g	枳壳 7g	厚朴 7g	法半夏 10g
瓜蒌 10g	赤小豆 10g	香附 10g	甘草 3g
			×3 剂

1960 年 5 月 9 日，复诊。浮肿尽退，胸脘胀痛消失，食欲欠佳。原方加减再进，巩固疗效。

广陈皮 7g	法半夏 5g	砂仁 3g	公丁香 3g
云茯苓 10g	泽泻 10g	枳壳 7g	厚朴 7g
甘草 3g			
			×3 剂

（何晓晖、黄调钧《赣东名医·李元馨专辑》）

【按语】

气行水行。调理气机往往为治疗水肿重要方法之一。水肿病变,水湿之邪弥漫三焦,阻滞气机,水湿难化,且歇使水湿加重。故利湿固然重要,而疏理气机亦必不可少。《景岳全书·肿胀》谓:"治水者当兼理气,益气化水亦化也。"吴鞠通《温病条辨·治血论》也说:"盖善治水者,不治水而治气。"本例患者四肢浮肿,胸脘闷胀,食欲减退,小便短赤。李氏诊其脉濡滑,舌质淡红,苔白腻,判为中上焦气滞,肺通调水道失职,脾转运津液无能。李氏以五皮饮加味,酌加理气畅气之品及利水渗湿之味,浮肿尽退。原方加减再进,巩固疗效。

二十五、淋证

1. 败精阻窍

潘绍辉,得淋浊病,溺则管痛艰涩,茎口时有败精溢出,凡利湿清热、养阴制火诸法,久治不效。视其形肥年壮,溺出浑浊,停久底有膏积。据此精溺同出之症,决非小肠湿热。细思溺管与精管外窍虽同,而内窍各别。若果湿热壅塞溺管,则前药岂无一效者? 此必少年欲心暗萌,或房劳强忍,精血离位,忍而不泄。古云如火之有烟焰,岂能复返于薪哉? 其离位之精,出而不出,日久必聚为腐秽胶浊,且牵引新精妄动,故溺欲出,而败精先阻于外,是以管痛艰涩也。若不急驱精管腐浊,徒然渗利溺管,岂非南辕北辙乎? 爰拟宣通窍隧瘀腐之法,以牛膝、桃仁、黄柏、山甲、金铃、远志、琥珀、白果、鹿角屑,合煎服之,秽浊果通,溺出如鸦胆子大者六七粒,每粒红白相间,更有精裹血者,共服四剂始痊。须知精道之浊,亦有肾虚不摄之症,然必滑而不痛耳。

(清·谢星焕《得心集医案》)

【按语】

本例患者得淋浊病,排尿管痛难忍,茎口时有败精溢出,凡利湿清热养阴制火诸法,久治无效。谢氏从他人误治得出教训,认为不能按湿热论治,其病因为败精阻窍,于是用宣通瘀腐之法,以牛膝、桃仁、山甲、川楝子、远志、琥珀、白果、鹿角屑,从瘀论治,四剂始痊。最后,他还对淋浊虚实的鉴别做了分析,指出"亦有肾虚不摄之症,然必滑而不痛耳",对辨证要点进行了阐述。

2. 肝经热结

傅瑞廷之女,年十龄,时值六月,发热口渴,小便淋秘,溺则号痛不已。延医以利水之药,渴热不减,而阴户肿胀。又以三黄散、马齿苋敷之,遂至溃烂不堪,臭秽之极。更延疡医,概以解毒之药,因而益剧,腿胯结核,稍欲解溺,则号痛日甚,畏解不解,而少腹胀满难当。内服外敷,百治不效。危急之间,请决死生,以余非外科也。余视斯症,内外脉色,悉皆火象,独唇舌不燥,尚有可疑。因思阴器属肝,此必湿热下陷,聚于肝经血分,故唇舌不显燥象。若湿热在于气分,则唇舌必燥也。故清利无效。但十龄稚女,冲任未通,亦无热入血室之症。因询食桃子颇多,盖未熟之桃,最能助肝燥血,热结肝经故耳。处龙胆泻肝汤,兼龙荟丸,大便下血一瓯,小便乃利,阴溃自愈。

按:集中各门,唯淋浊一症,案仅二条,概由兵燹之后纂辑故也。前凡例中,独于此条病机,阐发尤详,语虽不伦,理或非诬,学者当合观之。倘博览之士,更能搜采补入,则幸甚。(男澍谨识)

龙胆泻肝汤《局方》

胆草	黄芩	栀子	泽泻
木通	车前	当归	地黄
柴胡	甘草		

当归龙荟丸

当归	胆草	栀子	黄连
黄柏	黄芩	大黄	青黛
芦荟	木香	麝香	

蜜丸

(清·谢星焕《得心集医案》)

【按语】

十岁女童,发热口渴,小便淋涩,服利水药不效,阴户肿胀,延请疡医,概以解毒之药益剧。谢氏考虑到肝经绕阴器,认为系湿热下陷,取于肝经血分。悟及病不在气分,故清利无效,处以龙胆泻肝汤兼龙荟丸。龙胆泻肝汤为清肝胆、利湿热的代表方,源自李东垣,《医方集解》所载即今之通用方,被证实具有抗炎、止痛、增强免疫等多种药理作用。龙荟丸是由龙胆、芦荟、当归、大黄、栀子、黄芩、青黛和木香八味药组成的中药复方制剂,具有泻火通便的功效,用于肝胆火旺、大便秘结、小便赤涩。通过以上治疗,女童大便下血一瓯,小便乃利,阴溃自愈。本案治疗中谢氏辨明在气在血,从肝经血分入手辨治获效。

3. 湿热蕴结

王某,男,32 岁,乡干部。

1974 年 8 月 23 日,初诊。右腰腹部绞痛向少腹及前阴放射,面色苍白,恶心呕噎,痛则汗出如珠,四肢厥冷,尿频急刺痛,已发作四次,尿色红,大便坚,舌质红,苔薄黄腻。尿常规化验检查示红细胞满视野。X 摄片:右侧输尿管上段有一小黄豆大结石阴影。系湿热浊气蕴结下焦,煎熬成石,治宜清热利,行气排石。

金钱草 30g	石苇 15g	冬葵子 15g	瞿麦 10g
萹蓄 10g	木通 10g	大黄 8g	车前子 10g
海金砂 15g	六一散 15g		×5 剂

8 月 28 日,复诊。疼痛大减,排尿通畅无血尿,舌质红,苔黄,脉弦,继上方加鸡内金 10g,5 剂。医嘱多饮开水。

9 月 2 日,三诊。昨天 10 时排球时中断,尿道刺痛难忍,大汗淋漓。顿时服开水 1000mL 并运动,2 小时后排出小黄豆大棱形棕褐色结石一粒,排出后顿感轻松,尿道排尿时仍有灼痛。再以清热利湿,清除余石。

金钱草 24g	石苇 15g	黄柏 10g	木通 10g
车前仁 10g	生地 18g	鸡内金 10g	六一散 15g
生栀子 10g			×7 剂

随访,服药后先后排出小石数粒,而无再发。

(章天生、何晓晖《赣东名医·王法良》)

【按语】

输尿管结石中医称为"石淋",大多由于湿热煎熬而形成,王氏用八散合石苇散为主,合理组方,排出卡于输尿管黄豆大结石,再清除剩余小结石善后。中药治疗尿路结石,有一定优势。对于适合中药治疗的尿路结石,现代多以"三金(金钱草、海金沙、鸡内金)"为主,配合清热利尿、通淋之品,在临床上往往可收到良好的效果。

4. 湿浊膏淋

吴某,女,42岁。

1975年10月30日,初诊。晨起面部轻肿,腰痛,尿频,尿急,尿痛,色如米泔。舌质红,苔黄腻,脉滑数。下焦湿热阻滞,气化不行,清浊相混,脂液下流。宜予清热利湿。

瞿麦12g	萹蓄12g	石苇12g	生栀子3g
木通10g	车前仁10g	泽泻10g	桑白皮15g
茯苓皮12g	甘草梢4g		

×7剂

1975年11月8日,复诊。尿频急疼痛好转,少腹坠胀,尿浊沉渣甚多。宜清利湿热,分清泌浊。

草薢12g	石苇18g	云茯苓12g	泽泻10g
生栀子5g	木通10g	车前仁10g	黄柏7g
知母7g	台乌药7g	金铃10g	甘草梢5g

×7剂

服上药后病即痊愈,随访四年,从未复发。

（何晓晖、黄调钧《赣东名医·李元馨专辑》）

【按语】

膏淋为中医"五淋"之一,多因饮食肥甘,脾失健运,酿湿生热,或病后湿热余邪未清,蕴结下焦,气化不利,不能分清泌浊而致,若日久反复不愈,或劳欲过度,肾虚下元不固,不能制约脂液,脂液下泄则见淋出如脂,故临床上区别虚实尤为重要。本例患者尿频、尿急、尿痛,色如米泔,面部浮肿,腰痛。李氏根据其症状表现,结合脉滑数,舌质红,苔黄腻等指征辨为下焦湿热阻滞,气化不行,清浊相混脂液下流而致病,治以清热利湿。李氏先以八正散加减投治,服药后尿频、尿急好转,但仍腹坠胀、尿浊沉渣甚多。李氏改用草薢分清饮加减。草薢分清饮原见于南宋杨倓《杨氏家藏方》,元代朱丹溪把其剂型从"散"改为"饮"。李氏除加入草薢于原方清利湿热外,又加用草薢分清饮中台乌温通下元以利膀胱气化。故本例患者服药七剂后告愈,随访四年未复发。

5. 肾虚膏淋

彭某,女,62 岁。

1978 年 9 月 22 日,初诊。尿赤杂有块状猪脂样物,涩痛偶作,头昏口苦,腰膝酸软。舌苔白滑,脉细数。久病不已,脾肾两虚,不能制约脂液下流。宜予分清泌浊,滋肾补脾。

熟地20g	淮山药12g	山萸肉10g	云茯苓10g
泽泻7g	草薢15g	台乌药5g	益智仁10g
芡实10g	知母5g	黄柏5g	白果10g
			×7 剂

1978 年 9 月 30 日,复诊。尿已转清,唯头昏眼花,腰酸膝软。舌苔薄白,脉来细弱。浊邪已去,虚象仍存。治宜温补脾肾为主。

熟地12g	淮山药10g	山萸肉10g	云茯苓10g
牡丹皮3g	泽泻3g	炮附子10g	党参12g
枸杞10g	黄芪10g	当归6g	草薢12g
			×5 剂

(何晓晖、黄调钧《赣东名医·李元馨专辑》)

【按语】

乳糜尿是一种慢性顽固性疾病,中医归属"膏淋""尿浊"范畴。《诸病源候论》谓:"诸淋者,由肾虚而膀胱热故也。"肾藏精,司开合。肾失固涩,则不能藏精而外泄;膀胱气化不利,清浊不分而出现尿浊;脾失健运,水谷精微不能运化而下注膀胱而溢脂。李氏脉症合参,认为本症久病不已,脾肾两虚,不能制约脂液下流,故予分清泌浊,滋肾补脾。方以知柏地黄丸加草薢分清泌浊,并配以台乌、白果、益智、芡实等固涩之品。服药七剂后尿液转清,李氏坚持温补脾肾为主,清补兼施,乃收全功。

二十六、癃闭

1. 气滞癃闭

一儒官,仲秋末患便闭证,初因小便时闭,服五苓散、八正散、益元散,俱不效。一医诊得二尺俱无脉,作下元阴虚水涸,用八味丸治之,日一服,服三日，大便亦闭，口渴咽干，烦满不睡。用脾约丸、润肠丸，小便一日数十次，唯点滴而已，大便连闭十日，腹满难禁。众议急用三一承气汤下之，服后微利，随闭；又加小腹绕脐满痛，复用舟车丸、遇仙丹。每空心一服，日利三五次，里急后重，粪皆赤白。如此半月，日夜呻吟，唯饮清米饮及茶盂许。九月终，请予诊治。诊得两寸沉伏有力，两关洪缓无力，两尺不见。予曰："关尺无恙，病在膈上，此思虑劳神，气秘病也。"以越鞠汤投之，服一盂，嗳气连出；再一盂，大小便若倾，所下皆沉积之物，浑身稠汗。因进姜汤一盂，就榻熟睡，睡觉觅粥，进二盏。次早复诊，六脉无恙。调理气血数日，全愈。

一士夫问曰："吾友病，脉两寸俱沉，两关洪缓，两尺不见，众皆以为尺脉无根，君独以为尺脉得体。众皆曰痢疾，君独曰气秘，何也？且二便皆闭，其病在下，用下部药者，似为近理，君反以上部药收功，又何也？"予曰："人身之病，有上有下，有表有里，虽有不同，不过一气为之流通耳。气之通塞，均于脉息辨之。今两尺皆无，众泥经文，谓如树之无根矣。不知今年己卯，燥金司天，君火在泉，己土运于中，正是南面以象君位，君火不行令，两尺不相应。今两尺隐然不见，正为得卯年之体，若尺脉盛于寸，则为尺寸反矣，经曰尺寸反者死，岂八味丸所能治乎？然而里急后重，赤白相杂，痛则欲解，有似乎滞下之证，但滞下之脉见于两关，今关脉不浮不紧不数，其非滞下明矣。既非滞下而用承气、舟车、遇仙等药，则元气为之大伤，而病愈增矣。其病源在上焦气秘而下窍不通也，心脉居上，两寸之脉当浮，今不浮而沉，下手脉沉，便知是气。气郁不行，则升降失职，是以下窍秘结，二便不顺，吸门不开，幽门不通，正此谓也。譬如注水之器，闭其上窍，则下窍不通，水安从出？乃不治上部而专治下部，攻之愈急，则元气愈陷，二便何由而利耶？予用香附之辛以快滞气，苏梗通表里之窍，连翘香辛升上，以散六经之郁火，苍术、神曲健脾导气，散中结于四肢，炙甘草以和中，少加桔梗，引黄芩、枳壳荡涤大肠之积，山栀去三焦屈曲之火而利小肠，抚芎达肝木，使上窍一通则下窍随开，里气一顺则表气自畅，是以周身汗出，二便俱利，正所谓一通百通也。夫气秘者病之本，便闭者病之标；予唯治其本，故见效速也。"

越鞠汤

香附醋炒一钱	苏梗六分	连翘六分	苍术八分
神曲一钱	甘草三分	桔梗四分	黄芩八分
枳壳五分	山栀六分	抚芎六分	

（明·易大艮《易氏医按》）

【按语】

易氏从肝论治,下病上取,治某儒官癃闭一症,收到意外效果。患者小便不通,服通利、补益、泻下之剂皆无效。易氏诊得两寸沉伏有力,两关洪缓无力,两尺不见,断定病在膈上,为思虑劳神引起的气秘证。投以开郁之越鞠丸,嗳气连出,大小便若倾。再调理气血数日而瘥。易氏以注水之器作比,闭其上窍则下窍不通,水安从出。易氏通过调理气机,畅达肝木,使上窍一通则下窍随开。总结为:夫气秘者病之本,便闭者病之标;予唯治其本,故见效速也。

2. 气壅尿闭

叶茂卿乃郎,出痘未大成浆,其壳甚薄,两月后尚有着肉不脱者。一夕腹痛,大叫而绝。余取梨汁入温汤灌之,少苏。顷复痛绝,灌之复苏。遂以黄芩二两煎汤,和梨汁与服,痛止。令制膏子药频服,不听。其后忽肚大无伦,一夕痛叫,小肠突出脐外五寸,交纽各二寸半,如竹节壶顶状,茎物绞折长八九寸,明亮如灯笼,外症从来不经闻见。余以知之素审,仍为治之。以黄芩、阿胶二味,日进十余剂。三日后始得小水,五日后水道清利,脐收肿缩而愈。门人骇而问曰:"此等治法,顽钝一毫莫解。乞明示用药大意。"答曰:"夫人一身之气,全关于肺,肺清则气行,肺浊则气壅。肺主皮毛,痘不成浆,肺热而津不行也。壳着于肉,名曰甲错。甲错者多生肺痈。痈者,壅也。岂非肺气壅而然与?腹痛叫绝者,壅之甚也。壅甚则并水道亦闭,是以其气横行于脐中,而小肠且为突出。至于外肾弛长,尤其剩事矣!吾以黄芩、阿胶清肺之热,润肺之燥,治其源也。气行而壅自通,源清斯流清矣。缘病已极中之极,唯单味多用,可以下行取效,故立方甚平,而奏功甚捷耳。试以格物之学,为子广之。凡禽畜之类,有肺者有尿,无肺者无尿。故水道不利而成肿满,以清肺为急。此义前人阐发不到,后之以五苓、五皮、八正等方治水者,总之未悟此旨。至于车水放塘种种劫夺膀胱之剂,则杀人之事矣,可不辨之于蚤欤!"

(清·喻昌《寓意草·治叶茂卿小男奇证效验并详诲门人》)

【按语】

肺为水之上源。《素问·经脉别论》谓:"饮入于胃,上输于脾,脾气散精,上归于肺,通调水道,下输膀胱,水精四布,五经并行。"这对水液代谢做了精辟概括,肺气宣发,将津液和水谷精微布散于周身;肺气肃降,将体内水液向下输送,经肾和膀胱的气化作用,生成尿液而排出体外。本案患儿痘后两月,腹痛腹胀,脐突无尿。喻氏以黄芩、阿胶两味,日进十余剂,三日后始得小水,五日后水道清利,脐收肿缩而愈。喻氏认为,夫人一身之气,全关于肺,肺清则气行,肺浊则气壅,肺热则津不行也。他以黄芩、阿胶清肺之热,润肺之燥,治其源也,气行而壅自通,源清斯流清矣。

3. 独阳不化

都昌舟子,大小便秘,腰屈不伸,少腹胀痛,倩人扶持来寓求救,狼狈之状,势甚可骇。细视之,面色正赤,鼻准微黄,额汗如珠,舌苔中黄。诘之曰:"小便秘乎?"其倩人曰:"日一夜,并无半沥,大便亦闭。"二余知鼻黄者,多患淋秘;淋秘鼻黄者,势必危。仲景云:无尿额汗者死。因谓之曰:"事急矣,恐难治也。"病者闻言大哭。余为之恻然,姑为诊之。尺寸沉小,幸劲指有力。复慰之曰:"此症虽危,吾可以法救之。"意仿无阴则阳不化之旨,欲举东垣滋肾之法。病者忽云:"服车前草及六一散大黄药一剂,愈加胀痛难忍。"此又凉寒,不服意者,冷结关元乎? 然脉象症候,固非无阳,且似有火,乃寒之而反重者,何耶? 因思《内经》有云:诸寒之而热者取之阴,所谓求其属也。遂订六味地黄合滋肾作汤,大剂以进,滋阴以化气,外用捣葱合盐炒热布包熨脐,通中以软坚。自午至戌,内外按法不辍,俾得关通,二便顿解。此症生死反掌,读仲景书者方知。

(清·谢星焕《得心集医案》)

【按语】

某船夫,大小便秘,少腹胀痛。谢氏诊之,尺寸沉小,幸动指有力。根据阴阳互根之理,谢氏认为无阴则阳不化,固于六味地黄丸合滋肾丸作汤,滋阴以化气;外用捣葱合盐炒敷脐。经内外合治,二便顿解。张景岳《类经》曰:"阳气根于阴,阴气根于阳,无阳则阴无以生,无阴则阳无以化。"谢氏深谙此理,并运用于实践,治此癃闭获效可资证明。

4. 湿热内阻

王辅弼,初起腹鼓脚浮,小水短少,大便甚艰,气逆上冲。医用五苓、八正诸方,愈加腹鼓,小水涓沥不通。按脉洪大,神彩尚存,足证禀赋甚厚,方可耐此重症。诊毕谓曰:"此乃湿热内蓄,恐成单胀,膀胱气壅不行,以致小水悉闭。今欲治此,须通小水为急,但通小水,非气化不出。"因问:"欲汤水否?"曰:"极不口渴。"乃知确由下焦湿热所致,与李东垣先生治王善夫一案大同。遂以黄柏、知母之苦寒以泻内蓄湿热,肉桂之辛热以化膀胱之气。才下咽,腹中甚痛,小水遂行,胀满亦消,后以八味地黄丸,数服而痊。

黄万顺,善饮,素嗜炙食,每患淋秘,医投以五苓、八正散,辄小效,渐至溺必艰涩,少腹觉满,时平时笃,已半载矣。一日房劳,前症倍盛,仍进五苓、八正之属,服之溺愈不通,涓沥难出,腹胀腰屈,不可俯仰,匍匐就诊。脉得两尺坚搏,知为素蕴湿热聚于下焦,膀胱之气不化。仿东垣法,以知母三钱,黄柏三钱,肉桂一钱,服之半晌,安睡一顷,诸症如失。厥后一月数发,或一年数发,悉以此方必效。唯其酒色不节,调理不善,宜乎病源不清,湿热日聚,肾阳日耗,他日腹鼓喘急之患,殆所不免矣。越岁,果患是疾而死。

八味地黄丸

熟地	山药	茯苓	泽泻
山茱萸	丹皮	附子	肉桂

(清·谢星焕《得心集医案》)

【按语】

谢氏治疗王辅弼、黄万顺两例湿热内阻之小便不通,均借鉴李东垣经验,以黄柏、知母之苦寒,泻内蕴之湿热,以肉桂之辛热,化膀胱之气,吸之小水遂行,再以八味地黄丸等固本治疗,谢氏通过标本论治,诸症如失,疗效确切。

5. 木郁不舒

许福生,春月腹痛泄泻,小水短涩。余门人以五苓散利水止泄,尿愈闭,腹愈痛,痛泄不耐,呼吸将危,急请余诊。门人问曰:"分利而尿愈闭者,曷故?"答曰:"所谓木敛病耳。《内经》有云:生郁于下,病名木敛。盖木者,肝也。敛者,束也。肝喜疏放,春月木气当升,今木气抑郁敛束,再被渗利沉降之药,致令生气愈不得舒,是有秋冬而无春夏,安望其能疏放乎?"用六君子汤,加防风、升麻、桑叶。数剂,遂其条达而愈。

(清·谢星焕《得心集医案》)

【按语】

《素问·至真要大论》曰:"生郁于下,名木敛。"患者许福生春月腹痛泄泻,小水短涩。谢氏门人以五苓散利湿止泄,尿愈闭。谢氏确诊为木敛病,为木气抑郁敛束,又补渗利沉降药误治,致令正气愈不得舒。脾主运化,肝主疏泄。于是谢氏用六君子汤加防风、升麻、桑叶,使脾气健运、肝气调达而愈。

二十七、血证

（一）咯血

1. 火痰咯血

丁酉之春，一友在城候提学考。因多饮烧酒，咳嗽吐痰有血，每日早起即吐痰血一二十口，来求予治。诊脉制方已定。其方虽用清凉而皆有制炒，又兼滋补。适有人荐一医至。见其火盛，用桃仁承气汤下之，已合下药一剂，又合凉药二剂，纯用生芩连、生栀柏等药。此友欲求速效，即欲用此医之药。诸友中有疑其不可用者，持此药来请正于予。予曰："若妄用下药，其错误恐遂不可救，无已则姑用其凉药试之。"其友将凉药二剂，一日服尽，寝至夜分，咳吐不止，同处者举火视之，见其卧榻前吐红满地，惊讶不已。然后用予方服药四十余剂，又每日用雪梨绞汁一瓯，饭上顿温服逾两旬，而咳与红悉愈矣。夫清凉一也，或服之而转剧，或服之而渐瘳，何也？盖火性急疾，急攻之则其势愈炎，缓治之则其邪渐息，此理之常彼庸医不识也。

原用清凉药方

麦冬去心八分　　　　　　侧柏叶炒六分

贝母去心　　　　　　　　知母泻肾火胃火

黄柏俱用青盐酒炒　　　　红山栀仁炒黑，以上四味各六分

牡丹皮去骨酒洗，五分　　生地黄酒洗，八分

黄连酒炒，五分　　　　　片芩酒炒

白花粉酒蒸，各八分　　　前胡水洗，五分

天冬去心蜜拌蒸，六分　　生甘草四分

白桔梗去芦，五分　　　　童便香附七分

玄参去芦　　　　　　　　陈枳实炒，各五分

生姜一片，水一碗半，煎至八分，温服

（明·聂尚恒《奇效医述·治火痰咳血用清凉得效述》）

【按语】

聂氏友人因多饮烧酒咳嗽，吐痰有血。一医见其火盛，用桃仁承气汤下之，又合凉药两剂，服后咯血加重。聂氏则针对性制订治疗方案，虽用清凉而

皆用制炒，又兼滋补，因人制宜，服用四十余剂。又用雪梨绞汁温服，逾两旬后咳、红俱愈。体现出聂氏标本兼治，缓治取效的独特见解。他认为，盖火性急疾，亟攻之则其势愈炎，缓治之则其邪渐息。经验之谈，可资参考。

2. 痰火吐血

案一

宁化县一童生，年二十余岁。痰咳吐血，时或遍身发热，热退四肢冷如冰，瘦削将危，叩禀求方。予用后煎药方，服二十余剂而血止热退；又用后丸药方，服一料而全安。

煎药方

怀地黄酒浸晒干用，六分；姜汁拌砂仁炒熟用，六分　　牡丹皮去梗酒洗，八分

生甘草二分　　　　　　　　　　　　　　　　大白芍生用四分，酒炒用六分

天门冬去心皮蜜拌蒸晒干，五分　　　　　　　麦门冬八分

贝母六分　　　　　　　　　　　　　　　　　白花粉人乳拌蒸晒干，八分

当归身酒洗，六分

水一碗，煎至七分，食远将饥时服，煎药熟去滓，每一煎各入法制发灰五分，调服

丸药方

甘枸杞三两　　　　　　白茯苓三两　　　北五味二两　　怀牛膝去芦二两

覆盆子去蒂酒蒸，二两　麦门冬二两　　　白芍酒炒　　　黄柏

知母制同前　　　　　　酸枣仁拣净炒熟　杜仲去粗皮姜汁和酒拌湿炒去丝，各二两

怀地黄姜汁拌炒熟，三两　　　　　　　　天门冬制同前，二两

牡丹皮去梗酒洗，一两五钱

共磨为极细末，另用怀山药三两碾末，入好酒打糊为丸，如梧桐子大，空心温酒下，二钱五分

制发灰法

用少壮无病男女梳下乱发，温水肥皂洗油垢极净，又用清水洗净肥皂气，将发放入新瓦罐内，罐之大小视发之多少，以塞满紧实为度，用瓦盖量罐口大小盖定，用盐泥封口，又将盐泥遍涂罐四围，日中晒干，然后用木炭煽红，围罐一大半，煅一炷香久，去火候冷，取出其灰成块，仍研细筛过入药。此发灰止吐血咳血等症俱效，不特止衄血也。若衄血暴发流不止者，用童便三酒杯，好

酒一酒杯,和匀调细发灰一钱,服立止。曾有流鼻血盈盆,单用此而止者多矣。

案二

一表侄,年三十岁。咳嗽吐痰,其中有线红。先服二母散,痰咳少减而红不止。用后煎药方,服三十余剂而咳止,吐痰亦无红,忽然大便下血。予曰:"血在下为顺,姑勿遽止之。"半月后,用新制脏连丸,服数次而便血立止。

煎药方

花粉酒蒸　　　　片芩酒炒　　　　　麦冬各八分　　　　　侧柏叶炒五分

天冬制同前,五分　黄柏　　　　　　知母制俱同前,各六分

玄参去芦水洗,五分　紫菀水洗,五分　　白芍、酒芎六分

当归身七分　　　牡丹皮酒洗,五分　生地黄酒洗,七分　　贝母六分

前胡水洗,五分　甘草生用,三分　　陈皮去白,二分

生姜一片,龙眼肉三个,同煎

新制脏连丸

用川黄连为细末,酒拌润,入猪大肠内,韭菜盖之,蒸烂棉匀,晒干或焙干,仍为末,每黄连末一两入侧柏叶炒,当归末各二钱和匀,米糊为丸,梧桐子大,空心温酒下二钱五分,或白滚水下亦可。

案三

予族侄,年三十岁。因郁怒劳倦,忽吐红数口,十余日未服药,自后每日必吐数口。予诊其六脉颇旺,胸膈常紧,时或作痛。知其郁火郁痰盛也。用后煎药方,服十剂,而血止;服二十剂,而安。自后遇劳触发,服此药一二剂寻愈。

煎药方

片芩　　　　　黄连　　　　　　　白芍酒蒸晒,七分　贝母六分

前胡水洗　　　连翘去心研碎　　　当归酒洗　　　　侧柏叶炒

玄参　　　　　天冬蜜蒸,各五分　童便香附　　　　牡丹皮酒洗

生地黄酒洗　　陈枳壳炒　　　　　麦冬各七分　　　黄柏酒炒

知母各六分　　山栀子仁慢火炒黑,六分　甘草　　　桔梗各三分

花粉俱用酒拌蒸晒干,各七分

薄载生姜一片,水一碗半,煎至八分,食远服

案四

予甥,年十九岁。忽患吐红,数日后方来诊脉服药。其病势颇炽,每日或吐红二十余口,然其禀气怯弱可虑也。予用后煎药方,服十剂而血止,服二十余剂而稍安。病愈后,因体虚两足感冒风寒,遍身发热,初以为内热也,仍服清火化痰药而未经发汗,数日后遂成脚气,两足胫及脚背肿痛。又二日,则两膝痛甚,不能屈伸,因而遍身作热,又似伤感,且小便黄而大便秘涩。予知其为脚气初发也。用后脚气前药,连服二剂,大便利数行下而身热尽除,脚膝肿消痛止。再服清凉药数剂而安。

吐红煎药方

即前族侄煎药方除连翘、枳壳、栀子三味余味俱同。

大黄酒炒,二钱五分	赤茯苓	黄芩	汉防己
茵陈炒,各一钱	制厚朴	前胡各六分	羌活
防风	牛膝去芦,各六分	甘草二分	

水二碗,煎一碗,空心服,或饥时服

(明·聂尚恒《奇效医述·治痰火吐红随症用药得效述》)

【按语】

聂氏治青少年痰火吐血数例,一为宁化童生二十余岁,一为聂氏表侄三十余岁,一为其族侄三十岁,一为其外甥十九岁,症状相似,治法亦大致相同。首先用汤剂,大抵采用滋阴清热、化痰润燥、凉血止血以治标。症状好转后,以补益肝肾、益气养阴之丸药以治本善后。其中新制脏连丸,用川黄连酒放入猪大肠内,配入侧柏叶、当归和匀,米糊为丸。脏连丸源于古方猪脏丸和连壳丸,以猪大肠清肠止血,且为引诸药入肠经,与现代医学中"靶向给药"的概念不谋而合。此方中药食结合治疗咯血缓解期,颇具特色。

3. 利导止血

闻君求有失血疾,时一举发,其出颇多,咳嗽生痰上气,面青少泽,其脉厥阴肝部独伤,原于忿怒之火无疑,合色脉谛详,总是阴血不足也。但从前所用之药,本以生血,反滋其痰;本以驱痰,转耗其血。似是而非,谁其辨之? 夫脉之充也,色之华也,皆气与血为之也。以脱血故,致令气亦易脱,每每上升胸膈,喘促胀闷,不利于语言行持。虽举发有时,然非细故矣。乃用行气药以取快,何异操刀使割耶? 诚欲气不上升,无过于血日滋长,暗将浮游之气,摄入不息之途,乃为良治。然胸膈肺胃间,顽痰胶结,既阻循环,又难培养,似乎痰不亟除,别无生血之法矣。不知此证而欲除痰,痰未必除,气已先尽,不得之数也。从来痰药入腹,其痰不过暂开复闭,劳而无功。吾于此每用乘机利导之法,先以微阳药开其痰,继以纯阴峻投,如决水转石,亟过痰之关隘,迨至痰之开者复闭,所用生血之药,早已从天而下。日续一日,久久而血生,血生而气返血室,如浪子归家,转能兴家。所借以驱胶结之痰者,即此气也。此际始加除痰之药,庶几痰去气存,累年之疾,至是始得痊安耳。然饮食最宜致慎,不但肥甘生痰,厚味伤阴已也。人身自平旦至日中,行阳二十五度,饮食易消,故不成痰;自日中至合夜,行阴二十五度,饮食不消,故易成痰。释教以过午戒食,其大药王护身之一则欤。进之调摄,尤为紧关。盖贤人尝以秋冬养阴,秋者于时为收,冬者于时为藏,法天地之收藏,而宁茹毋吐,宁拒毋迎,宁早卧毋早兴。蛰虫尚知闭户,岂君子可无居室之功耶?况乎欲血不再脱,尤贵退藏于密耶?又况乎厥阴肝木受病,其憔悴之色,见于三时者,犹可诿之病色,至春月发荣之时,更何诿耶?然春月之荣,不自春月始也,始于秋冬收藏之固。设冬月水脏所储者少,春月木即欲发荣,其如泉竭,不足以溉苞稂何?故失此不治,至春病危始图之,则万无及矣。

(清·喻昌《寓意草·论闻君求血证兼痰证治法》)

【按语】

喻昌针对一些难治性疾病提出了乘机利导法。此法并非固定治法,而是一种治疗策略,指在治疗中出现矛盾的情况下,打破常规,创造条件然后利用机会施以相应治疗的灵活法则。治疗闻君求血证兼痰证即为此法的成功运用。闻氏有失血之疾,且咳嗽上气、喘促胀闷,辨证属阴血不足所致,经滋养阴血,从而"暗将浮游之气,摄入不息之途"乃良治。然胸膈肺胃间,顽痰胶结,既阻循环,又难培养,似乎痰不亟除,别无生血之法。欲摄其气,当先生血;欲生其血,需先化痰。但是欲驱痰浊,转耗其血;欲补阴血,反滋其痰。在此情况下,喻氏提出了乘机利导之法,先以微阳药开其痰,继以纯阴峻投,如决水转石,亟过痰之关隘,迨至痰之开者复闭,所用生血之药,早已从天而下,日续一日,久久而生血。此际始加除痰之药,庶几痰去气存,屡年之痰,至是始得痊安耳。喻氏治此病又提醒饮食最宜致慎,不但肥甘生痰,厚味伤阴已也。指出其大药王护身之一则屿,进之调摄,尤为紧要。喻昌这种治未病思想很值得推崇。

4.咳嗽失血

案一

李赓飏先生,苦诵读,馆僧寺,冬月衣被单薄,就炉向火,而严寒外束,虚热内蕴,渐致咳嗽吐血。医者见其神形不足,谬称痨损,日与养阴之药,遂至胸紧减食,卧床不起。余诊其脉,六部俱紧,重按无力,略有弦意,并无数大之象。密室中揭帐诊脉,犹云恶风,被缛垫盖,尚背心寒凛。按脉据症,明是风寒两伤营卫之病,若不疏泄腠理,则肺气愈郁,邪无出路,法当夺其汗,则血可止。经曰:夺血者无汗,夺汗者无血。奈体质孱弱,加以劳心过度,不敢峻行麻黄。然肺气久闭,营分之邪,非麻黄何以驱逐?考古治虚人外感法,莫出东垣围范。因思麻黄人参芍药汤,原治虚人吐血,内蕴虚热,外感寒邪之方。按方与服,一剂微汗血止,再剂神爽思食,改进异功合生脉调理而安。亦仿古治血症,以胃药收功之意也。然余窃为偶中。厥后曾经数人恶寒脉紧、咳嗽痰血者,悉遵此法,皆获全效。可见古人制方之妙,医者平时不可不详考也。

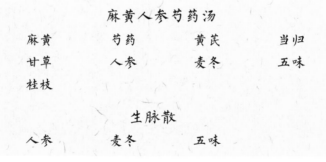

麻黄人参芍药汤

麻黄	芍药	黄芪	当归
甘草	人参	麦冬	五味
桂枝			

生脉散

| 人参 | 麦冬 | 五味 |

案二

徐晓窗,年逾五十,形伟体强,忽患潮热咳血。楚南诸医,咸称血因火动,叠进寒凉,渐至胸紧头疼,不能自支。于是检囊归家,坐以待毙。延医数手,无非养阴清火,迨至饮食愈减,咳红日促。予按脉象,紧数之至,且病经数月,而形神未衰,声音犹重,肌肤虽热,而厚衣不除,久病面色苍黑,额痛时如锥刺。内外谛审,并无内伤确据,一派外感明征。伏思表邪入阴,扰乱营血,必当提出阳分,庶几营内可安。乃以参苏饮除半夏,加入止嗽散,与服二剂,助以热粥,始得微汗,似觉头疼稍减,潮热颇息。以后加减出入不越二方,或增金钗、麦冬,或参泻白散,调理一月,药仅十服,沉疴竟起。未尝稍费思索也。

参苏饮

人参	紫苏	陈皮	枳壳
前胡	半夏	干葛	木香
甘草	桔梗	茯苓	
姜	枣		

止嗽散

| 桔梗 | 甘草 | 橘红 | 百部 |
| 白前 | 紫菀 | | |

泻白散

见前90页。

（清·谢星焕《得心集医案》）

【按语】

谢氏以疏表法治疗二则咳嗽失血之症，可谓别出心裁。其一李某冬月衣被单薄，就炉向火，严寒外束，虚热内蕴，渐至咳嗽吐血。他医谬称痨损，一味养阴，遂至胸紧减食，卧床不起。谢氏脉症合参，诊为风寒两伤营卫，认为法当发汗，便邪有出路，用东垣麻黄人参芍药汤，一剂微汗血止，再剂神爽思食，再以异功散合生脉散调理而安。

另一例徐某，男，年逾五十，形伟体强，忽患潮热咳血，前医迭进寒凉，渐至胸紧头痛，不能自支，咳红日促，坐以待毙。谢氏慧眼独具，经内外审谛，并无内伤确据，而是一派外感明征，仍主张表邪入阴，必当提出阳分，乃以参苏饮减半夏，加入止嗽散。服二剂后，始得微汗，潮热顿息。按上方或石斛、麦冬，或加泻白散，调理一个月后沉疴竟起。

5. 咳嗽咯血

杨某，男，22岁，砖瓦厂工人。

1957年4月18日，初诊。咯血数日，曾经他医用收敛止血之品治疗未效，现症咯血色紫，右胁牵痛，面色晦滞唇紫，小溲短赤，火便干结，苔净质紫，脉弦细涩。此为火热熏灼，损伤肺络，兼有瘀血所致。治宜泻热逐瘀，凉血止血。

桃仁 5g	粉丹皮 6g	酒川芎 6g	嫩桂枝 5g
焦山栀 6g	赤芍药 6g	大黄 6g(另包后下)	酒当归 6g
粉甘草 3g	风化硝 5g(另包冲服)		

×1 剂

4月19日,二诊。咳血略减,肋痛亦稍见松,但咳嗽仍甚,两颧色赤,便黑溲赤。原方见效,守方加枯黄芩 6g、正川贝 6g,2 剂。

4月21,三诊。咳血已大减,守法原方 2 剂。

4月3日,四诊。血止,咳尚未除,痰稠,颧红,二便已通畅。更法应养阴清肺,止咳化痰以收功。

北沙参 12g	麦门冬 10g	大生地 10g	正川贝 6g
枇杷叶 10g	粉丹皮 6g	瓜蒌仁 10g	连翘衣 10g
苏薄荷 5g	云茯苓 10g	粉甘草 3g	北紫菀 10g

(章天生、何晓晖《赣东名医·傅思义》)

【按语】

本案患者咳嗽咯血,他医用收敛之品治疗未效。傅氏接诊,发现咯血色紫,面色晦滞唇紫,苔净质紫,脉弦细涩,认为是火热熏灼,损伤肺络,兼有瘀血,于是以泻热逐瘀、凉血止血为治,以桃仁、丹皮、赤芍、桂枝等化瘀止血,再配入凉血清热化痰之品,血止咳未除。最后以养阴清肺,止咳化痰收功。

6. 肺热咯血

尧某,女,50 岁。

1959年12月10日,初诊。素有咳嗽,今咳血盈碗,挟有小瘀块少许,颜面潮红,食欲减退,大便秘结。舌质红,苔黄,脉滑数。邪火内炽,迫血妄行。治宜泻火凉血,止血化瘀。

黄连 5g	黄芩 7g	大黄 5g	生地 15g
玄参 12g	麦冬 10g	炒侧柏 10g	白及 10g
藕节 10 个	川贝 5g	杏仁 10g	瓜蒌仁 10g
桃仁 5g	甘草 4g		

×3 剂

1959 年 12 月 25 日,二诊。药后咳血已止,今又咳血,头昏,肢疲,大便干结,小便短赤。舌红少津,苔黄燥,脉滑数。此阴血大伤,正气更虚。治守原法,兼以补虚。

黄连 5g	黄芩 7g	西洋参 5g	生地 15g
玄参 12g	知母 7g	白芍 7g	焦栀 9g
川贝 5g	炒侧柏 10g	藕节 10 个	大黄 6g
花蕊石 10g	白及 10g	阿胶 10g	

×3 剂

(何晓晖、黄调钧《赣东名医·李元馨专辑》)

【按语】

历代中医学家论治咯血,多归因于火。如陈修园《医学从众录》曰:"凡治血证,以治火为先。"咳嗽与咯血紧密相连。唐容川《血证论》说:"病虽由于他脏,而皆在于肺,此肺之所以主咳嗽也。人必先知咳嗽之源而后可治咳嗽之病。盖咳嗽因不皆失血,而失血则未有不咳嗽者。"本案患者,素有咳嗽,今咯血盈碗,颜面潮红,大便秘结,舌质红,苔黄,脉滑数。李氏辨为邪火内炽,迫血妄行,以《金匮》泻心汤加减,配止咳化痰、止血化瘀之品,泻火凉血,止血化瘀。药后咯血已止。但十日后,咯血复发,头昏、肢疲、大便干结、舌红少津。李氏考虑此阴血大伤,正气已虚,在原方基础上酌加西洋参、白芍、阿胶等滋阴之品,使邪去正安而康复。

(二)吐血

1. 吐血下血

癸卯之冬,予谕庐陵会试北上。毛具次公告予曰:吾老母年五十九岁,病在家,欲借重国手,便道一医治,倘或得瘳,举家之感不浅。予问:"何病?"公曰:"老母性敏能文,常代父理家政。我每科在京会试,凡作家书,皆出母手。自叨任吉州以后,母病持行俱废,不见母手笔者,五年于兹矣。"言之情甚恳切,予不得已,便道至姑苏为之诊视。细察其脉,六脉虚弱而肝脉缓弱尤甚。详询其症,则云:每至一月余日,则有一二夜烦躁,因而吐血一二瓯,或不吐则便血,吐血便血后燥止,而中稍宽快,积至一月又复如是。视其手足,四肢大而臂膝小,而指节凡活节有筋之处,其筋青肿而露,状如鹤膝,是以屈伸持行俱废也。又询其病源,则少年已有吐血症,尝服清火凉血等药。又察其屡年所服未效药方,或以风治,或以血热治,多用黄连、白芍药、生地黄、牡丹皮等凉血行血药,或多用羌独活、防风等去风药。予曰:受病之源,正坐多服凉血药损伤肝气,而其每月失血,俱因血虚不能归肝,肝虚不能藏血,是以积至月余而虚火载血妄行,或吐或便也。肝主筋,筋得血而能运。今肝虚,筋无血养,是以逐节肿露而屈伸持行俱不能也,亦非外入之风也。制方专以扶肝养血为主,煎药用八物汤去白芍,加法制何首乌、甘枸杞、川牛膝等,少加羌活、防风、秦艽等,以引行肢末,丸药酒药则兼用鹿茸、鹿角胶、琐阳、川巴戟、川故纸、仙茅、杜仲之类。制方既定,数日而别。其家依方修合,服至一月,而吐血、便血先除;服至两月,而遍身筋肿渐消;服至三月,而手持足行之用俱复旧矣。然后知药果中病,虽痼疾亦可痊也。

(明·聂尚恒《奇效医述·治妇人吐血下血遍身筋肿用补得效述》)

【按语】

聂氏诊庐陵毛母,五十九岁,每至一月余日,则有一二夜烦躁,吐血或便血。病者少年即有吐血症,常服清火凉血等药,其历年所服未效药方,多用黄连、生地、丹皮等凉血、行血药,或羌活、独活、防风等去风药。聂氏认为,受病之源,为多服凉血药损伤肝气,加之每月失血,血虚不能归肝,肝虚不能藏血,是以虚火载血妄行。于是制方专以扶肝养血为主,少加羌活、防风、秦艽引行肢末,丸药酒药则用补肾助阳之剂,依方修合服至一月,吐血便血皆除,服至三月康复发旧。最后聂氏认定,如药果中病,虽痼疾亦可愈也。

2. 崇土伏火

门人问曰:"州尊暴病,呕血数升,指尖微冷,喉间窒塞,声不易出,安危之机,关于医药。有用温补人参、阿胶之属者,有用凉血生地、玄参之属者,有用降火黄柏、知母之属者,漫难适从。请吾师确言其理,以开瞽瞆。"答曰:"古今论失血之症,皆混在痰火一门,是以言之不中肯綮,吾试为子详之。"夫血病有新久微甚,无不本之于火,然火有阴阳不同,治法因之迥远。州尊虽旧尝失血,不过伤损之类,其原颇轻。今入春以来,忽尔呕血数盂,则出之暴矣。经云:暴病非阳,则其为火也,即非阳火甚明。阳火者五行之火,天地间经常可久之物,何暴之有?设其暴也,复可以五行之水折之,不能暴矣。唯夫龙雷之火,潜伏阴中,方其未动,不知其为火也。及其一发,暴不可御,以故载阴血而上溢。盖龙雷之性,必阴云四合,然后遂其升腾之势。若天青日朗,则退藏不动矣。故凡用凉血清火之药者,皆以水制火之常法,施之于阴火,未有不转助其虚者也。大法唯宜温补,而温补中之微细曲折,要在讲明有素。经曰:少阴之脉萦舌本。谓肾脉萦绕于舌根之间也。又曰:咯血者属肾。明乎阴火发于阴中,其血咯之成块而出,不比咳嗽痨症,痰中带血为阳火也。此义从前未有发明,唯汉代张仲景为医中之圣,于伤寒症中垂戒一款云:误发少阴汗,动其经血者,下竭上厥,为难治。后人随文读去,至下竭上厥之理,总置不讲。不知下竭者,阴血竭于下也;上厥者,阴气逆于上也。盖气与血两相维附,气不得血,则散而无统;血不得气,则凝而不流。故阴火动,而阴气不得不上奔;阴气上奔,而阴血不得不从之上溢;阴血上溢,则下竭矣。血既上溢,其随血之气,散于胸中,不能复返本位,则上厥矣。阴气上逆,不过至颈而止,不能越高巅清阳之位,是以喉间窒塞,心忡耳鸣,胸膈不舒也。然岂但窒塞不舒已哉?阴气久居于上,势必龙雷之火,应之于下。血不尽竭,不止也;气不尽厥,亦不止也。仲景所以断为难治者,其以是乎?但止曰难治,非谓不治也。仲景不立治法者,以另有《卒病论》十六卷,专论暴病,后世散逸无传耳!吾为子大辟其扃,则以健脾中阳气为第一义。健脾之阳,一举有三善也。一者,脾中之阳气旺,如天青日朗,而龙雷潜伏也;一者,脾中之阳气旺,而胸中窒塞之阴气,如太空不留纤翳也;一者,脾中之阳气旺,而饮食运化精微,复生其下竭之血也。况乎地气必先蒸土为湿,然后上升为云,若土燥而不湿,地气于中隔绝矣,天气不常清乎!今方书皆治阳火之法,至龙雷之火,徒有其名,而无其治。反妄引久嗽成痨,痰中带血之阳证,不敢用健脾增咳为例。不思咯血即有咳嗽,不过气逆上厥之咳,气下则不咳矣,况于原无咳嗽者乎!古方治龙雷之火,每用桂、附引水归原之法。然施于暴血之症,可暂不可常。盖已亏之血,恐不能制其悍;而未动之血,恐不可滋之扰耳!究而论之,治龙雷之火,全以收藏为主,以秋冬则龙潜雷伏也。用收藏药不效,略用燥烈为乡导,以示同气相求之义则可,既以收藏,宁敢漫用燥烈乎!先生宿有损伤失血之病,值此上下交匮,功令森严,人心欲遑,惴惴其不免,是劳伤又益以忧恐。恐则伤肾,而少阴之血,无端溢出,与仲景所谓误发少阴汗动其血者,初无少异矣。又况肝主谋虑,性喜疏泄,冬间肾气不藏,久已供肝木之挹取,今春令将行,而肝木居青龙之位,震雷之司,乘权用事,是以天时之龙雷未动,身中之龙雷先动,其血已暴涌而出,不识后此春夏十二气,龙雷大发之时,将何血以奉之耶? 夫大病须用大药,大药者,天时春夏,而吾心寂然秋冬是也。昔人逃禅二字甚妙,夫禅而名之曰逃,其心境为何如哉? 子后遇此病,必以崇土为先,土厚则阴浊不升,而血患必止,万物以土为根,元气以土为宅,不可不呕讲矣!

(清·喻昌《寓意草·答门人问州守钱希声先生吐血治法》)

【按语】

崇土伏火一法是指温补脾阳治疗虚火内盛的方法。金代李东垣采用补中益气汤等治疗内伤发热,开甘温除热、崇上伏火之先河。喻昌针对州守钱希声暴病吐血,诸医意见不一,难以适从,提出了指导性治疗见解。他认为病有新久微甚,但无不本于火;然火有阴阳不同,治法因之迥远。他认为患者旧尝失血,现突呕血数盂,其阳火甚明。阳火为五行之火,设其暑也,复可以五行之水折之。唯夫龙雷之火,潜伏阴中,方其未动,不知其为火也,及其一发,暴不可御,故以载阴血而上溢。喻氏所言龙雷之火,实指阳虚而指虚火,又称之为阴火。由于不同于阳火,"故凡用凉血清火之药者,皆以水制火之常法,施之于阴火,未有不转助其虚者也"。对钱氏病症的治疗,喻氏提出以健脾中阳气为第一义,认为健脾之阳,使脾中阳气壮旺,则胸中窒塞之阴气得以宣散。喻氏继承发扬了李东垣甘温除热思想,针对本病例,告诫后人:"子后遇此病,必以崇土为先。土厚则阴浊不升,而血患必止。"

3. 吐血暴证

黄湛侯素有失血病,一晨起至书房,陡爆一口,倾血一盆,喉间气涌,神思飘荡,壮热如蒸,颈筋粗劲。诊其脉,尺中甚乱,曰:"此昨晚大犯房劳,自不用命也"。因出验血,见色如太阳之红。其仆云:"此血如宰猪后半之血,其来甚远。"不识痴人有此确喻,再至寝室。谓曰:"少阴之脉,萦舌本;少阴者,肾也。今肾中之血汹涌而出,舌本已硬,无法可以救急。"因谛思良久,曰:"只有一法,不得已用丸药一服,坠安元气,若气转丹田,尚可缓图。"因煎人参浓汤,下黑锡丹三十粒,喉间汩汩有声,渐下入腹,顷之舌柔能言,但声不出。余亟用润下之剂,以继前药。遂与阿胶一味,重两许,溶化,分三次热服,溉以热汤。半日服尽,身热渐退,劲筋渐消。进粥与补肾药,连服五日,声出喉清,人事向安。但每日尚出深红之血盏许,因时令大热,遵《内经》"热淫血溢,治以咸寒"之旨,于补肾药中多加秋石,服之遂愈。

(清·喻昌《寓意草·论黄湛侯吐血暴证治验》)

【按语】

喻昌善于用人参,他甚至在《寓意草》列《论治伤寒药中宜用人参之法以解世俗之惑》专篇,阐明辨证使用人参的意义。对黄湛侯吐血暴证,正用人参煎浓汤收功。黄氏素有失血病,倾血一盆,喉闭气涌,神思飘荡,壮热如蒸。喻氏诊其脉,尺中甚乱。喻氏认为"此昨晚大犯房劳,自不用命也"。强调是肾中之血,汹涌而出,他谛思良久,曰只有一法,不得已用丸药一服,坠安元气,若气转丹田,尚可缓图,因煎人参浓汤,下黑锡丹三十粒,服后舌柔能言;再用润下之剂,与补肾药加秋石遂愈。喻氏以人参摄血,结合补肾治本,对于失血暴证,可谓胆大心细,对症下药以取良效。

4. 龙相上腾

上舍曾庆元,年三十八。叶天士曰:血大去则脉络皆空,损伤已非一脏一腑矣。况病来自内因,忧怒拂郁,激动肝脏,劳形苦志,耗损心脾。十余年之久患,每一郁怒,动气必发。当此暮春,万花开放,肝阳全升,陡然吐血盈碗,辄自投寒凉,冀其速止,血未能止,而人已沉困。今诊脉沉细,唯脾脉独大而芤,右尺略坚则非实火,乃龙相上腾也。又芤本主失血。大则为虚,又为病进。加以苦寒损伤元气,焉得不愈。鄙见宜用甘温益气,兼导龙入海之法,宗内经"劳者温之,损者益之"之旨,更宜恬淡无为戒怒、释忧、静养心神。若能谨之经年,庶可无虞。此犹却病延年第一要着也。

人参	黄芪	当归	酒芍
熟地	五味	冬术	枣仁
炙草	煨姜	大枣	

兼服八味丸。血去络空,内损实甚,治以甘温,温非热药,乃温养之。谓:世之医士,皆见血投凉,安得不色脉俱愈,此案确得内经法要。(寿山)

(清·李铎《医案偶存·吐血》)

【按语】

本案为相火上炎引起的吐血症。李氏治本患者遵循叶天士利用经方猪肤汤治咽痛的认知。《临证指南医案》叶天士主治张某案:"阴损三年不复,入夏咽痛拒纳,寒凉清咽,反加泄泻,则知龙相上腾,若电光火灼,虽倾盆暴雨,不能扑灭,必身中阴阳协和方息。"这里的"龙相上腾"系指肝经龙相之火上腾。"他山之石,可以攻玉。"李铎治疗本例患者吐血"病来自内因,忧怒拂郁,激动肝脏,劳形苦志,耗损心脾。十余年之久患,每一郁怒,动气必发",通过脉诊发现脉沉细,唯脾脉独大而芤,右尺略坚则非实火,认为"乃龙相上腾也",采用甘温益气兼导龙入海之法获得疗效。难得的是,李氏更重调摄:"更

257

宜恬淡无为戒怒、释忧、静养心神。若能谨之经年,庶可无虞。此犹却病延年第一要着也。"对病后康复调养很有积极意义。

5. 虚火吐血

彭某,男,50岁。

1963年冬季,初诊。十几年来,吐血屡发,肌肉消瘦,唇淡口和,舌色青暗,脉象豁大,此虚火失血证,治宜补气滋阴,养血止血。

炙黄芪15g	人参5g	漂白术9g	阿胶12g
大熟地9g	甘杞子9g	炙甘草3g	龟胶9g
炒白芍6g	养心归脾丸15g		×2剂

二诊。吐血大减,守上方去人参,加西党参9g,连服30余剂,吐血全失。继又常服归脾丸调治,患者不仅吐血未再复发,而且精力健旺。

(章天生、何晓晖《赣东名医·万贤伯》)

【按语】

患者年过半百,十几年来,吐血屡发,肌肉消瘦。万氏诊为虚火失血,治用益气滋阴,养血止血。药用黄芪、人参、白术、炙甘草益气,阿胶、熟地、枸杞、龟胶、白芍养阴,加用归脾丸摄血。连服三十余剂,吐血全失。继常服归脾丸调治,不仅吐血未再复发,而且精力健旺。

6. 阳虚吐血

汤某,男,45岁。

1958年冬季,初诊。平素头面微肿。突然吐血如涌,盈碗满盂,语声短低,僵卧不能转侧,四肢发冷,脉来豁大空软,重按则无,喉中痰声漉漉。于当晚抬来我院诊治。为阳虚气脱之吐血,非温补莫救。先用黑锡丸50g入口嚼烂,温开水吞下。服用不到半小时,喉中痰声见减,肢体渐温,即用北力参15g,附子30g煎服。

二诊。肢温神健,吐血减少。处方以桂附理中汤加黄芪30g,秦归身25g,2剂。

三诊。吐血全止,已能转侧坐立,再服附桂八味、参术归芪类20余剂,调理而安。

(章天生、何晓晖《赣东名医·万贤伯》)

【按语】

失血一症,多因血热妄行,或气不摄血,但亦可见阳虚失血者。阴虚失血,主要是脾肾阳虚引起的失血。《金匮翼》谓:"阳虚失血者,脾胃气虚,不能固护阴气也。"《仁斋直指方》也谓:"血遇热则宣流,故止血多用凉剂。然亦有气虚挟寒,阴阳不相为守。荣气虚散,血亦错行,所谓阳虚阴必走是耳。"《三因方》曾提到:"理中汤能止伤胃吐血,以其方最理中脘,分利阴阳,安定血脉也。"本案患者平素头面微肿,突然吐血如涌,语声低微四肢发冷,脉豁大空满,重按则无。万氏断为阳虚气脱之吐血,认为"非温补莫救",先后用黑锡丸、参附汤、桂附理中汤、桂附八味温阳之剂,调理而安。

7.胃热吐血

朱某,女,42岁。

1959年夏季,初诊。平素喜吃辛辣,嗜好烟酒。近来,酷暑炎炎,下田抢收稻谷。昨起突然吐血鲜红,日数十口,彻夜不眠。伴头昏目眩,大渴引饮,汗出心烦,便闭溲赤,唇红,舌苔干裂起刺,脉大。暑热劫阴,胃热津伤。治从苦寒泻胃,釜底抽薪以降火,并用甘寒之品兼育阴。

生石膏15g	黄芩5g	龙胆草5g	山栀5g
大黄6g	淡竹叶6g	连翘9g	肥知母9g
粉丹皮9g	枳实9g	南沙参9g	细生地12g
明玉竹12g	天花粉15g		

×2剂

二诊。吐血减少,口渴见减,睡眠得宁,大便亦通。原方去大黄、龙胆草,加麦冬9g,再服3剂。吐血痊愈。

(章天生、何晓晖《赣东名医·万贤伯》)

【按语】

血热妄行仍然是出血的主要原因。火热内盛,损伤脉络,侵迫血分,以致血不循常道,妄行外道,而导致内脏出血。患者素嗜辛辣,又值酷暑炎炎,突然吐鲜血。万氏用釜底抽薪之法,苦寒泻胃,并用甘寒之品兼育阴,数剂血止神安。热者寒之,古之大法,但清热不忘育阴,标本兼治是本案治疗特色。

（三）衄血

1. 风热目衄

李某，女，30 岁。

平素好哭，忧思郁结，突然眼角出血如泪珠。诊脉三部弦数，目睛干涩，夜烦少寐，心忡神惕，口干便秘。

竹叶柴胡5g	黄芩5g	粉丹皮9g	肥知母9g
黑玄参9g	炒山栀9g	细生地9g	龙胆草5g
郁金5g	天花粉12g	地骨皮6g	盐水炒竹茹6g

服此方后，目衄渐止，口干心烦大减，夜睡亦宁。原方去龙胆草，加麦冬9g，续服 10 余剂，目衄痊愈。

（章天生、何晓晖《赣东名医·万贤伯》）

【按语】

血不循常道，从脉络中渗出，或溢于胞睑，或溢于目珠之内者，称之为目衄。肝开窍于目，目衄与肝密切相关。患者平素情志抑郁，突然眼角出血如泪珠，病因肝失疏泄，肝气横逆，血随气上，损伤眼络，引发出血。万氏以竹叶柴胡郁金疏肝（竹叶柴胡为正品柴胡三大来源之一，与北柴胡俱称柴胡），以黄芩、龙胆草、山栀、玄参、生地、天花粉、竹茹、地骨皮清肝泻火，凉血止血。万氏从肝论治，服药后衄止睡安。

2. 鼻衄年久

予谕庐陵时，有廪生叶姓者，家在远乡，距城百里。其子年十五岁，患衄不止，服药不效，向予求方。予细询其症，则云："此儿自九岁患衄，其初每年不过五七次，每次流血茶匙；至十岁十一岁，则每月一次，每次流血半酒杯；至十二岁，则两月三次，每次流血一酒杯；至十三岁，则每月二次，每次流血半茶钟；至十四岁，则每月或二次，每次流血大半碗。今十五岁，则八九日一次，每次流血盈碗矣。瘦削骨立，夜间身热，危困极矣。诸医用药，全不见效。今束手待毙而已。"予问："诸医俱用何药？"曰："皆用清热凉血之剂，或十灰、藕节、韭汁等止血之剂。"予曰："久患渐深，则虽儿童，其血已虚，安可单凉单止？"为之制清润带补之剂，服至十剂，而衄减一二分；服至二十剂，而减四五分；服至三十剂，而减七八分；服至四十剂，而一两月止一次，每次血不过数点；服至五十剂而全愈,生肉而肥矣。自后间或有时少发,又将前药服一剂立愈。

原用清润带补药方

当归身酒洗　　怀庆生地黄水洗净,晒干,酒浸一时,生用5分,炒锅炒熟用5分

大白芍酒浸,刬片生用四分,蒸熟晒干用4分　　甘草生用2分,炒熟用2分

制何首乌　　蜜蒸天冬各6分　　牡丹皮去骨,酒洗,5分

酒炒花粉7分　　酒炒黄柏　　酒炒黄芩童便香附各6分

酒炒黄连　　川芎各3分　　蜜蒸知母5分

龙眼肉2个　　麦冬8分

水煎,每剂煎2次,每次煎药熟去渣后,调法制发灰5分,食远服

制发灰法

用少壮无病男女梳下乱发,温水肥皂洗油垢极净,又用清水洗净肥皂气,将发放入新瓦罐内,罐之大小视发之多少,以塞满紧实为度,用瓦盖量罐口大小盖定,用盐泥封口,又将盐泥遍涂罐四围,日中晒干,然后用木炭煽红,围罐一大半,煅一炷香久,去火候冷,取出其灰成块,仍研细筛过久药。此发灰止吐血咳血等症俱效,不特止衄血也。若衄血暴发流不止者,用童便三酒杯,好酒一酒杯,和匀调细发灰一钱,服立止。曾有流鼻血盈盆,单用此而止者多矣。

（明·聂尚恒《奇效医述·治鼻衄年久渐深渐危用清润药得效述》）

【按语】

患儿鼻衄不止。自九岁起患衄,从每月一次到每月两次,今十五岁则八九日一次,每次血流盈碗。瘦削骨立,病情危困,众医束手无策。聂氏接诊认为其血已虚,单凉血止血不能得法,为之制清润带补之剂,药用当归、生地、白芍、制何首乌、天冬、知母、龙眼肉、丹皮、黄柏、黄连、黄芩之属,并用发灰调服。服到五十剂而痊愈。聂氏根据患儿体质及以往治疗情况,知常达变,标本同治,补泻并用,使多年沉疴得以治愈。聂氏还对血余炭（发灰）的制法详细介绍,并指出:"此发灰止吐血咯血等症俱效,不特止衄血也。"

3. 阳虚鼻衄

王某,男,50岁。

1948年冬季,初诊。冬天挖塘挑泥五六日后,遂发鼻衄。衄血盈碗,犹涓涓不绝,身冷,舌质青暗,脉象空软浮大。寒湿伤阳,直入少阴。出血过多,势将血亡气脱,急用参附,扶元固气。

服药后手脚转温,衄血减少。继服桂枝附子汤加归、术、参、芪,温经回阳、补血益气,六剂。衄血得愈。

(章天生、何晓晖《赣东名医·万贤伯》)

【按语】

患者衄出盈碗,涓涓不绝,身冷。万氏诊其脉空软浮大,舌质紫黯,断为寒湿伤阳,真入太阴,且因出血过多,势将血亡气脱。于是急用参附,扶元固气,再以桂枝附子汤加味,温经回阳、益气养血而得愈。鼻衄多从血热妄行论治,万氏脉症合参,断为阳虚,且势将血亡气脱,故急用扶阳固脱止血。

4. 肺胃热炽

黄某,女,15 岁。

1965 年 12 月 17 日,初诊。常于读书时不自觉鼻孔滴血,有时晚上亦见鼻衄。脉来滑数。此为肺胃之火上扰,迫血离经外溢。议清火、凉血、止血为法。

黄连 5g	黄芩 6g	焦栀子 6g	生地 10g
玄参 10g	麦冬 10g	白茅根 10g	甘草 3g
石榴皮 10g	川牛膝 5g		

×3 剂

药后鼻衄则止。

(何晓晖、黄调钧《赣东名医·李元馨专辑》)

【按语】

鼻中出血称为鼻衄,是血证中最常见的一种。鼻衄多由火热迫血妄行所致,尤以肺热、胃热、肝火最为常见。《济生方·吐衄》云:"夫血之妄行也,未有不因热之所发。盖血得热则淖溢,血气俱热,血随气上,乃吐衄也。"鼻为肺窍,处阳明之位,其脉络丰富,相互交错,气血十分充盈。当局部受到外来刺激时,极易损伤阳络,致血溢于外。本案患者,或久食辛辣炙煿,以致燥结蕴结于胃,郁而化火,循经上扰,损伤肺经,迫血上逆,血溢窍道,出现鼻衄。李氏以清火、凉血、止血为法。方由三方面药味组成:一是以三黄为主,泻肺胃之火;二是以滋液汤滋肺胃之阴;三是配以止血、引血下行之白茅根、石榴皮、川牛膝。通过标本兼治,虚实并调,故三剂后患者鼻衄得止。

5. 血热紫斑

赵某,女,35 岁。

1975 年 10 月 7 日,初诊。患紫斑已久,缠绵不已,形体消瘦,精神不振,伏案的工作常不能坚持。刻下症:五心烦热,大腿皮肤发烧,至晚尤甚,下肢数处可见紫斑,夜眠不安。舌质红干,苔净,脉弦细而数。病为阴亏火旺。议育阴清火为法。

生地 15g	白芍 10g	何首乌 15g	旱莲草 15g
丹参 5g	地骨皮 10g	焦栀仁 5g	阿胶 10g
女贞子 10g	皮尾参 5g	黄连 4g	甘草 4g

×5 剂

1975 年 10 月 13 日,二诊。药后五心烦热及大腿发烧减轻,紫斑色淡渐散,口干。舌质红干,苔净,脉细数。仍守原法。

生地 15g	丹参 5g	白芍 10g	何首乌 12g
黄连 4g	焦栀仁 5g	龟板 15g	女贞子 10g
地骨皮 10g	甘草 4g		

×7 剂

1975 年 11 月 3 日,三诊。左腿紫斑复现,纳谷乏香。舌质红干,苔净,脉弦滑。此乃阴虚未复,血热未清。仍宜滋阴清热,凉血散瘀。

犀角 5g	生地 25g	牡丹皮 7g	白芍 10g
黄芩 10g	黄连 5g	焦栀子 5g	

×7 剂

1975 年 11 月 24 日,五诊。紫斑已散,腿部发烧亦愈,精神很好,胃纳转佳,睡眠安宁,唯心中烦热,大便干结,间日一行。舌质红干,苔少,脉转濡滑。再守原方出入,巩固疗效。

犀角 5g	生地 10g	牡丹皮 6g	白芍 5g
熟地 10g	地骨皮 10g	龟板 12g	焦栀子 5g
苗草 10g	女贞子 10g	当归 10g	阿胶 10g

×5 剂

此后一年病有反复,治以前法出入,收效甚速。嘱平日忌鸡、鹅、姜、蒜、辣椒等辛热、温补之食,多食水果、甲鱼、水鸭、淡菜、白木耳等滋阴强壮之品。多年痼疾,调治年余而瘥。随访三年病未复发,体丰神旺,一切正常。

(何晓晖、黄调钧《赣东名医·李元馨专辑》)

【按语】

肌衄亦称紫斑(血汗),属于"血症"范畴。《证治要诀·诸血门》谓:"血从毛孔而出,名曰肌衄。"本案素体阴虚,患紫斑日久,缠绵不已。此为患者体质阴虚,阳热内伏,阴亏火旺,入络动血,血热妄行,溢于肌表而发病。李氏对本案以育阴降火为大法,药后五心烦热、大腿皮肤发烧症减,紫斑色淡渐散。治疗中他以犀角地黄汤加清热泻火、凉血祛瘀之剂为主,待紫斑散尽,又以龟板、阿胶等养阴之剂加强育阴清热宁络之效,直至痊愈。

(四)血淋

热迫膀胱

徐某,男,34岁,农民。

1957年4月15日,初诊。尿血3天,其色紫红,且夹血块,小腹拘急,溲时茎中灼痛,大便难,舌质红,脉弦涩。此乃热迫膀胱,伤及血络所致。治当清热通淋,化瘀止血,拟桃仁承气汤加减。

桃仁9g	酒当归6g	嫩桂枝5g	粉丹皮9g
酒川芎5g	大黄9g(另包后下)	川牛膝5g	焦山栀9g
风化硝5g(另包冲服)	炙粉草3g		

×2剂

原方出入服4剂,尿血已止,诸证减轻。但大便硬,溲赤,更法拟以四物合泻心肠加减。

当归尾9g	赤芍药6g	焦山栀9g	川黄连5g
酒川芎6g	枯黄芩5g	川黄柏5g	川牛膝9g
淡豆豉5g(另包后下)	大黄9g(另包后下)		

×4剂

(章天生、何晓晖《赣东名医·傅思义》)

【按语】

血尿与血淋的区别在于有无排尿疼痛。本案患者尿血3天,其色紫红,且挟血块,小腹拘急,溲时茎中疼痛,大便难。当属热迫膀胱之血淋。对其治疗,傅氏不是一味清热凉血,而是用桃核承气汤,通因通用,化瘀止血为主,配合清热利尿之剂,四剂后尿血已止。

(五)便血

1. 下血危候

陈彦质患肠风下血,近三十年,体肥身健,零星去血,旋亦生长,不为害也。旧冬忽然下血数斗,盖谋虑忧郁,过伤肝脾。肝主血,脾统血,血无主统,故出之暴耳。彼时即宜大补急固,延至春月,则木旺土衰,脾气益加下溜矣。肝木之风与肠风交煽,血尽而下尘水,水尽而去肠垢,垢尽而吸取胃中所纳之食,汩汩下行,总不停留变化,直出如箭,以致肛门脱出三五寸,无气可收。每以热汤浴之,睁叫托入,顷之去后,其肛复脱,一昼夜下痢二十余行,苦不可言。面色浮肿,夭然不泽,唇焦口干,鼻孔黑煤,种种不治,所共睹矣。仆诊其脉,察其证,因为借箸筹之,得五可治焉。若果阴血脱尽,则目盲无所视,今双眸尚炯,是所脱者下焦之阴,而上焦之阴犹存也,一也。若果阳气脱尽,当魄汗淋漓,目前无非鬼像,今汗出不过偶有,而见鬼亦止二次,是所脱者脾中之阳,而他脏之阳犹存也,二也。胃中尚能容谷些少,未显呕吐哕逆之证,则相连脏腑未至交绝,三也。夜间虽艰于睡,然交睫时亦多,更不见有发热之候,四也。脉已虚软无力,而激之间亦鼓指,是禀受原丰,不易摧朽,五也。但脾脏大伤,兼以失治旷日,其气去绝不远耳。经云:阳气者,如天之与日,失其所,则折寿而不彰。今阳气陷入阴中,大股热气,从肛门泄出,如火之烙,不但失所已也。所以犹存一线生意者,以他脏中未易动摇,如辅车唇齿,相为倚藉,供其绝乏耳。夫他脏何可恃也?生死大关,全于脾中之阳气,复与不复定之。阳气微复,则食饮微化,便泄微止,肛门微收;阳气全复,则食饮全化,便泄全止,肛门全收矣。然阴阳两竭之余,偏驳之药,既不可用,所藉者,必参、术之无陂。复气之中,即寓生血,始克有济。但人参力未易辨,况才入胃中,即从肠出,不得不广服以继之,此则存乎自裁耳。于是以人参汤调赤石脂末,服之稍安,次以人参、白术、赤石脂、禹余粮为丸,服之全愈。

(清·喻昌《寓意草·面议陈彦质临危之证有五可治》)

【按语】

喻氏通过其医术巧妙地对赤石脂进行运用。赤石脂除一般的固涩作用外,还具有固护元气、填塞空窍等。喻氏在本案患者因失血引起的阴阳两竭之候,治法尤有特色。患者患肠风下血,近三十年,体肥身健,零星去血,旋亦恢复。但前一年冬,忽然下血数升,病因是谋虑忧郁,过伤肝脾,延至春日木旺土衰,脾气下陷,肝木之风,与肠风交煽,血尽而下尘如水,水尽而去肠垢,垢尽吸取胃中所纳之食,总不停留变化,直出如箭,肛门脱出三五寸。一昼夜下利二十余行,面色浮肿,夭然不泽,唇焦口干,鼻孔黑煤,种种不治。对此阴阳两竭之证,生死大关,喻氏认为关键要复脾中之阳气。而且必参、术首选。问题是人参才入胃中,即从肠出。喻氏突发奇想,以人参汤调赤石脂末,服之稍安。次以人参、白术、赤石脂、禹余粮为丸服之,全愈。由此可知喻氏用赤石脂可谓出神入化,建立奇勋。

2. 肠风下血

王惠阶,年壮形伟,大便下血。医治半载,以平素嗜酒,无不利湿清热以止血,如地榆、柏叶、姜、连之类,服之不应。厥后补中、胃风、四神之属,投亦罔效,求治于余。诊脉小弦,大便或溏或泄,不及至圊,每多自遗。其血清淡,间有鲜色,更有奇者,腹中无痛,但觉愊愊有声鼓动。因悟此必虚风内扰,以风属无形有声,与经旨久风成飧泄吻合。且脉弦者,肝象也,肝风内动,血不能藏故耳。因与玉屏风,重防风,加白术,乃扶土制木之意;更加葛根,辛甘属阳,鼓舞胃气;荷叶仰盂象震,挺达肝风。叠投多剂,其症一日或减,越日复增,轻重无常。予思虚风内动,按症投剂,疾不能瘳者,何故?潜思累夕,不得其解。忽记经有虚风邪害空窍之语。盖风居肠间,尽是空窍之地,非补填窍隧,旧风虽出,新风复入,无所底止,故暂退而复进。乃从《金匮》侯氏黑散驱风堵截之义,悟出治法,填塞空窍,将原方加入龙骨、石脂,兼吞景岳玉关丸。不数日,果获全瘳。

侯氏黑散

菊花	防风	白术	桔梗
人参	茯苓	当归	川芎
干姜	桂枝	细辛	牡蛎
矾石	黄芩		

玉关丸

灰面	枯矾	文蛤	五味
诃子			

（清·谢星焕《得心集医案》）

【按语】

对于肠风下血症,世医多以血热妄行或气不摄血论治。本例患者年壮形伟,用上述治法不能奏效。谢氏根据其脉弦,诊为肝风内动,血不能藏,因与玉屏风扶土抑木,效果不显。最后根据"虚风邪害空窍"启发,填补窍隧,运用《金匮》中侯氏黑散加龙骨、石脂,兼吞景岳玉关丸,以疏肝、健脾兼收涩止血奏效。

3. 便血脱肛

江,七旬老人。脱肛便血,本属气血两衰,岂芩、连、槐花、地榆清热止血之属可疗? 法宜升与中气,固摄下焦。

酒耆	焦术	升麻炒	防风
蔻霜	柯子煨	粟壳炙	当归土炒
炙草			

（清·李铎《医案偶存·便血脱肛》）

【按语】

患者七旬高龄,脱肛便血。李氏通过体质辨证,判为气血两衰。便血日久与脾不摄血相关,脱肛则为清阳不升之表现,故宜升提中气。又肾开窍于二阴,排便与登门之火气化功能密切相关,故李氏同时固涩下焦。方加诃子、粟壳等收涩治标之品,升麻、防风等风药,升散阳气以止血升提。全方标本并治,中下焦同补,考虑周全。

4. 肝亢便血

黄某,年四旬。诊得两手脉见弦滑带数。据述素有咳血之患,遇烦劳动气即发。发时五心烦热,头目眩晕,胸闷气喘,眠卧不能欹左,是肝阳勃升,木火灼金之候。盖肝木为生火之源;肺金乃清肃之脏。故一经劳动,肝阳乘肺,则咳血也。兹则咳血虽止,又复下血,是为肺家之病显然也。盖肺与大肠相表里,肺移热于大肠,则肠红下血。至面目痿黄脱色,眼胞带浮,又是肝所生病。书云:目病,不能生荣也。种种见症,都是肝肺两经受伤。治宜平肝救

267

肺,清燥止血,并宜节劳减性,静养心神。

黄连吴萸制	白芍	沙参	麦冬
菊花炭	侧柏炭	阿胶	地榆
石斛	甘草		

下血已愈,诸症渐减,足征平肝清肺之验。兹诊脉细而弦数,是为阴虚之象。且屡经失血,本属伤阴。今形色衰惫,食减神倦,乃积劳内损见端。当宗先圣"劳者温之,损者益之"之法,但温非燥热,乃温养之称,甘淡平温之品,最为合宜。

沙参	黄芪	冬术	怀山
茯苓	熟地	枸杞	沙苑
石斛	甘草		
			不拘剂数

怒则伤肝,劳则伤肺。肝失职而燥,则血不藏;肺失职而燥与热,则血不宣布。经曰:阳络伤,则血上溢;阴络伤,则血下渗。其人始咳血,继下血,显是肝肺受病。一临症即知,故治之即效。(寿山)

(清·李铎《医案偶存·便血脱肛》)

【按语】

《灵枢·本神》谓:"肝藏血,血舍魂。"肝藏血,是指肝脏具有贮藏血液调节血量和防止出血的功能。肝主凝血以防止出血,肝气充足,则能固摄肝血功能,而不致出血;阴气主凝,肝阴充足,肝阳被涵,则能发挥凝血功能而防止出血。故明代章潢《图书编》谓:"肝者,凝血之本。"肝不藏血病机有三:一是肝气虚弱,收摄无故;二是肝阴不足,血不得凝而出血不止;三是肝火亢盛,迫血妄行。本例患者,素有咯血之患,遇烦劳动气即发,李氏认为是肝阳勃升,木火灼金之候。患者近又复下血,李氏认为是肺热移于大肠。治疗上,他提出平肝救肺,清燥止血。方以黄连、白芍清肝柔肝,沙参、麦冬、阿胶、石斛滋阴清热,地榆、菊花炭、侧柏炭治标止血。全方看似不从肠风热盛治,但清肝泻肺,使下血已愈,诸症渐减。李氏又考虑患者屡经出血,积劳内损见端,最后气阴双补,用甘淡平温之口善后,以改善体质。

5. 虚证便血

戴,二六。频年先便后血,乃远血也。服脏连丸及治肠风下血药,卒无一效。近日尾闾痛连脊骨,常昏晕,兼之纳谷甚少。究病原,是脾不统血。今则中下交损,岂苦寒之症? 议理中固下。

文党	白术	泡姜	炒芍
木瓜	固脂	益智	甘草炙

晚间服班龙丸五钱

（清·李铎《医案偶存·便血脱肛》）

【按语】

便血是由邪客胃肠以致脉络受损,血液不循常道随大便而下的病症。常见病因有肠道湿热、气虚不摄、脾胃虚寒等。本例患者,先便后血,为远血,曾服脏连丸及治肠风下血药无效。考虑到患者尾闾连脊骨,常昏晕,兼之纳谷甚少,李氏判为脾不统血,又兼上下守损。于是一方面以理中调脾,同时服班龙丸,温补肾阳。据考证,班龙丸出自《医学正传》,由鹿角霜、菟丝子、柏子仁、熟地、茯苓、补骨脂组成,具有益精养血,补肾壮阳之功。在健肾摄血同时,李氏又考虑到肾主二阴的作用,通过温补脾肾,以固下止血。

6. 肾亏便血

车积程广文,年六五。经几年宿病,小便浑浊。诸医谓:中气不足,溲溺为之变。亦出自经训,但诸药俱不中病。观老人形色声音,饮食起居,皆健旺,则非中气不足可知矣。今细推病情在肾,下焦病也。古人谓:下消者,小便黄赤为淋,为浊如膏、如脂。盖由真阴不足,偏阳之火,熬煎而致也。譬如釜中之水,得火煎熬如色变,非若源泉之清,此理易明。又近两月来,肠风下血,而无腹痛后重之苦,显非痢症。且每便滑利不禁,明是肾关不固之征。按肾开窍于二阴,二便之开合,皆肾司其权也。诊脉左甚和,唯右关大而带芤。芤本主失血,大则为虚,当参此理,拟脾肾双补、固摄下焦法,呈政高明。

潞党	白术	熟地	五味
当归	白芍	蔻霜	木香
石脂			

兼吞玉关丸

诊得两寸不弱,关尺皆虚。肠红数月不已,更医杂进方药,皆罔效。据脉而论,脾为统血之脏,肾主摄纳之权,到底是下元亏损。议归脾煖肾法。

丽参	白术	熟地	当归
枣仁	炒芍	苁肉	固脂
粟壳	地榆	炙草	

脾失统,则血渗;肾失纳,则血漏。审得关尺脉虚,补中固下,理所固然。(寿山)

（清·李铎《医案偶存·便血脱肛》）

【按语】

肾开窍于二阴,司二便之开合。本例患者,几年宿病,小便浑浊,近二月来,肠风下血,大便滑利不禁。李氏判为是肾关不固之证。经脉症合参,诊得关、尺俱虚,拟脾肾双补,固摄下焦。除处方脾肾两补兼固涩止血水剂外,兼吞玉关丸。据考证,玉关丸出自《景岳全书》,由枯矾、文蛤、北五味子、诃子组成,由温补脾肾药煎汤送服,根据对脾为统血之脏、肾主摄纳之权的认识。李氏坚持归脾暖肾,补中固下而守血愈疾。

7. 阳虚便血

江某,男,50岁。

1963年初来诊。便血数月,挟有黑块,时有腹痛泄泻,呕恶胸满,四肢厥冷,唇淡口和,脉细无力。此胃气大损,脾之败竭,血无所充,为便血危剧之症也。处方为黄土汤去黄芩加肉桂合理中汤并进,一剂。

二诊。便血、呕恶泄泻均减轻,原方参附加重,再服二剂。

三诊。出血已减少十分之八,便泄呕恶全止,续用补中益气汤合理中汤、归脾汤、十全大补汤等,连服三十余剂,便血痊愈,精力壮健。

（章天生、何晓晖《赣东名医·万贤伯》）

【按语】

便血致病原因有多种,并非都适用于凉血止血之血热妄行。气能摄血,脾失其温摄,亦可导致便血。患者便血数月,挟有黑块,四肢厥冷,唇淡口和,脉细无力。傅氏认为此为胃气大损,脾之败竭,血无所充,处方为黄土汤去黄芩加肉桂,合理中汤并进,三剂后出血大减,便泄、呕恶等全止。后续用健脾温中、补益气血之剂调养善后。黄土汤出自《金匮要略》。主药灶心黄土,又名伏龙肝,具有温中止血、止呕、止泻作用。值得提出的是,药用灶心黄土必须是经多年柴草熏烧而成的灶心土,方可入药,并非普通灶土就可药用。

二十八、虚劳

1.真阳上脱

金道宾之诊，左尺脉和平，右尺脉如控弦、如贯索，上中甚锐。予为之骇曰："是病枝叶未有害，本实先拨，必得之醉而使内也。"曰："诚有之，但已绝欲三年，服人参斤许，迄今诸无所苦，唯闭目转盼，则身非己有，恍若离魂者然，不识可治与否?"予曰："可治。"再四令疏方，未知方中之意，归语门人，因请立案。予曰："凡人佳冶当前，贾勇以明得意，又助之以麹蘖，五脏翻覆，宗筋纵弛，百脉动摇，以供一时之乐，不知难为继也。尝有未离女躯，顷刻告殒者矣。是病之有今日者，幸也。绝欲二年，此丈夫之行可收桑榆者，但不知能之不为乎，抑为之不能乎？不为者，一阳时生，斗柄尝运；不能者，相安于无事而已。夫人身之阴阳相抱而不脱，是以百年有尝，故阳欲上脱，阴下吸之，不能脱也；阴欲下脱，阳上吸之，不能脱也。即病能非一，阴阳时有亢战，旋必两协其平。唯大醉大劳，乱其常度，二气乘之，脱离所争，不必其多，即寸中脱出一分，此一分便孤而无耦，使营魄不能自主。治法要在寻其罅漏而缄固之。断鳌立极，炼石补天，非饰说也。若不识病所，而博搜以冀弋获，虽日服人参，徒竭重赀，究鲜实益。盖上脱者，妄见妄闻，有如神灵；下脱者，不见不闻，有如聋瞆。上脱者，身轻快而汗多淋漓；下脱者，身重着而肉多青紫。昔有新贵人，马上扬扬得意，未及回寓，一笑而逝者，此上脱也。又有入寝而遭魇，身如被杖，九窍出血者，此下脱也。其有上下一时俱脱者，此则暴而又暴，不多经见者。其有左右相畸而脱者，右从下，左从上，魂升魄降，同例也。但治分新久，药贵引用。新病者，阴阳相乖，补偏救敝，宜用其偏；久病者，阴阳渐入，扶元养正，宜用其平。若久病误以重药投之，转增其竭绝耳。引用之法：上脱者，用七分阳药、三分阴药而夜服，从阴以引其阳；下脱者，用七分阴药、三分阳药而昼服，从阳以引其阴。引之又引，阴阳忽不觉其相抱，虽登高临深无所恐，发表攻里无所伤矣。经云：阴平阳秘，精神乃治，正谓此也。善调者，使坎中之真阳上升，则周身之气，如冬至一阳初生，便葭管飞灰，天地翕然从其阳；使离中之真阴下降，则周身之气，如夏至一阴初生，便蒌蛔迭应，天地翕然从其阴。是身中原有大药，岂区区草木所能方其万一者耶?"

（清·喻昌《寓意草·论金道宾真阳上脱之症》）

【按语】

《素问·生气通天论》谓："阴平阳秘,精神乃治;阴阳离决,精气乃绝。"喻昌非常重视阴阳,在《寓意草》73 案中,提及"阴阳"多达 49 则。喻昌调和阴阳,使之平衡的思想多借鉴《周易》坎离两气之旨,在本案中就提及:"善调者,使坎中之真阳上升,则周身之气,如冬至一阳初生,便葭管飞灰,天地翕然从其阳;使离中之真阴下降,则周身之气,如夏至一阴初生,便蔓蜗迭应,天地翕然从其阴。"患者金道宾醉以入房,导致闭目转盼,则身非己有,恍若离魂者然。喻氏认为,夫人身之阴阳,相抱而不脱;阴阳时有亢战,旋必两协其平;唯大醉大劳,乱其常度,二气乘之,脱离所争。故诊本病为真阳上脱。本案未具体提出治疗方药,但确立了治疗原则:新病者,阴阳相乖,补偏救弊;久病者,阴阳渐入,扶元养正,宜用其平。但若久病误以重药投之,转增其竭绝耳。喻氏提出,上脱者,用七分阳药,三分阴药而夜服,这样才能从阳以引其阴,达到阴平阳秘的效果。

2. 畜鱼置介

金道宾前案次年,始见而问治焉,今再伸治法。夫道宾之病,真阳上脱之病也。真阳者,父母构精时一点真气,结为露水小珠,而成胎之本也。故胎在母腹,先结两岐,即两肾也。肾为水脏,而真阳居于其中,在《易》坎中之阳为真阳,即此义也。真阳既以肾为窟宅,而潜伏水中,凝然不动,嘿与一身相管摄,是以足供百年之用。唯夫纵欲无度,肾水日竭,真阳之面目始露。夫阳者,亲上者也。至于露则魄汗淋漓,目中有光,面如渥丹,其飞扬屑越,孰从把握之哉? 所谓神魂飘荡,三年未有宁宇也。故每岁至冬而发,至春转剧。盖无以为冬水收藏之本,无以为春木发生之基。以故腰脊牵强,督脉缩而不舒,且眩掉动摇,有风之象,总由自伐其生生之根耳。夫生长化收藏之运,有一不称其职,便为不治之症。今奉藏者少,奉生者更少,为不治无疑矣。而仆断为可治者,以有法治之也。且再经寒暑,阴阳有渐入之机,而验之人事,三年间如处绝域,居围城,莫必旦夕之命,得于惩创者必深,夫是以知其可治也。初以煎剂治之,剂中兼用三法:一者以涩固脱,一者以重治怯,一者以补理虚。缘真阳散越于外,如求亡子,不得不多方图之,服之果获大效。于是为外迎之法以导之,更进而治其本焉。治本一法,实有鬼神不觑之机,未可以言语形容者,姑以格物之理明之。畜鱼千头者,必置介类于池中,不则其鱼乘雷雨而冉冉腾散。盖鱼虽潜物,而性乐于动,以介类沉重下伏之物,而引鱼之潜伏不动,同气相求,理通玄奥也。故治真阳之飞腾屑越,不以鼋鳖之类引之下伏,不能也。此义直与奠玄圭而告平成,施八索以维地脉,同符合撰。前案中所谓断鳌立极,早已言之矣。然此法不可渎也,渎则鱼乱于下矣。其次用半引半收之法,又其次用大封大固之法。封固之法,世虽无传,先贤多有解其旨者。观其命方之名,有云三才封髓丸者,有云金锁正元丹者,封锁真阳不使外越,意自显然,先得我心之同矣。前江鼎翁公祖案中,盏中加油,则灯愈明;炉中覆灰,则火不息之说,亦早已言之矣。诚使真阳复返其宅,而凝然与真阴相恋,然后清明在躬,百年尝保无患。然道宾之病,始于溺情,今虽小愈,倘无以大夺其情,势必为情所坏。唯是积精以自刚,积气以自卫,积神以自王,再加平日之把持,庶乎参天之干,非斧斤所能骤伤者。若以其时之久而难于忍耐也,彼立功异域,啮雪虏庭,白首始得生还者,夫独非人也欤哉! 前案中以绝欲三年为丈夫行,可收桑榆者,亦早已言之矣。今以药石生之,更不得不以苦言继之。仆不自度量,辄以一苇,障狂澜也,其能乎否耶?

(清·喻昌《寓意草·金道宾后案》)

【按语】

针对真阳上脱,喻昌提出"畜鱼置介"法。他认为"姑以格物之理明之,畜鱼千头者,必置介类于池中,不则其鱼乘雷雨而冉冉腾散。盖鱼虽潜物,而性乐于动,以介类沉重下伏之性,而引鱼之潜伏不同,同气相求"。这实际体现了以阴阳为一体,补阴补阳相结合,于阴中求阳的思想。作为寓有温阳补气时需滋生阴分之意,使阴阳既济。他列举三才封髓丹、金锁正元丹,封锁真阳不致外越。喻氏此治法不仅用于金氏之阳气上脱,对很多虚阳外脱之头痛、头晕、耳鸣、潮热颧红、咽痛等症,可予辨治时使用畜鱼置介之法,导龙入海,引火归元,使虚阳归窟,取得理想治疗效果。

3. 脾弱胃强

喻廷锦,能食而疲,时饥嘈杂,小便赤涩,胸膈间微若有痛。诸医咸谓消中,误认为火,连服生地、麦冬、芩、连、知、柏数月不辍,遂至时欲得食,旋食旋饥,面黄形瘦,小水愈赤。有进竹叶石膏汤者,疑而未服。余诊得脉息属虚,曰:"君几误死! 能食而疲,此乃脾弱胃强,法当扶脾抑胃,奈何认为实火耶?"其昆季咸知医理,群起而问曰:"小便赤涩,岂非火乎?"余曰:"曷不闻经云:中气大虚,溲便为之变耶? 且从来大小二便,岂定为虚实之确据耶? 今诸君以便赤即认是火,则天下皆医矣。"遂疏六君子吞左金丸。数日稍愈,后除左金,独用六君子汤,百余剂而安。

左金丸

见前 147 页。

(清·谢星焕《得心集医案》)

【按语】

此患者能食而疲,嘈杂善饥,小便赤涩。诸医连用生地、麦冬滋阴,芩、连、知、柏清热,数月不效。谢氏诊其脉息属虚,认为是脾弱胃强,于是用六君子汤,吞服左金丸,扶脾抑胃而愈,再用六君子汤健脾而安。左金丸出自元代著名医家朱丹溪著的《丹溪心法》。其云:"左金丸,治肝火。"左金丸用药简洁,仅由黄连和吴茱萸两味组成,然临床应用广泛,疗效可靠。一般认为,本方具有清泻肝火、降逆止呕的功效。谢氏在此用左金丸是针对脾弱胃强病机之"胃强"的权宜之计,"脾弱"才是主要病机,故谢氏始终以六君子汤健脾而治本。

4. 下元阳虚

李,五六,脉来大旺,冬令非宜,且老人脉宜缓弱,亦忌燥亢,唯喜尚有根,不同阳脱之候。外证喘促、眩晕,小便频多,虽老年人常态,而总宜温理下焦,以固真阳。

附子	焦术	盔沉	白蔻
胡巴	固脂	益智	小茴

晚进黑锡丸三钱

前剂有效,足征温理下焦不谬,盖下焦乃阴阳之道路,元气之所藏。一病虚冷,则肾气不能归元,必泛逆而见诸证。兹则脉象渐平,然总近亢燥,须得温以培固,重以敛镇,使肾气有归,而真阳不越。乃为正治。

附子	白术	吴萸	川椒
胡巴	固脂	上桂少许	益智
黑锡一大块煎	牡蛎		

(清·李铎《医案偶存·阴阳虚症》)

【按语】

肺为气之主,肾为气之根。人到老年,肾不纳气,故喘促眩晕。肾主二阴。小便频数为膀胱功能受损。李氏提出,此虽老年常态,而总宜温理下焦,以固真阳。患者服补肾壮阳、温理下焦药味,并配服温降镇摄救急之中成药黑锡丸,脉象渐平而见效。李氏认为"足征温理下焦不谬",于是继续补肾固本,温理下焦,使肾气归元,真阳不越而愈病。

5. 木旺土败

宗竺香孝廉内室,六月初二日初诊,除往病不论外,据今诊左关虚而带弦,右关衰极,余皆细虚无神,是木旺土败、中下交损之象。据述平日餐少,厌近荤腥,现在全不纳谷。其火土之败,又显然矣。神倦嗜卧,头痛不能起坐,背心作寒,酷暑有此,阳虚固不待言矣。阅昨方急救脾胃极是,但宜少佐疏肝之品,以木喜条达,郁则阳气抑遏不舒也。

附子	姜炭	焦术	白蔻
桂心	白椒	柴胡	香附
陈皮	炒芍		

×4 剂

按:背为一身外藩,时正酷暑炎蒸,而有心极畏冷,其藩虽不固,阳虚生寒,已见大概矣。

连进温胃理阳疏肝之法,身体稍知温暖,胃能纳谷,然亦不多。此等沉寒锢冷之证,得二三善状,便有治的前方有效,假步此意再进。

初八日,补火暖土,兼温中下。

叠进补火暖土、温理中下法,饮食渐加,背心作寒亦稍除,如此则益增其效矣。前者细究斯病,及详参所开病原,将成五虚之症。《素问》谓:"五虚者死。"今胃纳渐旺,则是一大生机也。《经》言:"纳谷者昌。"有胃气者生,此之谓也。用此观之,重扶胃气,乃为上策。议早进《三因》胃受散,专理胃气;午夜仍用温理中下之法,庶为合法。其余诸欬,再缓图治可也。

阳虚之人,偶感新秋凉气,误服前方峻补之剂,闭塞腠理,寒邪不能外散,遂变为疟,先寒后热,热多寒少,间日一作,头额皆痛,左关脉不和,当从少阳主治。

小柴胡汤和菓仁、川朴、陈皮、知母。

（清·李铎《医案偶存·阴阳虚症》）

【按语】

患妇平日纳差餐少,厌恶荤腥,刻下全不纳谷,加之神倦嗜卧,头痛不能起坐,背心作寒,酷暑亦此。李氏诊其左关虚而带弦,有关极衰,余皆细虚无神,判为木旺土虚,中下交损,治用温补脾胃,佐以疏肝。少佐疏肝是考虑到木喜条达,因肝郁患者阳气抑遏,通过舒展阳气亦可使背心畏寒缓解。患者连进温胃理阳疏肝之品,身体稍温,胃能纳谷,于是李氏继续补火暖土,兼温上下,徐缓图治。

6. 阳衰除中

某,四三。大病后,心下作饥,烦扰难名,得食则安,因之食无常度。仲景谓:胃虚,本不能食,反能食者,为除中。此即中气将除之谓,一切补脾辛温、辛热之品,及苦寒清降皆不可投,法当直入脾阴兼,实中补土。庶胃阴得保,胃阳亦收。自不至悬饥嘈刮,食有常度,夜卧亦安矣。

| 沙参 | 淮山药 | 麦冬 | 玉竹 |
| 熟地 | 饴糖 | 炙草 | 大枣 |

除中一症,必是胃阳空虚,思食自救,多由痢后而发。庸医见其能食,即谓是火,误人不浅,唯师仲景者得之。(寿山)

（清·李铎《医案偶存·除中》）

【按语】

《伤寒论·辨厥阴病脉证并治篇》曰:"伤寒始发热六日,厥反九日而利。凡厥利者,当不能食,今反能食者,恐为除中。"吴人驹注曰:"除者,去也;中者,中气也。乃中气除去,欲引外食以身救也。"本患者大病后,心下作肌,烦扰难名,得食则安,因之食无常度。李氏认为,此即中气将除之谓,一切补脾辛温辛热之品,及苦寒清降者皆不可投,法当直入脾阴兼实中补土,庶胃阴得保,胃肠亦收,自不至悬饥嘈刮,食有常度夜卧亦安。此外,垂危病人,原来毫无食欲,忽然食欲大增,亦称除中,为回光返照,残灯复明之临终凶兆。蒲松龄《聊斋志异·禄数》:"逾年,忽病除中,食甚多而旋饥,一昼夜十余餐。"后人注为,除中即消渴疾也。此二者与本案"除中"有别,不可混为一谈。

7. 阴盛戴阳

宜邑张洪度先生之子,年四旬,亦习医理。岁丁酉春暮,在松湖寓舍,身患潮热。自投疏表、清里之剂,以致昏倦难支。乘与来湾,就父医治。其父诊后,知是大虚之症,不敢下药,爰唤余诊。脉全微欲绝,视其面赤身热,渴喜热饮,但一二口而止,时而发躁,时而昏倦,身欲坐卧于地。此真戴阳证也。是阴盛格阳,阴极发躁,孤阳无所附,宜急进回阳返本法,庶几可救,倘再投凉药,万无生理。张君深服余论,亟请立方以进。自午刻至亥子,连进四大剂不辍,天明竟热退神清,始得安神。继以阴阳平补而瘳。

文党	附子	姜炭	炙芪
五味	麦冬	艾叶	知母
炙草	黄连 炒少许	葱白	红枣

此汤姜、附、艾叶,加知、连等药,与白通汤,加人尿、猪胆汁同意,乃热因寒药,为引用也。

凡诊此等证,全在脉上推求,不可草草诊过,以致亡阳卒死,医之罪也。自记陈修园曰:此阴盛格阳之症,面赤口渴,欲卧于泥水之中,为外寒内热也。

身热欲卧地,谁不谓热至极,若不于脉上体认得真,何能生全?（寿山）

（清·李铎《医案偶存·伤寒》）

【按语】

戴阳指重病后期出现面红颧赤白征象,常兼见下利完谷、手足厥冷,里寒外热,脉绝欲绝等症。病因为阴至盛至极,把阳格拒于外,使阴阳之气不相顺接,而出现的下真寒而上假热的证候,又称阴盛格阳。本案患者脉全微欲绝,视其面赤身热,但一二口而上,时而发躁,时而昏倦,身欲坐卧于地。李氏认为其孤阳无所附,急宜进回阳返本法,故以姜、附配以生脉饮、芪、艾,少许黄连、知母,佐葱、枣。患者连进四大剂,天明即热退神清,始得安神。李氏继以阴阳平补之剂而瘳。对于为何在大剂温阳补气中加少许黄连、知母,李氏解释,此与白通汤加猪胆汁同意,用于反佐,热因寒药为引也。可见李氏处方周密,方法灵活,故有良效。

二十九、不育

精寒不育

杨耐莘孝廉,寸关脉清静而纯,贵之徵也。左尺沉细而迟,乃精寒之象;右尺虚滑而大,是火衰之状。按左尺属水,真阴之舍;右尺属火,元阳之乡。总而论之,肾虚火衰耳。夫肾者,作强之官,非命门火足,不能作强也。盖命门为十二经之主宰,命门之火,即先天之火也。此火一衰,则肾气自虚,致有精寒、精少、难觏、易泄诸端。是以难于生育也。据述冠年原非如斯，因常患口臭、牙痛，乃兄谓是胃经实火，过服石膏、芩、连、龙胆大苦大寒之属，由渐而剧。细思往者，所见之火，原是龙相之火，水中之火也。因肾中寒冷，龙宫无可安之穴，不得已，而浮游于上，以致牙痛、口臭，数年不已，其火愈清愈灼，则为雷龙之火，显然矣。古人治相火，原谓不可以水湿折之，当从其类而伏之。盖相火无形，而居于水之中，宜补而不宜泻，宜于水中以制火，宜于火中以补水，使火生于水，而还藏于水也。景岳曰：补阴者，宜于阳中补阴，无伐阳以救阴；补阳者，宜于阴中补阳，无伐阴以救阳也。雷真君曰：人生子嗣，虽曰天命，岂尽非人事哉。盖男子不能生子者，有六病；女子不能生子者，有十病。今子所患精寒火衰，故艰于嗣，亟宜及早图维，按精寒者，温其火补其阳，精衰者补其精填其髓，使肾中温暖真火自强，阳精自足，如冬至一阳来复，则万物生矣。定当种玉蓝田也。谨疏拟方于后。

人参	附子	关茸	河车
鱼鳔	蛤蚧	巴戟	安桂
胡巴	故纸	熟地	枸杞

蜜丸如弹子大

（清·李铎《医案偶存·求子》）

【按语】

中医学将男性不育症归属于"无子""精冷""精薄"范畴。《素问·上古天真论》曰："丈夫八岁，肾气实，发长齿更。二八，肾气盛，天癸至，精气溢泻，阴阳和，故能有子。"《金匮要略·血痹虚劳病脉证并治第六》载："男子脉浮弱而涩，为无子，精气清冷……故无子。"肾藏精，其中先天之精又称生殖之精，禀受于父母，与人的生育繁殖有关。不育症究其根本源于虚，所以肾虚是主要引起男性不育的病机。本例患者杨某，年轻时常患口臭、牙痛，本系虚火上炎，误诊为胃经实火，过服石膏、芩、连、龙胆大苦大寒之属，以致精寒火衰，艰于嗣育。李氏认为："精寒者，温其火补其阳，精衰者补其精填其髓。"故予大队鹿茸、附子、人参、河车、巴戟天、胡芦巴、补骨脂、熟地、枸杞、蛤蚧等大补阴阳气血之品，以图"蓝田种玉"。

三十、头痛

1. 风火头痛

吴，头痛偏左，形寒内热，舌干口燥，四肢麻木，是厥阴风火上逆。用辛凉清散法。

薄荷	防风	柴胡	炒芩
蔓京	炒连	连翘	菊花
桑叶	甘草		
			引加陈细茶水煎服

连进清散，头痛渐减，四肢麻木已解，木已条达之征。唯眩晕、冷泪、心膻，都是肝风内动，法宜熄肝风、滋肾液。

菊花炭	炒枸杞	生地	白芍
石决	茯神	柏子仁	桑叶
钩藤			

（清·李铎《医案偶存·头风》）

【按语】

患者头痛偏左，形寒内热，舌干口燥，四肢麻木，李氏辨为厥阴风火上逆，故用发散风热药辛凉清散，头痛渐减，但仍有眩晕、冷泪。李氏辨体论治，认为此是素体阴虚，肝风内动，应该治病求本，滋水涵木，平肝熄风。外内合邪，李氏用生地、枸杞、柏子仁、白芍滋阴柔肝，平息肝风；用菊花、桑叶、钩藤清解风热；石决明、茯神镇肝安神，以达标本兼治之目的。

2. 风热头痛

李某，五九。初起右边头痛，继而眉棱骨痛，渐至眼眶俱痛。医者治风、治痰、治火，俱不应。病延半月之久。余用选奇汤二剂，而痛减。随以白芷、酒炒黄芩各三钱为末，清茶调下二钱，服三次，而痛顿止。

按：诸痛本属风热与痰，而治风、治痰、治火皆不应，何也？阅诸方皆汇萃驳杂，不能专入其经，是以罔效。而余所用二法，仍是治风热与痰，何以效如影响？因其方捷，其力专，是以应手取效也。

医家之用药夹杂,一如文家之洗刷不清,何以奏效? 总由认病不真,识则单刀直入,故有斩关夺隘之功。(寿山)

（清·李铎《医案偶存·头风》）

【按语】

头痛总的病机为外风上犯,痰瘀闭阻,脑窍失养,外感内伤为其主要病因。《素问·太阴阳明论》云:"故伤于风者,上先受之。"头痛大多见于外感。风邪在侵犯人体过程中,上犯巅顶阻遏清阳,导致气血逆乱,不通则痛。本案患者起先右边头痛,继发眉棱骨痛,渐至眼眶俱痛,病迁延半月,说明应是外感引起,但他医治风、治火、治痰俱不应。李氏按诊认为此本属风热与痰。他采用选奇汤治疗。选奇汤出自李东垣《兰室秘藏》,药仅炙甘草、羌活、防风、酒黄芩四味,具有祛风清热止痛之功效。患者服两剂后痛减。李氏以白芷、酒黄芩为末,清茶调下。对于前医同样治风、治痰、治火,为何无效的问题,李氏认为,阅诸方皆驳杂,不能专入其经,所以无效。而李氏用方简便,其力专,所以能应手取效。用药贵在专精,不在于庞杂,对后学可予启迪。

3. 痰厥头痛

喻某,年五十。体肥,素禀脾胃虚弱,常苦头痛,呕吐痰水,服橘、附、生姜有效。此番头痛如裂,身重如山,四肢厥冷,眼黑头眩,静卧床榻,起枕则如在风云中,服前方不应。医投附子理中亦无效。余诊得脉浮滑,此真厥阴、太阴痰厥头痛。实易除之病,按古方半夏天麻白术汤,服十余剂而愈。

按:头痛有正头痛、偏头痛、风寒头痛、湿热头痛、厥逆头痛、痰厥头痛、热厥头痛、湿厥头痛、气厥头痛、醉后头痛、真头痛,治之者,宜辨别耳。

《灵枢》曰:凡手之三阳,从手走头;足之三阳,从头走足。是手与足六阳之脉,俱上于头面也。《活人》云:三阳有头痛,三阴有头痛。唯厥阴脉与督脉会于巅,故有头痛,少阴亦有头痛,但稀少耳。

真头痛者,其痛上穿风府,陷入泥丸宫,不可以药愈。朝发夕死,夕发朝死,盖头中之根气先绝也。(《得效》)

又真头痛者,头痛甚,脑尽痛,手足寒至节,死不治。(《灵枢》)

诊头目痛,久视无所见者则死。(《纲目》)

头为诸阳之会,与厥阴肝木会于巅,清阳不升,浊阴得以上据,观吾兄于头痛治法施剂条分缕晰,论治剀切详明,真不啻如庖丁解牛耳。(寿山)

（清·李铎《医案偶存·头风》）

【按语】

痰厥头痛指痰气上逆而致头痛。《张氏医通》曾谓："痰厥头痛,两寸脉滑而弦,眼重头眩,恶心烦乱,吐清水,气短促,心神不安。"半夏白术天麻汤是治疗痰浊上扰头痛、眩晕的名方。临证运用疗效卓著,古今医家颇为推崇,《脾胃论》《古今医鉴》《医学心悟》《奇效良方》等书均有记载。清代程钟龄的《医学心悟》中半夏白术天麻汤最为常用,由半夏、天麻、白术、茯苓、橘红、甘草、生姜、大枣组成,具有化痰熄风、健脾祛湿的功效,主治风痰所致的眩晕、头痛、痰多、胸闷、恶心等症。本案患者体质素肥,脾胃虚弱,呕吐痰水,此次头痛如裂。李氏诊得其脉浮滑,断为此真厥阴痰厥头痛,服古方半夏白术天麻汤十余剂而告愈。

4. 偏头风痛

汪亮辉,年逾五十,患偏头风症,自汗不止,脑中觉有冷涕一阵,自鼻而出。医人不识,与苍耳散,盖错认鼻渊症也。汗愈大,涕愈冷,痛愈甚,又与真武汤,盖误作阳虚头痛也,渐至火升便艰。更医,又与茶调散,满头筋胀,二便阻滞,盖不识虚实内外之风故也。考虚风内动之症,仲景以后,罕识其旨,唯近代天士叶氏,养肝熄风,颇得其法。今此症脉左浮大,风居空窍,扰乱不息,头汗不止,是为内风虚风可知矣。夫风气通于肝,必养肝之中,佐驱风之品。然头脑空窍,隙隙颇多,最难尽逐,必兼佐以堵塞之义,则空窍之风,无隙可乘。乃仿《金匮》侯氏黑散,内取桂枝、牡蛎、菊花驱风填窍,更取叶氏养肝熄风之法,如首乌、黑芝麻、金钗、钩藤、桑叶、荷叶之属,不数剂,诸病如失。此症余经验颇多,向未发明,学者鉴此,当知治法矣。

（清·谢星焕《得心集医案》）

【按语】

汪某年过五十,患偏头痛症。谢氏诊其左脉浮大,是为内风虚风之证。乃仿《金匮》侯氏黑散,以桂枝、牡蛎、菊花驱风清窍;更取叶天士养肝熄风之法,用首乌、黑芝麻、石斛、钩藤、桑叶、荷叶之属,不数剂其病如失。他山之石,可以攻玉。谢氏学识渊博,善于利用古人经验,用于实践,屡试不爽。

5. 肝肾阴虚

黄锦盛,头左大痛,医以为偏头风,凡疏风清火之药,服之其疼愈甚。观其脉盛筋强,纵欲必多,以致水因下竭,而火愈上炽,宜养肝以熄风,滋阴以潜阳。仿仲景济阴复脉之例,参入嘉言畜鱼置介之法,与何首乌、阿胶、胡麻、麦冬、白芍、菊花、桑叶、牡蛎、龟板，药下其痛立止。唯其房劳不节，加以服药不坚，宜其愈而复发也。凡阴虚头痛之症，法当准此。

（清·谢星焕《得心集医案》）

【按语】

肝肾阴虚型头痛，以肝肾阴虚为主。因肾为先天之本，主精，能生髓充脑；肝属木，主升发，与肾同源。若肾阴肾精亏虚，脑海失充，失于濡养，不荣则痛。谢氏对本例头痛，观其脉盛筋强，认为是水亏火炽，肝肾阴虚所致，故以养肝熄风，滋阴潜血为治，全方以何首乌、阿胶、龟板滋养阴肾之阴，菊花、白芍、桑叶、麦冬、牡蛎柔肝熄风。谢氏认为凡阴虚头痛之症，法当准此。全方药简效佳，可资参考。

6. 清阳不升

曾魁星，六月由家赴湾，舟中被风寒所客，恶寒头痛，连进发表，头痛愈甚。又与归、附、芎、芷之属，痛愈不耐，呻吟床褥。同事中，见表之加重，补又加重，且有呻吟不已之状，莫敢措手。余诊之，脉来浮缓，二便胸腹如常，问其所苦，仅云头痛，问其畏寒，亦唯点额，又问饮食若何，则曰腹中难过，得食稍可，又不能多食，所以呻吟也。余曰："此中气大虚，清阳不升，浊阴不降，以致头疼不息，过辛过温，非中虚所宜。本宜补中益气，则清阳可升，浊阴自降，而头患自除，中虚自实。但因前药辛温过亢，肾水被劫，故舌苔满黄，小水短赤，故用益气聪明汤。"果一剂而愈。可见医贵精思，不可拘泥也。

益气聪明汤

黄芪	人参	白芍	甘草
黄柏	蔓荆	升麻	葛根

（清·谢星焕《得心集医案》）

【按语】

《素问·阴阳应象大论》云："故清阳出上窍，浊阴归下窍。"脑为元神之府，五脏开窍之所，清气不升，清窍失养，不荣则痛。故清阳不升往往为头痛的主要病因之一。本例头痛脉来缓慢，二便胸腹如常。谢氏归结为清阳不升，浊阴不降，以致头痛不息。结果用益气聪明汤，在黄芪、人参补气基础上，加入蔓荆子、升麻、葛根等升清之品，一剂而愈。通过本例诊治，谢氏教诫，"医贵精思"，可谓一语中的。

7. 痰火上攻

傅璜生，苦头痛，呕吐黄水胶痰，口渴喜饮热汤，发热恶寒，诊得寸口洪滑。此诸逆冲上，皆属于火之症。因令先服滚痰丸，继服小承气，一剂头痛如失，呕吐亦止，外症反加热象，目赤鼻干，小水短赤，咽喉作痛，口渴喜热。细察之，悉属阳明之火，其喜热饮者，同气相求之义，有非中寒者比，遂与竹叶石膏汤加茶叶。一剂诸症方清，后与六味丸调理而痊。可见医之为道，权变在人，倘入庸手，见其恶寒呕吐，错认外感，误投散剂，其火岂不愈升乎？又如口渴喜热属寒之论，要未可胶柱而鼓瑟也。

滚痰丸

青礞石　　　　大黄　　　　黄芩　　　　沉香

小承气汤

大黄　　　　厚朴　　　　枳实

竹叶石膏汤

见前66页

（清·谢星焕《得心集医案》）

【按语】

对于傅某痰火上攻之头痛，谢氏诊得寸口洪滑，认为是"诸逆冲上，皆属于火"。先服滚痰丸和小承气汤，药属对症，一剂头痛如失，呕吐亦止。但外症反加热象，出现目赤鼻干，小便短赤，咽喉作痛，口渴喜热的症状，谢氏及时调整用药，遂与竹叶石膏汤加茶叶，再用六味地黄丸调理而痊。谢氏知权达变，层层深入，不固步自封，甚为可取。

8. 阴虚头痛

许某，男、干部。

左侧头痛不止，历以偏头风治之，以疏风清火之药，服之疼痛愈甚。其面潮红、五心烦热、腰膝酸软，脉弦细尺弱，此系肾水下竭，而虚火上炽所致的阴虚头痛证，治宜滋水涵木，达到养肝熄风，滋阴潜阳之效。

阿胶10g	龟板10g	何首乌20g	菊花6g
白芍15g	桑叶10g	生牡蛎24g	胡麻仁10g
麦门冬10g	黑芝麻15g	枸杞子10g	

服药后痛止。后因房事不节头痛又作,以此法治之即愈。告之房事调节而未再发。

(章天生、何晓晖《赣东名医·王法良》)

【按语】

肾虚髓海气虚,脑失所养,是头痛常见的原因。但肾虚分为阴虚与阳虚两大类。阴虚头痛常伴有面色潮红,五心烦热,腰膝酸软等肾阴下竭症状,兼虚火上炽则阴不制阳,出现阳气亢盛表现。王氏对本病采取滋水涵木法,以取养肝熄风、育阴潜阳之效。针对病因,万氏叮嘱患者调节房事,以防复发。本例患者初时误诊为偏头痛,用疏肝清火药服之每况愈下,王氏通过治病求本,滋肾水以涵肝木才使治疗走入正道。

9. 瘀血头痛

夏某,女、63岁。

多年来两太阳穴痛如锥钻,时止时作,痛则前额青筋暴露,遇怒即发,久治未效。现头痛加剧,痛有定处,两眼圈发青,舌质暗红,边有瘀点,脉弦涩。叶天士云:"初病在经,久病入络。"故诊为瘀血头痛,宜活血逐瘀,疏通经络。

桃仁 8g	红花 6g	当归 10g	生地 15g
赤芍 10g	全虫 3g	白芷 8g	牛膝 12g
细辛 5g			

四剂痊愈。

(章天生、何晓晖《赣东名医·王法良》)

【按语】

清代叶天士络病学说对后世医学有深远影响。叶氏认为:"初为气结在经,久则血伤入络。""百日久恙,血络必伤。"从而提出了"久病久络"的思想。叶氏又指出:"然其独得之奇,犹在乎治络一法。久痛必入络,络中气血,虚实寒热,稍留有邪,皆能至痛。"据此提出了通络治法。本例患者,多年来两太阳穴痛如锥钻,痛有定处,两眼圈发黑,舌质暗红,边有瘀点,脉弦涩,一派瘀血阻络表现,故王氏采用活血逐瘀、疏经通络之剂使头痛痼疾四剂而愈。

10. 肾虚头痛

陈某,女,38岁,农民。

1960 年 10 月 3 日,初诊。头痛迁延 3 月,两侧尤甚,曾服鲁米那、止痛片等,可暂时缓解,但药后精神萎靡,且反复发作。现症见前额及二侧疼痛不休,暮则尤甚,痛如刀劈,按之减轻。伴见腰痛不能俯仰,耳鸣,四肢乏力、小便清长、舌质淡红,苔白而润,脉沉细无力。证属气血亏损,髓海空虚,以致阳虚内寒,气血运行受阻,不通则痛。治宜培补气血,温阳益肾。

鹿胶 9g	黄芪 24g	当归 9g	党参 9g
白芍 9g	枸杞 9g	熟地 9g	杜仲 9g
川断 9g	橘皮 6g	熟附片 6g	川芎 5g
肉苁蓉 9g			×5 剂

1960 年 10 月 7 日,二诊。服上方头痛如前,腰痛稍减,病久根深,久痛入络,缠绵难愈,仍照原方当归增至 12g,加红枣 5 枚,全蝎片 5 分(另包吞服),5 剂。

1960 年 10 月 11 日,三诊。头痛大减,腰痛消失,精神转佳。再守原方,继服十剂后,病告痊愈。

(章天生、何晓晖《赣东名医·万贤伯》)

【按语】

《素问·五脏生成篇》谓:"头痛巅疾,上实下虚,过在足少阴、巨阳,甚则入肾。"肾主骨生髓。脑为髓之海。髓海空虚,可致头痛。本例患者头痛迁延三月之久,伴见腰痛耳鸣、四肢乏力、小便清长、脉沉细无力。傅氏判定证属气血虚损,髓海空虚,气血运行受阻,不通则痛,治用温阳益肾,培补气血。又考虑到久病入络,方中当归增量,服后头痛大减,腰痛消失,精神转佳;再守服原方,病告痊愈。

11. 阴亏阳亢

杨某,男,50 岁。

1976 年 1 月 11 日,初诊。头晕,头痛,心悸,口燥,四肢疲软,步履飘浮。舌尖深红,脉弦滑。血压 190/100mmHg。病为肝阳上亢。治以平肝潜阳。

夏枯草 10g	杜仲 10g	黄芩 10g	黄连 5g
煅石决 10g	生地 12g	川牛膝 7g	丹参 10g
青箱子 10g	白芍 10g	蔓荆子 10g	甘草 4g

复诊。头晕减轻,步履稳当,血压下降到 120/80mmHg。舌尖深红有减,脉弦象有减。治守原法。

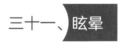

越鞠汤

夏枯草 15g	杜仲 10g	黄芩 10g	黄连 5g
丹参 10g	生地 12g	天麻 5g	菊花 10g
白芍 10g	蔓荆子 10 g	甘草 4g	

×7 剂

（何晓晖、黄调钧《赣东名医·李元馨专辑》）

【按语】

中医对头痛的认识较早,在殷商甲骨文中就有"疾首"的记载。《内经》中称本病为"脑风""首风"。《素问·五脏生成篇》提出了"是以头痛巅疾,下虚上实"的观点。金元以后,对头痛病的认识日臻完善。本案患者,头晕头痛心悸,步履飘浮,血压高达 190/100mmHg,李氏诊其脉弦滑,舌尖深红,判为肝阳上亢,治为平肝潜阳,方以龟板、生地滋肾水,石决明、白芍、夏枯草平肝潜阳,青葙子、黄连、黄芩清肝火,牛膝引血下行,丹参清心凉血,蔓荆子清利头目,甘草调中。服后头晕减轻,步履稳当,血压下降。李氏在原方基础上,加天麻、菊花,增强平肝熄风力量,以平肝降压。

三十一、眩晕

1. 厥巅之疾

吴添官生母,时多暴怒,以致经行复止。入秋以来,渐觉气逆上厥,如畏舟船之状,动辄晕去,久久卧于床中,时若天翻地覆,不能强起。百般医治不效,因用人参三五分,略宁片刻,最后服至五钱一剂,日费数金,意图旦夕苟安,以视稚子。究竟家产尽费,病转凶危。大热引饮,脑间有如刀劈,食少泻多,已治木无他望矣。闻余返娄,延诊过,许以可救,因委命以听焉。余以怒甚则血菀于上,而气不返于下者,名曰厥巅疾。厥者,逆也。巅者,高也。气与血俱逆于高巅,故动辄眩晕也。又以上盛下虚者,过在少阳。少阳者,足少阳胆也。胆之穴皆络于脑,郁怒之火,上攻于脑,得补而炽,其痛如劈,同为厥巅之疾也。风火相煽,故振摇而热蒸。土木相凌,故艰食而多泻也。于是会

《内经》铁落镇坠之意,以代赭石、龙胆草、芦荟、黄连之属,降其上逆之气;以蜀漆、丹皮、赤芍之属,行其上菀之血;以牡蛎、龙骨、五味之属,敛其浮游之神。最要在每剂药中,生入猪胆汁二枚。盖以少阳热炽,胆汁必干,亟以同类之物济之,资其持危扶颠之用。病者药一入口,便若神返其舍,忘其苦口,连进十余剂,服猪胆二十余枚,热退身凉,饮食有加,便泻自止,始能起床行动数步,然尚觉身轻如叶,不能久支。仆恐药味太苦,不宜多服,减去猪胆及芦龙等药,加入当归一钱,人参三分,姜枣为引,平调数日而全愈。

(清·喻昌《寓意草·吴添官乃母巅疾及自病真火脱出治验》)

【按语】

《素问·至真要大论》谓:"诸风掉眩,皆属于肝。"足厥阴肝经之脉,上出于前额,与督脉会合于巅顶。患者吴母,时多暴怒,以至经行复止,入秋以来,渐觉气逆上厥,如畏舟船之状,动辄晕去,久久卧于床中,时若天翻地覆,不能强起,家产尽费,病转凶危,大热引饮,脑间有如刀劈,食少泻多。喻氏诊为厥巅病,认为厥者逆也,巅者高也,气与血俱逆于高巅,故动辄眩晕也。又因上盛下虚者,过在少阳,少阳者足少阳胆也。胆之穴皆络于脑,郁怒之火,上攻于脑,得补而炽,其痛如劈。同为厥巅之疾也。风火相煽,土木相凌,故艰食而多泻也。喻氏在治疗上遵《内经》铁落镇坠之意,以代赭石、龙胆草、芦荟、黄连之属,清肝镇逆,降其上逆之气;以蜀漆、丹皮、赤芍之属,行其上菀之血;以牡蛎、龙骨、五味之属,敛其浮游之神。最重要的是每剂入猪胆汁两枚。猪胆汁据《随息居饮食谱》载"补胆清热,治热痢,通热痹,治厥巅疾"。患者连服十余剂,用猪胆二十余枚,热退身凉,欲食有加,便泻自止。考虑到药味太苦,不宜多服,减去猪胆及芦荟、龙骨等药,加入当归、人参、姜、枣,调养而愈。

2. 肝风上扰

江某,年四十九岁。前议肝阳挟内风,上腾为病,遂致昏冒耳鸣,心烦惊怖多恐,竟夜不寐。进和阳镇摄法,神识略安,唯左胁中动跃未平。犹是肝阴不足,肝阳偏亢,内风不息,至舌干口燥,乃胃津已乏,无以灌溉于上。且肝风内扰,阳明最当其冲犯,法当清养阳明为最要。盖胃属腑,腑强不受木火来侵,病必自减,依理极是。

| 东洋参 | 知母 | 生地 | 石斛 |
| 麦冬 朱砂染 | 枣仁 | 白芍 | 炙草 |

(清·李铎《医案偶存·肝风》)

287

【按语】

《素问·至真要大论》谓:"诸风掉眩,皆属于肝。"叶天士《临证指南医案》也说:"肝为风木之脏,因有相火内寄,体阴而用阳。"如肝阴不足,或肝失疏泄,易引起肝阳偏亢,肝风内动。本案患者因肝阳挟内风上腾为病,遂致昏冒耳鸣,心烦惊怖多恐,竟夜不寐。李氏认为是肝阴不足,肝阳偏亢,内风不息。同时考虑到患者舌干口燥,李氏认为是胃津已乏,无以灌溉于上。所以在治法上他提出:"法当清养阳明为最要,盖胃属腑,腑强不受木火来侵,病必自减。"所以方以生地、麦冬、知母、石斛清养胃阴为主,协以白芍柔肝养肝,酸枣仁敛汗安神,人参、炙甘草补气阴。全方并未直接平熄肝风,但胃腑得安,肝自平复。李氏不拘一格,治疗本案肝风上扰,可谓有曲径通幽之妙。

3. 阴虚眩晕

杨镜轩,年四旬。眩晕,烦劳即发,兼之不寐,四肢麻痹,是水亏不能涵木,肝内动上腾之象。大凡劳则阳升而风动,此固一定之理。且能食胃强,是以进六君补中无效,议和阳熄风,滋阴育肝法,并当加意静养,勿劳为宜。

黑芝麻	地黄	煅磁石	煅牡蛎
炒菊花	炒芍	龟胶	石斛
			霜桑叶十片引

风家多眩晕,升之不熄为风,得真水以涵濡真气制伏木火,自生生不息矣。(寿山)

(清·李铎《医案偶存·肝风》)

【按语】

肝为将军之官,其性刚劲,体阴而用阳,在五行属木,以升发为其生理特性,主一身阳气升腾,而易旋转化风,故谓风为肝之本气。叶天士《临证指南医案》亦认为眩晕乃"肝胆之风阳上冒"。本案患者眩晕遇劳即发,兼之不寐,四肢麻痹。李氏诊后认为是水亏不能涵木,肝风内动上腾之象,所以用滋阴育肝、和阳熄风之法,此亦"得真水以涵濡真气制伏木火"之义。全方以龟胶、石斛、地黄、黑芝麻滋肾水,菊花、白芍、桑叶清肝柔肝,加之磁石、牡蛎平肝潮阳,共奏滋水涵木之功效。

4. 肾虚头晕

临江府教谕艾至堂广文,五月念二日诊,左寸虚微,肝肾脉按之如丝,右寸独豁大,右尺亦衰,所喜胃脉和缓,然皆右大于左,于男子脉为逆。长夏之际,脉象偏衰,是阴阳有不和协之机。按肺主气,肾纳气;肾为气之本,肺为气之主。凡喘气上冲,不能接续,是肾气不归元也。据病原,自交春以来,常有眩晕厥逆不适,延至夏至节前加剧,神气散越,昏冒言微,汗出烦躁,手厥逆,足心热。医进熟地、归、萸阴柔之剂,更加不寐,辄自重进桂、附理阳之属,渐次就愈。按夏至一阴生,望六之年,真阳衰乏,阴盛于夏。其为阳不腾阴,昭然可微矣。今病虽愈,而脉象未平,且气弱神疲,语言犹气不足,喜静默而怯动,寐不安神,每交午正阳旺之候,必发焦烦,以及亥子交界之时,依然烦躁不适。其阴阳枢纽,两不相接。阳气飞越,阴不能吸,又为明征焉,又自述丹田觉若空谷,此系玉堂、关下穴精气所聚之乡。精者,人身之本也。是故精满,则气壮;气壮,则神旺;神旺,则身健;身健,则病少。今精、气、神三者皆亏,骤难填复,加以气主之脉独大。仲景云:大则病进。恐将来难免反覆之虞。目前,徐先生所进之方,既属妥洽,毋庸疑议。鄙见欲具一善后之法,早为防御,议大补元阳,当佐以镇摄下焦,填补精髓,协和阴阳,为王道之治,拟呈高明政之。

病虽在上根起于下,善后之方宜备,兄于斯道,可谓三折肱矣。(寿山)

(清·李铎《医案偶存·眩晕》)

【按语】

慢性头晕是多发病、常见病,临床以虚者为多。《景岳全书》指出:"眩晕一证,虚者居其八九,而兼火兼痰者,不过十中一二耳。"又强调:"无虚不能作眩。"肾为先天之本,主藏精生髓。脑为髓海,年老体衰,肾精不足,或房事不节,操劳过度,肾精耗伤往往是眩晕致病之因。本例患者,常有眩晕厥逆不适,从春延至夏至节前加剧,神气散越,昏冒言微,汗出烦躁,手厥逆,足心热。患者自述丹田觉若空谷。李氏认为此系玉堂关下穴精气所聚之乡,而精者,人身之本。诊其脉,肝肾脉按之如丝,右尺亦衰,于是提出大补元阳,当佐以镇摄下焦,填补精髓,协和阴阳,为玉道之治。李氏上病下治,治病求本,颇受启迪。

5.风火痰扰

何某,女,58岁。

1962年8月30日,初诊。眩晕,耳鸣,头重痛,起则欲仆,动则呕痰,胃脘灼热,口干饮冷,肢软,走路不稳。舌苔光剥,脉沉弦而滑。病已2月余,经治无效。经云:"诸风掉眩,皆属于肝"忧郁恼怒,化火生痰,肝胃之阴液耗损,厥阴风火挟痰上扰清空。治以育阴泻火,化痰熄风为主。

黄连5g	龙胆草7g	黄芩7g	菊花10g
生地12g	天麻10g	白芍10g	石斛10g
蔓荆子10g	刺蒺藜7g	僵蚕7g	川芎5g
制南星7g	藁本5g		

×5剂

1962年9月13日,二诊。眩晕大减,呕吐已止,胃脘灼热已除,仍觉头重耳鸣。舌苔薄白,脉沉弦而滑。火热已平,风阳渐熄。宜原方去苦寒泻火,加咸寒滋潜,以翼全功。

夏枯草12g	天麻10g	石决明10g	龟板10g
菊花10g	生地12g	白菊花10g	石斛10g
制南星6g	僵蚕7g	刺蒺藜7g	蔓荆子10g
藁本6g	磁朱丸5g		

×5剂

（何晓晖、黄调钧《赣东名医·李元馨专辑》）

【按语】

眩晕病因复杂,内伤外感之邪,或虚或实都可引发本病。关于眩晕最早记载见于《黄帝内经》,其中有"诸风掉眩,皆属于肝。""上虚作眩"等记载。到金元时期,朱丹溪有"无痰不作眩"之说。本案眩晕、耳鸣起则欲仆,动辄呕痰。李氏诊其脉沉弦而滑,审因论治,认为是忧郁恼怒,化火生痰,厥阴风火挟痰上扰清窍所致,于是以龙胆泻肝汤之龙胆草、黄连、黄芩、生地泻肝胆之火,以制南星、僵蚕祛痰熄风,天麻、白芍、石斛滋阴平肝,蔓荆子、刺蒺藜、菊花、川芎清利头目。通过标本兼治,使风阳渐熄,痰火祛除而安。

6. 气血两虚

邹某,女,35岁。

1976年10月24日,初诊。素体虚弱,经常头昏目眩,甚则仆地,面色㿠白,唇爪不华,精神萎靡不振,腰酸肢软,食欲不振。舌淡,苔薄白,脉细弱。此为气血两虚。宜予双补气血。

| 党参 10g | 白术 10g | 炮附子 5g | 茯苓 5g |
| 当归 5g | 熟地 10g | 白芍 5g | 甘草 4g |

×5 剂

1976 年 10 月 29 日,二诊。头昏目眩减轻,精神好转,但胃纳不佳。仍以前法加减。

| 党参 10g | 白术 10g | 炮附子 10g | 公丁香 3g |
| 白蔻仁 3g | 黄芪 10g | 当归 10g | 甘草 4g |

×5 剂

（何晓晖、黄调钧《赣东名医·李元馨专辑》）

【按语】

眩晕一症,历代医家多有论述。明代张景岳引经据典,认识有独到之处。他认为"虚证居其八九,而兼火兼痰者不过十中之一二耳",主张"当以治虚为主而酌兼其标",对后世影响深远。本案患妇素体虚弱,经常头昏目眩,面色㿠白,唇爪不华,精神萎靡不振,腰酸肢软。李氏诊其苔薄白,脉细弱,辨为气血两虚。其处方由四部分组成,一是四君子汤补气健脾,二是当归补血汤益气生血,三是附子温阳益气,四是熟地、白芍滋补阴血。患者服药后眩晕减轻,李氏去熟地、白芍,加丁香、白豆蔻醒脾健运,使气血生化有源。于是患者气旺血盛,虚眩告愈。

三十二、不寐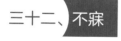

1.肾虚不寐

钱赞府,客秋患脱症,下元属虚,迭进芪、术、地、归、桂、附颇效。而左胁气扇,夜难成睡,至今未除,服尽归脾养心之剂不应。面色㿠白,舌尖深红,肢体怠倦,脉来虚软,此乃心、脾、肝、肾俱病。前服归脾养心之剂,未能疗及肝肾,而不寐由于气扇,气扇由于阳明脉络空虚,肝风得以内鼓,是填纳封固之法,万不可少。今议专以甘温填纳封固之品,服至十剂,饮食倍常,夜寐得安,乃二十剂,左胁之气亦不鼓矣。可见医者得心应手之妙,务在分清病源而已。

附方

熟地	白术	山萸	当归
石脂	牡蛎	枣仁	山药
肉桂	附子	甘草	枸杞

（清·谢星焕《得心集医案》）

【按语】

钱某病后体虚，左胁气扇，夜难成睡，服归脾养心之剂不效。面色㿠白，舌尖深红，肢体怠倦，脉来虚软。谢氏认为是心、脾、肝、肾俱病。归脾调养心脾，但未能顾及肝肾。肝藏血，血为神之宅；肾主封藏。于是他改用填纳封固之法，增加熟地、山茱萸、山药、枸杞、肉桂、附子，专以甘温填纳肝肾，用酸枣仁、牡蛎养肝镇心安神，于是饮食倍常，夜寐得安。

2. 胆怯不寐

曾治一老人，年六十余。患虚烦不得睡，大便坚如弹丸，数日一解，腹内一道热气自脐下冲上，随即昏乱欲绝，医两月不愈。一医用花粉、知母、芩、连、大黄，连进二帖，几危殆。余诊得六脉弦劲，与竹茹温胆汤，按十一脏取决胆也。自午服一瓯，热气至心下而止；晡时又服一瓯，其热气至脐下而不至脐；戌初又进一盏，热气不复上升矣。随以滋阴润下药，一大剂，大便遂通，安神熟睡。调理旬余而愈。

（清·李铎《医案偶存·不寐》）

【按语】

不寐的病机总属阳盛阴衰，阴阳失交。《素问·灵兰秘典论》："心者，君主之官，神明出焉。"《素问·六节脏象论》又说："凡十一脏取决于胆。"胆者，中正之官，需君主之统帅，而君主需中正之官行令决断。《沈氏尊生书》谓："心胆俱怯，心虚烦不眠。"心虚胆怯成为中医治疗失眠的重要证型。本案患者的年六十余老人，患虚烦不得睡，大便坚如弹丸，数日一解，医两月不愈。李氏诊得患者六脉弦动，与服竹茹温胆汤，随以滋阴润下药，大便遂通安神熟睡，调理旬余而愈。

3. 心肾不交

刘某，男，32 岁。

1977 年 9 月 12 日初诊，头昏神疲，夜烦不安，难以入睡，甚至彻夜不眠，今日即乱梦纷纭,食欲不振,口苦微干。前医投归脾汤无效,改酸枣仁汤亦不应,久经中西医治疗,历时二月不愈。舌质红,苔净,脉弦按之无力。此属心肾不交。治宜交通心肾。

熟地 20g	知母 10g	龟板 15g	淮山 15g
酸枣仁 10g	五味子 7g	麦冬 15g	黄连 5g
肉桂 1.5g	丹参 10g	夜交藤 15g	合欢皮 10g
			5 剂

1977 年 9 月 17 日复诊,夜能入眠,但梦仍较多,精神好转,食量增加。舌红,苔净,脉弦细。效不更张,原方再进 5 剂,以图巩固疗效。

(何晓晖、黄调钧《赣东名医·李元馨专辑》)

【按语】

中医学把《周易》图形与卦象引以说明人体的生理病理状态,提出了心肾相交与心肾不交的概念。"心肾不交"最早记载于宋代陈自明《妇人大全良方》。现代部分工具书及《中医基础理论》教材将心肾不交证称为"心肾阴虚阳亢证""心肾阴虚火旺证"。本例患者头昏神疲,夜烦不安,难以入睡,甚至彻夜不眠,舌红、苔净,脉弦细。李氏诊为心肾不交,治以交通心肾。方以大补阴丸、交泰丸为主,配以夜交藤、合欢皮、酸枣仁、五味子等安神药味,使肾水上济于心,心火下达于肾,水火既济,心肾得交,而助眠入睡。

4. 阴虚阳亢

雷某,男,26 岁。

1965 年 8 月 31 日,初诊。心慌心悸,胸闷气憋,脑鸣头痛,卧不能寐,倦怠,纳可。舌苔黄腻,脉弦滑。西医诊断为"神经官能症"。病为阴血亏虚,心火内炽,肝阳上亢。治宜滋阴泻火,平肝潜阳。

黄连 5g	熟地 20g	龟板 15g	白芍 5g
阿胶 10g	菊花 10g	天麻 6g	夏枯草 10g
钩藤 10g	石决明 10g	刺蒺藜 10g	薰本 5g
蔓荆子 10g	磁珠丸 10g		
			×3 剂

1965 年 9 月 3 日,二诊。心慌气憋见轻,头痛脑鸣有减,睡意颇浓,入睡

梦多,精神好转。舌苔薄黄而干,脉弦滑。

黄连 5g	熟地 20g	龟板 15g	白芍 10g
菊花 10g	蔓荆子 10g	天麻 6g	钩藤 12g
刺蒺藜 10g	夏枯草 10g	藁本 5g	石决明 10g
石斛 10g	麦冬 10g	磁珠丸 5g	

×5 剂

1965 年 9 月 8 日三诊,诸证俱失,精神转佳,为巩固疗效,守方再进 6 剂。

(何晓晖、黄调钧《赣东名医·李元馨专辑》)

【按语】

天麻钩藤饮是一首经典的平熄内风的方剂,最早载于近代胡光慈《杂病证治新义》一书,具有平肝熄风、清热活血、补益肝肾的功效,主治阴虚阳亢引起病证。本例患者,心慌心悸,胸闷气憋,脑鸣头痛,卧不能寐,舌苔黄腻,脉弦滑。李氏判为阴血亏虚,心火内炽,肝阳上亢,治用滋阴泻火,平肝潜阳。他以天麻钩藤饮为主,加龟板、麦冬、熟地、白芍、菊花增强养阴予肝功能,以黄连、夏枯草、石决明、蔓荆子清热平肝熄风,另加磁朱丸重镇安神。患者服药后诸症俱失,精神转佳,再守方巩固疗效。

三十三、耳鸣

1. 肾虚耳鸣

人身有九窍。阳窍七,眼耳鼻口是也;阴窍二,前后二阴是也。阳气走上窍,而下入于阴位,则有溺泄腹鸣之候;阴气走下窍,而上入于阳位,则有窒塞耳鸣之候。故人当五十以外,肾气渐衰于下,每每从阳上逆。而肾之窍开于耳,耳之聪司于肾。肾主闭藏,不欲外泄。因肝木为子,疏泄母气而散于外,是以谋虑郁怒之火一动,阴气从之上逆,耳窍窒塞不清,故能听之近不碍,而听远不无少碍。高年之体,大率类然。然较之聋病,一天一渊。聋病者,其窍中另有一膜,遮蔽外气,不得内入,故以开窍为主。而方书所用石菖蒲、麝香等药,及外填内攻等法者,皆为此而设。至于高年,阴气不自收摄,越出上窍,此理从无一人会及,反以治少壮耳聋药,及发表散气药,兼带阴虚为治,是以百无一效。不知阴气至上窍,亦隔一膜,不能越出窍外,止于窍中泪泪有声,如蛙鼓蚊锣,鼓吹不已。以故外入之声,为其内声所混,听之不清。若气稍不逆上,则听稍清;气全不逆上,则听全清矣。不肖悟明此理,凡治高年逆上之气,屡有奇效。方中大意,全以磁石为主,以其重能达下,性主下吸,又能制肝木之上吸故也。而用地黄、龟胶群阴之药辅之,更用五味子、山茱萸之酸以收之,令阴气自旺于本宫,不上触于阳窍,由是空旷无碍。耳之于声,似谷之受响,万籁之音,尚可细聆,岂更与人声相拒,艰于远听耶!此实至理所在,但医术浅薄之辈,不能知之。试观人之收视而视愈明,返听而听愈聪者,然后知昌之斯言,非臆说也。谨论。

(清·喻昌《寓意草·面论大司马王岵翁公祖耳鸣用方大意》)

【按语】

《素问·阴阳应象大论》谓:"年五十,体重,耳目不聪明矣。"《景岳全书》载:"耳为肾窍,乃宗脉之所聚……故人于中年之后……皆是阴衰肾亏而然。"本案喻昌论治大司马王岵翁耳鸣一案亦云:"故人当五十以外,肾气渐衰于下,每每从阳上逆。而肾之窍开于耳,耳之聪司于肾。肾主闭藏,不欲外泄。"他指出,至于高年,阴气不能收摄,止于窍中汩汩有声,如蛙鼓蚊锣,鼓吹不已。在治疗上,他强调因人制宜,要考虑年龄因素,千万不能以治少壮耳聋药,如石菖蒲、麝香等,及发表散气药。他拟订凡治高攫逆上之气方,屡有奇效。方以磁石为主,以奇重能达下,唯主下吸,又能制肝木之上吸故也;而用地黄、龟胶群阴之药辅之;更用五味子、山茱萸之酸收之。令阴气自旺于本宫,不上触于阳窍,由是空旷无碍。他特别在案后附文《答岵翁公祖书》中提到滚痰丸,少壮用之,多有效者。但他不用此方,以其大损脾胃,且耗胸中之气。他坚持年高之人,肾水已竭,真火显露,然则应对壮水为主,以制阳光,如灯中添油,而灯焰自小诚为良治。喻氏治高年患者处方用药,说理透彻,用药精当,可以福泽老年肾虚耳鸣患者。

2. 耳鸣失聪

周某,年四十余。因夜行,闻风声疑为鬼祟,心中忐忑,疾走而回。此夜憎寒发热,天明寒热退,而耳鸣失聪,越三日求治于医。医以益气聪明汤,重用黄芪,嘱服数贴,耳愈声闭,转求于余。余细绎其故,猝然因惊恐而耳失聪。盖惊则伤心,恐则伤肾,明是心肾交病,宜乎益气升阳,所不中窾矣。况疾走而回,气逆不下者乎。又闻风声而惊疑致病,势必风邪入耳,与气相搏,故是夜寒热互作。医者早知用疏风散邪、下气通窍之法,继以补心肾而镇逆,何致耳愈聋闭也。余用三因方,以全蝎四十九个去梢洗净,生姜切厚片如数,铺砂锅内,置蝎于姜片上慢火烙姜片至黄色,蝎干研为细末,菖蒲酒调,夜间徐徐尽量饮醉,五更睡醒,觉耳中哄哄划然一声,而听聪矣。然亦时闭时聪,阴以磁石、龟甲、沉香、远志、菖蒲、牛膝、锁阳、辰砂、熟地、苁蓉之类,服二十剂,耳聪如旧。

聪因夜行受惊,恐而顿失,此亦一奇,不用奇方以治,乌乎能。(寿山)

(清·李铎《医案偶存·耳》)

【按语】

本案患者因惊恐而耳鸣失聪。耳为肾之窍,惊则伤心,恐则伤肾。前医以益气聪明汤,重用黄芪,促使病情每况愈下。李氏主张疏风散邪下气通窍,继以补心肾而镇逆,他利用全蝎虫类药辛香走窜,用龟甲、磁石滋阴潜阳,锁阳、熟地、苁蓉、牛膝补肾填精,石菖蒲、远志、沉香豁痰开窍,辰砂镇心安神,审证求因,标本兼治,交通心肾,服二十剂,耳聪如旧。

三十四、脑鸣

1. 阳虚脑鸣

黄玉波先生,仪容魁伟,器宇轩昂。咸丰乙卯夏月奉檄来江,识先生于盱江舟中。窃见形神欠爽,面色滞晦,天庭太阳,尤有阴晦之象,知其必有阴寒头痛、头眩之症。晋接之间,先生谦光下济,刍荛必采,谈次,以铎为知医,属诊脉疏方图治。诊得寸尺脉皆微弱,唯右关滑大而虚。素有头重而眩,尤苦脑鸣,精神困倦,临事不适,饮食日少,饱嗳时作。以脉症合参,明是阳虚阴盛之候。凡阳气虚不能行营卫,肝肾阴气上溢于阳经,故晦色显于面庭,此一征也。又东垣曰:五脏六腑皆禀受于脾,上贯于目,脾虚则五脏精气皆失所司,不能归明于目矣。若客邪乘虚,随眼系入于脑,则脑鸣而头眩,此为病之根原也。阅先生所服之药,悉是滋阴补肾,使下焦之阴愈盛,而上焦之阳愈虚。头为诸阳之首,且令阴气上加于头,故头重而眩。太阳脉络于脑,又为寒水之经,阴邪内客,而干巅顶,故脑鸣。依此而论,则为阴药所误无疑,故足以增病也。铎谨拟一法,专补其阳,用术、附、椒、姜、蔻、半、芩、桂之类,使离照当空,群阴退避。若阴邪一退,则精神顿健,容颜光泽,诸病自愈矣。

先生迩时见案甚悦,极蒙奖饰,谓:"渠福州医士,概以肾虚精亏为治,从无一人论到阳虚致病,阴药为害者。拜服云云。"同舟至湾,辱承不弃,就医于培德药肆。延留旬日,秽亵良多,幸服药获效,藉慰葵忱,别后当蒙,齿及尤征大君子爱人靡己之深情矣。每念先生十年中,借途百里,历任专城,生佛万家,荆州一面,勉效药笼之用,常怀樾阴之依,知遇如此,良不易矣。

(清·李铎《医案偶存·阴阳虚症》)

【按语】

脑鸣是指自觉脑中有声音鸣响,或如虫鸣,或如蝉叫,或如雷鸣。此多与情志所伤、饮食不节、劳倦内伤有关。主要责之于肝、脾、肾三脏。《灵枢·海论》曰:"脑为髓海……髓海不足,则脑转耳鸣。"本案患者形神欠爽,面色晦滞,天庭太阳,尤有阴晦之象,素有头重而眩,尤苦脑鸣。李氏经脉症合参,辨为阳虚阴盛之候。他认为前医悉用滋阴补肾之药,使下焦之阴愈甚,而上焦之阳愈虚。于是他专补其阳,用术、附、椒、姜、蔻、半、苓、桂之类,益火之源,以消阴翳。认为若阴邪一退,则精神顿健,容颜光泽,诸症自愈。

2. 脑鸣肢痹

赵近仁,年将五十,须鬓已苍,左臂自肩臑肘胛,麻木不舒,脑中鸣响。医者见其满面油光,饮食如常,辄称其气血之华,谁识真阳外露,肝风内鼓。所服之药,不出独活寄生汤之法,欲为驱风,适以招风,乃由平时不讲内外之风故耳。即有进以八珍之属,冀其血行风灭,无如杯水车薪,不济所事。且值冬初,寒风凛冽,木叶尽脱之际,渐显头眩耳鸣肢堕等症。余诊脉象缓大,知水不濡木,肝风始张,肾气将腾,卒倒、痱中之日来矣。授以河间地黄饮子,加鹿茸,大剂煎服,欲其火归水中,水能生木,兼制扶桑丸,用以流利关节,祛湿润燥。服至腊月,肢体劲强,神采内蓄,自觉神魂返宅,适因岁暮,停药未进,故头眩虽息,而脑鸣未止。应知髓海难充,亦功亏一篑之过耳。

地黄饮子

地黄	巴戟	山萸	苁蓉
附子	肉桂	石斛	茯苓
菖蒲	远志	麦冬	薄荷
五味	姜	枣	

(清·谢星焕《得心集医案》)

【按语】

赵某年且五十,冬初渐显头眩耳鸣,肢堕等症。谢氏诊其脉象缓大,知水不涵木,肝风始张,肾气将腾,乃以地黄饮子加鹿茸,大剂煎服,兼制扶桑丸,用以流利关节,祛湿润燥。服至腊月,肢体动张,神彩内蓄,脑鸣虽未止,但头眩已息。地黄饮子原名地黄饮,始载于金元四大家之首刘完素的《黄帝素问宣明方》,方功能滋阴肾,补肾阳,开窍化痰。该方原主治下元虚衰、痰浊上泛引起的舌强不能言、足废不能用的喑痱证。方中熟地黄、山茱萸补肾阴填精健脑;肉苁蓉、巴戟天、附子、肉桂温肾阳;石菖蒲、远志、茯苓、薄荷化痰开窍,交心肾,解郁。本案符合地黄饮子的老年肾虚为本、痰瘀为标的病因病机,故谢氏加减化裁,对髓海不足之脑鸣肢痹具有一定疗效。

三十五、中风

1. 风废偏瘫

季蘅翁禀丰躯伟,望七之龄,神采不衰,近得半身不遂之证,已二年矣。病发左半,口往右㖞,昏厥遗溺,初服参、术颇当,为黠医簧以左半属血,不宜补气之说,几致大坏。云间施笠泽以参、附疗之,稍得向安。然概从温补,未尽病情也。诊得脉体,软滑中时带劲疾,盖痰与风杂合之证,痰为主,风为标也。又热与寒杂合之证,热为主,寒为标也。平时手冷如冰,故痰动易至于厥。然厥已复苏,苏已呕去其痰,眠食自若。虽冬月亦能耐寒,无取重裀复絮,可知寒为外显之假寒,而热为内蕴之真热。既有内蕴之热,自蒸脾湿为痰,久久阻塞窍隧,而卫气不周,外风易入,加以房帏不节,精气内虚,与风相召,是以杂合而成是证耳。及今大理右半脾胃之气,以运出左半之热痰虚风,此其间有微细曲折,非只温补一端所能尽者,何也? 治杂合之病,必须用杂合之药,而随时令以尽无穷之变。即如冬月严寒用事,身内之热,为外寒所束,不得从皮肤外泄,势必深入筋骨为害矣。故用姜、附以暂撤外寒,而内热反得宣泄。若时令之热,与内蕴之热相合,复助以姜、附,三热交煽,有灼筋腐肉而已。孰是用药之权衡,可以一端尽耶? 或者曰:左半风废,而察脉辨证,指为兼痰兼热似矣。痰者脾湿所生,寄居右畔,是则先宜中右,而何以反中左耶? 既已中左,明系左半受病,而何以反治右耶? 不知此正病机之最要者。但为丹溪等方书说,病在左血多,病在右气多,教人如此认证,因而起后人之偏执,至《内经》则无此说也。《内经》但言左右者,阴阳之道路。夫左右既为阴阳往还之道路,何尝可偏执哉!况左半虽血为主,非气以统之则不流;右半虽气为主,非血以丽之则易散。故肝胆居左,其气常行于右,脾胃居右,其气常行于左,往来灌注,是以生生不息也。肝木主风,脾湿为痰。而风与痰之中人,原不分于左右。但翁恃其体之健,过损精血,是以八八天癸已尽之后,左半先亏,而右半饮食所生之痰,与皮毛所入之风,以渐积于空虚之府,而骤发始觉耳。风脉劲疾,痰脉软滑,唯劲疾故病则大筋短缩,即舌筋亦短而謇于言。小筋弛长,故从左而㖞于右。从左㖞右,即可知左畔之小筋,弛而不张也。若小筋能张,则左㖞矣。凡治一偏之病,法宜从阴引阳,从阳引阴,从左引右,从右引左。盖观树木之偏枯者,将溉其枯者乎?抑溉其未枯者使荣茂,而因以条畅其枯者乎?治法以参、术为君臣,以附子、干姜为佐使,寒月可恃无恐。以参、术为君臣,以羚羊角、柴胡、知母、石膏为佐使,而春夏秋三时,可无热病之累。然宜刺手足四末,以泄荣血而通气,恐热痰虚风,久而成疬也。

　　　　　　　(清·喻昌《寓意草·论杨季蘅风废之证并答门人四问》)

【按语】

　　中风病是一种复杂多变的病种,病因病机复杂,古有大方复方理论并用于指导中风病的治疗。喻昌在对本案的治疗中提出了"治杂合之病,必须用杂合之药"的观点,是对前人中风病诊治的时代总结,迄今对中风病的临床仍有指导意义。本例患者禀丰躯伟,望七之龄,神采不衰。近得半身不遂之证,已二年矣。病发左半,口往右㖞,昏厥遗尿。初服参术颇当,但遇他医认为不能补气,几致大坏;后有施医师以参附疗之,稍得向安,然概从温补,未尽情也。喻昌诊得脉体软滑中时带劲疾,断为痰与风杂合之证,气痰为主,风为标也。又热与寒杂合之证,热为主,寒为标也,认为是杂合而成本证。治法以参、术为君臣,以附子、干姜为佐使,寒月可恃无恐;以参、术为君臣,以羚羊角、柴胡、知母、石膏为佐使,而春、夏、秋之时,可无热病之累。还针药并用,宜刺手足四末,以泄荣血而通气。喻氏因时制宜,寒温并用,针药并施。这种杂合用药,为中医药综合治疗中风提供了模式。

　2. 阳虚昏脱

　　陈垂勋之母,五十一岁,孀居廿一载,独阴无阳。平日操劳,茹苦过度。当夏四月,阳气大泄,阳虚邪害空窍,猝然昏冒欲扑,而汗出肢冷,左股麻木不举,神昏不语。家人即投桂附理中丸二枚,仓皇召余赴诊。其脉大而浮滑,虚中阳脱之状若绘矣。急投黑锡丸百粒，旋进大剂参附四逆加芪、术，以固卫阳，而益气止汗。次早复诊，脉仍滑大，但汗止，神气稍振，能言，而左股麻木不仁，加以头痛如裂，眼黑头旋，仍进大剂参附、玉屏风二剂。厥后日进茸、附纯阳大补气血，调理半载，渐次全廖。

此阳虚至极之症也。若非大剂芪、附等药回阳固脱，几何能治？（寿山）

（清·李铎《医案偶存·中风》）

【按语】

中风的脱症，病机为真气衰萎，亡阳暴脱。临床表现为昏迷不醒，大汗淋漓，四肢冰凉。本案患妇老年孀居，李氏诊其脉大而浮滑，认为是患者独阴无阳，平时操劳过度，阳气大泄，扶阳固脱为当务之急，故急投黑锡丸百粒，旋即进大剂参附四逆加芪术，以固卫阳而益气敛汗。次日汗止神气稍振，能言，仍进大剂参附玉屏风二剂。厥后日进茸、附纯阳大补气血，调理半年而愈。

3. 口眼歪斜

傅缵臣，年四十八。体肥中阳素虚，右肢常患麻木。当春阳升风动，猝然口眼㖞斜，颧颊筋急，面色红赤光亮。此厥阴肝风乘阳明之虚，上犯头面也。议顺风匀气散主之，晚间服牵正散二钱，酒调服。

足阳明之脉，侠口环唇，寒则筋急，热则筋弛，进匀气牵正，两法颇效，而自汗肢麻，宜固卫阳气而祛风也。玉屏风散多服久服，为预防厥中之患，后二十年，卒中风不语而逝。

（清·李铎《医案偶存·中风》）

【按语】

患者肥胖，素体阳虚，右肢常麻，春日猝然口眼㖞斜，颧颊筋急。李氏判为厥阴肝风乘阳明之虚，上犯头面。书方顺风匀气散，配合牵正散晚间服。顺风匀气散出自《苏沈良方》，由天麻、白芷、苏叶、乌药、沉香、青皮、人参、炙甘草、白术、木瓜组成。李氏认为，顺风匀气散补正气而行滞气，以疏风伸筋也；牵正散疗内伤之风，治虚热之痰，得酒引之，能入经而正口眼。患者服后颇效。由于患者属阳虚痰盛体质，遗留后患，二十余年后，卒中风不语而逝。

4. 胃热唾涎

某二八，唾涎踰年，唇紫而燥，舌绛心嘈，善饥嗜食，脉息沉而弦，是中热胃缓之候。《灵枢》曰："胃中热则消谷，令人悬心善饥。"又曰："人之涎下者，何气使然？饮食皆入于胃，胃中有热则虫动，虫动则胃缓，胃缓则廉泉开，故涎下。"按此则非脾虚显然矣。据述当进桂、蔻、参、术辛热温胃摄涎之剂,虽无功效,亦未见偏燥之患,是禀质屡弱之征。然过服辛热峻补,必有热极风生之累。况廉泉开张,为中风之实也。法宜清胃热、敛津液,仿咸寒,佐以苦酸之义。

煅牡蛎	石斛	赭石	生地
五味	白芍	黄连	丹皮
熟石膏			

胃为后天之本,凡遇热极之症,须防风生之候,此案得之。(寿山)

(清·李铎《医案偶存·中风》)

【按语】

涎为五液之一。《素问·宣明五气篇》曰:"脾为涎。"说明涎与脾胃关系密切。脾胃功能正常,津液充足,上承于口,则口中和,不燥不渴,食而知味。本案患者唾涎经年,唇紫而燥,舌绛心嘈,善饥嗜食。李氏断为中热胃缓之候,而廉泉开张,为中风之实,治宜清胃热。敛津之法,方以熟石膏、黄连清胃热,石斛、丹皮、生地、白芍滋胃阴,五味子、煅牡蛎、代赭石敛津液。李氏谓此为仿咸寒佐以苦酸之义,可以效法。

5. 痰盛中风

宁某,年五旬。猝中风,晕倒不知人,口眼㖞斜,痰气上涌,喉如拽锯,脉沉伏。此真气虚为风邪所乘,以三生饮一两,加老山参一两,煎汤频灌服。少间略省,妻子也不识,大吐痰涎,汗出不止。急与人参五钱,黄芪一两,附子三钱,干姜钱半,作二三次服。汗渐收敛,五鼓稍能言,左手略能举动,以参、芪、术、附益气护阳为主,佐以归、芍、肉桂、防风、天麻、姜汁、竹沥,养血入络祛风。调理旬日,逆候悉除,尽堪保久。欲求速效,遂易医,卒至不起,惜哉!

又按古人谓:邪之所凑,其气必虚。余首用三生饮,行经络,治寒痰,原有斩关夺旗之功,然必用人参驾驱其邪,而补真气,继以一派益气护阳为治。厥效已著,惜乎不终其用,适足以自取败耳。

(清·李铎《医案偶存·中风》)

【按语】

本案患者宁某年五旬猝中风,晕倒不知人,口眼㖞斜,喉如拽锯,脉沉伏。李氏诊为真气虚为风邪所乘,急以三生饮加老山参煎汤频灌服。三生饮始出于宋代《太平惠民和剂局方》，由生南星、木香、川乌、附子组成，主治卒中，昏不知人，口眼㖞斜，半身不遂，咽喉作声，痰气上壅。患者服后大吐痰涎，汗出不止。李氏急与人参、黄芪、附子、干姜温阳补气，结果汗渐收敛，五鼓稍能言，左手略能举动。李氏再以参、芪、术、附益气护阳为主，佐以归、芍、肉桂、防风、天麻、姜汁、竹沥，养血、化痰、祛风，调理旬日逆候悉除。但病家欲求速效，不慎易医，卒至不起。这是后话。对于中风之病因，李氏认为："夫人年逾四旬，阳明脉衰于上，面焦发白；阴气衰于下，将息失宣；肾水虚衰，心火暴盛无制，而成天地不交之否；加之七情抑郁，忧思忿怒，伤其气者，多有此症，气虚卒倒。"可谓很有见地。

三十六、消渴

1. 胃中伏热

傅毓尚长子，潮热畏寒。医以羌、防、柴、葛之属，热愈甚，大汗淋漓，四肢怠惰，食已即饥。医者犹谓能食为美，见其潮热不退，更认为疟疾，复用柴胡、槟榔之属，其热如故。问其大便甚难，又加大黄、枳壳，便仍未通，乃至牙关紧闭，口中流涎，面唇俱白，大汗嗜卧，腹中欲食，口不能入。前医束手而去，始延余诊。问其初有潮热畏寒，继则大汗易饥便坚，四体倦怠，后乃牙紧闭，口中涎流。诊得诸脉弦小，唯两关洪大之至。细察此症，虽属三阳经病，但与太阳少阳全无相涉，悉是阳明胃病。盖胃中伏火，为中消候也。以泻黄散加七厘、升麻、大黄与之。方中最妙防风、升麻有升阳泻木之用，所以能启发胃中伏火，不致清阳邪火两遏其中，使之尽行舒畅。又有七厘诱之，石膏凉之，大黄泄之，栀子引之，甘草调之，蜂蜜润之。井井有法，诚为胃中伏热之妙剂也。下咽后，熟睡一顷，牙关即开，流涎亦止，潮热亦退，更以搜风润肠之药，频服而健。

泻黄汤

防风　　　藿香　　　山栀　　　石膏
甘草

（清·谢星焕《得心集医案》）

【按语】

傅某初起潮热畏寒,继则大汗,易饥便坚,四体倦怠,后乃牙紧闭,口中涎流。谢氏诊得诸脉弦小,唯两关洪大之至,诊为阳明胃病,为胃中伏火,以泻黄散加味,清除胃中伏热,服后牙关即开,流涎亦止,潮热亦退而病愈。泻黄散又名泻脾散,来源于《小儿药证直诀》。由藿香叶、山栀仁、石膏、甘草、防风组成,功专泻脾胃伏火。方中石膏、栀子可泻脾胃之火;防风辛散升浮能发脾中伏火;藿香芳香醒脾,一以振复脾胃气机,一以助防风升散脾胃伏火;以甘草泻火和中,泻脾而不伤脾。故谢氏认为本方"井井有法,诚为胃中伏热之妙剂也"。

2. 阴阳两损

林寿之子,三岁。脾胃素亏,今夏发热口渴。医者不知其脾虚发热,误用外感之药,其热愈盛,其渴愈加,小便甚多,大便甚艰。更医又不究其津液前阴已泄,致后阴津枯便艰之理,误投破气润肠之药,陡泄数次,肌肉消瘦,面唇俱白,舌光如镜,饮水无度,小便不禁,饮一溲二,喜食酸咸之物。亟求余视,谓曰:"此消渴之候,遍身肌肉血脉津液,皆从二便消泄而上愈渴,若不治其消,何以止其渴?且败证种种,阴阳两损,前贤已无治法,愚何敢任?所喜两目精彩尚存,声音犹响,生机或在于此。但未审能舍此三分之命,服吾十分之药否?"曰:"无不信从。"遂酌裁一方,阴阳两补之意,加以涩精秘气之药,连服三十剂而愈。以后连遇数症,消渴泄泻,诸医执用滋火之方。一经余治,悉用此法,加减出入,皆获全愈。以龙眼莲子汤代茶。

附方

熟地	人参	白术	干姜
枸杞	黄芪	菟丝	牡蛎
五味	肉桂	鹿茸	甘草
附子	桑螵蛸		

(清·谢星焕《得心集医案》)

【按语】

本案幼童,脾胃素亏,夏月发热口渴,他医误用外感之药,发热口渴变重。谢氏辨此为消渴之候,遍身肌肉血脉津液,皆从二便消泄。主张阴阳两补,加以涩精秘气之药,拟成方,连服三十余剂愈病。以后连遇数症,悉用此法加减出入,皆获痊愈。应该明确的是,本案幼童三岁,此消渴并非成人传统意义之消渴,系外感病症医源性重伤津液所引起的一时性疾病,而非慢性痼疾。

3.消渴腹胀

徐心田乃郎,年仅七龄,时值六月,患消渴病,日夜不宁。诸医称为实火,迭进芩、连、膏、知之属,渴愈甚,溺愈多。更医见小溲清利,唇舌亦淡,连投八味地黄汤,燥渴愈甚。延余视时,病势已深。望其四肢消瘦,腹胀如鼓,因思三消水火之病,断无腹鼓之症,此必脾胃病也。幼读濒湖《纲目》,曾引《夷坚志》治奇疾,有消渴因虫之患。询之此儿素啖瓜果,内必生虫,虫在胃脘,吸其津液,故口中发渴,饮水致多,土困弗制,小溲遂多。理当补土制虫,处方以白术为君,兼以使君、金铃、胡连、川椒、乌梅、厚朴,酸苦辛辣之味,只服二剂,下虫十有余条,消渴顿止,腹鼓亦消,以异功散调理而安。

(清·谢甘澍《一得集医案》)

【按语】

本案七龄男童,时值六月,烦渴不宁,但小便清利。谢氏见其消瘦,腹胀如鼓,断定为脾胃病。谢氏又受《本草纲目》启发,此病有因虫导致者。于是确立补土制虫之法,处方以白术为君,加以使君子、川楝子、胡黄连、川椒、乌梅、厚朴酸苦辛辣之味,服两剂后下虫十余条,消渴止,腹胀消,再用异功散调理善后。此亦与成人消渴有别。

三十七、腰痛

1.两腰偻废

张令施乃弟,伤寒坏证,两腰偻废,卧床彻夜痛叫,百治不效,求诊于余。其脉亦平顺无患,其痛则比前大减。余曰:"病非死证,但恐成废人矣。此证之可以转移处,全在痛如刀刺,尚有邪正互争之象;若全然不痛,则邪正混为一家,相安于无事矣。今痛觉大减,实有可虑,宜速治之。"病者曰:"此身既废,命安从活,不如速死。"余蹙额欲为救全,而无治法。谛思良久,谓热邪深入两腰,血脉久闭不能复出,只有攻散一法。而邪入既久,正气全虚,攻之必不应,乃以桃仁承气汤,多加肉桂、附子。二大剂与服,服后即能强起;再仿前意为丸,服至旬余全安。此非昔人之已试,乃一时之权宜也,然有自来矣。仲景于结胸证,有附子泻心汤一法,原是附子与大黄同用,但在上之证气多,故以此法泻心,然则在下之证血多,独不可仿其意,而合桃仁、肉桂以散腰间之血结乎!

后江古生乃弟,伤寒两腰偻废痛楚,不劳思索,径用此法二剂而愈。

（清·喻昌《寓意草·治伤寒坏症两腰偻废奇验》）

【按语】

喻昌善治危症、重症。本例患者两腰偻废,卧床彻夜痛叫,百治不效,历时已久。喻氏究其病机关键为热邪深入腰间,血脉久痹,不能复出,认为只有攻散一法,但患者邪入既久,正气全虚,攻之必不能应。面对如此虚实夹杂,攻补掣肘之症,喻氏反复思索,联想到仲景附子泻心汤所主虽为痞症,与本案全不相关,然其针对寒热虚实错杂而设,二者大有相通之处,故选经方桃核承气汤,再参照附子泻心汤附子、大黄同用之义,于攻逐中加肉桂、附子温补下元,鼓舞生气。喻氏补泻结合,虚实两顾。患者服后即能强起,再将前方制成丸剂,旬余而安。

2. 湿热腰痛

徐伯昆,长途至家,醉饱房劳之后,患腰痛屈曲难行。延医数手,咸谓腰乃肾府,房劳伤肾,唯补剂相宜,进当归、枸杞、杜仲之类,渐次沉困,转侧不能,每日晡心狂意躁,微有潮热,痛楚异常。卧床一月,几成废人。余诊之,知系湿热聚于腰肾,误在用补,妙在有痛,使无痛,则正与邪流,已成废人。此症先因长途扰其筋骨之血,后因醉饱乱其营卫之血,随因房劳耗其百骸之精,内窍空虚,湿热扰乱,血未定静,乘虚而入,聚于腰肾之中。若不推荡恶血,必然攒积坚固,后来斧斤难伐矣。以桃仁承气汤,加附子、玄胡、乳香数剂,下恶血数升而愈。

桃仁承气汤仲景

桃仁	大黄	芒硝	甘草
桂枝			

（清·谢星焕《得心集医案》）

【按语】

徐氏长途跋涉,醉饱房劳后,腰痛屈曲难行。他医认为唯补剂相宜,但补后每况愈下,几成废人。谢氏诊之为系湿热聚于腰肾误补,瘀血乘虚而入聚于腰肾所致,于是果断出手,用桃仁承气汤加附子、玄胡索、乳香下恶血而愈。

3.血瘀腰痛

黄绍发,腰屈不伸,右睾丸牵引肿痛,服补血行气之剂,病益日进。余诊脉象,弦涩带沉,询其二便。小便长利,不及临桶,大便则数日未通,知为蓄血无疑。处桃仁承气汤,加附子、肉桂、当归、山甲、川楝,下黑粪而愈。

(清·谢星焕《得心集医案》)

【按语】

腰为肾之府,诸脉多贯于肾而络于腰脊。因此,凡由年高、久病、劳倦过度、情志所伤、房事不节而致肾精亏虚、腰府失养,或由外邪侵袭、跌仆闪挫而使腰府失养,或由外邪侵袭、跌仆闪挫而使腰部经络气血运行不畅等都可导致腰痛。瘀血腰痛是常见腰痛证型之一。"瘀血腰痛"一词首见于元代《丹溪心法》。此病总因瘀血引起,跌仆损伤,闪腰岔气或久病入络多种原因均可导致瘀血腰痛。本案患者腰屈不伸,右睾丸牵引肿痛,大便数日未通。谢氏诊其脉弦涩带沉,知为蓄血无疑。故用桃核承气汤加附子、肉桂、当归、穿山甲、川楝子,患者服药后下黑便而愈。

三十八、痹证

1.湿热痹患

庚辰冬,于鼎翁公祖园中,识先生半面。窃见身体重着,履步艰难,面色滞晦,语言迟缓,以为有虚风卒中之候也。因为过虑,辛巳秋召诊间,细察脾脉,缓急不调,肺脉劲大,然肝木尚平,阳气尚旺,是八风之邪,未可易中。而筋脉掣痛,不能安寝者,大率风而加之以湿,交煽其虐所致。以斯知尚可引年而施治也。何也? 风者肝之病,天之气也;湿者脾之病,地之气也:天气迅疾,故发之暴。益以地气之迁缓,反有所牵制而不能暴矣。然气别则病殊,而气交则病合,有不可不明辨者。病殊者,在天气则风为百病之长,其来微,则随相克为传次,必遍五脏而始烈。其来甚,则不由传次而直中,唯体虚之人,患始不测焉。在地气则湿为下体之患,其来微,则足跗肿大,然得所胜亦旋消;其来甚,则害及皮肉筋脉,以渐而上攻,亦唯阳虚之人,势始腾越焉。两者一本之天,一本之地,病各悬殊,治亦异法者也。病合者,天之气入于筋脉,地之气亦入于筋脉。时乎天气胜,则筋脉张而劲焉。时乎地气胜,则筋脉軃而缓焉。两者其源虽异,其流则同,交相蕴结,蔓而难图者也。先生房中之风,始虽不可知,然而所感则微也。至若湿之一字,既以醇酒厚味而酿之于内,又为炎蒸岚瘴而袭之于外,是以足患日炽,虽周身筋脉舒展,亦不自如。究竟不若足间昼夜掣痛,疮疡肿溃,浸淫无已也。夫春时之风也,夏时之湿与热也,秋时之燥也。三时之气,皆为先生一身之患者也。而一身之患,又唯一隅独当之,亦良苦矣。设内之风湿热燥不攘,足患其有宁宇乎?所可嘉者,唯冬月寒水司令,势稍末减,而医者不识此意,每投壮筋骨之药酒,以驱其湿,不知此乃治寒湿之法,唯冬月病增者方宜,岂以风湿热湿,而倒行逆施,宁不重其困耶?况乎先生肺脉劲大,三四日始一大便;虽冬月亦喜形寒饮冷,而不欲近火:何所见其为寒湿也哉?所以孙真人大小竹沥等方,风湿热燥寒五治之药俱备,笼统庞杂,后人全不知用。若识此义为去取,则神而明之之事矣。然则不辨证而用方者,几何而不误耶?

(清·喻昌《寓意草·论江冲寰先生足患治法》)

【按语】

《素问·痹论》谓:"风寒湿三气杂至,合而为痹也。"世人多以风寒湿论痹,以湿热论痹者少,但也有医家认识到热邪或湿热邪气在痹症中的致病作用。喻昌在本案论治江某足患治法,即是实例。患者身体重着,履步难艰,面色滞晦,语言迟缓。喻氏认为,其筋脉掣痛,不能安寝者,大率风而加之以湿,交煽其虐所致。他指出,在天气则风为百病之长,在地气则湿为下体之患。患者患湿病因既以醇酒厚味而酿之于内,又为炎蒸岚瘴而袭之于外,是以足患日炽。喻氏强调:"设内之风湿热燥不攘,足患其有宁宇乎?"他批评医者不识此意,每投壮筋骨之药酒,以驱其湿,不知此乃治寒湿之法,对于风湿、热湿,则是倒行逆施。他推荐孙思邈大小竹沥等方,风湿热燥寒五治之药俱备。如识此义为去取,则神而明之之事矣。考《千金要方》以竹沥名汤者,至少有三首。一是治中风口噤的单方鲜竹沥;二是由竹沥、麦冬、防风、黄芩、茯苓组成的治子烦方;三是治风痱四肢不收,心神恍惚,不知人,不能言,由竹沥、生葛汁、生姜汁组成的竹沥汤。喻昌最后强调:"然则不辨证而用方者,几何而不误耶?"

2. 风湿相搏

高汉章,得风湿病,遍身骨节疼痛,手不可触,近之则痛甚,微汗自出,小水不利。时当初夏,自汉返舟求治。见其身面手足俱有微肿,且天气颇热,尚重裘不脱,脉象颇大,而气不相续。其戚友满座,问是何症。予曰:"此风湿为病"。渠曰:"凡驱风利湿之药,服之多矣,不唯无益,而反增重。"答曰:"夫风本外邪,当从表治,但尊体表虚,何敢发汗? 又湿本内邪,须从里治,而尊体里虚,岂敢利水乎? 当遵仲景法,处甘草附子汤。"一剂如神,服至三剂,诸款悉愈。可见古人之法用之得当,灵应若此,学者可不求诸古哉。

甘草附子汤

| 甘草 | 附子 | 桂枝 | 白术 |

(清·谢星焕《得心集医案》)

【按语】

高某得风湿病,遍身骨节疼痛,小水不利,服驱风利湿药,反而增重。谢氏答疑并书方,认为患者体质素虚,发汗、利水不得法,于是以甘草、附子、桂枝、白术四味组成甘草附子汤,三剂悉愈。甘草附子汤系《伤寒论》方。原文曰:"风湿相搏,掣痛不得伸,近之则痛剧,汗出短气,小便不利,恶风不欲去衣,或身微肿者,此方主之。"医圣张仲景的甘草附子汤,主要是针对阳虚阴盛之风寒湿痹、病邪较深入者而设立的。谢氏用此,可谓方证符合。应该指出的是,早在清代,谢氏就能结合体质辨证论治,实属难能可贵。

3. 肩臂疼痛

傅沐初,年壮体强,性豪善饮,患肩臂疼痛,每晚酸麻尤甚,手不能举,自虑风废。吴城诸医,疏风补血,历尝不瘳。余视其声音壮厉,又大便颇坚,知为酒湿内蕴,痰饮流入经隧。原人身卫气昼行于阳,阳主动,动则流,故昼轻;夜行于阴,阴主静,静则凝,故夜重。按此症实痰阻滞经隧,法当攻刮搜逐。先与控涎丹,继进茯苓丸,旬日,微泄数次而安。

控涎丹

| 甘遂 | 大戟 | 芥子 |

等分为末,糊丸临卧姜汤服

茯苓丸《指迷方》

| 茯苓一两 | 半夏曲二两 | 枳壳五钱 | 风化硝一钱五分 |

姜汁糊丸

(清·谢星焕《得心集医案》)

【按语】

谢氏治傅沐初肩臂疼痛,从痰论治,具有特色。患者年壮体强,性善豪饮,患疾手臂疼痛不能举,诸医按常规疏风补血治疗无效。谢氏从病史入手,认为病因系酒湿内蕴,痰饮流经隧所致,于是先与控涎丹,继进茯苓丸等治痰蠲饮之剂,旬日而安。谢氏从痰论治肩臂病,匠心独具,别出蹊径,药简力专。

4. 风寒湿痹

吴德华之子,十岁,藜藿之儿,血燥之体,忽然发热恶寒,小水短赤,腹中甚痛。医者误认食积,专行消导。次日足不能移,并无红肿,抚之甚痛,痛声惊人,甚至口喎反张。医者又称惊风,连进镇惊、抱龙等丸,病日渐重。余曰:"素禀血燥,其筋易急,先必涉水湿入内,继必伤风,寒湿相搏,客于经络,名为痛风,非病痉也,当与导湿、疏风、清燥之药。"如法治之果愈,此亦治病相体之一验也。

附方

苍术	黄柏	桂枝	白芍
灵仙	防风	荆芥	山栀
防己	寒水石	甘草	生姜
大枣			

(清·谢星焕《得心集医案》)

【按语】

十岁儿发热恶寒后,足不能移,痛声惊人。谢氏认为此系寒湿相搏,客于经络,当与导湿、疏风、清燥之药。方以二妙散为君,辅以桂枝、灵仙、防风、防己、荆芥疏风祛湿,白芍、甘草、姜枣养筋和营,寒水石、山栀清热,使风、寒、湿邪分消而解。谢氏把本病归于"痛风",应知此与现代痛风病并非一病,不可混淆。此外,谢氏案末总结"此亦治病相体之一验也",强调了辨体论治的重要性。

5. 风淫于内

汪宝泉,时届长夏,夜卧当风,值梦遗后,得风痹病,始苦左足肿痛,难以移立。即邀予视,亟祈补剂。诊之,脉大舌黄,身有微热,虽初起,其势已重,颇类脚气病,但无恶寒、发热、胸满、呕吐之症,且脉大舌黄,必是风痹。因告之曰:"此风湿内蕴,久而化热,萃于经脉之中。法当轻扬辛凉之药,宣通经隧,兼以甘寒味淡之属,息风渗湿。但湿凝为肿,风胜为痛,而风为阳,阳主动,势必流走经隧,恐身中四肢关节处,难免流注之苦。以风性游移,非比寒湿之邪仅着一处,留而不散。是以《内经》有周痹、行痹之称,即此症也。必邪去然后正安,不可谓因遗精而病,辄与温补助邪。"疏与杏仁、桂枝、防己、防风、蚕沙、羚角、桑叶、通草之属。日夜连进二剂,左足稍愈,身热已除,果然右脚肿痛,更加薏苡、萆薢以利湿。按服三日,两足肿痛虽轻,忽又肘、腕、掌节、肩髃各处,逐日游移,肿痛不堪,又以前方参加石斛、黄柏、天冬、玄参、茅根、桑枝、梨汁、竹沥,便闭稍加明粉。盖遵《内经》:风淫于内,治以甘寒;热淫于内,治以咸寒。半月之久,按日两剂,其功始半,续进地黄丸一斤,乃奏全绩。

原自古风痹痿厥之症,治不得法,常多殒命,治或稍差,亦成痼疾。总由不知风痹痿厥该何证,寒热虚实从何据。捡方试病,误人良多。夫四末之疾,必识动而劲者为风,不仁或痛者为痹,软弱不举者为痿,逆而寒热者为厥。况风者必多风热相兼,痹者必风寒湿相合,痿者必火乘金,厥者或寒或热,皆从下起而逆上也。然又病机变化,寒热虚实,皆从人之脏腑转移。表寒里寒,表热里热,阴虚阳虚,自有分别。或曰:"风淫四末之症,案中分析甚明,但所言寒热虚实,皆从人之脏腑转移者何?"答曰:"凡邪之所凑,必乘人身之隙而入,内外相召也。如其人身中素有蕴热,外风一袭,则风为热风;若其人身中素有虚寒,外风一袭,则风为寒风。古之三化汤、防风通圣散,皆为治实火之风而设;八珍、十全、地黄饮子之类,皆为治虚火之风而设。经曰:风者善行而数变。正为变虚变实,必从人之脏腑虚实转变也。其间祛邪养正,必察其脏气之偏胜,究其邪气之深浅,庶几了然在望,投剂无差耳。"

(清·谢甘澍《一得集医案》)

【按语】

汪宝泉患风痹病,脉大舌黄,身有微热。谢氏告之曰:"此风湿内蕴,久而化热,萃于经脉之中。"对此类病症常形成痼疾。谢氏认为总由不知风痹痿厥该何证,寒热虚实从何据。此案谢氏认为必邪去正安,不可温补助邪,于是与杏仁、桂枝、防己、防风、蚕沙、羚羊角、桑叶、通草之属,二剂症减,更加薏苡仁、萆薢以利湿,参加石斛、黄柏、天冬、玄参、白茅根、桑枝、梨汁、竹沥,续进地黄丸,乃奏全绩。谢氏治疗本症,自始至终未用温补,而以轻宣祛邪,间或补阴而取胜,可谓对风痹的治疗经验丰富而独到。

6. 四肢肿痛

王氏妇年近三十,孀居十载,今春四肢肿痛,手掌足跗尤甚,稍一触动,其痛非常。迨俯仰转侧不敢稍移,日夜竖坐者业经两旬。身无寒热,二便略通,但痛经数月,而面色不瘁。阅前医之药,尽是养血驱风,服至茸附,亦不见燥,唯是肿痛渐加。余诊两尺弦数,两颊赤色,且肢体关节近乎僵硬,而痛楚彻骨,手不可摸。若果气虚血少,安得不可摸触乎? 且数月之苦,而神色不为病衰耶。此必热伤营血,血液凅而不流,正丹溪所称败血入经之症,名为痛风是也。缘寡居多郁,郁则少火变壮火,壮火食气,郁火焚血,恶血结而不行,失其周流灌溉之常,故关节肿痛。处龙胆泻肝汤,加桃仁、泽兰清火逐瘀,同入竹沥、姜汁通经入络,外以泽兰兜捣敷肿处。内服外敷,按治十日,肿痛乃除。然尚关节不利,步履维艰,日与清肺之药,缘秋令将至,恐燥气焚金,痿软无力。且肺主周身之气,必得肺气清肃,则关节清利矣。又肝强劲急,藉金以制之也。调治半月,乃得全瘳。

龙胆泻肝汤

见前 237 页。

(清·谢星焕《得心集医案》)

【按语】

龙胆泻肝汤最早见载于李东垣《兰室秘藏》,是临床中常用方剂,具有泻肝胆实火、清下焦湿热之功效。本案妇人年近三十,孀居十载,当年春季病发四肢肿痛。他医尽用养血驱风,乃至茸附无效。谢氏诊其两尺弦数,两颊赤色,认为缘寡居多郁,郁久化火,郁火焚血,恶血结而不行,失其周流灌溉之常,故关节肿痛。于是,他以龙胆泻肝汤,加桃仁、泽兰清火逐瘀,竹沥、姜汁通经入络,外以泽兰兜捣敷肿处。经内服外敷十日肿痛乃除。再与清肺之药调治而愈。谢氏治痹证并不从常规论治,而以清肝泻肺、祛痰化瘀着手,有曲径通幽之妙。

7. 肩胛腋痛

汪纶诏,患左肩胛疼痛,自肩入腋至胁,觉有一筋牵引作痛,昼夜叫喊无少休息。凡攻风逐痰,历尝不应。延余视时病已极,然虽痛闷,口不能言,脉尚不停,且弦大洪数之至,明明肝火为病。曾记丹溪云:胛为小肠经也,胸胁胆经也。此必思虑伤心,心脏尚未即病,而腑先病,故痛起自肩胛,是小肠经已先病也。及至虑不能决,又归之于胆,故牵引胸胁作痛,是胆经又病也。乃小肠火乘胆木,子来乘母,谓之实邪,与以人参、木通煎汤吞当归龙荟丸,应手而愈。

当归龙荟丸

见前 237 页。

(清·谢星焕《得心集医案》)

【按语】

谢氏治汪纶诏左肩胛疼痛之症,诊其脉弦大洪数之至,应为肝火为病。又考虑胛为小肠经,胸胁为胆经。结合经络辨证,谢氏认为是小肠火乘胆木,以人参、木通吞服当归龙荟丸清小肠、肝胆之火而愈病。当归龙荟丸出自刘完素《宣明论方》。其中龙胆草、芦荟、栀子、青黛清肝泻火;黄连、黄柏、黄芩、大黄清三焦之热;火旺易致血虚,故复用当归以养血;火旺则神明受扰,故以麝香芳香开窍,酌加木香通行气滞为佐。全方配伍严谨,攻中有补,以攻为主,具有清肝化瘀、泻热通便的作用。谢氏以本丸加味治疗小肠火乘胆木、子来乘母,实邪致病,可谓有的放矢,故能应手愈病。

8. 肘膝酸痛

王国翁,少年嗜酒过度,致经隧凝痰,近来嗔怒频生,木火炽盛。今春肝阳暴升,肘膝痛楚重坠,寐难成睡,面白而光,舌黄而裂,鼻煤,眼泪,腹痛,便秘,旧痔复作,恶寒鼓栗,玉茎痿缩。脉得关弦尺数,洪而有力,固非阳绝,亦非阴虚。细按诸症丛杂,由乎肝阳拂逆,木盛生火、生风。《内经》病形篇曰:诸禁鼓栗,皆属于火。于是以左金丸为君,加入山栀、苍术、白芍、瓜蒌,连进十剂,接服搜风顺气丸而愈。

搜风顺气丸

大黄	牛膝	火麻仁	郁李仁
山药	独活	山萸肉	菟丝子
防风	槟榔	车前子	枳壳

蜜丸

左金丸

见前 147 页。

(清·谢星焕《得心集医案》)

【按语】

患者年少,嗜酒过度,肘膝痛楚重坠。谢氏诊其脉关弦尺数,洪而有力,认为是肝阳拂逆,木盛里火生风所致,以左金丸清肝火,加入山栀、苍术、白芍、瓜蒌燥湿化痰养筋,按服搜风顺气丸而愈。搜风顺气丸出自《太平圣惠方》,由大黄、郁李仁、火麻仁、山药、车前子、怀牛膝、山茱萸、防风、独活、槟榔、炒枳壳、菟丝子组成,有搜风顺气、润燥通便、补益肝肾的功效,主治风秘肠风、中风偏瘫。本案先以左金丸加祛风燥湿之味清肝火、蠲风湿,接服搜风顺气丸序贯治疗乃愈。

9. 腿缝肿痛

胡埔生,初起寒热交作,次日右胯腿缝肿胀,状如腰子,痛闷难忍。自疑痈毒,延外科治。疡医云:外须用药烂开,内服解毒之剂。埔生母子惶惑,不敢用伊敷药,唯服其败毒之方,是夜彻痛非常。次早邀视,余晓以横痃之疾,乃酒醉入房忍精不泄之因,以致精血凝结,挟有肝经郁火而成,决非毒也。授以龙胆泻肝汤加山甲、桃仁、肉桂,连服数剂乃消。此症若淹缠日久,用药外敷,不为解散内结,必成鱼口便毒矣。

龙胆泻肝汤

胆草	黄芩	栀子	泽泻
木通	车前	当归	地黄
柴胡	甘草		

（清·谢星焕《得心集医案》）

【按语】

谢氏治本症右胯腿缝肿,痛闷难忍,认为病因为酒醉入房忍精不泄,以致精血凝结,挟有肝经郁火所致。方用龙胆泻肝汤加山甲、桃仁、肉桂温经活血取效。龙胆泻肝汤由龙胆草、栀子、黄芩、泽泻、木通、车前子、柴胡、当归、生地黄、甘草组成,具泻肝胆实火,清三焦湿热之功效。山甲、桃仁、肉桂温经通络。谢氏温清并用,相辅相成,对酒醉入房忍精不泄之因,以致精血凝结之本病,审因论治,匠心独具。

10. 火烁金伤

何国开乃媳,得足痛病。医谓为血虚生风,凡疏风养血之药,自春至夏,任服无间。迨至七月燥金用事,足不能移,形体羸瘦,又加痰饮呕逆不已,此火烁金伤，兼之阳明失节，以致机关不利。与丹溪大补阴丸及虎潜合法，重加石斛、桑叶汁，三十剂全愈。

大补阴丸

黄柏　　　　知母　　　　地黄　　　　龟板
猪脊髓

蜜丸

（清·谢星焕《一得集医案》）

【按语】

某妇女足痛不能移，形体羸瘦。谢氏不再用疏风养血之药，而考虑到因时制宜，七月燥金用事特点，采用朱丹溪大补阴丸及虎潜丸合治而瘥。大补阴丸记载于《丹溪心法》，又名"大补丸"。方由龟板、熟地黄各六两，黄柏、知母组成，猪脊髓蒸熟炼蜜为丸。能降阴火、补肾水。丹溪认为龟板具有大补阴液之功，后世医家誉为"大补真水，滋阴第一神品"。全方具降阴火、补肾水之功，为丹溪滋阴降火代表方。谢氏采用丹溪两方，不落疏风养血窠臼，活用古贤经验而取得佳效。

11. 燥气焚金

刘瑞奇，余总角交也。经营异地，奔走长途有年，某年秋末，患足疾，初起咳嗽，筋痛，步履艰难，两腿尤痛，并无红肿。或治以燥湿利水，益剧。更医疑为气血虚损，与以归脾养心，初获微效，继进无益，渐至腰屈不伸，夜多梦寐，深虞身废。次年春尽，买舟归里，邀余视之。面色憔悴，形容枯槁，毛发脱落，大肉尽削。余细询病源，复验其两腿，膝筋浮于外，抽束一团。骇叹之余，沉思再四，念此症发自秋末，彼时肃杀气深，水亏之体，必挟时序之燥气而肺先受病，故初起见咳嗽。若是时以喻嘉言清燥救肺投之，岂不金彻水清耶！无如误投燥湿利水之药，焚肺劫阴，加以芪、术迭进，壅塞机关，虽曰补气生血，而实助火耗津，所以身中百骸之筋，无阴养荣，遂至抽束结聚。计唯清火为先，而清其火又虑其虚，则补阴清肺，尤为紧要，水果充足，火自平矣。且此症余心所恃者，尤在胃旺，便得生气，甘药亦可多投。疏方每日三剂，服至二十剂，筋舒痛除；三十剂，腰伸阔步；五十剂，肌肤充盛，面容泽润矣。

（清·谢甘澍《一得集医案》）

附方

葳蕤	首乌	当归	狗脊
薏苡仁	石斛	麦冬	丹皮
黑芝麻	黑阿胶		

或加早米、茅根,补助阳明,或减麦冬、丹皮,防损胃气,或加竹沥、桑枝通经达络。

嘉言清燥救肺汤

治诸气膹郁,诸痿喘呕。

桑叶经霜者,得金气而柔润不凋,取之为君,去枝梗,三钱

石膏煅,禀清肃之气,极清肺热,二钱五分　　人参生胃之津,养肺之气,七分

甘草和胃生金,一钱　　胡麻仁炒研,一钱

真阿胶八分　　麦门冬去心,一钱二分

杏仁泡去皮尖炒黄,七分　　枇杷叶一片,刷去毛,蜜涂炙黄

水一碗,煎六分,频频二三次滚热服

痰多加贝母、瓜蒌,血枯加生地黄,热甚加犀角、羚羊角,或加牛黄。

【按语】

患者刘瑞奇长期奔走外地经营,秋末患咳嗽足疾,步履艰难。他医或燥湿利水,或补益气血,病情加重,面色憔悴,形容枯槁,毛发尽落,大肉尽削。谢氏细询病源,复验其两腿筋浮于外,抽束一团。审证求因后,谢氏认为此原是燥气伤肺,应为清燥救肺汤证。惜前医误投燥湿利水,焚肺劫阴,加以芪、术迭进,壅塞机关,助火耗津,因而无荣养阴,遂至筋束结聚。谢氏决定以清火为先,兼以补阴清肺,投入玉竹、石斛、麦冬、丹皮、阿胶、黑芝麻、何首乌、薏苡仁、狗脊等味,服至二十剂,筋舒痛除,五十剂后肌肤充盛,面容泽润。谢氏从病史入手,结合脉证,使燥气焚金之顽症得以痊安。

12. 风火内淫

傅妪四肢疼痛,不能运动,医进驱风燥湿、清火补血之剂,烦热大作,汗出淋漓,耳聋口燥,胸紧气促,四体不知痛痒。前医仍认为筋骨之病,投附子、草乌、秦艽、独活、牛膝、木瓜等药,愈治愈笃,延予商治。乃翁问曰:"服药两月,愈见沉重,果是何症?"余曰:"此症原由形体肥盛,素多痰火,痰火盛于内,而

召风以入,风入空窍,痰火随之,共入经络。初犹不觉,迫至机关不利,而痰火与风聚结一家矣。书曰:肺主周身之气。虽痰火风杂并为病,无不关乎肺脏,正《内经》所谓:肺热叶焦,则生痿躄是也。夫风药多燥,岂非助热而加其痿躄乎?《内经》云:风淫于内,治以甘寒。夫甘寒清火,人所共知,而熄风谁能深信? 不知风走空窍,原由火召,非甘寒厚味,监督其间,不能填塞其隙。"开方服二剂,潮热减半,汗止,大便艰,却无痞满,尚属枯焦,未敢议下。更方又服二剂,潮热蠲除,人事始清,但时言痛楚,非病进也,盖经脉流通之佳兆耳。复立第三方,服至五剂,手足运动,再服五剂,形骸如常。人皆谓奇,实非奇也。后七月余访友至高姓,治一妇,悉同此症,但初起多服芪、术、龙眼等药,筋加短缩,与以前第三方,每剂加倍,半月而愈。可知医贵洞悉病情,运巧思以制方,毋按图以索骥,斯得之耳。

嘉言进退黄连汤

初方歌

风淫于内,痰火倒颠。肺叶热焦,发为痿偏。
医用辛燥,病益迍遭。古哲立法,泽枯为先。
药与病垺,庶几其瘥。毋具滞腻,休使油煎。
香蔬茶饭,苦茗相兼。从兹调摄,永保天年。

第一方

桂枝	白芍	槟榔	薄荷
黄芩	石膏	麦冬	芥子
甘遂	竹沥	寒水石	

第二方

生地	丹皮	白芍	薄荷
枇杷叶	矾石	牙皂	石膏
芒硝	薏苡仁	胆南星	竹沥

第三方

生地	石斛	姜蕤	麦冬
薏苡仁	天冬	石膏	地骨皮
黑芝麻	竹沥	蔗汁	

(清·谢星焕《得心集医案》)

【按语】

本例老妪四肢疼痛，不能运动。他医投附子、草乌、秦艽、独活、牛膝、木瓜之药，愈治愈笃。谢氏总结了误治原因，指出病者形体肥盛，素多痰火，痰火召风随之其入经络，为痰火风杂并为病。谢氏所开三方，均辨证论治，如第一方用石膏、黄芩、白芥子、甘遂、寒水石、竹沥清痰热，第二方也以胆南星、竹沥、矾石、牙皂从痰论治，第三方加入滋阴清热祛痰之剂。治疗全程始终考虑风淫于内，痰火倒颠，肺热叶焦。谢氏反复教诫："医贵洞悉病情，运巧思以制方，毋按图以索骥。"确为经验之谈。

13. 寒湿痹痛

王良翁，年五十八。左足筋挛作痛，不红不肿，不敢着地，日夕不能交睫。前医进独活寄生汤二剂，痛愈甚。延余诊脉，得缓细带涩。明是气血凝滞经络，寒湿痹痛之症。按寒主收引，是以筋挛。《痹论篇》曰："寒气胜者为痛痹。"治宜温经活络，佐以祛风。方用制川乌、上桂、归须、乳香、玄胡、灵仙、续断、川膝、桑枝、防风，兼活络丹二钱，连服数剂。痛则上下，走痛着骨，而筋挛少纾，稍能安神。颇属投治，改用痛风方，十剂。其痛渐善，唯足总不能举步，自觉足筋尚未大伸。复诊脉沉细而迟，显属虚象。宜补养为主，进三痹汤。一大剂，痛减六七；连进十余贴，而全愈，

景岳曰：风痹一症，即今人所谓痛风也。盖痹者，闭也。以血气为邪所闭，不得通而痛也。

（清·李铎《医案偶存·痹》）

【按语】

痹症是指由风、寒、湿、热之邪阻滞经络，气血运行不畅，导致筋骨、关节、肌肉等部位出现疼痛、肿胀、酸楚，或关节变形、屈伸不利等症状的一类疾病。风湿之邪是痹症致病基础，每因与寒或热相合而异。《金匮翼》说："痛痹者，寒气偏胜，阳气少，阴气多也。"本例患者，左足筋挛作痛不红不肿，不敢着地，日夕不能交睫。前医进独活寄生汤，痛尤甚。李氏诊得其脉缓细带涩，辨为气血凝滞经络、寒湿痹痛之症。因寒主收引，是以筋挛。认为治宜温经活络，佐以祛风，故方以川乌、肉桂祛寒止痛为主，配入祛风、活络之品，连服数剂，痛能上下走痛，筋挛少纾。他又认为颇属投治，改用痛风汤、三痹汤连进二十余剂而愈。痛风汤、三痹汤组成不详，案末提到"痛风"与现代高酸血症引起的痛风属于不同概念，尚需明确。

14. 督虚脊痛

吴志贤上舍,年五旬。阳明气衰,右手肩胛麻痹,举动艰难,已经数载。盖无痛苦,乃筋缓不自支持之谓也。又尾闾脊节坐久起则甚艰,此督脉为病。经言:"督脉为病,脊强而厥。"此与经言正合符节矣。诊脉心肾两亏,心主血,血虚不能荣筋则筋缓;肾督同源,牙齿浮动,显是肾虚。法当大补心肾,兼理督脉,仿喻氏十味剉散,加鹿茸、杜仲。此病失治,必有偏枯之累,幸无忽也。

服此方十剂,甚效。因鼻准红赤,夜寐不适,改拟一方为丸常服。

高丽参	蜜芪	于术	熟地
当归	鹿茸	枣仁	杜仲
川续断	虎椒草	米仁	金石斛
枸杞	桂枝	桑枝熬汁	

泛丸

此心肾气血交补之法,以参、芪、术一派补气为君;归、地、鹿茸大补精血,入督脉为臣;枣仁交心肾,以治不眠;杜仲、续断利腰肾,而理筋骨;虎椒草健筋骨,而祛风;重用苡仁,专入阳明,健脾益土,而生金补肺清热,鼻准红赤,是肺热熏蒸所致;枸杞润肺滋肾,强筋去风;金石斛甘淡入脾,而治虚热,咸平入肾,而涩元气,益精强阴而壮筋骨;桂枝横行手臂;桑枝能利关节。此制方征意,久服必臻大效。

(清·李铎《医案偶存·痹》)

【按语】

《素问·骨空论》曰:"督脉为病,脊强反折。"督脉为奇经八脉之一,总督一身之阳气,被称为"阳脉之海"。督脉疾病可见背脊疼痛、脊柱强直等。本例患者右手肩胛麻痹、举动艰难数载,今又尾闾脊节,坐起则甚艰。李氏判为督脉为病,诊脉亦提示心肾两亏,肾督同源。患者亦见牙齿浮动,佐证肾虚。李氏法以大补心肾,兼调督脉,以鹿茸、人参、黄芪等补督脉,益精血,配以补肾强筋,祛风通络之品,多补心肾气血。全方考虑周全。李氏又嘱患者久服,贵在坚持,以臻大效。

15. 寒积足痛

周苎蔴,客年三旬。自旧冬患足疾,左足自膝以下,胻骨足胕酸痛,此皆足阳明胃脉所属之经。《素问》谓:阳明所至,阴股膝髀,腨胻足病。《痹论篇》

曰:寒气胜者,为痛痹;以冬遇此者,为骨痹。痹者闭也,谓寒气兼淫痰闭塞经络而痛也。又曰:痹或痛,或不痛。痛者,寒气多也,故作痛。又阴寒凝聚而作痛,是病好处在尚有痛,痛则血气犹能周流;若痹久不痛,则血凝而不流也:引此以明痹病之源。诊左脉沉细而急,右滑小。按急则为寒,细则为虚,滑为痰。其为虚寒凝聚,痰涎流注骨节作痛无疑。阅所服补血、祛风、强筋、健骨、滋阴、补肾等药不少,俱无效。又据述初则抚摸皮肤亦痛,彼时痹在皮肤,本易已,而治不得法,以致留连筋骨,则痛久难已也。又问常脚下发热,入夜更甚。医故用滋阴药,见病治病。按阳明多气多之经。其积寒挟痰为患,本不宜骤补,并不宜多用风药。大法温经,以祛积寒,而除痰涎为主,并以引经入络为佐,拟方于右。

乌附尖	细辛	肉桂	北芥子
乳香	归须	元胡	铁脚灵仙
五加皮	川牛膝	暗松节 苦温热,喜治筋骨间病,祛风通痹	
茄根 散血消肿			

(清·李铎《医案偶存·痹》)

【按语】

《素问·至真要大论》曰:"少阴在泉,客胜则腰痛,尻股、膝髀腨骭、足病,瞀热以酸,胕肿不能久立。"本案患者骭骨足胕酸痛,与经文描述所致病吻合,李氏认为是寒气兼淫痰闭塞经络而痛。但患者前服补血、祛风、强筋、健骨滋阴、补肾等药不少,俱无效。李氏认为其积寒挟痰为患,本不宜骤补,亦不宜多用风药。而应以祛积寒,除痰涎为主,并以引经入络为佐。方中附子、细辛、肉桂祛寒,芥子除痰,配以当归须、乳香、元胡、灵仙、五加皮、川牛膝、松节、茄根等祛风通络。本方针对性强,标本兼顾,故能取效。

16. 肾着痹痛

某,六旬。脉急恶寒,四肢作痹。《灵枢》曰:诸急为寒,此属虚寒痹也。腰重气胀如系五千钱状,乃肾虚而停湿也。法宜祛寒,除湿为先,二剂接服肾着汤而愈。

生芪	防风	白术	苍术
桂枝	苡仁	茯苓	泽泻
生姜			

肾着汤

白术　　　干姜　　　茯苓　　　甘草

陈修园曰:带脉为病,腰溶溶如坐水中,此寒湿之邪,不在肾之中脏,而在肾之外腑。故其治不在温肾而散寒,而在燠土以胜水。若用附、桂则反伤肾之阴矣。审症用药剀切说明,参观诸案,知于《灵》《素》之书无不透彻,故能随症拈出。（弟寿山）

（清·李铎《医案偶存·痹》）

【按语】

本案患者年六旬,脉象恶寒,四肢作痹,腰重气胀如系五千钱状。李氏认为此属虚寒痹也,乃肾虚而停湿。法宜祛寒、除湿为先,乃以苍术、桂枝、防风、生姜祛寒除痹,生芪、白术、薏苡仁、茯苓、泽泻健脾利湿,二剂后接服肾着汤而愈。肾着汤由炙甘草、炮干姜、茯苓、白术四味组成,方出《三因极一病证方论》,主治伤湿身重。李氏在此用以治寒湿痹痛,甚为合拍。

17. 湿痹濡泄

丁某,年逾四十。形寒,天暄不欲去衣,骨节疼痛,小便不利,大便反泄。此风湿相搏,湿胜则泄也。仿甘草附子汤,加防风。

炙草　　　生术　　　附子炮　　　桂枝尖
防风

照方服十剂，生姜水煎

按:风湿相搏,故骨节疼痛。凡伤风则恶风,故不欲去衣;小便不利,而大便燥者为热,今小便不利,而大便反泄,则湿可知矣。附子之热,可以散寒湿;桂枝之辛,可以解风湿;甘草健脾,则湿不生;白术燥脾,则湿有制;加防风,为祛风胜湿之要药,以佐桂、附之辛热。而治湿,犹之淖潦之地,得太阳曝之,不终朝而湿去,亦治湿之一道也。

（清·李铎《医案偶存·湿》）

【按语】

仲景甘草附子汤主要针对阳虚寒湿之风寒湿痹,且病邪较深入者而设。《伤寒论》原文说:"风湿相搏,掣痛不能伸,近之则痛剧,汗出短气,小便不利,恶风不欲去衣,或身微肿者,此方主之。"该方由甘草、附子、白术、桂枝四味组

320

成。由于该方对寒湿痹症效果良好,现代推广应用于治疗痛风性关节炎等。本例患者骨节疼痛,小便不利,大便反泄。李氏认为此为风湿相搏,故骨节疼痛,小便不利,大便反泄,则湿可知矣。他认为附子散寒湿;桂枝解风湿;甘草健脾制湿;白术燥脾,则湿有制;加防风,图其为祛风胜湿之要药。李氏加用防风一味,有画龙点睛之妙。防风首载于《神农本草经》,它不仅用于头痛伤风湿痹痛,具宣发升散作用,现代亦用于治疗消化系统疾病,如消除胀气,治疗慢性肠炎等。古方痛泻要方即含有防风,以治泻。本案风湿痹痛兼湿泻,加入甘草附子汤十分得当巧妙。

18. 身痛湿痹

杜,二九。外受之湿,着于肌躯,流于关节,以致一身尽痛。非二陈、五苓可疗,当用羌活胜湿汤表散为宜。

羌活	独活	藁本	川芎
蔓荆	防风	甘草炙	

凡脾胃虚弱,湿从内生者,二陈、平胃之类主之。水停于膈,湿盛濡泄者,二术、五苓之属主之。水渗皮肤,肢肿黄胀者,五皮、茵陈之类主之。此湿流关节,非风药不可治也。经曰:风能胜湿,此之谓也。

(清·李铎《医案偶存·湿》)

【按语】

羌活胜湿汤是金元名家李东垣《内外伤辨惑论》名方,由羌活、独活、藁本、防风、甘草、蔓荆子、川芎七味药组成,原方主治"肩背痛不可回顾者"。本例患者外受湿邪,着于肌躯,流于关节,以致一身尽痛。李氏原方不动,用于治疗本案患者。又对脾虚湿盛水肿之二陈、平胃、二术、五苓、五皮、茵陈等方证作了应用鉴别,并指出"此湿流关节非风药不可治也",具有临床指导意义。

19. 寒痰阻络

龚某,男,40岁。

1966年10月20日,初诊。患者1961年患坐骨神经痛,两腿刺痛,左侧为甚,不能行走,几年来复发多次,屡经中西药治疗,效果甚微。最近2周昼夜疼痛剧烈,足不能任地,夜难入寐,住院治疗1月,效果不显,遂请余会诊。刻下症:下肢刺痛,左侧为甚,足不能任地,稍动则剧痛难忍。前医以驱风散寒,逐湿通络为法,数易其方,叠进数十剂罔获寸功。观其患肢,不红不肿,扪之觉凉;察其舌,质淡,苔白薄;切其脉,沉细。此非一般风寒湿痹,乃肾阳本虚,阴邪直中,寒痰凝结,阻滞经络。法宜温阳补肾,化痰通滞。按《外科全生集》阳和汤加减处方。

熟地25g	鹿胶10g	麻黄5g	肉桂3g
白芥子10g	附子5g	甲珠10g	炮姜25g
			×3剂

1966年10月24日,二诊。药中病机,疼痛好转。守方再进3剂。

三诊。疼痛逐日见减,能弃杖缓行。仍守原意。原方加炮附子5g,千年健10g,海桐皮10g,五加10g。3剂。

上方连进9剂,诸症俱失,行走自如,于11月10日痊愈出院。

(何晓晖、黄调钧《赣东名医·李元馨专辑》)

【按语】

阳和汤出自清代王洪绪《外科证治全生集》,原为治疗阴证疮疡的基本方,主治"鹤膝风、贴骨疽及一切阴疽"。本方遵循"阳和通腠,温补气血"的原则,组方精妙,疗效肯定。现代医家根据本方"阳和一转,寒凝悉解"的治疗特点,不断扩大其临床范围,广泛用于治疗内科、外科、妇科、骨科、皮肤科等各科疑难病症,其"异病同治",远远超出了原方最初的适应证。李氏即以本方治疗因寒痰阻络引起的坐骨神经痛,取得了很好地治疗效果。患者患病多年,两腿刺痛,不能行走,屡屡复发。此次住院一个月,仍不能取效。李氏会诊后吸取了前医祛风散寒、逐湿通络,叠进数十剂罔获寸功的教训,观其患肢不红不肿,扪之觉凉,舌质淡,苔薄白,脉沉细,认为并非一般风寒湿痹,而是肾阳本虚,阴邪直中,寒痰凝结,阻滞经络,于是以阳和汤加减,连进九剂,痊愈出院。

20. 阴虚痹痛

曾某,女,30岁。

1964年12月14日,初诊。患者全身骨节疼痛已一个多月,经中西药治疗,疼痛反见增剧,故收住院治疗。刻下症:表情痛苦,形瘦如柴,全身骨节疼痛,上肢不能高抬,下肢不能步履,整夜端坐,呻吟不止,难以入寐,心中嘈杂,纳谷不思,口干作渴,大便数日未行。舌质红,苔黄,脉弦细而数。素体肝肾阴亏,复感风湿为痹。常法不能奏效,拟柔润舒筋法。

熟地 12g	天冬 10g	麦冬 10g	当归 10g
白芍 10g	石斛 10g	秦艽 10g	桑枝 10g
薏苡仁 12g	楠藤 10g	牛膝 10g	木瓜 12g
络石藤 10g	海风藤 10g	甘草 10g	

×5 剂

1964 年 12 月 19 日,二诊。药后痛失,唯双臂仍不能高抬。继服原方 5 剂,症状日渐消失。守方再进 5 剂,诸恙已平,痊愈出院。后二月其同乡告曰:曾某关节痛未复发,形体壮实,早已参加田间劳动。

（何晓晖、黄调钧《赣东名医·李元馨专辑》）

【按语】

肝主筋,肾主骨,肝肾与痹痛关系密切。李氏通过辨体论治阴虚痹痛,具有一定代表性。患者素体肝肾阴虚,形瘦如柴,全身骨节疼痛,上肢不能抬举,下肢不能步履,整夜端坐,难以入睡,口干作渴,大便数日不行,舌红苔黄,脉弦细而数。李氏认为系素体肝肾阴亏,复感风湿为痹,常法难以奏效,再采用熟地、天冬、麦冬、白芍、石斛、当归柔肝润筋,再以秦艽、桑枝、薏苡仁、木瓜及数味藤类药祛风蠲痹,而药后痛失,痊愈出院。

21. 血瘀筋痹

傅某,男,28 岁。

1965 年 11 月 27 日,初诊。患者在县城从事教育工作,2 月来发现左大腿内侧中下部至膝弯,有一索条状鼓起,长约 12cm,按之硬而疼痛,并有增粗增长趋势,行走日渐艰难。到当地医院就诊,诊断不明,后转到地区医院治疗,确诊为"大隐静脉血栓性脉管炎"。医生建议手术治疗,患者不同意,后经某外科医生介绍,求治于余。刻下症:左大腿疼痛难以屈伸,行走艰难,来诊时倚杖屈膝,弓背跛行,左下肢沉重怕冷,饮食减少,睡不安宁。舌苔薄白,脉弦滑而数。病属少见,姑拟驱风宣痹、活血化瘀为法,试投独活寄生汤加减 3 剂。

1965 年 12 月 2 日,二诊。病属"瘀痹",血瘀不行,脉道不通,不通则痛。"瘀"是病的症结,"痛"是病的表象,前方化瘀不力,故药后没有动静。姑拟破瘀通脉为法。

附方

红花 10g	桃仁 10g	血竭 5g	当归 12g
赤芍 5g	蟅虫 7g	川牛膝 7g	地龙 10g
甲珠 5g	制乳香 7g	制没药 7g	苏木 10g
肉桂 2.5g	甘草 12g		

×3 剂

1965 年 12 月 6 日,三诊。服药 1 剂,腿部索条状物硬痛均减;3 剂后,即能弃杖而行,索条状物缩短一半。舌苔黄腻,脉濡滑。药既切中,守方继进 4 剂。

1965 年 12 月 10 日,四诊。疼痛消失,步履基本正常,索条状物仅有寸许,且触之较软。舌质红,脉濡滑。仍守原法出入。原方去苏木,加地龙 15g、藕节 20 个,5 剂。

因学校工作离不开,患者带药回校,至寒假来我家。告曰:"药后效果甚好,照原方又配 8 剂,左腿索状物完全消失,脚力如常,活动自如。"随访 23 年,从未复发,一切如常。

（何晓晖、黄调钧《赣东名医·李元馨专辑》）

【按语】

大隐静脉为血栓性脉管炎常见发病部位,原则上为外科手术治疗范畴。本患者左大腿疼痛难以屈伸,行走困难。李氏诊其脉弦滑而数,舌苔薄白,主张驱风宣痹,活血化瘀。在试用独活寄生汤无效情况下,李氏认为病属"筋痹",血瘀不行,脉道不通,不通则痛,于是改投大队活血化瘀药,包括地鳖虫、地龙等走窜虫类之味。患者服药三剂后,即能弃杖而行,索条状物减半。继进四剂,基本痊愈。按原方再服八剂后,左腿索状物完全消失,活动自如。随访 23 年未复发,疗效肯定。

三十九、痉证

寒湿相搏

瑞昌王孙毅斋,年五十二,素乐酒色。癸酉九月初,夜起小解,忽倒地昏不知人,若中风状,目闭气粗,手足厥冷,身体强硬,牙关紧闭。诸医有以为中风者,有以为中气中痰者,用乌药顺气散等药,俱不效。又有作夹阴治者,用附子理中汤,愈加痰响。五日后召予诊治,六脉沉细紧滑,愈按愈有力。其兄宏道问曰:"此何病?"予曰:"寒湿相搏,痉证也。"痉属膀胱,当用羌活胜湿汤主之。先用稀涎散一匕,吐痰一二碗,昏愦即醒,随进胜湿汤六剂,全愈。以八味丸调理一月,精气复常。

宏道曰:"病无掉眩,知非中风。然与中气、中痰、夹阴三者观之,似亦无异,先生独以痉病名之?夫痉病缘寒湿而成,吾宗室之家,过于厚暖有之,寒湿何由而得?痉病何由而成?"予曰:"运气所为,体虚者得之。本年癸酉,戊癸化火,癸乃不及之火也。《经》曰:岁火不及,寒水侮之。至季夏土气太旺,土为火子,子为母复仇,土来制水。七月八月主气是湿,客气是水,又从寒水之气,水方得令,不伏土制,是以寒湿相搏,太阳气郁而不行,其证主脊背项强,卒难回顾,腰似折,项似拔,乃膀胱经痉病也。"宏道曰:"痉病缘寒湿而成,乌药顺气等药行气导痰去湿者也,附子理中汤去寒者也,诸人用二药俱不效,先生用胜湿汤而诸证顿除,何取效之速如是?"予曰:"识病之妙,贵在认得脉体形症;用药之妙,全在理会经络运气。脉证相应,药有引经,毋伐天和,必先岁气,何虑不速效耶?夫脉之六部俱沉细紧滑,沉属里,细为湿,紧为寒,中又有力而滑,此寒湿有余而相搏也。若虚脉之证,但紧细而不滑。诸医以为中风,风脉当浮,今脉不浮而沉,且无掉眩等症,岂是中风?以为中气中痰,痰气之脉不紧,今脉紧而体强直,亦非中气中痰。此政痉病。诗云:强直反如弓,神昏似中风。痰流唇口动,瘛疭与痫同。今体强直坚硬,脉沉紧细而滑,非痉而何?前用乌药、附子理中汤,去寒不能去湿,去湿不能去寒,又不用引经药,何以取效?若胜湿汤,藁本、羌活乃太阳之主药,通利一身百节,防风、蔓荆能胜上下之湿,独活散少阴肾经之寒,寒湿既散,病有不瘳者乎?"

(明·易大艮《易氏医按》)

【按语】

瘛疭是以手脚痉挛为特征的病症,也叫"抽风",其病名语出《黄帝内经》。《素问·玉机真脏论篇》云:"病筋脉相引而急,病名曰瘛疭。"宋·成无己《伤寒明理论》谓:"瘛者筋脉急也,疭者筋脉缓也。急者则引而缩,缓者则纵而伸,或缩或伸,动而不止者,名曰瘛疭。俗谓之搐者是也。"易氏把本案患者"急倒地昏不知人,若中风者,目闭气粗,手足厥冷,身体强硬,牙关紧闭"命名为"痉症",即瘛疭病。易氏先用稀涎散催吐痰,主用羌活胜湿汤治愈。对本案,易氏与中风进行了鉴别,指出此病缘寒湿而成,用羌活胜湿汤,取藁本、羌活通利太阳经,防风、蔓荆胜上下之寒,独活散肾经之寒,寒湿即散,病可向愈。

四十、痿证

1. 金伐木荣

徐岳生躯盛气充,昔年因食指微伤见血,以冷水濯之,遂至血凝不散,肿溃出脓血数升,小筋脱出三节,指废不伸。迩来两足间,才至秋月,便觉畏冷,重绵蔽之,外扪仍热,内揣独觉其寒。近日从踝至膝后,筋痛不便远行。云间老医,令服八味丸,深中其意。及仆诊,自云平素脉难摸索,乃肝肺二部,反见洪大。大为病进,况在冬月木落金寒时,尤为不宜,方来之势,将有不可向迩者。八味丸之桂附,未可轻服也。何也? 筋者肝之合也,附筋之血,既经食指之挹取,存留无几,不能荣养筋脉,加以忿怒,数动肝火,传热于筋,足跗之大筋,得热而短,是以牵强不便于行也。然肝之所主者唯肺,木性畏金,禀令拥戴,若君主然。故必肺气先清,周身气乃下行。今肺脉大,则肺气又为心主所伤,壅室不清,是以阳气不能下达而足寒也。然则所患虽微,已犯三逆:平素脉细,而今脉大,一逆也;肝脉大而热下传,二逆也;肺脉大而气上壅,三逆也。设误以桂附治之,热者愈热,壅者愈壅,即日便成痿痹矣。此际用药,渊乎微乎,有寻常不能测识者。盖筋脉短劲,肝气内锢,须亟讲于金伐木荣之道。以金伐木,而木反荣,筋反舒。匪深通玄造者,其孰能知之? 然非金气自壅,则木且奉令不暇,何敢内拒? 唯金失其刚,转而为柔;是以木失其柔,转而为刚。故治此患,先以清金为第一义也,然清金又先以清胃为第一义。不清其胃,则饮酒焉,而热气输于肺矣;厚味焉,而浊气输于肺矣。药力几何,能胜清金之任哉? 金不清,如大敌在前,主将懦弱,已不能望其成功。况舍清金而更加以助火烁金,倒行逆施以为治耶? 必不得之数矣。翁见药石之言,漫无忌讳,反疑为张大其说,而莫之信,竟服八味丸。一月后,痿痹之情悉著,不幸所言果验。乃卧床一载,必不令仆一见。闻最后阳道尽缩,小水全无,乃肺金之气,先绝于上,所以致此。明明言之。而竟蹈之,奈何奈何!

(清·喻昌《寓意草·论徐岳生将成痿痹之证》)

【按语】

中医理论认为,肝木升于左,肺金降于右。左升右降为中医气机升降的主要内容。结合本案治疗,喻昌提出了"金伐木荣"的重要理论。患者徐某昔年手食指因伤溃脓血后,指废不伸,近年来两足秋月畏冷,从踵至膝后,筋痛不便远行。喻氏诊其脉,肝肺两脉反见洪大,认为筋脉短劲,肝气内锢,须亟讲于金伐木荣之道。因金伐木,而木反荣,筋反舒。故治此患应以清金为第一义也。但患者未能采纳喻氏观点,竟服八味丸,已成痿痹,且预后不良,此为后话。

2. 土不生金

杨郡一少妇,年十九,禀赋怯弱。庚辰春,因患痿疾,卧榻年余,首不能举,形瘦如柴,发结若毡,起便皆赖人扶,一粒不常者五月,日唯咚甘蔗汁而已。服滋阴降火药百贴,不效。有用人参一二钱者,辄喘胀不安,莫能措手。予诊其脉,六部俱软弱无力,知其脾困久矣,以补中益气汤加减治之,而人参更加倍焉,服二剂,遂进粥二盏,鸡蛋二枚。后以强筋健体之药调理数月,饮食步履如常,痿证悉除。

或问曰:"诸人皆用滋阴降火,公独用补中益气,何不同如此也?"予曰:"痿因内脏不足,治在阳明。阳明者胃也,胃为五脏六腑之海,主润宗筋,宗筋主束骨而利机关。痿由阳明之虚而然,阳明胃土不能生金,则肺金热,不能荣养一身,脾虚则四肢不能为用。兹以人参为君,黄芪、白术等药为佐,皆健脾土之药也,土健则能生金,金坚而痿自愈矣。此东垣第一治法也。"又问:"向用人参一二钱,便作喘胀,今倍用一二钱,又加以诸补气药,而不喘胀,何也?"予曰:"五月不食,六脉弱甚,是邪气太盛,元气太衰。用些许参,犹一杯水救车薪之火,不唯不胜,而反为其所制,其喘胀也宜矣。予倍加参者,如以大军摧大敌,岂有不剿除者哉?"

(明·易大艮《易氏医按》)

【按语】

《素问·痿论》言:"治言论痿者,独取阳明何也?"《灵枢·根结》也谓:"故痿疾者,取之阳明。"据此,治痿独取阳明逐渐发展成为痿证的治疗原则。易氏治一年方十九之少妇,患痿年余,形瘦如柴,正是体现这一原则,根据其六部俱软弱无力,以补中益气汤加减治之,重用人参,再以强筋健体药调养数月,步履饮食如常,痿症悉除。对于痿症,易氏强调:痿因内脏不足,治在阳明。阳明者胃也，阳明胃土不能生金，则肺经热，不能荣养一身，脾虚则四肢不用。他因此以人参为君，佐黄芪、白术健脾补土之药，使土健则生金，金坚而痿自愈矣。

3. 肺热叶焦

黄守基，年二十岁，客汉阳，当秋寒热咳嗽，足跗浮肿。延疡科医治，误用敷药，足大指溃烂沥沥。又误用燥血药，煎熬津液，勉强收功。渐至足不能移，肌肤益削，已成瘫痪，历医不瘳，皆以不痛为不治。次年六月，买舟归里，求治于余。两人抬出诊视。余视其形羸发脱，脉象细数，腿股大肉已尽，脚垂纵缓废弛。因思经云：大筋软短，小筋弛长，软短为拘，弛长为痿。又曰：阳明虚则宗筋失润，不能束骨而利机关。法当专取阳明，且起自秋间，寒热咳嗽，肺失清肃，误进燥药，津液枯焦，此燥气焚金，当以肺热叶焦，则生痿躄论治。盖痿者枯萎之象，非滋血液，何以得生？唯胃为生血之源，又为金之母，故曰治痿独取阳明也。况寒暑交迁，又值燥金用事，宜清金润燥，佐以甘淡益胃之药。于是以二地、二冬、石斛、薏苡、梨汁、蔗汁之属，日进大剂。按治十日，饮食稍加，改进虎潜丸，加黄芪、白术、薏苡、桑枝、茅根，补助阳明。自秋至腊，按日不歇，仅得肌肉稍充，筋骨稍束，尚未能开步。次年继进前药百日，至夏乃愈，计治一载，始获全功。

虎潜丸

黄柏	知母	地黄	虎胫
龟板	锁阳	当归	牛膝
白芍	陈皮	羊肉	

（清·谢星焕《得心集医案》）

【按语】

本例患者二十岁，因寒热咳嗽，足跗浮肿误治，而成痿证。谢氏根据其病史，认为是误进燥药，燥气焚金，肺热叶焦所致。遵照"治痿独取阳明"古训，谢氏认为胃为生血之源，又为肺金之母，宜清金润燥，佐以甘淡益胃之药，以二地、二冬、石斛、梨汁、蔗汁之剂，滋润肺胃之阴。后改用虎潜丸加味，治疗一年始获全功。虎潜丸首载于元代朱丹溪的《丹溪心法》中，但其方药中尚无当归、牛膝、羊肉三味，后至清代汪昂《医方集解》多加当归、牛膝、羊肉三味。本方有多味血肉有情之品，亦以味补精，以形补形，使气血交通，阴阳相济，功善滋阴降火,强壮筋骨,多用来治疗肝肾不足、阴虚内热导致的足痿。谢氏善用古方,领会方义,从而在实践中获得印证。

4.阳强足痿

吴新祺,冲年困于酒色,阳道强而不痿,股胫痿而不坚,呻吟床褥,百治不效。籍居崇邑,就治于余。余谓此症,始则阳胜阴伤,金被火炼,今则矫阳独升,真阴欲尽,所进苦寒固谬,而温补尤非所宜。记古降心火益肾水法,唯三才封髓丹于此最合,按方大剂令服。喜胃气尚强,每日纳药二碗,服至六十剂,两症始痊。因忆向治龚生,初起便血,渐至两足痿弱,不能稍移。服归、芪、参、术,其血愈下,其足愈软。买舟由抚来湾,就治于余。两脉细劲,面黑耳聋。余曰:"肝血大伤,肾水将竭也。"然从来补阴之药,难期速效,疏与虎潜作汤,令服百剂,许以病根可拔。殊伊服至五十剂,脚可趋步,便血已除,吝费停药。逾年肠红复来,乃将前方再服,稍愈又停,以致便血不息,竟至不起。惜哉,世之剖腹藏珠者,可以为鉴。

虎潜丸

见前328页。

三才封髓丹《拔萃》

| 天冬 | 地黄 | 人参 | 黄柏 |
| 砂仁 | 甘草 | | |

(清·谢星焕《得心集医案》)

【按语】

吴某沉迷酒色,性欲强,患阳强,但脚痿不用。谢氏认为此为阳胜阴伤,金被火炼,真阴欲尽,苦寒温热均非所宜,而采取泻南补北,降心火益肾水之法,用三才封髓丹六十剂始痊。三才封髓丹出自元代罗天益《卫生宝鉴》,具有滋阴降火、养血固精之功效,主治阴虚火旺、虚火上炎所致的梦遗滑精、腰膝无力、口腔溃疡、牙痛、痤疮等症。谢氏认为:"记古降心火益肾水法,唯三才封髓丹于此最合。"果然对症获效。谢氏另治龚生初起便血,渐至两足痿北,诊为肝血大伤,肾水将竭,用虎潜丸煎汤取效。

5.阳痿不起

陈鸣皋,体丰多劳,喜食辛酸爽口之物。医者不知味过于酸,肝气以津,脾气乃绝,以致形肉消夺,辄用参、术培土,不思土不能生,徒壅肝热,故复阳痿不起。颠沛三载,百治不效。盖未悉《内经》有筋膜干则筋急而挛,发为筋痿之例。余诊脉,左数右涩,知为肝气太过,脾阴不及,直以加味逍遥散,令服百剂,阳事顿起。更制六味地黄丸十余斤,居然形体复旧。此种治妙,唯智者可悟,《内经》一书,岂寻常思议所可到哉。

逍遥散《局方》

| 柴胡 | 当归 | 白芍 | 茯苓 |
| 甘草 | 薄荷 | 煨姜 | |

或加丹皮、山栀。

六味地黄丸

| 地黄 | 山药 | 丹皮 | 泽泻 |
| 山茱萸 | 茯苓 | | |

(清·谢星焕《得心集医案》)

【按语】

谢氏治阳痿,从肝论治,别出蹊径。患者陈某体丰多劳,喜食辛酸爽口之物,因误治形肉消夺,又因参、术培土,徒壅肝热。谢氏诊脉左数右涩,知为肝气太过,脾阴不及。以加味逍遥散服百剂,阳事顿起。又以六味地黄丸善后,形体复旧。谢氏对本例,不是一味温肾壮阳,而是按筋痿从肝论治,很具特色。

6.胃热致痿

谢妪,年逾六十。右脉洪大而数,左脉细耎。病起逾载,面色光鲜,头目眩晕,口燥而酸,心烦而躁,夜多不寐,足软无力,不能举步,此阳明痿症也。《内经》曰:肺热叶焦,发为痿躄。又曰:治之者,独取阳明。何也?盖阳明为十二经之海,主润宗筋。宗筋主束骨,而利机关也。但此等症,人多以为血虚风痹,不知乃阳明火盛,肾水枯竭,以致成痿也。治宜清胃火,滋肾液。若但以治风治血,套用风药,益增其燥,于理为背。

| 生熟地黄一两 | 元参四钱 | 麦冬五钱 | 石斛五钱 |
| 焦柏二钱 | 知母二钱 | 桑叶二钱 | |

前方连进四剂,头晕稍愈,明是火晕也。而热势愈燔,燥咳尤甚,齿落心

烦,时欲解衣就凉,此非凉药之过,乃从前误作风治,过服药酒养血祛风,实系真阳明火灼之证。当专治胃火,勿杂他岐。

| 生石膏一两 | 生地八钱 | 元参五钱 | 知母三钱 |
| 麦冬五钱 | 甘草二钱 | 陈粳米一勺 | |

叠进专治胃火法,颇验,足见前诊不谬。近日两手瘛瘲,乃热极风生之象。议清营热,以熄内风。但久病无速功,莫计效迟,方可愈疾。

明玉竹	生地	羚羊角	元参
川石斛	白薇	钩茎勾	桑叶
制天麻	丹皮		

晚服知柏八味丸一两

此方服数贴,瘛瘲差止,心烦舌胀如故。进石膏清胃汤,一大剂,及服阴八味丸二两,舌略柔软,烦躁稍安。令其日服八味丸二两,间或仍进清胃法一剂。此症服八味丸至五勐,方见大效,两足稍能举步,然烦躁总不能瘳。因此妪青年守节,情志多郁,无一适意,加以抱病经年,尤怒焦烦,以致五志厥阳之火上腾,故不易治。后拟东垣清燥汤加减,正属治痿之要药,服之反懊憹心烦不已。仍服八味丸,乃可降之此症。服八味丸得宜者,本阴虚火动,骨痿髓枯。王冰所谓:壮水之主,以制阳光也。汪昂注曰:此以补天一所生之水也。朱丹溪曰:君火者,心火也,人火也,可以水灭,可以直折,黄连之属,可以制之;相火者,天火也,龙雷之火也,阴火也,不可以水折,当从其类而伏之,唯黄柏之属,可以降之。

(清·李铎《医案偶存·痿》)

【按语】

痿亦称"痿躄",指肢体筋脉弛缓,软弱无力,甚至痿废不用的病症。《素问玄机原病式》云:"痿,谓手足痿弱,无力运行也。"其病归主要有热盛津伤,或湿热蕴结,四肢筋脉失养。《素问·痿论》曰:"五脏因肺热叶焦,发为痿躄。"该篇同时提出了"治痿独取阳明"的论点。李氏治年逾六十之谢妪,即是此法的应用。患者有脉洪大而数,左脉细软,病起逾载,是软无力,不能举步。李氏断为:"此阳明痿症也。"同时指出,若但以治风治血,套用风药益增其燥,于理为背。主张清胃火,滋肾液。在治疗上,他一方面用石膏清胃汤专治胃火;

另一方面服肾气丸"壮水之主,以制阳光"。李氏灵活运用古训,很有见地。

7. 湿热致痿

刘某,年仅三十。体质强壮,脉实色苍,自环跳穴痛,不能行走。两月来,饮食形体,依然不变不减。现在两足不痛不肿,唯弛长不用,此湿中伏热,沉着下焦。是以腿股足膝皮肉甚热,热久遂致蒸烁筋骨,久延必成废弃。即《内经》所云"湿热不攘,大筋软短,小筋弛长。软短为拘,弛长为痿"也。议苦辛寒胜湿通气分法,先服十贴,接进后方。

| 茅山术 | 黄柏 | 防己 | 绵茵陈 |
| 杏仁 | 通草 | 寒水石 | 川草薢 |

经验治痿方

麦冬四两	干地黄四两	黄柏一两	知母一两
上安桂二钱			
			炼蜜为丸

此方以麦冬、地黄为君者,因湿热蒸肺,肺叶焦,而难以宣布,故用麦冬;湿热伤血,血脉涸,而不能养筋,故用地黄。《本草》所注:可以清热而凉血者,皆可以治痿也。黄柏清热而坚骨为君;知母润燥而滋阴,故以为臣;少加肉桂之向导也,此法皆从经义而立,非杜撰也。

高源涸,则肺叶焦;肺金润,则四末受荣,此正理法兼到。(寿山)

(清·李铎《医案偶存·痿》)

【按语】

《素问·生气通天论》曰:"湿热不攘,大筋软短,小筋驰长。软短为拘,驰长为痿。"痿症有虚实之辨,如因阴血亏虚、筋脉失养,治以养血、柔筋、通络为主;如因湿热走窜经络、筋脉拘急所致,则以化湿清热为主。气行则湿化、宣畅气机制筋脉得养。本案患者为青壮年,身体强壮脉实色苍,两足刻下不痛不重,唯驰长不用。李氏认为与经文"湿热不攘"证吻合,以苦辛寒胜湿通气之剂,先服十剂;后又进经验治痿方,滋阴清热,舒筋利湿并施,能使肺金润,则四末受荣而能获效。

8. 筋骨痿弱

茂老,年四八。足底发热麻辣,须着冷地,稍可行动,脚板作痛,畏于行走,是精血不足,筋骨痿弱之故。盖肝主筋,血不足则筋痿;肾主骨,精不足则骨痿。乃肝肾两亏也。法宜滋补真阴,强筋健骨,仿六味合虎潜法。

熟地	怀山	黄肉	丹皮
黄柏	知母	虎骨酥	龟板
怀牛膝	锁阳	当归	白芍

前方差效,是肝肾病也。仍议虎潜法,多服必效。

黄柏	知母	熟地各三两	虎胫骨酥
龟板炙	陈皮	当归	白芍
牛膝	锁阳各二两		

羯羊肉熬汁为丸

(清·李铎《医案偶存·痿》)

【按语】

　　筋脉、肌肉、四肢、百骸皆赖五脏精气以充养,而五脏六腑精气津液皆源于脾胃。《素问·痿论》说:"阳明者,五脏六腑之海,主润宗筋。宗筋主本骨而利关节者也。"本案患者足底发热麻辣,须着冷地,稍可行动,脚板作痛,畏于行走。李氏认为是"精血不足,筋骨痿北之故。盖肝主筋血不足,则筋痿;肾主骨,精不足则骨痿。乃肝肾两亏也"。他提出法当滋补真阴,强筋健骨,方用六味地黄丸合虎潜丸。患者服后见效,李氏坚持用虎潜丸补益肝肾,以求全效。虎潜丸出自《丹溪心法》,由黄柏、知母、龟板、熟地、陈皮、白芍、锁阳、虎骨、当归、干姜组成,功能滋阴降火,强筋壮骨。对于本案肝肾不足之筋骨痿弱,本方确切对症。

9. 虚劳痿损

　　高子,年十九。两寸浮细,中沉滞数,两尺小涩,左关近快,右关缓濡无神。病起踰年,不能起床,腰痛不举,足痿难立,骨蒸潮热,午后而发,手足掌心灼灼,口苦干燥,舌绛唇赤,心烦不寐,间有梦泄,形色消夺,纳谷甚少。症属真阴亏损,火灼金伤,实属虚劳痿损重恙。叶氏谓:治病易,治损难也。勉宗《内经》"劳者温之,损者益之"之旨,急以固本培元为要。

丽参	於术	云神	怀山
枸杞	石斛	熟地	怀膝
龟胶	兔丝	炙草	南枣

复诊脉如原,进温养法平平。其为积劳内损,失治显然。盖久病不起于床,乃肾损骨痿,肺热叶焦所致也。经曰:肺热叶焦,发为痿躄,此之谓也。又曰:腰者肾之府,转移不能,肾将惫矣。膝者筋之府,膝胫痿软,筋将惫矣。骨者髓之府,足不能立,髓将惫矣。又云:思虑太甚,所愿不得;入房太甚,宗筋弛纵,发为筋痿。又起坐项软头垂,卧则足跟常痛,以及肌肉消削,脾肾皆损,督脉不用矣。至唇燥而裂,口臭喉腥,鼻燥无涕,入暮四肢掌心灼灼而起,渐至通身发热,此张季明所谓元气无所归则热灼是也。鼻者,肺之窍。鼻中发烧,干燥无涕,皮肤燥痒。肺主皮毛,此又肺金受伤之明征也。且夜梦纷纭,头额盗汗,间有梦遗,皆由君相不交,心虚而有热也。久病岂宜有此。书云:心火妄动,不能下交于肾,则元精失守。种种见症,参以脉象,实为五脏俱损,八脉交病。噫!劳损至此,不但草木难以奏功,且法在不治。爰引一切有情血肉之属,填精补髓为继续之算,莫言治病。仿叶氏法。

紫河车	人乳粉	龟鹿胶	麋茸
秋石	人参	熟地	五味
天冬	麦冬	枸杞	沙苑
金钗斛	黄精_{久制}	龙齿	牡蛎
			熬膏开水化服

(清·李铎《医案偶存·虚劳内伤》)

【按语】

患者年龄十九,但病起逾年,不能起床,腰痛不举,足痿难立,骨蒸潮热,午后而发,手足掌心灼灼,口苦干燥,舌绛唇赤,心烦不寐,间有梦泄,形色消夺,纳谷甚少。李氏诊其真阴亏损,火灼金伤,为虚劳痿损之重恙。于是以龟胶、熟地、怀牛膝、石斛、枸杞大补真阴;以高丽参、菟丝子补阳,体现阳中求阴之治;以白术、茯神、炙甘草、大枣补脾益气。考虑到患者劳损较重,草木之药一时难以奏效,爰引一切血肉有情之品,填精补髓继续图治。

10. 小儿痿证

王某某,男,4岁。

1958年9月26日诊。开始发热,腹泻,3天后脚软不能行走,某医诊为"小儿痹症"。左手瘫,左脚外旋,而色萎黄,口干,大便结,舌质红,舌苔黄而干,脉细数。此痿证也。《内经》云:"治痿独取阳明。""阳明主润宗筋。"病于腹泻、发热之后,已伤脾胃之阴,治宜滋养脾胃之阴,佐以益气活血。

葛根20g	花粉6g	石斛6g	知母6g
生地10g	玄参10g	麦冬10g	牛膝6g
红花5g	生芪20g	鹿衔草10g	

上方连服三个月而愈,后以六味地黄丸善后。

章天生、何晓晖《赣东名医·谢傅耕》

【按语】

患者小儿,年方4岁,发热后脚软不能行走,疑为"小儿麻痹症"。《灵枢·根结》谓:"痿疾者取之阳明。"此后历代医家便以"治痿独取阳明"作为痿症基本原则。本案以葛根、花粉、石斛、知母、生地、玄参、麦冬滋养脾胃之阴为主,佐以生芪、红花益气活血,并用鹿衔草、牛膝壮筋骨,结果服方3个月告愈,再以六味地黄丸善后。此可资痿证治疗之参考。

四十一、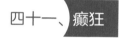癫狂

1.痰蔽清窍

喻学全上舍次子,年十九。病因热邪传入心包络,扰乱神明,蒙蔽清窍,以致呢喃呓语,时清时懵,每戌亥子时尤甚。按戌时气血注心包,故加甚焉。据病原由疫热症起,已经逾月,寒潮俱无,二便如常,唯神识不清,目常直视,舌苔光滑。诊脉沉坚抟指,此属癫证。原非邪祟为患,古法有诸,当宣络祛痰清心。若再失治,则三阴反传三阳,则成癫狂矣。

真犀角尖磨汁	羚角尖剉末	九转黑胆星	川郁金
川贝母	煅飞礞石	九节蒲	生黄连
丝瓜络	白竹沥		
	生铁落一两煎水炆药,晚间吞当归龙荟丸三钱		

所论之症,一定至理,但病经日久,邪伏心包络中,病源已深,且昨投之药,未尽其剂,杯水与薪岂有捷效耶!晨诊脉如原,昨夜狂乱叫喊,不避亲疏,竟夜不寐,势成阳狂。《内经》云:重阳者狂。此是重症,改进凉膈合泻心法,

急治其标,夺其强劲之威。明日再参何如。

生西军五钱	连翘三钱	玄明粉三钱	黄芩二钱
生栀仁三钱	川黄连一钱	犀角剉屑钱半	薄荷叶八分
甘草八分			

引加竹沥一羹匙

服此方大获捷效,是夜酣酣大睡,不发乱言,为之一快。原方加人中黄二钱、生铁落一两,煎水炆药,放胆再进一剂。

二十七日诊。两进凉膈合泻心法,效如桴鼓,可谓丝丝入扣矣。脉息已近平和,伏邪已撤,妄语已除,唯略有心烦絮聒以及疥疮瘙痒。古人谓:诸疮痛痒,皆属心火。立法仍不外清心热以解毒,但略小其制也。方具后。

犀角	川连	连翘	栀子
人中黄	贝母	银花	牛子
甘草			

引加竹叶心十枚,水煎服。

四贴全愈。

(清·李铎《医案偶存·五痫》)

【按语】

癫狂在中医学中很早就有记载。《素问·生气通天论》曰:"阴不胜其阳则脉流薄疾,并乃狂。"《难经·十二难》亦谓:"重阴者癫,重阳者狂。"《素问玄机原病式》也云:"多喜为癫,多怒为狂。"本例患者年方十九,因热邪传入心包,扰乱神明,蒙蔽清窍,以致喃喃自语,时清时嘈,每成亥子时尤甚。李氏认为"此属癫证",当宣络祛痰,清心,并预测若失治,则三阴为传三阳,则成癫狂。患者投药后,未尽其剂,狂乱叫喊,不避亲疏,竟夜不寐,势成阳狂。李氏改进凉膈散合泻心法,急治其标。结果大获捷效,当晚安睡不发乱言,李氏原方加人中黄、生铁落,效如桴鼓,脉息接近平和,妄语已除,唯略有心烦絮聒,接以清心热,凉血,祛痰为治,加竹叶心水煎服以至全愈。对本案李氏颇有卓见提出此"原非邪祟为患,古法有诸"这种唯物主义的观点,对古人而言是难能可贵的。

2. 阳热狂症

黄某某,男,21岁,学生,住东乡县红旗垦殖场。

1980 年因高考落选,遂郁闷不乐,寝食俱废,好发脾气,逐渐转为凶叫狂骂,最后日夜不休,要杀人放火,毁坏家具,不分亲疏。1981 年 10 月转诊于此。证见:精神奕奕,面色青紫,怒目直视,烦躁狂叫,舌苔黄干燥,脉弦滑数,乃属肝阳浮越,痰火壅盛,阳气独盛之象。治拟先针风府、神门,以挫其势,继以泻肝清胃,镇心安神。方以生铁落饮合龙胆泻肝汤化裁。

铁落 40g (先煎)	秦艽 8g	茯神 10g	龙、牡各 15g
磁石 20g	条芩 10g	石决明 15g	珍珠母 20g
胆南星 8g	黄连 8g	龙胆草 16g	大黄 12g

×5 剂

二诊:狂躁顿挫,神志稍清,脉亦稍缓。继针风府、神门、内关、百会穴。上方去大黄、龙胆草、磁石、珍珠母,加酸枣仁 10g,柏子仁 10g,远志 6g,郁金 8g,麦冬 10g,继服 5 剂后,患者自己来医院告诉病痊愈了。

(章天生、何晓晖《赣东名医·释觉音》)

【按语】

《素问·至真要大论》说:"诸躁狂越,皆属于火。"患者血气方刚,高考受挫,烦躁狂叫,不避亲疏,舌苔黄干燥,脉弦数,释氏诊为肝阳浮越,痰火壅盛,针药并施,方用生铁落饮合龙胆泻肝汤化裁。生铁落主重镇降逆,镇心涤痰,泻肝清火。元代《匡述》云:"盖铁之生者,气寒味辛,其性直行内降,下气疾速,用其捶出之花,遮得外走经络,开结于木火之中,则狂怒自已。"《医学心悟》亦谓:"用生铁落煎熬三小时,取此水煎药服。服后安神静睡,不可惊骇叫醒,犯之则病复作,难乎为力。"谢氏以生铁落饮配清肝胆湿热之龙胆泻肝汤,诸症皆除,服药 5 剂后病情告愈。

3. 肝郁致狂

邓某某,女,36 岁,住东乡马圩公社。

患者因胆结石病,于 1981 年 9 月在抚州地区医院外科手术。术后经济较为紧张,思想负担较重,日夜失眠,精神恍惚,强硬要求出院。回家后,近一星期未能入睡。初起语无伦次,继则狂躁异常,喧扰不宁。刻下症:狂叫乱语,唇干舌燥,色青无华,脉细数,舌质淡,苔薄稍黄。脉细、舌质淡为气血两虚之象,而脉数、苔黄皆为虚火鼓动胃阳、上扰神明之候。是一种虚中有实、实中有虚的错杂症状。其病理虽手术后气血皆虚,然因忧虑过度,以致肝气郁结,久则化火,鼓动胃阳,上扰心神。当务之急,仍用针刺风府、神门以抑制狂暴。方以生铁落饮化裁。

秦艽 8g	牡蛎 10g	石决明 15g	珍珠母 15g
郁金 10g	远志 6g	磁石 18g	茯神 10g
丹参 9g	香附 6g	酸枣仁 10g	黄芩 8g
龙胆草 10g	甘草 6g	龙骨 10g	铁落 30g

×4 剂

复诊:药后已能安睡,不再狂叫。脉仍细数,面色青白,倦怠无力。上方去磁石、龙胆草、黄芩、丹参,加当归 10g、党参 10g 平补气血,玄参 8g、麦冬 10g 以养心阴,再服 6 剂。精神一切如常。后以调理气血,疏肝和脾善其后。

(章天生、何晓晖《赣东名医·释觉音》)

【按语】

肝主疏泄,怒则气上。患者长期情绪失控,郁而化火,引发语无伦次,狂躁异常。释觉音针药并用,针刺风府、神明以抑制狂暴,用生铁落饮重镇安神。生铁落饮最早的应用该追溯到《黄帝内经》时期。《素问·病能论》云:"帝曰:有病怒狂者,此病安生?岐伯曰:生于阳也。……阳气者,因暴折而难决,故善怒也。病名阳厥。……帝曰:治之奈何?岐伯曰……使之服以生铁落为饮。"释氏在狂躁暂时控制后,结合患者气血两虚,虚实夹杂的表现,加入平补气血,养阴安神之品,最后得以痊愈。

4. 虚证癫狂

刘某某,女,30 岁,原籍山东,随父于临川工作。

于 1973 年就诊。据代诉:自 1970 年与人争吵,引起癫狂,经多次治疗无效。在湖南精神病院住院一年多,狂暴症状虽除,但痴呆不语,经常悲哭。刻下症:面色晦暗,精神恍惚,时哭时悲,且痛苦呻吟,惊恐不安,脉细弱无力。此因思虑过度,肝气郁结,导致脾气不升,病延日久,形成心脾两虚。法用养心安神,补脾益血,温阳益气。以归脾汤加减。

白术 8g	茯神 10g	远志 6g	石菖蒲 6g
陈皮 6g	生牡蛎 8g	生龙骨 8g	炒枣仁 10g
柏子仁 8g	石决明 10g	法半夏 6g	薏苡仁 10g
白芥子 6g	麦冬 8g	天竺黄 6g	五味子 8g

针风府(补法)、神门、足三里、大包等穴,以佐安神益脾之效。

二诊:精神脉象食欲较前好转,其他症状亦较和缓。此证惊恐、呻吟,可见肾亦惫矣。仍以归脾汤加熟地10g,肉桂5g。针风府(补法)。

三诊:大有好转,原方去五味,减肉桂3g,加琥珀6g,针风府、神门、大包等穴。其后均以补虚为宗旨,佐以疏肝解郁补脾。经过两个月的治疗,精神已基本正常。

(章天生、何晓晖《赣东名医·释觉音》)

【按语】

患者因情绪致狂住院一年多,狂暴症状虽除,但痴呆不语,经常想哭,面色晦暗,精神恍惚,惊恐不安。其脉细弱无力。释觉音认为患者忧思过度,肝气郁结导致脾气不升,心血受损,形成心脾两虚。于是以归脾汤养心安神,补益气血,并配用化痰开窍、镇心安神之药加味。同时配合针刺以安神益心脾。经两个月调治,精神基本复常。

四十二、郁证

伤寒郁症

刘某,年五十。患百合病,默默不欲食,行止坐卧,皆不能安,无可奈何之状。此证因伤寒初起,误治经旬而变,微有潮热。诊心脉微细无神,余脉平缓。据心脉而论,实属心神涣散,故心病而脉为之皆病矣。仿张路玉治孟太夫人法,用生脉散加百合、茯神、龙齿、生地汁,少兼朱砂,五服而愈。原方系少兼黄连,余易用朱砂更安。

赵以德《衍义》云:此病多从心主,或因情欲不遂,或因离绝菀结,或忧惶煎迫,致二火郁之所成最为切当,按张路玉治孟端士太夫人。此病用生脉散,加百合等味而愈。盖以百合摄神之法,而推广之,洵为能读仲景书者矣。第安神之药不一,而专取乎百合者,因其形象心,瓣瓣合抱,取其凝合涣散之心神,由是而百脉皆利矣。当阅《中吴纪闻》云:百合,乃蚯蚓所化。张路玉亦曾亲见于包山土罐中,有变未全者,大略野生百合,蚓化有之。夫蚯蚓性动,而专通经络,及至变而为百合,则由动而静,由散而合,用为主治,即此意耳。且百脉悉病,则病变百出,非经文数病之所能尽。设或症不尽合乎经文,而遇病能类此者,亦宜体会其意,而推测之,不可泥定下文数症也,当明"欲食不能食"等句,乃无可形容之辞。病为神病,而难以形容者;医者亦须神会,而非语言文字之所能罄者矣。

景岳云:无形者,神也。变幻倏忽,换回非易,引经文"粗守形,上守神"二句,而叹安得有通神明而见无形者,与之共谈斯道哉?旨哉,是言也!向来注者,多以百合为消瘀血,然消瘀血者,乃赤花之山丹,非百合也。

苏颂曰:以病名百合,而用百合,不识其义。李士材曰:亦清心安神之效耳。

（清·李铎《医案偶存·百合病》）

【按语】

本案患者,年逾五十,患伤寒病误治经旬而变,默默不欲食,行止坐卧,皆不能安,无可奈何之状。李氏诊其心脉微细无神,余脉平缓,断为心神涣散之症,故在生脉散益心气、滋心阴基础上,加百合、茯神、生地滋阴安神,龙齿及少量朱砂重镇安神。本病除伤寒误治外,与患者心情抑郁有关,此与《金匮要略》百合病颇类似。《金匮要略·百合狐惑阴阳毒病脉证并治》谓:"百合病者,百脉一宗,悉致其病也。意欲食,复不能食,常默默,欲卧不能卧……其脉微数。"本案患者可谓症状悉具。本病邪少虚多,属阴虚内热之症。故李氏在生脉饮益虚基础上,选择百合入方。此对于伤寒之后,余热未解,或平素情志不遂,患此类症者,可谓宗仲景而又不拘泥于经方者也。

四十三、痫证

1.寒痰堵塞

越日复治傅孔岳乃孙,忽然默默,手足抽搐,口开眼闭,面白痰鸣,一日十数发。此症原因小儿脾气未健,寒痰堵塞经隧。治宜健脾暖痰,于是以星附四君子汤与之。众云:"此儿之病,与伊女之症相符,昨先生大黄一剂而愈,兹未周之见,敢用附子乎?"余叹之曰:"昨之痰,热痰也;今之痰,寒痰也。寒热迥别,岂曰相符?寒热不知,何复言医?"遂令服之。一剂不发,二剂神爽,众皆称奇。余曰:"医者,理也。凭症望色,又何奇哉?"姑笔之,以为后学法耳。

星附四君子汤

南星	附子	人参	茯苓
白术	甘草		

（清·谢星焕《得心集医案》）

【按语】

　　谢氏治本小儿痫证用星附四君子汤。该方由制南星、附子、人参、茯苓、白术、甘草六味组成,功能健脾益气,温化寒痰。患儿手足抽搐,口开眼闭,面白痰鸣,一日十数发。谢氏认为患儿脾气未健,寒痰堵塞经隧所致,并强调此为寒痰,寒热迥别,故敢用附子温阳化痰。谢氏凭证望色,强调治痰欲先辨清寒热,然后施治,方能取得理想治疗效果。

2. 脾虚痫搐

　　傅芬圃之子,忽尔眼翻抽搐,喉内痰鸣,胸紧气促,发热汗出。盖不知为虚风之病,乃归咎于神煞所害,医巫杂治,合室惶惑。余至其厅,锣鼓宣扬,男妇杂集,声满房中。急为视之,面色黄白浮浮,两眼白珠纯青。一老妇擎杯灌药。余将药嗅,乃麝、片之香,因掷其杯,大声曰:"此等治法,真属可笑。"先令将锣鼓停止。盖病全是虚怯,正当安神为上,锣鼓声动,惊则气散。其药虽云截风,内有麝片,皆能散气耗神。且天气暑热,加以人气满房,薰蒸逼炽,仓迫之际,纵有明者主张,医者高见,亦当怵惕塞机,将何恃以望生耶? 品翁敬服,辞巫散人。诊其额热气冷,胸紧痰鸣,便泄尿短,黑珠上吊,角弓反张,此乃脾虚痫搐之证。诚由胃气久弱,不能运化乳食,痰涎凝滞于胸,阻塞灵窍为病。盖阳明胃者,主束骨而利机关,饮食入胃,游溢散精,上归转输,宣布洒陈之义,全赖胃气运行之力。今胃气既困,机关不利,运行失常,所以反张直折。治之之法,全以助胃扶脾为主,但使胃气旺,便能复其稼穑之常,运行之旧,其风岂非不截而自止乎? 先与理中丸调灌,随以星附六君子汤加天麻、钩藤,数剂而安。

(清·谢星焕《得心集医案》)

【按语】

　　某男童忽眼翻抽搐,喉内痰鸣,胸紧气促,发热汗出。病家医巫杂治。谢氏认为此等治法,实属可笑,喝令停止巫医闹剧。主张病全是因于虚怯,应当安神为治。谢氏从脾胃论治,先与理中丸调灌,随以星附六君子汤加天麻数剂而安。谢氏不信鬼神,坚持科学的治学精神是难能可贵的。

3. 痰火癫痫

　　许某妻,年三十。痰搐间日一发,猝然昏仆,手足瘛瘲,眼直视,两颧赤,病经数载,愈发愈动,此属沉痼难疗之疾。两手脉息缓微而弱,唯心脉略带急数。按,缓为风邪居经;微弱是正气虚,不能胜邪;心脉急数,乃痰火郁结于心也。自述搐发时,心志不乱,但不能明言耳! 姑议一法清心除痰,扶正祛邪。

老山参	朱砂染麦冬	九节蒲	郁金
羚羊角	白薇	钩茎钩	黑胆星
丹参	竹沥	小远志	

每觉搐将作时,急服牛黄清心丸一颗,薄荷汤下。

是风、是火、是痰,随其脉症以施治,自游刃有余。(寿山)

（清·李铎《医案偶存·五痫》）

【按语】

中医学治疗癫痫历史悠久,早在《黄帝内经》就有癫痫病的记载。历代医家对本病治疗积累了丰富经验。现代学者依照病证结合治疗痫证的治法也有所创新。如余瀛鳌先生提出以潜镇止痫、化痰通络为主要治则治法,已被广泛接受。本例患者痰搐间日一发,发作频繁。李氏脉症合参,判为痰火郁结于心,治法为清心除痰,扶正祛邪。方以菖蒲、竹沥、郁金、胆南星清心除痰,羚羊角、钩藤平肝熄风,丹参、远志安神定志,人参、麦冬补益气阴。在发作时急服牛黄清心丸,薄荷汤下。全方组方严密,作用周全,标本兼顾。其治法与现代专家共识非常吻合,可见李氏基础扎实,学验俱丰,治本病有确切经验。

4.肝风致痫

宗某妇,年二十余。形肥多痰,因屈受非理,羞怒发昏,猝然仆地,目上视,扬手掷足,喉响流涎,数刻即醒,以后时作时止,间或昼夜不息。乡人呼猪羊疾,发时灌以姜汤,定时常以百草霜(即牛栏内壁上干牛粪)、青竹叶、大青叶,大寒凉之味频服,皆不中病。不知此明系肝经,怒气独行,挟风痰而上行壅遂作痫。岂专作火治可疗,宜专主于痰兼平肝气,乃为正治,加味二陈汤。

胆南星	法半夏	陈皮去白	僵蚕
栝楼仁	枳实	芍药	石菖蒲
甘草	荆沥	竹沥	姜汁

依方十贴,晚间吞辰砂安神丸二钱,米汤下。

辰砂安神丸

朱砂飞净五钱	当归二钱五分	生地一钱五分	黄连六钱
东洋参三钱	麦冬三钱	茯神三钱	枣仁三钱
炙甘草二钱			

共研细末，蜜丸绿豆大，朱砂为衣

自服加味二陈，及安神丸，旬日来，痫发甚轻，是为捷效。唯不饥不食，神气困惫，脉微弦，六至，轻重有。此内素有湿痰，因怒激动肝脾，脾受木侮，加以多服凉药，败胃使然。仿古人肝病，先当救脾土一法。议异功加酒炒白芍，生姜水煎服四五贴，胃纳稍旺；仍进前方十余贴，病益减；再服一月而安，约计服原方五十余贴。复用参、芪、归、术、陈皮、芍药、茯苓、姜、枣，缓和调胃，以善其后，永不再发。

审症的确，信任专，自然功效暂见。（寿山）

（清·李铎《医案偶存·五痫》）

【按语】

癫痫病位在脑，但中医认为与心、肝、脾、肾均存在相关性；病机方面，主要与痰、瘀、火、风相关。本例患者形肥多痰，往往因情绪猝然仆地，醒后时作时止，间或昼夜不息。他医用大剂寒凉无效。李氏认为："不知此明系肝经怒气独行挟风痰上行壅遂作痫，岂专作火治可疗？宜专主于痰兼平肝气，乃为正治。"于是处以加味二陈汤，并吞服朱砂安神丸。服药旬日后痫发甚轻。李氏考虑到患者素有湿痰，因怒激动肝脾，脾受木侮，加之多服凉药败胃，于是仿古人肝病当先救脾土一法，以异攻散加减，约服原方五十余剂而安。

5. 风痰癫痫

陈某，男，8岁。临川县云山人。

1982年4月18日，初诊。其父代诉：6岁时发病，初起睡觉不安神，无故发笑，有时手舞足蹈，或突然倒仆在地，几分钟后才清醒。曾到抚州地区医院、南昌儿童医院、横峰精神病医院治疗。当时诊断：精神分裂症、癫痫。服过谷维素、鲁米那、安定、苯妥英钠等西药。症状时好时坏，效果不显著。检查：患儿形体稍胖，脸色萎黄，双目不灵活，呈痴呆状。口内有少许痰涎流出。舌质淡，苔薄白而腻，脉细滑。辨证为风痰上逆，蒙蔽清窍。治拟化痰浊，平肝风，开清窍。

秦艽 6g	石决明 10g	龙、牡各 8g	礞石 5g
胆南星 3g	天竺黄 5g	陈皮 5g	远志 6g
半夏 5g	石菖蒲 5g	茯神 8g	

×7 剂

嘱其注意饮食,忌油腻,少刺激。

4 月 26 日,其父带来复诊。患儿睡眠尚可,昨晚发作一次,症状稍减轻,口内有少许痰涎流出,舌脉同前。守上方去石决明再服 5 剂。

5 月 2 日,三诊。患儿在前天下午又发作,口中痰涎较多,发作时间短,精神差,苔白腻,脉弦滑。原方加郁金 8g、明矾 2g,嘱服 6 剂。

5 月 9 日,四诊。患儿精神尚可,痰涎少,一星期未曾发作。仍以上方再服 6 剂。

5 月 16 日,五诊。患儿一星期没复发,口中无痰涎,舌苔薄白,脉缓。原方去礞石,加白术 8g,再进 6 剂。

5 月 24 日,六诊。患儿饮食尚可,20 余天未复发,只是睡眠欠佳,玩耍如常。

白术 8g	茯神 8g	远志 6g	炒酸枣仁 8g
胆星 5g	天竺黄 5g	陈皮 5g	法半夏 5g
龙、牡各 8g	琥珀 2g	秦艽 6g	

再服 6 剂

6 月 2 日,其父带小孩来复诊,父子俩很高兴。一个月都未复发。吃饭睡眠如常。嘱其日后慎起居,忌油腻,少打骂。注意观察。

10 月上旬,患儿家长来院道谢,说小孩几个月没有复发。并于 9 月 1 日报名读书。

(章天生、何晓晖《赣东名医·释觉音》)

【按语】

癫痫是慢性反复性短暂脑功能失调综合征。叶天士在《临证指南医案》中指出:"痫证或由惊恐,或由饮食不节,或由母腹中受惊,以致脏气不平,经久失调,一卒积痰,厥气内风,卒然暴逆,莫能禁止,得其气反然后已。"现代江苏南通朱良春老中医认为癫痫多因痰、气、郁所致,治则以疏肝解郁、理气化痰为法,疗效显著。本例患儿,释氏辨为风痰上逆,蒙蔽清窍。治则为化痰浊,平肝风,开清窍。经上述治疗一个多月,数月未曾发作。说明从痰论治为本症有效之治。

四十四、厥证

1. 阳微寒厥

聂安老今室,年廿四岁。诊脉沉细而弱,初起憎寒发热,继则昏冒闭厥,四肢逆冷,苏时嗳气胸满,心下作痛,呕吐痰水,禀质素弱,此非痰闭,乃寒邪宜中三阴,为寒厥之症。按《素问·厥论篇》曰:厥或令人腹满者,何也? 曰:阴气盛于上,则下虚;下虚,则胀满。又舒诏曰:手足厥寒者,阳微阴盛也;脉细欲绝者,元气内虚也。按此法当大补元阳,以祛阴寒,拟方具后。

附子	黑姜	云苓	安桂
吴萸	陈皮	半夏	当归
甘草炙	白蔻		

厥止阳回,寒热已退,唯头目昏眩,精神困惫,脉息缓细,较前诊略起,本阳虚气衰之象。夫头为诸阳之首,胸中亦属阳位。痞满不思饮食,是脾阳衰微,阴寒凝滞,不得舒展旷达也。唾涎频频,经言肾为唾,亦由脾虚不能摄也。月信一月数行,带白淋漓不断,是冲任已伤,奇脉不固也。议温理脾阳,固摄下焦法。

白术	附子	姜炭	丁香
白蔻	益智	鹿茸	鹿角霜
人参	当归		

经云:阳气衰于下,则手足寒。又有气血俱乱,相薄成厥。此病妇人多有之,是症属三阴兼病。非熟于《内经》诸书者,必作痰厥治矣。

（清·李铎《医案偶存·厥》）

【按语】

厥证是内科急症的一种,是由阴阳失调、气机逆乱而致、以突然昏倒,不知人事、伴有四肢厥冷为主要症状。厥证临床有阴阳、寒热、虚实之分。本案患者初起憎寒发热,继则昏冒闭厥,四肢逆冷,苏时嗳气胸满,心下作痞,呕吐痰水。患者禀质素弱。李氏认为:"此非痰闭,乃寒邪直中三阴,为寒厥之症。"患者阳微阴盛,元气内虚,脉气之阳欲绝。李氏主张大补元阳,以祛阴寒,于是以回阳救逆之剂投之。患者服药后厥止阳回,寒热已退,唯头昏目眩,精神困疲,痞满不思饮食,月事一月数行,带白淋漓不断。李氏继以湿理脾阳、固涩下焦之药,调理图治。

2. 肝风昏厥

高氏妇得昏厥病,已经半载。发时觉腹中冷气上冲,则周身麻木,四肢冰冷,呕逆痰水,神气愦愦,心中了了,语言不自接续,逾时而苏。医者不识何病,一意温补,愈治愈剧。余曰:此属内伤肝肾而厥,从下逆而上病。叶氏于是症,独重在肝。肝者,将军之官,善干他脏者也。要之肝气逆,则诸气皆逆。逆则邪泛风旋,遂致神昏飘荡,无所不至矣。此为千古定论,宗此以治,断无虞矣。当归龙荟丸,早晚各服二钱,午进汤剂一帖,半月而瘳。

当归	白芍	桂枝	细辛
通草	生牡蛎	吴萸	生姜
甘草			

肝风发则怪症多,治必察其何经,受病用药方合,岂专一温补者所能疗乎!仿叶氏法确当。(寿山)

(清·李铎《医案偶存·厥》)

【按语】

厥,考之古籍,大致有三方面含义:一是逆气自下而上,上冲胸咽;二是突然昏晕不省,移时方苏,或一厥不还;三是手足冰冷。本案高氏妇得昏厥症,已经半载,发作时觉腹中冷气上冲,周身麻木,呕吐痰水,神气愦愦,心中了了,语言不能接续,愈时方苏。他医不识何病,一意温补,愈治愈剧。李氏接诊后认为:此属内伤肝肾而厥,从下逆而上病。其病因为肝气上逆,逆则邪泛下旋,遂至神昏飘扬。当归龙荟丸始见于《宣明论方》第四卷,由当归、龙胆草、黄芩、山栀、黄连、黄柏、大黄、芦荟、青黛、木香、麝香十一味药组成,对肝胆实火引起的诸症有效。故李氏用泻肝通便之当归龙荟丸平肝、柔肝佐温通之味,使患者半月而瘳。

3. 热深肢厥

陈姓子,年甫四龄。患身热泄泻,肢末厥冷。医以姜、附、苓、术、木瓜、扁豆补涩之药,而肢厥愈甚,身热不退,唇红舌干,口气蒸手,目则微露一线,黑睛翻上,此明是热极厥生之证,古人所谓热深厥亦深也。遂与柴胡、白芍、枳实、黄连、泽泻、甘草,煎服后,神气稍醒,厥亦略回,再服气亦平泄亦稍疏。次晨复诊,知药已获效,但脉仍沉数,身热尚未退清,口渴嗜饮。仍以原方加花粉,连进二帖而愈。

按寒热二厥,其脉与证,天渊之异,临证自宜分辨,每见医者一见手足厥冷之症,便投姜、附、四逆、理中,不辨阴阳(即寒热也),即作寒治,误人匪浅。

按此症,是传经之厥,由内热亢极,有阳无阴,血脉不通,四肢路远,故厥先见于肢,但阴厥之至极,则热亦极,故热传厥阴。而见厥多热少,则病进;热多厥少,则病退。若直中之厥,其厥面惨而晦,食则不思,手则厥冷,先或泄泻而后厥,脉则沉迟,此为的辨耳。

(清·李铎《医案偶存·厥》)

【按语】

《伤寒论》讲:"凡厥者,手足厥冷是也。"厥作为一个症状,狭义地说,厥为手足逆冷的一种表现。《素问·解精微论》说:"凡厥者阳气并于上,阴气并于下……阴并于下,则足寒。"《伤寒论》也说:"阴阳不相顺接,便为厥。"肢厥一般以阳虚阴盛为多,见于少阴心肾阳气虚衰,甚至残阳欲绝,不能温养四肢体表,形成厥症。但亦有热极生厥情况,本例患儿即是明例。患儿四岁身热泄泻,肢末厥冷,医以姜、附之类,肢厥愈盛,身热不退唇红舌干,口气蒸手,黑睛翻上。李氏立断:"此明是热极厥生之证,古人所谓热深厥亦深也。"热厥往往因于阳盛格阴,拒阴于外形成四肢厥冷;也可能是肝气郁结,阳郁于内,阳气阻遏不能通达四肢而致厥冷。本案治方实则以四逆散透邪解郁,加黄连、泽泻热者寒之结合,疏畅阳气,以温四肢。患儿服后神气稍醒,厥亦略回。原方加减直至病愈。

4. 内热生风

吴元东之妇,形瘦多火,患风热病,头疼身痛,发热畏寒。医者不知风为阳邪,寒为阴邪,误用辛温发散,汗出昏厥,不醒人事,迫切求治。视之面红脉大,知为火气焚灼。以血液衰弱之体,又值汗出过多之变,决非清降可投。盖人身阴阳相抱,乃能动静有常。今阳失阴守,是以阳气独上而不下,而为厥逆之症，又与亡阳之症有别，法当生阴以维阳，古有此例。处用白薇汤，以白薇达冲任而利阴，参、归生血液而固气，合甘草以缓火势。许其必效，药下果然。

按：讱庵先生云：阴虚火旺，则内热生风；火气焚灼，故身热支满；痰随火涌，故不知人。又曰：汗出过多，血少，阳气独上，气塞不下而厥，妇人尤多此症，宜白薇汤。愚窃谓此方之妙，后人罕识其旨。且方载于《本草小注》，每多泛泛读过。今先君用治斯症，随手取效，殆所谓读书能化，因时以制其宜乎。（男澍谨识）

白薇汤

白薇一两　　　当归一两　　　人参五钱　　　甘草钱五分

（清·谢星焕《得心集医案》）

【按语】

案中某妇形瘦多火，患风热误用辛温发表，汗出昏厥。谢氏诊其面红脉大，认为是内热生风，导致阳气独上而不下致厥。处以白薇汤，药仅白薇、当归、人参、甘草四味，药简效佳。考白薇汤出自宋代王贶《全生指迷方》，原用于血厥之病。谢氏渊源有自，古方信手拈来，用之立竿见影，所谓食古能化者也。

5. 肝火生风

王作仪先生之内人，形长肌瘦，平时喜进温补。时值暮春，乳房胁肋渐次作胀。初尚不以为意，一日忽牙关紧闭，不知人事，手撒遗溺，张目精摇。诸医咸称手撒脾绝，遗溺肾绝，叠进补剂，欲图固脱。淹治旬日，渐至筋敛抽掣，始延余诊。各部应指急数有力，唇齿干燥，大便不通，乃知虽属类中，实为肝火厥逆之候也。若果脱结之症，五脏凶例全见，当顷刻告变，安得尚延旬日？且六脉俱有力耶。缘素禀木形，兼挟内火，且令当木旺，肝气燥急，故乳胁作胀。夫肝主筋，筋脉不萦，故四体不用；木火生风，故目精动摇；筋脉不和，颊车不开，故牙关紧闭；肝威沸腾，津液妄泄，故汗大如雨；肝邪热炽，阴挺失职，故小溲自遗；津液被劫，故筋敛抽掣。统计之，悉皆肝火为患，处龙胆泻肝汤合当归龙荟丸。连进二剂，病势大减，后进犀角地黄汤兼龙荟丸，进食能言，随用八珍汤，除川芎，重加白芍、丹皮，调理而健。

龙胆泻肝汤《局方》

见前 237 页。

犀角地黄汤

见前 99 页。

当归龙荟丸

见前 237 页。

（清·谢星焕《得心集医案》）

【按语】

本案患妇形长肌瘦,喜进温补。时值暮春,初起乳房胁肋渐次作胀,一日忽牙关紧闭,不省人事,手撒遗尿,张目精摇。诸医迭进补剂,欲图固脱,渐致筋敛抽掣。谢氏按诊,发现脉各部应指急数有力,唇齿干燥,大便不通。谢氏考虑到患者素禀木形,兼挟内火,胸胁为肝之分野,故乳胁作胀;肝主筋,故四体不用;木火生风,故目精动摇;筋脉不和,故牙关紧闭;肝威逼津外泄,故汗大如雨。综合观之,悉为肝火为患。治用龙胆泻肝汤合当归龙荟丸,二剂病减;后进犀角地黄汤兼龙荟丸,进食能言;最后用八珍汤去川芎,加白芍、丹皮调理而健。谢氏从肝论治厥证,有理有据,故能中的。

6. 伤食厥证

李妇,胸腹大痛,忽然昏倒,手足逆冷,口不能言,两手握固,两尺脉细。先一医,断其脉绝必死,已煎就附子理中之药,希图援救。适闻余至请视,诊得两尺果无,而症与脉反,若果真脱,岂有不面青大汗之理? 书云:上部有脉,下部无脉,其人当吐,不吐者死。似此必伤食所致,以故胸中痞塞,阴阳不通,上下阻绝,理宜先开上窍,俾其中舒。因问曾伤食否? 伊姑应曰:"曾到戚家贺寿,油腻肉面,颇为大啖。"因放胆用法,而不用药,令炒食盐一两,热水灌服,兼用通关散吹鼻,大嚏大吐,顷刻而醒。吐出完肉数块,面蛋带痰数碗,其病如失。

陈茂初,年壮体强,早膳后忽然胸膈大痛,叫喊数声,卧地不省人事,四肢逆冷,身体仍温。余诊尺脉虽无,而寸关甚坚,且面色未变,喉无痰声。如此卒暴之恙,决非中风、中寒、中气之症。意揣食前无恙,食后即胸膈作痛。盖胸中阳位,食物犹在贲门,阻遏阳气,不得下行,合乎尺脉不至,古人原有食厥之条,当作中食之症。至于治法,有上部有脉,下部无脉,其人当吐之训。于是烧盐一两,煎水一碗灌之,涌出痰食二升而愈。

（清·谢星焕《得心集医案》）

【按语】

《素问·阴阳应象大论》:"其高者,因而越之。"谢氏用吐法治疗伤食二例,效果颇佳。一为妇人胸腹大痛,忽然昏倒,手足厥冷,两手握固。谢氏诊得两尺果无,脉下症反。询知患者有参加寿宴伤食史,于是用盐汤催吐,兼用通关散吹鼻,大嚏大吐,顷刻而醒。另一例为强壮男子,亦伤食致不省人事,四肢厥冷,亦用烧盐汤催吐取效。

7. 夹食伤寒

吴聚群令爱,发热头昏,目珠上视,四肢逆冷,然唇燥溺短,病情已露于外。而医者泥其发厥,更见其软弱困倦,欲以灯火姜附急施,适余至而切止之。因辨之曰:"此夹食伤寒症也。虽四肢为诸阳之本,因食停胃中,加以新寒外入,以致胃气抑郁不能四达,故发厥而昏沉,乃大实有羸状,即此类也。且既无吐泻之因,又大量汗下之后,此先热后厥,明是热深厥深之病,安得认为阴证耶?"以槟榔丸一剂,下出胶黏之物一团,而人事遂醒。但厥回复厥,更以四厥散升散表邪,推泄里热,复微热微汗,而诸逆悉解。似此人鬼关头,不过先攻后和两法,未费周张,二剂以生。此阴阳疑似之症,最宜详辨。

四逆散

柴胡　　白芍　　枳实　　甘草各等分

槟榔丸
即木香槟榔丸,见前231页。

(清·谢星焕《得心集医案》)

【按语】

女幼童发热头昏,目珠上视,四肢厥冷,然唇燥尿短。谢氏力阻以灯火姜附急施之温补治法,明辨此为挟食伤寒。此热后厥,为热深厥深,不能误辨为阴证。于是以槟榔丸攻下,再以四逆散升散表邪,推泄里热,诸逆悉解。槟榔丸首见《太平惠民和剂局方》,主治大肠实热,秘涩不通,心烦闷乱,遍身浮肿,气不宣通,饮食迟化,胸膈痞闷,噫气吞酸,头目重闷,胁肋刺痛,呕逆恶心,微痛拘急,大便秘涩,饮食过多,心腹膨闷,脾实,腹胁坚胀,泾溲不利。对此挟食伤寒,发热后热深厥深之证,应予细辨,否则差之毫厘,失之千里。诚如谢氏告诫:"此阴阳疑似之症,最宜详辨。"

8.暑邪入里

周庆华乃孙,因乳母冒暑哺乳,暑邪入胃,一时吐泻交作。医以夹食伤寒治之,投以正气散辛温发散,以致大热躁渴。更医见热势升腾,又以白虎汤治之,大寒重坠,以致热邪入里,而成四肢厥逆。又复更医,匆匆一视,见其肢厥,即与附子理中服之,殆至奄奄将息,冷过肢肘,不食不呕,不哭不便。复延群医环视,咸称不治。弃之一日,未见其死,始延余治。视其四肢虽厥,而肌肤尚隐隐微红,唇齿干燥,满头犹热,且眼眵干燥,溺出极臭,知为暑邪入里,与传经热症相同,所谓热深厥深、热微厥微之症也。意拟解肌清热,使邪气分消。但四肢厥逆已久,胃阳抑遏已极,不能敷达于四末,先当和解表里,宣通胃阳,然后解肌清热,方为合法。即煎四逆散,以柴胡发少阳生气,枳实疏阳明抑遏,芍药敛阴和血,甘草和中补土,更煎米饮和服,取其助胃生津。服之片时,果然四肢温和,神气清爽,大便亦通,立时吮乳食粥。复与防风、干葛、连翘、赤芍、灯芯、灶土之属,果然遍身红赤,瘙痒之甚,再剂而安。

门人问曰:"此症暑邪入胃,吐泻交作之时,不识何药可治?"答曰:"暑令吐泻,必先辨脏腑阴阳,次审阳暑阴暑,以及风寒食滞之有无,苗窍便溺之症据,烦渴之真假,病因之传变,所谓必先议病,而后议药也。但此症初起,既知阳暑,若与四味香薷饮服之,岂不冰解乎? 而四肢厥逆一症,原有阴厥阳厥,自古分析甚明,奈时医一见肢热,辄投寒剂,若遇肢冷,靡不温燥,遗害不可胜纪,皆由不究阴阳真假之疑似耳。考薛立斋治小儿吐泻之症,亦以手足并热为阳,手足并冷为阴,教人如此认症,未免千虑一失,蒙害至今未已。可见立言之难,非敢驾过前人也。"

(清·谢星焕《得心集医案》)

【按语】

《素问·厥论篇》曰:"阳气衰于下,则为寒厥;阴气衰于下,则为热厥。"但此指的热厥,是以"手足为热"的病证。《伤寒论》及后世医家所谓的寒厥和热厥,皆以手逆冷为特点。其病机为阴阳之气不相顺接所致。寒厥者,本因于阳虚不能温煦四末;而热厥者则是热盛于内,格阴于外,即所谓热深厥深。本例暑伤入里,小儿稚阴稚阳之体,自然不属于上述寒厥热厥,故诸医误治,是知医不深。只有谢氏独具慧眼,分析病情是"胃阳抑遏已极,不能敷达于四末",所以要"先当和解表里,然后解肌清热,方为合法"。于是书方四逆散投治。本例患儿并非阳虚、阴虚之极,而是体内阳气暂时被遏,不能外达所致。

谢氏抵制时医"一见肢热,辄投寒剂;若遇肢冷,靡不温燥,遗害不可胜纪"的做法。他也指出薛立斋"治小儿吐泻之症,亦以手足并热为阳,手足并冷为阴"的辨证观,是千虑一失。从本案可见,谢氏学术渊源有自,博闻强识,基础扎实,故能治病出神入化。

9.肺窍壅塞

陈调元之子,五岁,忽然昏倒,目瞪鼻扇,咽喉气壅,两手握拳,举家大哭。时已傍晚,同辈环视,莫敢用药。余用通关散,吹入鼻中,连搐二管,始得一嚏,又搐一管,连得二嚏。复用红棉散,葱汤调服一钱,令其裹取微汗,立时即瘥。此幼稚肺气娇薄,腠理不固,感阴物恶毒之气,阻塞肺窍,清道壅而不宣者,取其嚏,发其汗,则塞者开而壅者通矣。

红棉散

白矾二钱　　　　胭脂一钱,烧灰存性

通关散

细辛　　　　皂角等分

(清·谢星焕《得心集医案》)

【按语】

对于五岁幼童忽然昏倒,目瞪鼻扇,咽喉气壅,两手握拳之肺窍壅塞一症,谢氏果断采用通关散吹鼻取嚏之简易急救方法。得嚏后用红棉散葱汤调服使其病安。中医简易急救疗法,在当时历史条件下,往往能起到独特作用。

10.七情郁结

记昔先君授澍曰:病欲十全,入门只先求无过,肱当三折,斯时莫道学有功,临症无论大小缓急,总当于"望闻问切"四字加意,不中不远。旨哉言乎,何敢一日忘诸! 昨视徐妇中气一症,素无他病,顷刻仆倒,目闭口噤,手撒脚僵。其夫曰:"早吃胡椒汤一碗,身战作寒,午吃龙眼汤一碗,嗳气不舒,因而仆倒。"余忽忽一视,以为龙眼壅滞,用神香散调灌,不效。诊脉上浮下伏,与《经》言"上部有脉,下部无脉,其人当吐"之例相符,又以盐汤引之,不吐。再掐太冲穴,身略动,自以两手扪胸,知心地尚明,无非会厌机枢不利,转瞬依然,四肢僵冷,细聆呼吸,状如死人,再诊脉伏。乃静念曰:面色青白,必挟肝邪为患,脉来紧伏,可是经络皆痹,今日不过服汤两碗,仓廪之官,久已运化而下,故引之无吐。想非风、非痰、非食、非火,其闭不通者气而已矣。再问素性好怒否? 家人曰:"多气多怒,曾因丧子,悒郁至今。"夫郁气素横于胸,加以椒性助肝,龙眼壅气,肝愈横,郁愈结,膻中之气无由转输,安得不猝然仆倒? 然则斯症虽危,自有斡旋之法,用乌附散,沸汤调灌。方下咽,喉间汩汩有声,即呕稀涎一口而苏。唯苦胸闷不舒,噫嗳自揉,继进越鞠丸一两,气畅郁舒,安睡复旧。越半月,胸紧头昏,复倒无知,目瞪口张,势似已危,脉象又伏,知非死候。余与伊夫常聚首,因谓曰:"前番目闭口噤脉伏,今脉同症异,当从原意变通。"言未已,开声知人,并云头晕目眩,重如石坠,面如火燎,转盼间狂言见鬼,歌笑呻哭。众皆诧异。窃思中气之后,因思复结,仆倒无知,固其宜也。然面赤神昏,妄见妄言,必因郁久化火,挟肝邪为患,应用清肝泻火之剂。又胸紧气急,头重如坠,必缘郁气固结,经道久闭,故脉沉伏。与《内经》"血并于上,气并于下,心烦惋善怒"之旨合符。遂疏方以逍遥散加丹参、牛膝、玄胡、降香,兼进当归龙荟丸。服下未久,神识顿清,诸症渐减,按方再服,诸症悉除。越日复诊,脉转沉数,沉无固结之患,数有流动之机矣。再询经期,果闭四月有余。本拟速行决津之法,但昨议已效,仍仿原意再投。后更方未费思索,直以解结通经而愈。

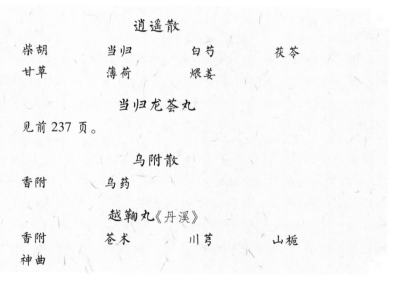

逍遥散

| 柴胡 | 当归 | 白芍 | 茯苓 |
| 甘草 | 薄荷 | 煨姜 | |

当归龙荟丸

见前237页。

乌附散

| 香附 | 乌药 |

越鞠丸《丹溪》

| 香附 | 苍术 | 川芎 | 山栀 |
| 神曲 | | | |

(清·谢甘澍《一得集医案》)

【按语】

某妇人素无他病,突然仆倒,目闭口中噤,手撒脚僵。谢氏了解到患者多气多怒,加之发病前吃胡椒汤助热,膻中之气无由转输,故猝然仆倒,于是用乌附散(乌药、香附二味组成),继进越鞠丸,从肝论治获安。半月后病情复发,并出现幻觉,谢氏断言为郁久化火,拟清肝化火,用逍遥散加丹参、牛膝、玄胡、降香,兼进当归龙荟丸,诸症悉除。在诊治过程中,发现患者闭经四月有余,上病下取,直至解结通经而愈。谢氏全程疏肝清肝、解郁通经,针对病因施治,以求达到预期效果。

四十五、汗证

1. 汗症异治

杨季登二女,俱及笄将字。长女病经闭年余,发热食少,肌削多汗,而成痨怯。医见汗多,误为虚也,投以参、术,其血愈锢。余诊时见汗出如蒸笼气水,谓曰此症可疗处,全在有汗。盖经血内闭,止有从皮毛间透出一路,以汗亦血也。设无汗而血不流,则皮毛干槁而死矣。宜用极苦之药,以敛其血入内,而下通于冲脉,则热退经行,而汗自止,非补药所能效也。于是以龙荟丸日进三次,月余忽觉经血略至,汗热稍轻,姑减前丸,只日进一次。又一月,经血大至,淋漓五日,而诸病全瘳矣。第二女亦病多汗,食减肌削。诊时手间筋掣肉颤,身倦气怯。余曰:"此大惊大虚之候,宜从温补者也。"遂于补剂中多加茯神、枣仁,投十余剂,全不对病。余为徘徊治法,因自诘曰:非外感也,非内伤也,非杂症也,虚汗振掉不宁,能受补药,而病无增减,且闺中处子,素无家难,其神情浑似丧败之余,此曷故耶?忽而悟曰:此必邪祟之病也。何为其父不言,甚有可疑。往诊问其面色,曰:"时赤时黄。"余曰:"此症确有邪祟,附入脏腑。吾有神药可以驱之。"季登才曰:"此女每晚睡去,口流白沫,战栗而绝,以姜汤灌至良久方苏,挑灯侍寝防之,亦不能止。因见所用安神药甚当,兼恐婿家传闻,故不敢明告也。"余曰:"何不蚤言?吾一剂可愈。"乃以犀角、羚羊角、龙齿、虎威骨、牡蛎粉、鹿角霜、人参、黄芪等药合末,令以羊肉半斤,煎取浓汁三盏,尽调其末,一次服之,果得安寝,竟不再发。相传以为神异。余盖以祟附于身,与人之神气支持,亦逼处不安,无隙可出,故用诸多灵物之遗形,引以羊肉之膻,俾邪祟转附骨角,移从大便而出,仿上古遗精变气祝由遗事,充其义耳。

(清·喻昌《寓意草·辨治杨季登二女奇证奇验》)

【按语】

杨季登有二女,俱待嫁闺中,俱患多汗之症。喻氏同病异治,且治法奇特。长女经闭年余,肌削多汗。他医见汗多,误以为虚,投以参、术,其血愈痼。喻氏认为,汗血同源,宜用极苦之药,以敛其血入内,而下通于冲脉,则热退经行。于是以龙荟丸,服后月余经血略至,汗热稍轻;减轻剂量,又一月,经血大至,淋漓五日,而诸病全瘳矣。次女多汗,症情复杂食减肌削,手间筋掣肉瞤,身倦气怯,喻昌认为是大惊大虚之候。但其家属讳疾忌医,后才透露此女每晚睡去,口流白沫,战栗而绝,以姜汤灌至良久方苏。对此邪祟致病,喻氏乃以犀角、羚羊角、龙齿、虎骨、牡蛎粉、鹿角霜、人参、黄芪等药合末,以羊肉浓汁医服。服后患女安寝,竟不再发。喻氏仿古代遗精变气祝由方法,利用角骨动物药之遗形,终获良效。喻氏还以该重镇方治愈另一例“淹煠神呆”症。患者脉细神呆,气夺色天。喻氏认为类似《左传》“近女室,疾如蛊”,用前方稍加牛黄丸,旬日而安,后已举孝廉。喻氏指的移精变气,就是借灵异遗形、血肉有情之品,以安神宁心,资助元气,而使神明内守,正气健旺。

2. 伤暑自汗

丁麒寿,时当暑月,腹痛泄泻,自汗神疲。叠进温补,遂至二便窘急,日益危笃。适一邻医,年六十余,谓病经数日,汗出不知几斛,兼之四肢逆冷,法在不治。且补剂服至附子、鹿茸,仍无寸效,今脉绝,无可为也。其家固贫,医药已难继矣,又听邻医之言,遂无复再生之想。奈病人呻吟在床,不忍坐视。遥闻先君善治危症,托人求诊,适应酬未暇,命余前视。诊得脉虚,重按若无,审得额汗溺短,气虚烦渴,背微恶寒,四肢逆冷。余笑曰:“此伤暑也,安得以阳虚目之?经云:气虚身寒,得之伤寒,气虚身热,得之伤暑。今症见烦渴溺短,气促脉虚,伤暑奚疑?”议进清暑益气合桂枝汤一剂,嘱其即服可效。前医执余方私语病家曰:“年少之医,孟浪殊甚,临危之症,犹谓伤暑。今汗出淋漓,收敛尚恐不及,反用升、柴、桂枝以发汗,非速其毙耶?”其家虽疑,缘病由奔走日中而起,信余不谬。即进一剂,病势减半,继进二剂,兼吞消暑丸一两,腹中呱呱有声,二便一时通利,汗收渴止,烦退而安。复将原方除桂枝,二剂全愈。越三日来寓酬谢,始述前医之非。予不禁为之一快。

夫暑属阳邪,心属离火,故伤暑必先入心,心主血脉,故脉虚大,不足重按。意在邻医不知浮中沉三取之法,且暑脉多芤,状如葱管,浮沉二候易见,中取正在空处,故断为脉绝。余用参、芪、归、术合生脉散,养心而裕脉,固土以保金。其暑热伤津,故口渴溺短,饮水过多,停聚中脘,误进温补收敛之药,故二便不利,水气上涌,宜其头汗如雨。余二剂中,兼吞消暑丸,虽曰消暑,亦仿小半夏加茯苓汤,治水气头汗之意也。方中升、柴、葛、泽升清降浊,譬之云行雨施,然后沟渎自通,注之不盈,而额汗自收矣。

清暑益气汤 东垣

黄芪	人参	白术	苍术
神曲	青皮	陈皮	甘草
麦冬	五味	当归	黄柏
泽泻	升麻	葛根	姜、枣

(清·谢甘澍《一得集医案》)

【按语】

丁某时当暑月,腹痛泄泻,自汗神疲,迭进温补,遂至二便窘急,日益危笃。谢氏诊得患者脉虚重按若无,审得额汗溺短,气虚烦渴,四肢厥冷,结论为伤暑。议进东垣清暑益气汤合桂枝汤,但遭诸医反对。后病家试进一剂,病势减半,续进二剂,兼吞消暑丸,二便一时通利,汗收渴止,烦退而安,复将原方减桂枝,二剂痊愈。清暑益气汤有两同名方,分别出自李东垣的《脾胃论》和王孟英的《温热经纬》,两方名同实异,虽都为清暑益气之良方,但各自偏重不同。东垣系由补中益气汤易柴胡加味而得,以"长夏湿胜"为病因,清暑生津力度稍逊,而重在燥湿健脾,用于脾胃素虚,又感暑湿之证;孟英创制的清暑益气汤更重在养阴生津,宜于暑热耗气伤阴之证。谢氏采用东垣清暑益气汤用以治疗本案之"气虚身热,得之伤暑",收到良效。

3. 阳虚自汗

陈希正学博,素禀阳虚。时届秋令,偶伤于风,寒热间作,脉来浮缓,议用桂枝汤重加附子。将疏方,寒战鼓栗,热汗骤至,进药少安。越日咳嗽,知汗后腠理空疏,复召外邪。遂将原方去白芍,加荆、防。服下汗倍于前,而寒热咳嗽悉除。后因口干鼻热,类于火气上炎,自认秋燥焚金,未审汗后津伤,辛散耗阳之理,误进甘寒一剂。熟睡良久。越时口渴,火愈上炎,又误进参叶汤一碗,继进稀粥二碗。遂至胸腹饱胀,汗出如雨。复请予视,满面红赤,脉来冲指,内外一探,阴气弥漫,知为参叶,稀粥阴壅之气无由转输,上冲心肺,从皮肤而作汗也。因悟"搏激过颡、逆行在山"之理,取五苓散加姜、附以进,俾得膀胱气化，小便长行，汗止胀消而安。未越日，体间又津津自汗，于是汤扑兼施，按治不辍。面红虽息，汗仍不止。经云：阳气者若天与日，失其所，则折寿而不彰。故天运常以日光明，是故阳因而上冲外者也。今汗止复出，非由腠理空疏，阳不卫外之咎欤？遂用真武重加附子，少佐收摄之味。服下汗虽渐止，而四肢渐厥，口渴喜饮，频引热汤自救。其间有议伏疟未分者，有议口渴服燥药太过者，纷纷聚讼。唯余独唱无和，坚执扶阳之法，复以附子四两，人参一两，浓煎汤服。服未终剂，汗收渴止厥回，诸症悉安。无何，越日汗、渴、厥逆交至，是为去而复返，必有所因。经云：欲伏其所主，必先其所因，可使气和，可使必已。兹者选投汤剂，悉皆刚燥，于阳不违，于阴有乖，宜其退而复返也。乃进四逆汤加童便，未甚效。继进白通加猪胆汁汤，吞黑锡丸数钱。药方下咽，忽然战栗，四肢渐温，阳气得所，顷刻间诸症如失。所谓药不瞑眩，厥疾弗瘳是也。善后之法，一月未弃姜、附，并须按日两剂。迨至卧不受被，有时手掌略冷，或掌心作热，是皆阴阳和而不合之势，乃将归脾、养心、十全大补进退酌用，兼吞八味地黄丸。又遵"阴平阳秘，精神乃治"之旨，调理而后全安。

（清·谢甘澍《一得集医案》）

【按语】

大凡自汗之症，多考虚卫表不固所致。但本例陈姓患者，素禀阳虚，寒战鼓栗，热汗骤至。谢氏诊其脉来冲指，阴气弥漫。他根据《素问·生气通天论》"阳气者，若天与日，失其所则折寿而不彰……是故阳因而上，卫外者也"之训，用真武汤而重加附子，少佐收摄之味。服药后汗虽止，但四肢厥冷，口渴喜饮。谢氏力排众议，坚执扶阳之法，复以附子、人参煎汤浓服，终于汗止，渴止，厥回而向愈。

4. 误表戴阳

陈怡太，年老体弱，辛苦劳力之人。得伤风小病，头身作痛，发热畏寒。医者不以劳力伤风之例施治，乃以败毒散二服，遂变大汗如雨，舌干如刺，满面赤色，神志昏惑。问其小便不利，大解不通，俨似极热之症，余固知为误治所致。老年阴气既衰，误汗愈涸，故舌刺口渴，而泉源既竭，二便必变。诊脉洪大，按之寂然，虽无急疾之象，然恐误表戴阳于面，元气随汗立散。意欲行真武坐镇之法，但津液内竭，难受辛温之亢味；将欲与生脉救阴之意，而甘酸之药，其何以回垂绝之元阳？继思独阳不生，盖阳无阴，则孤阳失所，而飞越戴出矣。必得扶阳之药,而兼济阴可也。处古益元汤,回阳生阴。药一下咽,果获熟睡,舌刺少减。再剂,热退身凉,汗收食进,与理阴煎,数服而康。

理阴煎

熟地	黑姜	当归	炙草

(清·谢星焕《得心集医案》)

【按语】

陈某年老体弱,得伤风小病,头身作痛,发热恶寒,治以败毒散误汗,致大汗如雨,舌干如刺,满面赤色,神志昏惑,小便不利,大便不通。谢氏认为系老年阴气虚衰,误汗愈涸,是误表戴阳之症。戴阳指的是阴盛格阳,体内阴寒过盛将阳气阻隔于外而出现的真寒假热证,可见久病面色苍白,却时而面红如妆,游移不定,是阴阳离绝的一种危险症候。本例患者,舌干如刺,满面赤色,神志昏惑,小便不利,大解不通,俨似极热之症。谢氏认为此系误表戴阳于面,应该扶阳兼济阳,因处古益元汤回阳生阴,热退身凉,汗收食进,以理阴煎善后。谢氏始终注意患者体质,最后用调整阴阳之法,力克疑难之症。

5. 误表亡阳

陈南圃先生,由京归里,舟泊许湾,忽觉浑身麻痹,自服灵宝如意丸,得稍安。日西浑身大热,谵语无伦,昏夜邀视,见其面色如妆朱红,热势沸腾,脉虽鼓指,重按全无,上身躁扰,下半僵冷,知为肾气素虚,真阳浮越肌表,恐其战汗不止,藩篱洞开,势必飞越而亡。宜用表里先后救援之法,因处大剂真武汤与之,坐镇北方,以安肾气。饮毕,复预煎黄芪二两,附子二两,五味、龙骨、牡蛎各五钱,沉香、肉桂各一钱。此畜鱼置介之法,以救既散之阳。后药方煎,人事已清。亥刻果然浑身战栗,魄汗不止,叉手冒心。即将预煎之药,亟为啜尽,俾得战止汗收。盖未绝之阳,先已安堵,而既散之阳,复以驷追。千金之身,救援有数,诚非偶然,重服养荣汤而健。

真武汤

附子	白术	茯苓	白芍
生姜			

人参养荣汤

人参	白术	黄芪	甘草
陈皮	桂心	地黄	五味
茯苓	远志	白芍	当归
姜、枣			

（清·谢星焕《得心集医案》）

【按语】

谢氏治陈南圃，误表亡阳，浑身大热，谵语无伦，面红如妆，热势沸腾，脉虽鼓指，重按全无。谢氏准确判断其真阳浮越，势必战汗亡阳。他大胆运用大剂真武汤，以救既散之阳。真武汤出自《伤寒论》，由茯苓、芍药、生姜、附子、白术组成，是治疗脾肾阳虚的著名经方。患者服后人事已清，战止汗收。谢氏最后以人参养荣汤调补而健。谢氏不被假象迷惑，善用经方，治病求本，出奇制胜，力挽狂澜，诚非偶然。

6. 水气头汗

尝读《医门八法》云：伤风自汗，用桂枝汤，伤暑自汗，则不可用。又曰：人知发汗退热之法，而不知敛汗退热之法。敛也者，非五味、酸枣之类，是谓致病有因，出汗有由，治得其法，汗自敛耳。如傅金生一症，时当暑月，天气亢燥，饮水过多，得胸痛病，大汗呕吐不止。视之口不渴，脉不躁，投以温胃之剂，胸痛遂愈，而呕吐未除，自汗头眩加甚。其父来寓更方。余以昨剂颇效，原方加黄芪与服。服后亦不见躁，唯汗出抹拭不逮，稍动则眩晕难支，心下悸动。举家咸以为脱。吾许以一剂立愈，以半夏五钱，茯苓三钱，生姜一片，令即煎服。少顷汗收呕止，头眩心悸顿除。盖缘饮水过多，水停心下，火位不安，故惕惕悸动。本仅当心下作痞，兹以阳气素虚，更重为心下作痛，所以前投温胃之剂，助阳消寒，其痛自除，但水饮犹未下耳。水气上逆，则呕吐不止，水气上干，则汗眩难支。举以小半夏汤加茯苓汤行水散逆，使水下行，则呕悸汗眩俱止。所谓治得其法，汗自敛耳。由此益悟认症宜真，而辨症宜细也。试观瘀血症，亦头汗出，然必小便不利，而目珠先黄。又邪在少阳，亦头汗出，虽有呕吐、目眩、胸满之兼症，然必有寒热往来之本症。至于伤暑自汗，郁热陷里自汗，阳明燠热自汗，三阳合病自汗，更有中寒冷汗，表虚自汗，阳脱自汗，汗多亡阳，与夫惊恐房劳，风湿漏风，产蓐津脱，以及盗汗诸症。凡阴虚阳胜,阳虚阴乘,种种汗出不一,各有兼症不同。且头与身皆汗,又与独见头汗迥异,乌可概指为虚脱耶?此余趋庭传授心法,今并志之。

小半夏加茯苓汤

《三因》名大半夏汤

半夏　　　　茯苓　　　　生姜

本方除茯苓名小半夏汤。治支饮呕吐,不渴,亦治黄疸。

本方除茯苓、生姜,加人参、白蜜,名大半夏汤。治反胃,食入即吐。李东垣曰:辛药生姜之类治呕吐,但治上焦气壅表实之病。若胃虚谷气不行,胸中闭塞而呕者,唯宜益胃推扬谷气而已,勿作表实用辛药泻之。故服小半夏汤不愈者,服大半夏汤立愈,此仲景心法也。

(清·谢甘澍《一得集医案》)

【按语】

谢氏审因诊治,治水气头汗一症,颇能启迪医者。傅某暑月,饮水过多,得胸痛病,大汗呕吐不止。投以温胃之剂,胸痛虽愈,而呕吐未除,自汗头眩加重。谢氏审察其病因,认为是饮水过多,水停心下,火位不安,故惕惕心动,水气上逆,则呕吐不止,汗眩难支。于是小半夏加茯苓汤行水散逆,则呕悸汗眩俱止。此治法看起来是别出蹊径,不同常治,但溯本寻源,审证求因,故使疾病迎刃而解。

7. 盗出黄汗

游某,年三十余。夏月由速行还里,睡中盗汗,通身如浴,觉来方知淫透衣裤,色如栀染,服当归六黄、参、芪、四物、枣仁、五味,补虚敛汗之药,皆罔效。延余诊之,脉缓细右关缓涩。窃揆跟医用药,与病无远,何至不应?心歉然未决,伏思盗汗本属阴虚,然亦有肾火动者,脾淫动者,肝热胆热而汗出者。此必由脾淫而动,故出黄汗,且久客初归,房劳伤肾,势必有之。仿丹溪四制白术饮,余加茵陈为五制,以白术五两分五包,黄芪、石斛、牡蛎、小麦、西茵陈各一两,各炒白术至黄色,只取白术为末,每三钱,米饮汤下或红枣汤下,日服三四次,服尽而汗十止其七。继以补肾药,十剂而全瘳。

(清·李铎《医案偶存·盗汗》)

【按语】

治疗汗症,大抵自汗为气虚,盗汗多从阴虚治。但李氏认为,盗汗本属阴虚,然亦有肾火动者,脾淫动者,肝热胆热而汗出者。本案睡中盗汗,通身如浴,色如栀染。李氏断为必由脾淫而动故出黄汗,于是用四制白术饮加茵陈。四制白术饮出自《何氏济生论》,制法特殊。本方以白术分别与黄芪、石斛、牡蛎、小麦、西茵陈同炒后,挑出白术为末,米汤或红枣汤送下。患者服尽一料后汗十止其七,继以补肾药十剂而痊。

8. 阳虚盗汗

甲子春治一人,年四十余。两月来,睡而汗出,被褥尽透榻上如人形。此为漏影症,乃元气虚损之极。用上党参四两,黄芪六两,附子四两,甘草四钱,煎浓汁服。一剂汗止十七,再剂竟全愈矣。

按:汗出名字甚多,如劳汗、食汗、吐汗、泻汗、痛汗、热汗、风汗、暑汗、惊汗、战汗,此皆有因而至,并非自汗者比。其中亦有应治不应治之别,更有寐时汗出醒则无汗,此又因于阴虚气弱而见,名曰盗汗亦非自汗者比。凡此人所皆知,唯有命门火衰及两肾水亏,小便或冷或燥,大便或寒或热,皆能见秘,饮食阻隔,水积中宫下之不得,逆而上行溢于经络,发于皮毛,而见头汗如泉,及身上半如雨,是为壅汗,此有寒热、互见及寒热偏见之分。医者辄见汗出奔迫,竟投参、耆及枣仁、五味子以敛,殊不知愈补愈壅,愈敛愈泄,而汗竟无止息之期,甚则四肢厥逆,手舞足蹈,气短神昏。医者又认汗出风生种种,悖谬不可枚举。(黄宫绣)

自汗多虚,治须补气为要,而见症多属不足,故药应用参、耆。其治甚难,壅汗多实,治应利水。导水为急,而见症皆属有余,故应用苦降,其治最易。

附止汗法。汗出不止,恐作亡阳,宜以温粉,红粉扑之。又用独胜散填脐,五倍子、白矾、枯矾为末,以津唾调匀,填脐中以帛绊定,立效。此方能治自汗、盗汗。

丹溪曰:汗者,血之异名。故《灵枢》曰:夺血者无汗,夺汗者无血。又曰:六阳气俱绝,则绝汗乃出,朝占夕死,夕占朝死。绝汗者,谓汗出如珠不流,复旋干也。(《内经注》)

汗出凶证:伤寒热病,汗出发润,一不治也;汗出如油,二不治也;汗凝如珠,三不治也。(《直指》)

(清·李铎《医案偶存·盗汗》)

【按语】

汗为心之液,由精气所化,不可过泄。李氏对本案睡而汗出,并未按传统从阴虚论治,所用常参、黄芪、附子、甘草,完全从气虚、阳虚论治。患者只吃一剂见效,已愈大半,再剂痊愈。实践是检验真理的唯一标准。可见李氏师古不泥古,在临证中着重辨证论治,使方证对应,故能取得良效。

四十六、噎膈

1. 膈气危证

倪庆云病膈气,十四日粒米不入咽,始吐清水,次吐绿水,次吐黑水,次吐臭水,呼吸将绝,医已歇手。余适诊之,许以可救,渠家不信。余曰:"尽今一昼夜,先服理中汤六剂,不令其绝,来早转方,一剂全安。"渠家曰:"病已至此,滴水不能入喉,安能服药六剂乎?"余曰:"但得此等甘温入口,必喜而再服,不须过虑。"渠诸子或疬或弁,亦知理折,金曰:"既有妙方,何不即投见效,必先与理中,然后乃用,此何意耶?"余曰:"《金匮》有云,病人噫气不除者,旋覆代赭石汤主之。吾于此病分别言之者有二道:一者以黑水为胃底之水,臭水为肠中之水,此水且出,则胃中之津液久已不存,不敢用半夏以燥其胃也;一者以将绝之气,止存一丝,以代赭坠之,恐其立断,必先以理中分理阴阳,俾气易于降下,然后代赭得以建奇奏绩。一时之深心,即同千古之已试,何必更疑?"及简仲景方,见方中止用煨姜而不用干姜,又谓干姜比半夏更燥,而不敢用。余曰:"尊人所噫者,下焦之气也,所呕者,肠中之水也。阴乘阳位,加以日久不食,诸多蛔虫,必上居膈间,非干姜之辣,则蛔虫不下转,而上气亦必不下转,妙处正在此,君曷可泥哉!"诸子私谓:"言有大而非夸者,此公颇似。姑进是药,观其验否。"进后果再索药,三剂后病者能言,云内气稍接,但恐太急,俟天明再服,后旦转方为妥。至次早,未及服药,复请前医参酌,众医交口极沮,渠家并后三剂不肯服矣。余持前药一盏,勉令服之,曰:"吾即于众医前立地转方,顷刻见效,再有何说?"乃用旋覆花一味煎汤,调代赭石末二茶匙与之,才一入口,病者曰:"好药,吾气已转入丹田矣。但恐此药难得。"余曰:"易耳。"病者十四日衣不解带,目不交睫,惫甚,因图脱衣安寝。冷气一触复呕,与前药立止,思粥,令食半盏。渠饥甚,竟食二盏,少顷已食六盏。复呕,与前药立止。又因动怒,以物击婢,复呕,与前药立止。以后不复呕,但困倦之极。服补药二十剂,丸药一斤,将息二月,始能远出,方悔从前少服理中二剂耳。

(清·喻昌《寓意草·面议倪庆云危症再生治验》)

【按语】

胃主通降,以降为顺,以降为和。一旦胃失通降,往往出现腹胀、嗳气、噫气等症状,中医称为膈气。提到膈气,医者首先想到张仲景旋覆代赭汤。《伤寒论》原文说:"伤寒发汗,若吐若下,解后,心下痞硬,噫气不除者,旋覆代赭汤主之。"尽管本方可以扩大到内伤杂病的胃肠症状,且有人参、甘草等味补益中气,但代赭石寒凉重镇,有碍胃气,故喻昌用此汤治疗膈气时较慎重。本例患者病膈气十四日,粒米不下,始吐清水,继吐绿水、黑水、臭水,呼吸将绝,其势骇人。喻氏考虑到据此可知胃中津液已竭,元气将绝,既恐代赭石重坠伤及欲绝之气,又恐半夏、生姜之燥更伤津液,故不用旋覆代赭汤原方,而是以理中汤先分理阴阳,调补中焦,使胃气得以稍复,数剂后方取旋覆代赭汤两味主药,以旋覆花煎汤调代赭石末与之。结果药才入口,病者即感觉气已转入丹田。病者呕吐几经反复,续与本方,不复呕后,服补剂及丸药将息二月,始能远出。

2. 七情郁结

吴发明,得噎食病,咽喉阻塞,胸膈窄紧,每饭必呕痰水,带食而出,呕尽方安。遍尝诸药,竟无一效,粒米未入者月余。审其形气色脉,知为痰火素盛,加以七情郁结,扰动五志之阳,纠合而成斯疾。疏与四七汤合四磨饮而安。盖察其形瘦性躁,色赤脉滑,且舌旁虽红,而白苔涎沫,如粉堆积其中也。次年复发,自以前方再服不应,余以四七汤除半夏,加石斛、桑叶、丹皮、蒌皮,数剂复安。盖察其脉虽滑而带数,且唇燥舌赤,故取轻清之味,以散上焦火郁也。越年又发,又将旧方服之,病益加甚,余于五磨饮中用槟榔、乌药,加白芍,七气汤中用厚朴、苏梗,加入旋覆花、郁金、橘红、淡豉、山栀治之,二剂而安。盖察其脉来浮滑,加以嘈杂胸痞,知其胃之上脘,必有陈腐之气与火交结也。后因七情不戒,饮食不节,药饵不当,调理不善,逾年仍发,自与知医者相商,谓余之治,无非此意,遂将连年诸方加减凑合服之,愈服愈殆,余又用苏子、芥子、莱菔子、巨胜子、火麻仁擂浆取汁,合四磨饮,服之顿安。盖察其脉转涩,而舌心燥粉堆积,加以气壅便秘也。吴问曰:"世云古方难以治今病,谓今病必须今方,今以今方今病,且本症本人,而取效不再者,其故何哉?"余曰:"本症虽同,兼症则异,此正谓景因时变,情随物迁耳。夫药犹兵也,方犹阵也,务在识机观变,因地制宜,相时取用,乘势而举,方乃有功。若不识地势,不知时宜,敢任战伐之权哉?"吴恍然曰:"若是,真所谓胶柱不可鼓瑟,按图不可索骥矣。"因请立案,以为检方治病之鉴。

四七汤

《局方》亦名七气汤,以四味治七情也。

人参	官桂	半夏	甘草
姜			

七气汤

《三因》亦名四七汤。

半夏	厚朴	茯苓	苏叶
姜	枣		

四磨汤

一方人参易枳壳,一方去人参加枳实、木香,白酒磨服,名五磨饮子,治暴怒卒死,名曰气厥。

人参	槟榔	沉香	乌药等分

浓磨煎三四沸,温服

(清·谢星焕《得心集医案》)

【按语】

患者吴发明,咽喉阻塞,胸膈窄紧,每饭必呕痰水,带食而出,呕尽方安。谢氏审其形气色脉,知为痰火素盛,加以七情郁结,纠合而成此疾,疏与四七汤合四磨饮,从情志论治而安。此后,患者每年复发,谢氏均辨治加减,从肝论治取效。谢氏一是原则上都用四七汤、七气汤、四磨饮疏肝理气为主;二是每每根据兼症不同,加减权变。诚如谢氏本人所言:"本症虽同,兼症则异,此正谓景因时变,情随物迁耳。"谢氏又告诫:"务在识机观变,因地制宜,相时取用,乘势而举,方乃有功。"此均为经验之谈。学者要灵活施治,切不可胶柱鼓瑟、按图索骥也。

3. 肝木克土

聂镜章,呕吐拒食,时平时笃,已十载矣。今春丧子忧愁,病益日进,每食气阻格咽,翻涌而吐,甚至呕血数口,肌肉枯槁。众议劳伤噎食不治。余曰:"非也。此人全因操劳性急,稍拂意必怒,怒则伤肝,所以日久欠明者,皆肝病也。至于每食气阻,乃肝木克土之象,此属七情中病,当以七情之药治之。"仿古四磨饮,以治气结,气结必血凝,以玄胡、郁金,破宿而生新。久病实亦虚,以归芍养肝而补血。合之成剂,气血交治,盖气病必及于血,血病必及于气,并嘱静养戒怒。竟以此方服至半月,告余曰:"向者胸前觉有一块,今无之,何也?"余曰:"木舒而郁散耳。"服至一月,食欲倍常,形体充盛,此则揆之以理,并因其人而药之之一验也。

附方

乌药	槟榔	枳壳	木香
沉香			

上四味浓磨汁各一匙,冲入后药

当归童便洗	白芍各三钱	郁金	延胡索各一钱五分

水煎去滓,和入前汁同服

(清·谢星焕《得心集医案》)

【按语】

患者聂镜章,呕吐拒食,近因丧子悲痛,病益日进,每食气阻隔咽,翻涌而吐,甚至呕血数口,肌肉枯槁。谢氏认为是肝木克土之象,属七情内伤,以四磨汤治气结,加郁金、玄胡去瘀生新,归、芍养肝补血,气血交治,并嘱静养戒怒,半月后木舒而郁散。四磨饮子出自《普济方》,由乌药、木香、枳壳、沉香组成,有温中下气功效。谢氏强调本病为情志内伤所致,皆肝病也,因此以四磨饮子取效。应注意的是古方《济生方》中四磨汤由人参、槟榔、沉香、天台乌药构成。谢氏在本案治疗中亦有槟榔,说明有机糅合了上述两方。

4. 痰火上攻

傅定远,得痰膈病,发时呃逆连声,咽喉如物阻塞,欲吞之而气梗不下,欲吐之而气横不出,摩揉抚按,烦懑之极。医治两月,温胃如丁、蔻、姜、桂,清胃如芩、连、硝、黄,绝无寸效。延余诊,视其气逆上而呃声甚厉,咽中闭塞,两肩高耸,目瞪口张,俨然脱绝之象,势甚可骇。然脉来寸口洪滑,上下目胞红突。辨色聆音,察脉审症,知为痰火上攻肺胃。其痰也,火也,非气逆不能升也。遂处四磨汤加海石、山栀、芥子、瓜蒌、竹沥、姜汁,连投数剂,俾得气顺火降痰消,再以知柏地黄汤,加沉香,以导其火而安。

(清·谢星焕《得心集医案》)

【按语】

傅定远呃逆连声,得痰膈病,服温胃、清胃药俱不效。谢氏诊其寸洪滑,上下目胞红突,辨色聆音,察脉审证,辨为痰火攻肺胃,于是用四磨汤加浮海石、山栀、芥子、瓜蒌、竹沥、姜汁顺气,降火,消痰,再以知柏地黄汤佐用沉香以导其而安。此案谢氏针对病因从痰火论治,使顽痰迎刃而解;又以知柏地黄汤护阴,以消除理气药香燥伤阴之弊。

5. 肿瘤噎膈

姚某,男,52 岁,农民。

丁巳年中秋月,患者吞咽困难,伴上腹部胀满痛,嗳气咽堵且干,食进则呕,呕吐黏液状白色浓痰,观其面色萎黄,大便干结,唇、皮肤干燥,舌质红,苔黄腻,脉滑细。X 拍片确诊为食道贲门癌。此系脾胃气阴两虚、痰湿停饮的噎膈症,宜调补气阴,降逆润燥,方宜大半夏汤化裁。

| 法半夏 20g | 红参 10g | 白蜜 30g | 猪苓 30g |
| 代赭石 30g | 白花蛇舌草 50g | | |

服药一剂呕止,3 剂能食少量流汁,7 剂增加饮食,后去代赭石,加沙参 15g,花粉 30g,红参改用党参 15g。续服药月余,每餐能食半斤粮食,体重增加,能参加轻度劳动,无他不适。六年后因生产队加餐食猪婆肉,病又复发,未及时治疗而亡故。

(章天生、何晓晖《赣东名医·王法良》)

【按语】

患者经医院确诊为食道贲门癌,吞咽困难,嗳气咽堵且干,食进则呕,伴上腹胀满痛,面色萎黄,大便干结。王氏按中医辨为脾胃气阴两虚、痰湿停饮造成的噎膈症,治以大半夏汤加减以调补气阴,降逆润燥。患者经服药月余,每餐能食半斤粮食,体重增加,能参加轻度劳动。六年后因加餐食猪婆肉,导致复发而亡故。本案以中医治疗,使患者带瘤生存长达六年之久,此经验值得总结。

四十七、疟疾

1. 独热无寒

杨有成先生,患疟两月,历试诸药弗效。其疟独热无寒,间日一发,口不渴,身无汗,自觉热从骨髓发透肌表,四肢如焚,扪之烙手,视舌润,脉又沉迟。窃思果属瘅疟,安得脉不弦数,口不作渴,且神采面色,不为病衰耶? 此必过食生冷,抑遏阳气于脾土之中。阳既被郁,郁极不通,而脾主信,故至期发热如疟也。治之之法,必使清阳出上窍,浊阴归下窍,则中焦之抑遏可解。与升阳散火汤,果汗出便利而安。

附:陈友生病疟,脉象形色悉同,唯独寒无热,医治三月不痊,察其溺短无汗,知为外寒内热,伏火畏寒之症。盖火郁土中,而脾土主信,故至期如疟,唯有发之一法,亦与升阳散火汤而愈。

按:此二症一寒一热,俱用升阳散火汤,无非升发脾阳,与古人以肾气汤,治消渴溺多,又治水肿溺少,一开一阖,无非蒸动肾气,非深造微妙者,难与语也。(男澍谨识)

升阳散火汤(东垣)

人参	防风	柴胡	葛根
升麻	独活	羌活	白芍
生熟	甘草	姜	枣

(清·谢星焕《得心集医案》)

【按语】

谢氏治杨有成患疟两月,间日发,独发无汗,诊为瘅疟,以东垣升阳散火汤汗出便利而安。谢氏另治陈友生病疟,独寒无热,尿短无汗,脉象形色悉与杨有成悉同,亦与升阳散火汤。升阳散火汤出自李东垣《内外伤辨惑论》,其载:"治男子妇人四肢发困热,肌热,筋骨间热,表热如火,燎于肌肤,扪之烙手。"本方主治阳虚火郁。谢氏两案,病异证同治,证同治同,均用升阳散火汤治愈,可以说是辨证施治的灵活应用。

2. 寒少热多

陈奇生室人,妊身九月,得疟病、久治弗痊。其疟寒少热多,汗大口渴,迨至坐卧不安,势难支持,腹中胎气乱动。诸医以安胎攻病,无从措手。余诊其脉,略有躁乱,再视其舌,已显镜光,面白唇红,青筋满露(此木邪侮土),乃津液大伤,胃火掀腾。虽年少体强,然汗后脉躁,最犯禁例。盖恐明日疟至,而正虚邪盛,治不得法,则母子难保矣。因思胃火掀腾,而久疟食减,芩、连决不能进;津液大伤,而土败木贼,归、术又难酌投。拟补虚清热之药,唯有纯甘可采,因举黄芪五钱、石斛五钱、人参五钱、桂枝八分、乌梅一个,煎汤已成,另捣梨汁一杯、姜汁少许冲服。嘱其即服一剂,至夜备煎一剂,明早将曙再进。病者两服药后,俱云好药,以味甘可口,与胃相适也。是日疟竟不至,再与甘温调理而健。(但此症脉来躁疾,面白唇红,青筋满露,若用柴、芍伐肝,必毙)

（清·谢星焕《得心集医案》）

【按语】

某孕妇妊娠九月,得疟病久不愈,寒少热多,汗大口渴,腹中胎气乱动。谢氏考虑到患者正虚邪盛,治不得法,母子难保,决定不用芩连,恐其伤津灼胃,亦不进归术,拟用补虚清热之法,药用黄芪、石斛、人参、桂枝、乌梅、梨汁、姜汁。患者认为味甘可口,与胃适应。服后疟止不发,再与甘温调理而健。谢氏再三告诫,不用柴、芍伐肝,可谓考虑周全。

3. 食疟伤胃

周秋帆先生,秋间患疟,每日午发,寒热稍平,退时有汗,头疼或又不疼,口渴或又不渴,二便无恙,夜寐亦安。此客邪尚浅,然治经二旬,凡发表清里、和解补中诸法,投之渐剧。况体气素虚,而烦懑莫耐。迭投补剂,而胸膈加痞。余诊其脉,亦皆和平,舌苔黄滑,审症察脉,似当温补,然又补之不投,岂敢再陷前辙乎!谛思良久,不得其情,唯于审症中察其略有嗳气,或时以手摸胸,知饮食伤胃,食滞未消,方书称为食疟者也。法当消补兼行,疏通脾胃,庶几中无阻滞,营卫自通,俾枢机流利,其疟不治而治。方以生白术为君,佐以陈、半、草果、藿、朴、苓、泽之属。一剂疟轻,二剂果愈。足见医家治病,如老吏审案,倘正案难凭,当以旁情参之,庶不为假证所惑也。

（清·谢星焕《得心集医案》）

【按语】

周秋帆患秋疟,每日午发,寒热相平,然治经二旬,病情渐剧。谢氏诊其脉尚属和平,但舌苔黄滑,在症中发现其略有嗳气,知其饮食伤胃,诊为"食疟"。治法消补兼行,疏通脾胃,其疟可不治而治。于是以生白术为君,其佐以陈皮、半夏、草果、藿香、厚朴、茯苓、泽泻之属,二剂果愈。谢氏审证求因,终收良效。

4. 元气不足

许抡能,患疟,间日一发,寒时渴饮,热时汗出,久治弗痊,因而食少困倦。予诊外邪已透,正气未复,抡以病苦为虑,疟未至而先恐。余曰:"俟吾截之,尔当胆壮可也。"令煎人参五钱,生姜三钱,将曙即服,疟果不至。其内人小产后,感触发疟。余以补血、桂枝二方合剂与之,疟虽轻而屡发不止,仍以参、姜二味重用按服,其疟亦止。抡问:"生姜、人参二味,诚为截疟之妙药乎?"余曰:"非也。凡病虚实多端,用药温凉不一,岂可以一法尽之。且古截疟之方,难以枚举,然有效于此者,不效于彼,甚至因截而误事者,皆由不识元气之厚薄、邪气之盛衰耳。今子夫妇疟邪已透,经络无阻,但元气未复,且中无大寒,又无内热。夫参性寒,姜性温,寒温并举,参补脾肺而回元,姜通神明而去秽,用以平调寒热之疾,故药不多味而病已痊。"

(清·谢星焕《得心集医案》)

【按语】

许抡能患间日疟,久治不愈。谢氏诊其外邪已透,正气未复,令煎人参五钱、生姜三钱,疟不再发。其后许夫人小产后感疟,谢氏用补血桂枝二方合剂与之疟虽轻而屡发不止,仍以参姜二味重用按服,其疟亦止。谢氏明确回答病家,此两味并非截疟药,之所以此能使夫妇取效,是因为外邪已透,但元气未复,参补脾肺而回元,姜通神明而去秽,用以调寒热之疾,从而取效。

5. 似疟非疟

许静常之女,于归后患疟数月。自秋徂冬,百治不效,转居母家,就治于余。视其面黄肌瘦,唇淡口和,本属虚象,阅前医成方,悉多峻补,无一可投。询其病,间日一发,或二日一发,甚或一日一发,总无定期(此当着眼,须知脾主信,今无信,病不在脾胃也)。又询发时,或早或晏,亦无定候(尤属无信)。且发时寒则身冷如冰,热则身热如烙(有阴阳分离之象)。口渴饮水,面赤如朱(有虚阳外浮之据)。及诊其脉,颇觉弦大(当推水不生木),因谓此症全非疟疾,乃阴阳不协,致亢龙有悔,故为似疟非疟耳。处以八味丸全服四剂,其疟不治果愈,蒙称神治,安知循古而非新裁也。

八味丸

熟地	山药	茯苓	泽泻
山茱萸	丹皮	附子	肉桂

（清·谢星焕《得心集医案》）

【按语】

某新嫁女患疟数月，百治不效。谢氏诊询其病，寒热发作无定期，诊其脉，颇觉弦大，认为是水不生木，结论为此症全非疟疾，乃阴阳不协，故似疟非疟，处以金匮肾气丸，四剂其"疟"而愈。谢氏勤求古训，并运用自如，自谓此为"循古而非新裁也"。

6. 清浊相干

陆六息先生，体伟神健，气旺血充，从来无病。莅任以后，适值奇荒巨寇，忧劳百倍，因而病疟。食饮减少，肌肉消瘦，形体困倦，口中时时嗳气。其候一日轻，一日重，缠绵三月，大为所苦。察脉辨证，因知先生之疟，乃饥饱劳佚所感，受伤在阳明胃之一经。夫阳经受病，邪气浅而易愈，乃至为所苦者，缘不识病之所在，药与病邪不相值，反伤其正耳。诚知病邪专专在胃，则胃为水谷之海，多气多血之区，一调其胃，而疟立止矣。故饮食减而大便转觉艰涩者，胃病而运化之机迟也；肌肉消瘦者，胃主肌肉也；形体困倦者，胃病而约束之机关不利也；口中时时嗳气者，胃中不和而显晦塞之象也。至于一日轻，而一日重者，此人所不经见之证，病机之最当发明者，其候亦阳明胃经之候也。《内经·阳明脉解篇》有曰：阳明之病，恶人与火，闻木声则惕然而惊。及《刺疟篇》又曰：阳明之证，喜见火，喜见日月光。何经文之自为悖谬耶？不知此正更实、更虚之妙义，而与日轻、日重之理相通者也。夫阳明得病之始，则邪气有余，故恶人、恶火、恶木音者，恶其劫邪也。及其病久，则邪去而正亦虚，故喜火喜、日月光者，喜其助正也。若是则时日干支之衰旺，其与人身相关之故，可类推矣。盖甲丙戊庚壬者，天时之阳也；乙丁己辛癸者，天时之阴也。疟久食减，胃中之正已虚，而邪去未尽，是以值阳日助正，而邪不能胜则轻；值阴日助邪，而正不能胜则重也。夫人身之病，至于与天时相召，亦云亟矣。使当日稍知分经用药，何至延绵若是哉！迄今吃紧之处，全以培养中气为主。盖人虽一胃，而有三脘之分：上脘象天，清气居多；下脘象地，浊气居多；而其能升清降浊者，全赖中脘为之运用。一如天地定位，不可无人焉参赞之也。

先生下脘之浊气,本当下传也,而传入肠中则艰。不当上升也,而升至胸中甚易者,无他,中脘素受饮食之伤,不能阻下脘浊气上干清道耳。试观天地间,有时地气上而为云,必得天气下而为雨,则二气和而晴爽立至。若一味地气上升,天气不降,则太空窒塞而成阴噎之象。人之胃中,亦犹是也。清浊偶有相干,顷当自定,设有升无降则逼矣。故中脘之气旺,则水谷之清气上升于肺,而灌输百脉,水谷之浊气下达于大小肠,从便溺而消,胸中何窒塞之有哉?此所以培养中气为亟亟也。中气旺,则浊气不久停于下脘,而脐下丹田之真气,方能上下无碍,可以呼之于根,吸之于蒂,深深其息矣。所用六味地黄丸,凝滞不行之药,大为胃病所不宜,况于浊气上干,反以阴浊之属扬波助流,尤无所取。今订理中汤一方,升清降浊为合法耳。

(清・喻昌《寓意草・推原陆中尊疟患病机及善后法》)

【按语】

"清浊相干"语出《黄帝内经》。《灵枢・阴阳清浊论》曰:"清浊相干,命曰乱气。"《灵枢・五乱篇》亦谓:"清气在阴,浊气在阳,营气顺脉,卫气逆行,清浊相干,乱于胸中,是谓大悗。"中医认为,气机升降是生命活动的基本形式,而清浊升降则是气机活动最主要的内容。喻昌治陆六息先生患疟病,病机对清浊学说深有运用。陆氏平素体伟神健,气旺血充,莅任之后,忧劳成疾,因而食饮减少,肌肉瘦削,形体困倦,口中时时嗳气。喻氏察其脉,知病在阳明胃一经。患者时轻时重,缠绵三月,大为所苦。喻氏分析,人虽一胃,而有三脘之分。上脘清气居多,下脘浊气居多,而其能升清降浊者,全赖中脘为之运用。他判定患者下脘之浊气,不能下传,中脘受伤不能阻下脘浊气上干清道。他分析了患者用六味地黄丸不效原因是因其凝滞不行,对于浊气上干,反以阴浊之流,扬波助流,尤无所取。而宜采用理中汤一方升清降浊,方为合法。故喻氏对患者清浊相干,引理中汤温中健脾,则清阳得升,浊阴得降,使患者顽疾迎刃而解。

7. 疟防虚脱

袁继明素有房劳内伤,偶因小感,自煎姜葱汤表汗,因而发热,三日变成疟疾。余诊其脉豁大空虚,且寒不成寒,热不成热,气急神扬,知为元阳衰脱之候。因谓其父曰:"令郎光景,窃虑来日疟至,大汗不止,难于救药。倘信吾言,今晚急用人参二两,煎浓汁频服防危。"渠父不以为意。次日五鼓时,病者精神便觉恍惚,扣门请救,及觅参至,疟已先发矣!余甚彷徨,恐以人参补住疟邪,虽救急无益也。只得姑俟疟势稍退,方与服之,服时已汗出黏濡,顷之果然大汗不止,昏不知人,口流白沫,灌药难入,直至日暮,白沫转从大孔遗出。余喜曰:"沫下行可无恐矣,但内虚肠滑,独参不能胜任"。急以附子理中汤,连进四小剂,人事方苏能言,但对面谈事不清。门外有探病客至,渠忽先知,家人惊以为祟。余曰:"此正神魂之离舍耳! 吾以独参及附子理中,驷马之力追之,尚在半返未返之界,以故能知宅外之事。"再与前药二剂而安。

（清·喻昌《寓意草·论内伤转疟宜防虚脱并治验》）

【按语】

患者袁某素有房劳内伤,今因小感,发热三日,变为疟疾,寒热往来。喻昌诊其脉,豁大空虚,知为元气虚脱之候。为防止患者来日疟至,大汗不止,嘱急用人参煎浓汤防危。但病家不以为意,次日凌晨病者便觉恍惚,及觅参至疟已先发。喻氏担心人参补住疟邪,姑俟疟势稍退,方与服之。又考虑到独参,不能胜任,急以附子理中汤,连进四剂,人事方苏能言。喻氏又以独参及附子理中使获痊愈。喻氏对内伤转疟,急以人参补住疟邪,一旦疟症已成,又须截疟防元气虚衰。对内伤致疟,具有积极防治意义。

8. 太阴脾疟

宗竺香孝廉令室,太阴脾疟。发时胸满气塞,脉沉微,寒多热少,沉困之极。医谓:败脉不治。余用柴胡桂姜汤合清脾饮,去甘草,加砂仁、草果,二剂轻,四剂已。后得竺香手扎云:承赐良方,服四剂,向来本系双日发疟极重,忽于十九日一更时发而轻作,廿日未发。若自此遂止,则拜赐多矣。

（清·李铎《医案偶存·疟》）

【按语】

《素问·刺疟》篇云:"脾疟者,令人寒,腹中痛,热则肠中鸣,鸣已汗出,刺足太阴。"患妇发作时胸满气寒,脉沉微,寒多热少,沉困之极。李氏宗《内经》治疟,分经论治,诊为太阴脾疟。方用柴胡桂姜汤合清脾饮去甘草加砂仁、草果。清脾饮出自宋代严用《济生方》,清代夏禹铸《幼科铁镜》借用,在原方基础上加陈皮。此方是小柴胡汤合陈平汤加草果仁组成,治湿热秽浊留滞半表半里、发热阵作之证,将芳香避秽、苦温燥热、苦寒清热熔为一炉。为治疗湿热、湿温、热疟等痰湿交阻郁而发热的效方。本案邪在半表半里,李氏用柴胡桂姜汤合清脾饮化裁,患者服后二剂轻,四剂愈。本案原系极重之双日发疟,由于方证相应,结果未发遂止,获得理想疗效。

9. 阳虚疟疾

熊挥谦,年四旬。疟来洒洒然,手足寒,热甚轻,唯腰脊痛,大便难,头昏目眩,间日一发。此为二日疟,尤阳虚也,岂柴胡症!议近效白术汤,加桂枝、当归、枸杞、杜仲,必有效也。

此方服十剂,果疟止,诸病皆愈。世人治疟,概以少阳经,小柴胡汤为主治。余治疟,多从《内经》辨别三阴三阳,分经施治,故多奏奇绩也。

(清·李铎《医案偶存·疟》)

【按语】

疟疾是古代一种严重危害人民健康的传染病。早在殷墟甲骨文中已有"疟"字记载。传染病在古代医籍中记载最详细者首推疟疾。早在《素问》就有《疟论》《刺疟论》等专篇,对疟疾的病因、病机、症状、针灸疗法等作了系统而详细的讨论。本例患者患疟,间日一发。李氏判为阳虚,以近效白术汤加味治疗。近效白术汤见于《时方歌诀》,由白术、附子、炙甘草、生姜、大枣组成,实即术附汤减半,加炙甘草、生姜、红枣组成。本方功效培补脾胃,温暖肾阳。喻嘉言曾谓:"此方治肾气空虚之人。"李氏认为,此疟,尤阳虚也。患者服此方十剂,果疟止,诸症皆愈。李氏发言感慨:"世人治疟,概以少阳经,小柴胡汤为主治,余治疟,多从《内经》,辨别三阴三阳,分经施治,故多奏奇绩也。"李氏效法经典,又勇于创新,精神可嘉。

10. 寒热肝疟

族弟某,年二十。疟止复作愈甚,一日疟来先寒战后热,人事昏蒙。举家惊惶。余曰:"此肝疟也。"《内经·素·疟论》:肝疟者,令人色苍苍然,太息。其状若死者,乃木气不舒,生气不荣也。用八味逍遥散四剂,而疟遂绝。于此知疟,形变多端,而法亦不一律,故药不仅止小柴胡汤能治疟也。疏肝所以和营,此逍遥散之所由用也。

(清·李铎《医案偶存·疟》)

【按语】

李氏治疟,宗《内经》分经论治。本案患者,疟止复作尤甚,一日疟来先寒战后热,人事昏蒙。《素问·刺疟》篇曰:"肝疟者,令人色苍苍然,太息,其状若死者,刺足厥阴见血。"李氏把本案病因归结为"乃木气不行,生气不荣也",用八味逍遥散四剂,而疟遂绝。李氏强调:不仅小柴胡汤能治疟也,因为疟形变多端,而法亦不一律。表明了他审证求因,灵活辨证施治的治疗思想。

11. 体虚久疟

秀才吴绚清,患久疟,间一日,连发二夜,热多寒少,每发于申,至亥时稍能安神,面色黄,胃减,尤不纳荤腥。此喻氏所谓气血俱病也。宜二术柴胡汤,加参、芪、茯苓以补气,芎、归、地、芍以补血。俾气血一旺,则疟自除矣。但宜多服,勿速求效也。

此方服至十余剂,诸疑日见安善,而疟发亦轻。令再服十余剂,果疟止身健矣。

久疟气弱血虚,不用参、芪、归、地以补气血,何能奏效?然粗心人见不到此。

(清·李铎《医案偶存·疟》)

【按语】

疟疾由于寒热的偏盛,感邪的轻重,正气的盛衰及病程久暂的不同,可分成不同种类,辨证施治。本例患者患久疟,间日连发二夜,面色黄,胃减,尤不纳荤腥。李氏诊为气血俱虚病。方用二术柴胡加参、芪、茯苓补气,芎、归、地、芍补血。考二术柴胡汤由白术、苍术、柴胡、葛根、陈皮、甘草、姜、枣组成,《医醇剩义》"疟症门诸方"中有收载,其文曰:"功能统治诸疟,视其表里寒热之轻重,酌量加减。"李氏强调:"俾气血一旺,则疟自除矣。"患者服至十余剂疟发亦轻,再服十余剂后,果然疟止身健。

12. 儿童疟母

陈茗如太守之女,年十一岁,时疟两月不已。医不分经混治,以致邪留正伤延成疟母。左胁下痞块有形,按之则痛,面色萎黄浮肿,肚腹膨胀,足胕皆肿,肢体困倦,头顶痛,疟一日一发,热多寒少。此少阳、厥阴、太阴三经皆受病,邪气滋蔓难图,非泛泛轻惹,所喜胃纳尚佳。宗先圣缓攻法,无欲速也,严氏鳖甲饮加减。

鳖甲	山甲	白术	枳实
川芎	白芍	草果	槟榔
厚朴	陈皮	生姜	

十三日诊,进鳖甲饮,甚效。疟止复作甚轻,痞块略软,按之不痛,面浮亦渐消,寝食颇安逸。夫疟疾,原无大害,因初误混指伤寒,乱投表散,再谬于骤进参、术、黄芪守补,以致邪无出路,盘踞厥阴肝络,与气血扭结一团。若不拔

邪留正,变幻莫测。仿叶氏通气血,攻坚垒,搜惕络中之邪,驱除疟母之癖。

鳖甲	金铃	桃仁	归须
甲珠	夏枯	牡蛎	丹皮
白术	附子		

或曰:"案中既言参、术守补,何以此二方中俱用白术,岂不自相矛盾耶?"曰:"配法不同也。白术配枳实为消补互用,配附子走而不走,通阳驱邪,消痞除积,实有天壤之隔,不似若辈,套用补中益气、四君、六君,以为疟门必用之方,看似应当,其实养虎遗患,贻祸匪轻耳。"

疟止肿消,专治其痞。消痞丸,每早晚各服五钱。

六经皆能病疟,非独少阴经有然,施治当审在何经或兼何经,用药自如响斯应,疟止肿消,痞何能留。(寿山)

(清·李铎《医案偶存·疟》)

【按语】

患孩十一岁,时疟两月不已,面色萎黄浮肿,肚腹膨胀并有痞块,足跗皆肿,疟一日一发,热多寒少。李氏认为"此少阳、厥阴、太阴三阴皆受病邪气滋蔓,宜缓攻图治"。方用鳖甲饮加减,鳖甲饮出自宋严用的《济生方》,主治疟久不愈,致成疟母,胁下痞满,形体羸瘦,腹中结块,时发寒热。患儿药后,疟止复作甚轻,痞块略软,面浮渐消。考虑到患儿几经误治,邪无出路,盘踞厥阴肝络,李氏以原方加入化痰、行气、活血之药,搜剔络中之邪,驱除疟母之癖。

四十八、内伤发热

1. 阴虚发热

一男子,病寒热,众以疟治,年余不愈。又以为劳疟、虚疟,用鳖甲散、补中益气等汤,俱不效。就予诊脉,左右三部俱浮大无力,形瘦色黑,饮食不美。次日复诊,与前脉同,予知为阴虚发热病也。早进六味丸,晚服补阴丸。七日后饮食渐美,寒热减半;又服一斤,未一月而全愈。

病者曰:"予因病久,服药罔效,遂究心于医,疟疾一门,尤为加意,诸书未有以六味丸、补阴丸治疟者,公独用之而效,何也?"予曰:"因治病贵先识病情,病有真是者,有似是而非者。譬之伤寒有类伤寒,中风有类中风,疟有类疟。君之疟,似疟非疟,乃阴虚发热之证也。盖疟之状,寒热间作,寒来时四肢厥逆,热退时得汗始解。今虽有寒热往来,或一日一次二次,但寒而不厥,身热如火,热退身凉,又无汗,兼之形瘦色黑,怔忡不睡,口渴便燥,饮食不美,岂可以为疟乎?且疟脉当弦,病来时脉弦而大,病退时脉静而弦小。今则浮大无力,非弦也;早晚相同,非先大而后小也。诚阴血不足,阳火有余,而火发于外则为热,火郁于中则为寒。形瘦者,火之消烁也;色黑者,火极似水也;怔忡不睡者,心血亏损也;饮食不美,口渴便燥者,火炽于上下也。合脉与症观之,其为阴虚火明矣。故予用地黄丸,以生肾水、泻心火;补阴丸以养血滋阴,阴血一充,则火邪自降,寒热退而诸病悉痊矣:此予用二丸意也。"

(明·易大艮《易氏医按》)

【按语】

本案患者病寒热,众以疟治,年余不愈。易氏辨为阴虚发热,以六味地黄丸、大补阴丸交替早晚服取效。总结其原因,易氏认为:"治病贵先识病情。病有真是者,有似是而非者。"他详细对患者讲述了阴虚发热与疟的鉴别诊断。通过脉症合参,其为阴虚大盛确切。故予六味地黄丸滋肾水,泻心火;大补阴丸养血滋阴,阴血一充,火邪自降,寒热自平。

2. 水涸火胜

一士夫,素耽诗文,夜分忘寝,劳神过极,忽身热烦渴,自汗恶寒,四肢微冷,饮食少进。初以为外感,先发散,次解和,不应。又用补中益气,参加二钱,逾月而诸证仍前。一日午后发热,忽耳聋不知人,恍惚谵语。时季冬,请予诊,与一宿医同视之。宿医曰:"此少阳证也,当以小柴胡和之。"予诊得六脉皆洪大无力,曰:"此非少阳证,乃劳神过度,虚火证也。"宿医持前议,遂以小柴胡去半夏,加花粉、知母。予谓其友曰:"服此药必热愈甚,当有如狂证作。"服之少顷,果胸如火炙刀刺,发狂欲走,饮冷水一盏始定。复求予治。予以人乳并人参汤与服之。当日进四服,浓睡四五时,病减其半;次日又进四服,六脉归经,沉细有力,终夜安寝,诸证悉除。

士夫曰:"吾病数月,诸人用伤寒治法,先生独以虚火治者,何也?"予曰:"伤寒之病,自表达里,六日传遍经络,复传至二十一日,外虽有余证,亦当从杂病论。今已二月矣,岂可复以伤寒论乎?况伤寒少阳之脉,当弦长有力,今六脉浮洪满,指无力,此岂少阳脉耶?盖因平日劳神过度,心血久亏,肝无血纳,脾无血统,阳气独盛,孤阳日久,气即火也。经云:壮火食气。火与元气不两立,火盛则元气耗,所以有发热、烦渴、自汗、恶寒等证。然犹不可以血虚气盛论,乃水涸火胜之证也。与伤寒实证较之,大不相同,小柴胡岂对证药哉?"士夫曰:"先生何以知服小柴胡当发狂?"予曰:"伤寒少阳证乃实证也,以小柴胡等药治之,所以泄其实也。公乃阴虚之病,非实病也,而以此药泄之,则元气愈亏,阴火愈炽,焉有不狂之理?"士夫曰:"用小柴胡固非矣,用补中益气而亦不效,何也?"予曰:"公之病乃阴病也,补中益气补阳者也。阴虚而补阳则阳愈甚,阳愈甚则阴愈虚,所以不效也。"士夫曰:"先生用人乳何义?"予曰:"人乳纯阴,婴儿纯阳,纯阴配养纯阳,何尝更用他物充其饥渴?公之证用人乳者,是以真血补其真水,又以人参导引,散于诸经,以济其火,与他药不同,故见效最速也。"

(明·易大艮《易氏医按》)

【按语】

易氏对一读书人因熬夜劳神所致发热烦渴,自汗恶寒,四肢微冷,饮食少进症,指出了本症与小柴胡汤证的鉴别重点。其一病程已达二月之余,与伤寒外感有别;其二,伤寒少阳之脉当弦长有力,但此症六脉浮洪,满指无力,强调此乃水涸火胜之证,与伤寒实证有别。于是,以人乳并人参汤与服。易氏认为人乳纯阴,以真血补其真水,以人参导行,散于诸经,以济其火,故而可迅速见效。

3. 甘温除热

一春元下第归,得寒热病,每日申酉二时初以微寒,即作大热而躁,躁甚如狂,过此二时平复无恙,唯小便赤黄而涩。往时一有心事,夜即梦遗,每日空心用盐饮烧酒数杯。医皆以病为疟,用清脾饮、柴苓汤并截药,俱不效。请予诊治。诊得六脉唯左尺浮中沉,取之皆洪数有力,余部皆平。予曰:"此潮热病也。"以加减补中益气汤治之,日进一服,三日而病渐退,复用六味地黄丸兼前药,调理一月而安。

其叔曰:"侄之病,众以为疟,公独不以疟治,何也?"予曰:"非疟也,乃潮热也。潮者如水之潮,依期而至。八法流注云:申酉二时属膀胱与肾。此病专属二经,二经水衰火旺,当申酉时火动于中,故发热而躁,躁属肾也。"曰:"敢问非疟之故?"予曰:"疟疾之脉,肝部必弦,今肝部不见弦脉,唯左尺浮中沉皆洪数有力。盖肾与膀胱属水,水性流下,肾脉当沉濡而滑。今三候俱有脉不沉也,洪数有力,不濡滑也,此为失水之体。因平日研丧太过,肾水亏损,阴火妄炽,加之盐饮烧酒径入肾经,故脉洪数有力,小便赤黄而涩。若疟脉,岂有此哉?"曰:"此莫非阴虚动火乎?"曰:"阴虚之热,自午至亥发热不间,今唯申酉时热,过此便凉,与阴虚不同。"曰:"吾兄以医名者,亦常用补中益气汤而不效,何也?"予曰:"加减之法或未同耳。予之去柴胡、升麻,加丹皮、泽泻、黄柏者,丹皮泻膀胱火,泽泻泻肾火,黄柏为君以生肾水,水旺则火衰而寒热退矣。用六味丸者,亦取有丹皮、泽泻耳。如不加此,而仍用柴胡、升麻,此乃肝脾之药,以之治肾,所以未效。"

加减补中益气汤

人参一钱	黄耆八分	归身八分	陈皮六分
白术八分	甘草五分	泽泻六分	黄柏五分
牡丹皮六分			

(明·易大艮《易氏医按》)

【按语】

甘温除热法为金元四大家之一李东垣所创,旨在应用性味甘温的药物治疗虚损劳倦引起的发热,其代表方剂为补中益气汤。易氏对本案每日申酉二时潮热,火热而躁,躁甚如狂,力排疟病的错误诊断,以加减补中益气汤治之病退,复用六味地黄丸配服,调理一月而安。易氏继承前贤"阴火"经验,灵活应用于因下第心情不佳所致潮热一症,收效甚捷。也在框架范围内拓宽了补中益气汤配合六味地黄丸的应用。同时,易氏加减补中益气汤进行了药味调整。其方去柴胡、升麻,加丹皮泻膀胱火,泽泻泻肾火,黄柏为君以生肾水。此均体现了易氏法古人不拘泥古人,针对病情圆机活法,便甘温除热更上一层楼。

4. 伤寒余热

王玉原昔年感证,治之不善,一身津液尽为邪热所烁,究竟十年,余热未尽去,右耳之窍尝闭。今夏复病感,缠绵五十多日,面足浮肿,卧寐不宁,耳间气往外触。盖新热与旧热相合,狼狈为患,是以难于去体。医者不察其绸缪胶结之情,治之茫不中窾。延至秋深,金寒水冷,病方自退。然浅者可退,深者莫由遽退也。面足浮肿者,肺金之气为热所壅,失其清肃下行之权也;卧寐不宁者,胃中之津液干枯,不能内荣其魂魄也;耳间大气撞出者,久闭之窍,气来不觉,今病体虚羸,中无阻隔,气逆上冲,始知之也。外病虽愈,而饮食药饵之内调者,尚居其半,特挈二事大意,为凡病感者,明善后之法焉。盖人当感后,身中之元气已虚,身中之邪热未净,于此而补虚,则热不可除;于此而清热,则虚不能任。即一半补虚,一半清热,终属模糊,不得要领。然舍补虚清热外,更无别法,当细辨之。补虚有二法:一补脾,一补胃。如疟痢后脾气衰弱,饮食不能运化,宜补其脾;如伤寒后胃中津液久耗,新者未生,宜补其胃:二者有霄壤之殊也。清热亦有二法:初病时之热为实热,宜用苦寒药清之;大病后之热为虚热,宜用甘寒药清之:二者亦霄壤之殊也。人身天真之气全在胃口,津液不足即是虚,生津液即是补虚,故以生津之药,合甘寒泻热之药,而治感后之虚热,如麦门冬、生地黄、牡丹皮、人参、梨汁、竹沥之属,皆为治法。仲景每用天水散以清虚热,正取滑石、甘草,一甘一寒之义也。设误投参、芪、苓、术补脾之药为补,宁不并邪热而补之乎?至于饮食之补,但取其气,不取其味,如五谷之气以养之,五菜之气以充之,每食之间便觉津津汗透,将身中蕴蓄之邪热,以渐运出于毛孔,何其快哉!人皆不知此理,急于用肥甘之味以补之,目下虽精采健旺可喜,不思油腻阻滞经络,邪热不能外出,久久充养完固,愈无出期矣。前哲有鉴于此,宁食淡茹蔬,使体暂虚,而邪易出,乃为贵耳。前药中以浮肿属脾,用苓、术为治;以不寐责心,用枣仁、茯神为治。总以补虚清热之旨未明,故详及之。

(清·喻昌《寓意草·辨王玉原伤寒后余热并永定善后要法》)

【按语】

对于伤寒病余热善后,喻氏重视脾胃。他指出:补虚有两法,一补脾,一补胃;清热亦有两法,初起实热用苦寒药,大病后之热为虚热,宜用甘寒清之。并强调,此二者亦霄壤之殊也。本案中患者津液素亏,夏日感外邪,新热与旧热相和为患,缠绵五十余日。他提出:"人生天真之气,全在胃口,津液不足即是虚,生津液即是补虚。"所以他主张治感后之虚热,如麦门冬、生地黄、牡丹皮、人参、梨汁、竹沥之属,皆为合法也。可见喻氏顾护胃津液思想贯穿于伤寒病诊治全过程。

5. 阳虚发热

范十一,年十六。童年每遇天暖,阳气外泄,下午必身热,而四肢之末,反觉逆冷。此尽由禀薄,中阳易于散越,而不能敷布于四肢。自言蹲踞忽起,一时眩晕欲昏,此则下元之阳亦亏。诊脉大有虚象,语言亦欠清圆,培本似宜及早,拟方具后。

| 潞党 | 熟附 | 焦术 | 酒耆 |
| 鹿茸 | 炒枸杞 | | |

(清·李铎《医案偶存·阴阳虚症》)

【按语】

一般内伤发热，多从阴虚内热论治。但金元李东垣提出甘温除热法，从而使气虚发热成为内伤发热的重要原因。气虚发热病因是脾胃气虚，中气不足，中阳下陷，虚火内生所致。对此种发热，若用寒凉滋腻，或纯用滋阴降火，都会阻遏生机，只有着重扶持脾胃，甘养温运，则枢机运转，清升浊降而热退。本案青少年，每遇天暖，下午必发热，而四肢之末，反觉逆冷。李氏通过诊脉发现大有虚象，此盖由禀薄，中阳易于散越而不能敷于四肢，故用鹿茸、附子、枸杞温阳补肾，党参、白术、黄芪益气补脾。此亦为甘温除热的活法应用。

6. 阴虚潮热

车鹏龄上舍之女，三龄。脉息沉弦，右更虚。仲景云：弦则为减。伤寒已经大汗二日，寒从汗解可知，复又通泻，汗下兼到津液已伤，是以眼、目、口、鼻干燥，然而不嗜汤饮，神倦嗜卧，入暮微有潮热。此阴虚何疑，法当温补阴分。仿景岳参附理阴煎，法甚效。

| 洋参 | 熟地 | 附片 | 当归 |
| 干姜 | 五味 | 炙草 | 红枣 |

(清·李铎《医案偶存·阴阳虚症》)

【按语】

《素问·阴阳应象大论》曰："阴虚则热。"阴虚则热是指体内阴液亏虚，水不制火所致的发热症。因其发热多按时而至，故称为潮热。患者女童，原患伤寒，大汗而热；后又通泻、汗下兼用导致津液内伤，因此眼、耳、口鼻干燥，神倦嗜卧，入暮微有潮热。李氏于是用《景岳全书》中参附理阴煎投治，收效甚佳。

7. 阴虚内热

太学江德珍之妻，年踰五十。两年来，脚自踝以下至涌泉穴，常觉热，隆冬不能加棉，不怕冷，夜卧必解去裹布。此足三阴虚极，脉细软。议大补真阴而养血，庶几可免成痿证也。

| 龟板三两炙酥 | 熟地黄三两酒润 | 黄柏二两盐炒 |
| 知母二两盐酒炒 | 当归一两半 | 白芍一两半 |

为末,猪脊髓蒸熟和炼蜜为丸,如桐子大,每服七八钱,空心姜汤下,盐汤、黄酒随意送下。

(清·李铎《医案偶存·阴阳虚症》)

【按语】

《素问·上古天真论》云:"女子七岁,肾气盛,齿更发长……七七,任脉虚,太冲脉衰少,天癸竭,地道不通,故形坏而无子也。"妇人绝经以后,肾精亏损,阴阳失调,诸症丛生。本案患者年逾五十,两年来,肢自踝以下至涌泉穴,常觉发热,隆冬不能加绵,夜卧必解去裹布,为典型阴虚内热症状。李氏认为应该大补真阴而养血,方以丹溪大补阴丸为主方,以达"壮水之主,以制阳光"之目的。

8. 盛夏郁火

魏某,年二十四。盛夏炎燠,自觉身热有火,辄服瓜果生冷,阻遏阳气,火伏于土中,以致四肢发热如火,扪之烙手。医投柴、芍、芩、连、知母、花粉不应。更医数手,非参、麦、银、胡、金钗斛、地皮之类,即是地黄滋阴降火之属,卒无一效。余诊得脉沉紧,似数实非数脉,此明是火郁之症。宗先圣火郁发之,用升阳散火汤。

升麻	葛根	白芍	羌活
独活	防风	柴胡	洋参
甘草			

散则火泄,此为的治。(寿山)

(清·李铎《医案偶存·火》)

【按语】

"火郁发之"见于《素问·六元正纪大论》。人体气机运行不利,郁而化火,热邪伏于体内不得透发,治疗当用风药透散,展布气机,气机得布,火郁得散。升阳散火汤为李东垣所创方剂,其提示了如何运用风药以治疗郁火。李东垣传张元素之学。张元素根据药物气味厚薄、升降浮沉等将药物分为五种,其中风药为味之薄者。味薄则通,故风药气味多芳香辛散,质多疏松,如柴胡、升麻、葛根、羌活、独活、防风等。本案患者年轻气盛,盛夏炎热,自觉心中有火,辄服瓜果生冷,阻遏阳气,火伏于土中,故四肢发热如火,扪之烙手。他医投苦寒或甘寒降火,终无一效。李氏诊其脉浮紧,似数实非数脉,辨明是火郁之症,采用东垣升阳散火汤为治。

9. 脾经虚热

傅某,年四旬。肌热形瘦,倦怠嗜卧,四肢无力,动则气乏,饮食无味,脉虚数,此脾经虚热也。议补中益气汤加石斛。

进补中益气法,精神饮食稍旺,足征是虚但热在肌肉,非外邪实热可清可泻易于除也。仿人参黄芪汤意。

文党	黄芪	白芍	地黄
柴胡	泉地皮	怀山	茯苓
法夏	石斛	炙草	
			姜枣同煎

补中益气加鳖甲、地骨皮。

虚火由于劳损,进用参芪者,正以补为泄也。(寿山)

（清·李铎《医案偶存·火》）

【按语】

甘温除热是用味甘性温的药物治疗气虚发热或血虚发热的方法。一般发热多采用热者寒之或壮水之主,以制阳光的治疗。但气虚或血虚发热,应以益气养血为主,不可妄用苦寒药物,以免耗伤人体的阳气,常用人参、黄芪、炙甘草、当归等药物益气养血,甘温除热代表方为补中益气汤。本案患者,肌热形瘦,倦怠嗜卧,四肢乏力,动则气乏,饮食无味,李氏先进补中益气汤加石斛。考虑到是虚邪在肌肉,非外邪实热可清可泻易于除也。故处予人参黄芪汤以补为泄,再进补中益气汤加鳖甲、地骨皮,标本兼治,以获全功。

10. 邪伏阴分

徐某,女,28岁。

1965 年 8 月 24 日初诊,近来午后低烧,头昏,口臭,喜冷饮,经现代医学检查,原因不明。舌质红少津,苔净,脉细数。病为邪伏阴分。议予养阴透热法,以青蒿鳖甲汤加减治之。

青蒿 6g	白薇 10g	金银花 10g	连翘 10g
鳖甲 10g	秦艽 10g	黄芩 10g	女贞子 10g
熟地 10g	地骨皮 10g	甘草 3g	

×3 剂

药后热退而瘥。

（何晓晖、黄调钧《赣东名医·李元馨专辑》）

【按语】

青蒿鳖甲汤出自《温病条辨》，是治疗温病后期的名方，有养阴透热之功，主治"夜热早凉，热退无汗，热自阴来"之温病后期阴分伏热证。本案患者午后低热、头昏、口臭、喜冷饮，临床诊断为不明原因之低热。李氏诊其舌红少津，苔净，脉细数，辨为邪伏阴分，予青蒿鳖甲汤加味养阴透热。患者服药三剂热退而瘥。本方养阴透热兼顾，气营伏火得泄。正如吴鞠通所评："此方有先入后出之妙。青蒿不能直入阴分，有鳖甲领之入也；鳖甲不能独出阳分，有青蒿领之出也。"李氏能领会鞠通原意，故取得临床良效。

11. 真热假寒

邹某，女，31 岁。

1965 年 9 月 2 日，初诊。病起于产后，历时五月之久，经治无效。头痛若空，发热有汗，畏风寒，身穿棉衣仍手足不温，脘痞纳呆，大便秘结，2～5 日一行，小便短赤。舌质红，舌根部苔黄，脉沉滑而数。此"假寒者，火极似水也"。治宜苦寒泻火，润燥攻下。

黄连 5g	黄芩 10g	大黄 6g	瓜蒌 12g
生地 10g	栀子 5g	杏仁 10g	白芍 6g
川贝 5g	枳壳 5g		

×3 剂

1965 年 9 月 4 日，二诊。大便已通，恶寒好转，脘痞亦减，衣着减少，胃纳进步。舌根苔黄腻，脉仍滑数。法中病机，恪守不移。原方去杏仁，3 剂。

1965 年 9 月 8 日，三诊。恶寒头痛悉除，棉衣已脱，纳谷颇香，唯头部汗出畏风，中脘略闷，手心热，大便干结。黄腻苔渐化，脉沉滑仍有数象。内热未尽，再守原意。原方去栀子，3 剂。

（何晓晖、黄调钧《赣东名医·李元馨专辑》）

【按语】

患者病患于产后，历时五月之久，经治无效，头痛若空，发热有汗，畏风寒，身穿棉衣仍手足不温，脘痞纳呆。但李氏据其大便秘结，二至五日一行，小便短赤，舌质红，舌根部苔黄，脉沉滑而数，去伪存真，辨为假寒真热。于是寒因寒用，苦寒直折泻火，兼以润燥攻下，方以泻心汤加味。患者服药三剂之后，大便已通，恶寒好转，胃纳进步。李氏原方加减再进，恶寒头痛悉除，棉衣已脱，纳谷颇香，继守原言而愈。李氏不拘于产后大补气血常规，而是辨证论治，抓住疾病本质，不被假象迷惑，可谓胆大、心细、行方、智圆，故能出奇制胜，清除痼疾。

四十九、肥胖

减肥饵术

天御孝廉太夫人，宿有胸膈气胀小恙，近臻勿药矣。孝廉膝下承欢，不以三公易一日者，今而后喜可知也。然以太夫人福体凝重，唯恐日增一日，转为暮年之累。欲仆订方，及早图之。仆不觉悚然而动于衷，曰："孝廉未尝习医，乃思治未病消未萌，何其深于医旨若是，以知子道之贯彻者，无微不入矣。经曰：阴精所奉者，其人寿。太夫人阴血有余，即年过百岁，而形不衰，此可不问而知者。然形盛须充之以气，而气者渐衰渐耗之物，必欲两得其平，所藉于药力不少耳。况气复有阴阳之别，身半以上阳主之，身半以下阴主之。阴气过盛而乘阳位，则胸膈胀闷不舒，所谓地气上为云者是也。云生而天地之寥阔，顷刻窒塞矣，故阴气不可盛也。阴气盛，势不得不用耗散之药。气日耗，则体日重，又不能兼理之术也。湖阳公主以体盛难产，御医为制枳壳、厚朴等耗气之药，名曰瘦胎散，亦以当其壮年耳。若夫年高气弱之时，而可堪其耗散乎！我仪图之。至人服天气而通神明，只此一语，足为太夫人用药之准矣。"盖天食人以五气者也，地食人以五味者也。以地之味养阴，不若以天之气养阳。药力既久，天气运而不积，挈地气以周旋，所谓载华岳而不重者，大气举之之谓也。方用茅山苍术一味，取其气之雄烈，可驱阴邪而通天气。《本草》列之上品，《仙经》号为山精者，诚重之也。每岁修事五七斤，每早百沸汤吞下三钱，秋月止服二钱，另用天门冬一钱，煎汤吞下。初服一两月，微觉其燥；服至百日后，觉一日不可缺此矣；服之一年，身体轻健；服之三年，步履如飞。黑夜目中有光,可烛幽隐。所谓服天气而通神明者,其不诬如此。食物诸无所忌,但能稍远肥甘。白饭香蔬苦茗,种种清胜尤妙。饵术以后,身健无病,今服三十余斤矣!

(清·喻昌《寓意草·华太夫人饵术方论》)

【按语】

古籍中罕见减肥实践记载。喻昌治华太夫人肥胖症经验,可资参考。患者福体凝重,唯恐日增一日,转为暮年之累,邀请喻氏赐方。患者突有胸胀气胀小恙,有浊气相干之虞。喻氏一方面对华孝廉出自孝心,乃思治未病消未萌表示赞赏;一方面审证求因,华太夫人为痰湿体质,阴血有余,必欲两得其平。又考虑到患者年事已高,不堪耗散,不能采用枳壳、厚朴等耗气之药。喻氏反复斟酌,确定了华太夫人"用药之准"。拟方欲用茅山苍术一味,取其气之雄烈,可驱阴邪而通天气,《本草》列为上品,《仙经》号为山精者,每岁修事五七斤,每早百沸汤吞下三钱,秋月只服二钱;另用天门冬一钱,煎汤吞下。患者服药一年,身体轻健;服药三年,步履如飞。喻氏谓:所谓服天气而通神明者,其不诬如此。并嘱稍远肥甘,白饭香蔬苦茗,种种清胜尤妙。考苍术,芳香化浊,燥湿健脾;天门冬养阴清热,润肺滋肾。两味巧妙配方,调补阴阳,升清降浊。现代药理研究证实,茅苍术粗多糖能显著降低小鼠血糖浓度,提示茅苍术多糖对高血糖有预防与治疗作用;天门冬有抗衰老、抗肿瘤、免疫调节和降血糖作用。故喻昌此简便验方可供现代研究选药参考。

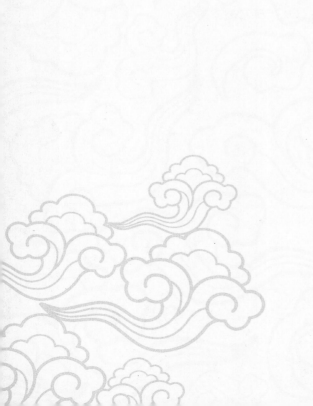

第五章
盱江医学外科医案

中医外科疾病大多于体表,易于辨认。其发生发展变化与气血、脏腑、经络密切相关。早在宋代,盱江医家陈自明《外科精要》,即倡导内外合用治疗痈疽,开创了外科辨证论治之先河,对中医外科学发展产生了重大影响。明代薛己校注此书时说:"虽以疡科名其书,而其治法固多合外内之道,如作渴、泄泻、灸法等论,诚有以发《内经》之微旨,殆亘古今所未尝道及者,可传之万世而无弊也。"此外,清代南城医家邹岳所著《外科真诠》,为明清外科全生派著作之一,继承与发扬了张景岳《外科铃》外证阴阳辨证,主张以消为贵,以托为畏,倡导宣开腠理排毒外出,以温通为主要大法。对后世外科学术发展产生过深远的影响。本章选辑盱江医学辨治常见外科疾病案例,以在临证中借鉴。

一、疮疡

1. 表实上壅

吴应新乃郎,腋下肿痛,将欲作毒,疡医外用敷药已愈,随忽遍身微肿,其饮食二便如常,复延幼科,以消导利水之药,倏然头痛潮热,肿势甚急,肾囊肿大,状若水晶,饮食顿减,神气困倦。更医又议理脾利湿,医者病家,见症甚暴,疑而未决。余谓五行之速,莫如风火,盖因气血凝滞,始发痈毒,未经疏散,气血不宣,加以寒冷抑遏,致令邪气内攻。凡阳气被郁之症,必当疏通经络,启发皮毛,庶几肺气宣达,外则腠理舒畅,内则水道通调,原肺主一身之气化也。今肺气窒塞,与消导利水、理脾行湿何与?疏方以人参败毒散,加苏叶、防风、杏仁,助以热稀粥,令其皮肤津津,连服二剂而消,蒙称奇治。窃笑世医一见肿症,辄称肿症多湿,咸趋利水,见余发汗,便觉诧异,曷知《内经》治肿诸法,有开鬼门之例乎?

人参败毒散

见前 226 页。

(清·谢星焕《得心集医案》)

【按语】

《素问·灵兰秘典论》答谓:"肺者相傅之官,治节出焉。"肺主气,行气血津液。肺为水之上源,在水液代谢调节中起关键作用。谢氏对本症水肿,诊为表实上壅,阳气被遏,主张必当疏通经络,启发皮毛,庶几肺气宣达,外则腠理舒畅，内则水道通调，原肺主一身之气升也。于是，以人参败毒散加杏仁、苏叶、防风"开鬼门"而取效。此为提过揭盖之治法，体现了谢氏理论基础扎实，学验俱丰，故临床效果彰显。

2. 表虚下陷

余玉堂幼郎，因患疮敷药，疮愈发肿，饮食二便如常，延医数手，调治多日，不识为疮蛊之症，无非五苓平胃之药，渐至下肿尤甚，囊若水晶，形似鱼泡，呼吸不利，求治于余。余思邪气内陷，必当提出于表，又思病甚于下者，当从举之之义，乃与升阳益胃汤。按投二剂，寒热顿起，若有疟状，其家惊怖。余曰："向者邪气内陷，今已提出，乃得表里交争，方有寒热相战，不致内结，正佳兆耳。"仍令再进，共计十剂始消。噫！世人但知热退为病愈，抑知发热亦为病愈乎？

按：二症邪俱在表不在里，故饮食二便无恙。一则表实上壅，一则表虚下陷，表实非发汗不解，表虚非提邪不达，故治自尔获效。非寝馈东垣者，曷克臻此？（男澍谨识）

人参败毒散

见前 226 页。

升阳益胃汤

见前 227 页。

（清·谢星焕《得心集医案》）

【按语】

《素问·六微旨大论》说："非升降则无以生长化收藏。"人体气机升降失常亦是水液代谢主要原因之一。谢氏治本例疮愈水肿之症，诊为气虚下陷。本着《素问·至真要大论》"下者举之"的治则，投以升阳益胃汤治愈。升阳益胃汤首见于《内外伤辨惑论》，为李杲补气升阳的著名方剂。其载："脾胃虚则怠惰嗜卧，四肢不收，时值秋燥令行，湿热少退，体重节痛，口干舌干，饮食无味，大便不调，小便频数，不欲食，食不消，兼见肺病，洒淅恶寒，惨惨不乐，面色恶而不和，乃阳气不使故也。当升阳益气，名之曰升阳益胃汤。"该方补中有散、发中有收，因此可广泛应用于临床。谢氏用本方合人参败毒散治疮愈水肿之症，对此案他颇有心得：表虚排提邪不达，故治后获效，非寝馈东垣者，曷克臻此？

3. 颊颐浮烂

许静堂内人,年近六十,素多劳虑,患口疮唇裂,顶生痱疹,久服祛风清火药,渐至两颊满颐浮烂淋滴,愈治愈剧。时值寇氛,静堂商楚被劫,家计萧条,疡医亦束手辞之,始延余诊,决一逝期,非求治也。余视所患处悉白色,水液流注,并无秽脓,自口颊延及胸项,亦无漫肿,且喜脉象不大,肉食不呕,身亦凉,便亦利,因谓此症七恶不见,五善备陈,十分可治,但取效甚迟耳。其家甚喜,及见疏方,用薛氏加味归脾法,戚友皆蹙眉,诸郎君亦咸缄口,察其必不能用。姑与在庠季子论曰:"尊堂颊项浮烂,孰不谓之毒火? 夫火犹贼也,贼至则驱之固也。然有邪盛正虚之时,不但贼不受驱,且驱之而正反伤,此安民攻寇之法,即医家攻补兼行之法。况养正之法,可转为驱贼之方,当今之世,乘正之虚,寇盗蜂起,孰知乱世之寇匪,即治世之良民? 古之良帅,奉行坚壁清野之法,以养正安民为怀,首逆潜消,而胁从归顺。通之于医,正所谓养正则邪自除,未有伐正而能保身者也。况《内经》原有少火壮火之分,后贤更详有形无形之辨,乌可混施而不讲乎? 尊堂禀赋虚弱,素多劳虑,离宫自燃,心火外炎,此本身之元气外越,收之养之不暇,尚可视为毒火而清之驱之乎? 考古明贤之论,谓无形之火,生生息息,窈窈冥冥,为先天之化,为后天之神,为死生之母,为玄牝之门,又岂于形迹所能摹拟者哉! 夫形迹不能摹拟,则虽外显火象,不可断为真热,概行攻伐。然亦非谓无实火也,唯在察其真假耳,故曰有形之火不可纵,无形之火不可残。若能知火之邪正,而握其盈虚伸缩之权者,则神可全而病可却,是生道在我矣。试观疡科痈疽溃后,气血已耗,每以补药收功,如八珍、十全、养荣、归脾之法,历历不爽,此岂余之创见乎?"季子长揖钦服,其昆季与戚友谓曰:"此老用药似非,而所谈却是。"命煎药当余面进,服后果安。余归时,嘱临夜再进一剂,旬日中,竟服二十剂,其烂始敛,服至五十剂其功始半,但苦流注不干,促余外药。疡科余素不娴,敷贴之方未备,姑与古矿灰敷之。转进十全、保元,间服而痊。季子感余再造,蒙赠诗联,余亦领笑曰:"此秀才人情也。"因忆向年朱叔岳母太夫人孀居有年,焦劳忧郁,虚火外炎,患口舌糜烂,日进清凉,虚火愈炽,复延外科包治,愈增糜烂,延及唇外。适余归里,招视,其色甚白,脉息亦微,余谓并非外症,实皆心脾郁结,虚火烁金。夫心主血脉,脾主肌肉,肺主皮毛,故皆受累,急当调养气血,则虚火自藏,疏与归脾汤,兼进天王补心丹,嘱其多服。讵意只服数剂,余转浒湾,而前医复至,总认热毒攻注,谤余为火上添油,岳家无所依治,疡医日进丸药,外用膏丹,乃至牙宣颊裂,爪脱发落而逝。因思疡医之药,必是丹铅之毒,方有如此之酷,深堪悼惋。若知乱世之寇匪,即治世之良民,通于壮火食气、气食少火、壮火散气、少火生气之理,何至生灵荼毒,玉石俱焚耶?此余耿耿于衷,深为感悼,因并志之。

记读《张氏医通》,石顽曰:尝读《内经》,有脱营失精之病,方书罕言,近唯陈毓仁痈疽图形,仅见失营之名,究无方论主治,故粗工遇此,靡不妄言作名,为害不浅。夫脱营者,营气内夺,五志之火煎迫为患,所以动辄烦冤喘促,五火交煽于内,经久始发于外,发则坚硬如石。毓仁所谓初如痰核,久则渐大如石,破后无脓,唯流血水,乃百死一生之证,是以不立方论,良有以也。其形著也,或发膺乳腋胁,或发肘腕胫膝,各随阴阳偏阻,而痕聚其处,久而不已。五气留连,病有所并,则上下连属如流注,然不可泥于毓仁之耳前后及颈间,方目之为失营也。以始发之时,不赤不痛,见证甚微,是以病者略不介意,逮至肿大硬痛,蟠根错节已极,岂待破后无脓方为百死一生之证哉?原夫脱营之病,靡不本之于郁,若郁于脏腑,则为噎膈等症,此不在脏腑,病从内生,与流注结核乳岩,同源异派。推其主治,在始萌可救之际,一以和营开结为务,而开结全赖胃气有权,方能运行药力。如益气养荣之制,专心久服,庶可望其向安;设以攻坚解毒清火消痰为事,必至肿破流水,津复外渗,至此日进参芪,徒资淋沥。其破败之状如榴子之裂于皮外,莲实之嵌于房中,与翻花疮形像无异,非若流注结核之溃后,尚可图治,亦不似失精之筋脉痿躄也。详脱营失精,经虽并举,而死生轻重悬殊。脱营由于尝贵后贱,虽不中邪,精华日脱,营既内亡,痕复外聚,攻补皆为扼腕,良工无以易其情志也;失精由于先富后贫,虽不伤邪,身体日瘦,内虽气结,外无痕聚,投剂略无妨碍,医师得以施其令泽也。然二者之病,总关情志,每每交加,而有同舟敌国两难分解之势,故毓仁以失营二字括之。惜乎但启其端,而肯綮示人之术,则隐而不发,何怪粗工谬言为道,妄用砭石,宁免五过四失之咎欤?愚窃思石顽之论,足与是案互相发明,故并录之。(男澍谨识)

归脾汤

人参	白术	茯神	茯苓
黄芪	当归	远志	枣仁
木香	甘草	龙眼	

或丹皮、山栀、柴胡、白芍。

天王补心汤

生地	人参	元参	丹参
桔梗	远志	枣仁	柏仁
天冬	麦冬	当归	五味

一方有菖蒲无五味。

（清·谢星焕《得心集医案》）

【按语】

《素问·疏五过论》云："凡未诊病者，必问尝贵后贱，虽不中邪，病从内生，名曰'脱营'；尝富后贫，名曰'失精'。"后世有将脱营、失精并称者，《杂病源流犀烛》曰："脱营失精，失志病也。"谢氏在此也认为："夫脱营者，营气内奇，五志之火煎迫为患。"本案年近六十妇人，素多劳虑，患口唇裂，顶生瘰疬，久服祛风清火药，渐至两颊颐浮烂淋漓。他书方用加味归脾法，服药十余剂，其烂始敛，服至五十余剂其功始半，但流注不干，再与矿灰外敷，转进十全、保元，间服而痊。对此，谢氏总结曰："有形之火不可纵，无形之火不可残。"他主张虽显火象，不可断为真热，概行攻伐，唯在察其真假。此乃经验之谈，可从深研。

4. 下唇生疮

詹盛林，冬月由远地言旋，沿途下唇燥裂，时忽干痛，谓为霜风所侵，屡以猪膏涂润，而掣痛反增。质之医者，皆称风火，日与清凉之药，因而糜烂。至家就诊于余，许以一剂可效，再剂可痊，遂疏椒梅附桂连理汤去甘草。盛闻余功限甚速，坦然服之，果验。门人疑而问曰："唇烂不受寒凉之药，愚辈知为虚火矣，既举附桂理中，何以复加黄连？又何以更用川椒、乌梅乎？"答曰："此正所谓下唇生疮，虫蚀其肛，其名为狐。若是虚火，岂有下唇已烂，上唇安然，且口舌无恙乎？"门人退而喜曰："毫厘千里，良不诬也。"

考狐惑症，谓狐惑、狐疑不决之状，内热生虫之候也。上唇生疮，则虫食其脏，曰惑；下唇生疮，则虫蚀其肛，名曰狐，雄黄丸主之。按先君临治斯症，不以雄黄丸，而投与椒梅理中汤，殆医之不可尽以成法拘者也。（男澍谨识）

雄黄丸

雄黄　　　　当归炒,各七钱五分　　　　槟榔五钱　　　　芦荟二钱五分

麝香二钱五分

面糊为丸,如桐子大,每服20丸,粥饮下,日三服

（清·谢星焕《得心集医案》）

【按语】

狐惑病是以咽喉、口腔、眼及外阴溃疡为主症,并见精神恍惚不安为主要表现的疾病,与现代白塞氏综合征类似。谢氏治本案患者下唇生疮、久治不愈,以椒梅连理汤去甘草取效。本方以理中汤加黄连温清并用,以清郁热;加川椒、乌梅,引火归原。其后人点赞为:毫厘千里,良不诬也。可谓一语中的。

5. 颈项生疽

黄荣青,项外结喉之间,忽生硬疽,延疡医调治,与疏风化痰之剂,疽形渐长,按之坚而不痛,将欲敷药,就正于余。余曰:"岂有不寒不热不痒不疼之毒乎？此症由于思虑郁结,营卫留滞,以致气结不行,当进益气和营之药,不治而治也。"连服归脾数十余剂,其核疽自化而消。

归脾汤

方见前391页。

（清·谢星焕《得心集医案》）

【按语】

谢氏对患者颈项生疽,亦不循常法,而审因论治认为本病系思虑郁结,营卫留滞,以致气结不行,当进益气和营之剂,谓之"不治而治"。之后连服归脾汤十余剂后,其核疽自化而消。

6. 肠痈腹痛

文定辉,病苦少腹胀满,肛门重坠,欲解不解,时下脓血,诸医咸称休息痢,百治不愈,淹缠半载,延余施治。视其神色不衰,少腹按之愈痛,所下或尽是白脓,然亦有时污血,诊脉举按皆滑,沉候略带微数。疏方与黄芪、防风、银花、山甲、丹皮、瓜蒌、连翘、白芷、甘草,一剂下白脓带黑污而出腥秽不堪者一勺,少腹始舒,后重乃除。再剂除瓜蒌,加薏苡而痊。此肠痈之症,因用排脓之药也。

（清·谢星焕《得心集医案》）

【按语】

肠痈病名最早见于《素问·厥论》:"少阳厥逆,机关不利者……发肠痈。"《诸病源候论》也有论述:"大便脓血,似赤白下而实非也,是肠痈也。"本案患者少腹胀满,肛门重坠,欲解不解,时下脓血。与溃疡性结肠炎一类疾病类似,其病位在大肠,多在脾胃功能先天不足或后天失健的基础上,过食肥甘厚腻、情志不畅或感受外邪等使体内毒邪内生,酿生湿热,湿热毒邪客于肠腑,气机不畅,通降不利,血行瘀滞,肉腐血败肠络受伤而成内痈。本病病机特点为本虚标实,是由气血积聚蕴化为毒邪,困阻局部,引起肿胀化脓。本案谢氏视其神色不衰,所下尽是白脓,亦有时挟血,诊脉举按皆滑,因用排脓之药,按肠痈论治诸症乃除。

7. 风热内蕴

杨鸿超乃郎,阳脏多火,烦渴吐泻,病因乳母冒暑赴席。医以夹食伤寒治之,乃至大热躁扰而成危候。盖暑邪内攻之恙,反以辛散温胃之药,而火愈炽耳。视其头面疹痱已变平黑,气急神昏,齘齿咬牙,舌苔黄刺,口渴不止,所泄迸迫如箭。余知为阳热拂郁于胃,与甘露饮。日夜频进二剂,诸病大减;再加黄芪、银花,遂疹痱奋起,仍转红润而安。然疹痱变色,有阴邪内盛之黑,气血内衰之黑,其颜色苗窍,与此不同。

甘露饮

生、熟地黄	茵陈	黄芩	枳壳
麦冬	枇杷叶	石斛	甘草
天冬			

(清·谢星焕《得心集医案》)

【按语】

某男童素体阳盛,烦渴吐泻,大热躁扰。谢氏视其头面疹痱,气急神昏,齘齿咬牙,舌苔黄刺,口渴不止,泄急如箭。谢氏诊为阳热怫郁于胃,以甘露饮清热化湿,加黄芪、金银花益气清热而安。甘露饮出自《太平惠民和剂局方》,主治丈夫、妇人、小儿胃中客热,牙宣口气,齿龈肿烂,时出脓血,目睑垂重,常欲合闭,或即饥烦,不欲饮食,及赤目肿痛,不任凉药,口舌生疮,咽喉肿痛,疮疹已发、未发,皆可服之。谢氏认为患儿为阳热怫郁于胃,故用甘露饮使重病告愈。

8. 疮毒走黄

何允中,年二十,两腿疮毒,脓水淋漓,医治半载,内服外敷,愈加浮烂。一日忽微热,身体抽掣,两目上瞪,喉中痰响,全似小儿惊风之形,请余视之。方诊脉,其老妪捧药一碗,辛散异常。诊毕,问所捧何药,系大秦艽汤也。余掷之于地。遂疏理阴煎加黄芪、附子大剂与之。连服两剂,而眼已不戴,身已不强。随服十全大补汤数十剂,疮毒全愈。然此症实有天幸,倘不遇余,大秦艽汤已投之矣。盖医者,只知风邪为害,不知风从何来。彼其阴血先已失守,津液枯涸,筋脉不荣,阳气不藏,是为阴阳两竭之候,此际收摄已晚,尚堪辛散耶? 况古云:治风先治血,血行风自灭。不但疮家,凡误汗、失血、泄泻、痘疹,以及产后、老弱、小儿诸人,此症最多,皆当审察。

十全大补汤

见前 99 页。

理阴煎

见前 358 页。

（清·谢星焕《得心集医案》）

【按语】

何某年方二十,两腿疮毒,脓水淋漓,半年未效,导致忽微热,身体抽掣,两目上瞪,喉中痰响。谢氏以理阴煎加黄芪、附子,两剂后,眼已不戴,身已不强,随服十全大补汤数十剂,疮毒痊愈。理阴煎又名理营煎,出自明代《景岳全书》,由熟地、当归、干姜、炙甘草组成,具有益肾健脾,活血调经功能,主治真阴虚弱、痰饮内停、胀满呕哕、恶心吐泻、腹中疼痛、妇人经迟血滞。谢氏胆大心细,认为患者阴血已先失守,津液枯涸,筋脉不荣,阳气不藏,是为阴阳两竭之候。于是从"治风先治血,血行风自灭"着手,补气血为先,以理阴煎加味合十全大补汤治疗告愈。对于本症,谢氏告诫:"此症最多,皆当审察。"

9. 臂生痈疖

黄鸿轩手臂忽生痈疖,蔓肿无头,痛极莫耐。外科医者,咸谓热毒所致。揆之平素,淡泊明志,宁静居心,绝无生热致毒之因,究莫识其所起也。尊公我兼,谓昌善议病,盍舍樽俎而一代庖人乎! 昌曰:"吾议此证,请先为致贺,后乃言之。疮疡之起,莫不有因。外因者,天行不正之时毒也,起居传染之秽毒也;内因者,醇酒厚味之热毒也,郁怒横决之火毒也。治火毒与治诸毒,原自天渊。盖火与元气,势不两立,以寒凉折之,则元气转漓矣,鸿轩于四者总无其因,不问知为胎毒之余也。凡人禀受天地之气,有清浊之不同,唯纯粹以精之体,其福泽寿算,俱不可限量。然从父母媾精而有身,未免夹杂欲火于形骸,所赖者,唯在痘疮一举,暗将所藏欲火,运出躯外,复其粹精之恒体,如矿金相似,必经红炉煅炼,而渣滓与精莹,始分之为两。吾常以此法观出痘者之眸子,七八日后,眼开之时,黑白分明者,精金也;赤筋红膜包裹者,混金也。至于瞳人模糊,神光不现,则全非金矣。鸿轩幼时出痘太多,元气不能充灌,又为杂证所妨,脏腑中之火毒虽尽,而躯壳间之留滞犹存,所以痘痈之发,必于手足之委中、曲池者,则以零星小毒,无处可容,而潜避于呼吸难到之处耳。今之痈疖,正当委中之穴,其为痘毒何疑!毒伏肘腋之下,原无所害,但粹精之体,微有夹杂,是亦宝鉴之纤尘,白璧之微瑕也。日者太和元气,充满周身,将十五年前之余泽,尽欲化为脓血而出。他人见之为毒,吾蚤已卜其为兴者机矣。岂有畅于四肢,而不发于事业者哉!"治法外用马齿苋熬膏,攻之速破;内用保元汤,托之尽出。仍以痘痈门药为治,即日自当痊愈,必不似疮毒之旷日持久。但不识证,而以治疮毒寒凉泻火诸药投之,适以增楚贻患耳。孰谓外科小恙,可无樽俎折冲之人耶!如法治之,溃出脓水甚多,果不用生肌长肉而自愈。

(清·喻昌《寓意草·辨黄鸿轩臂生痈疖之证并治验》)

【按语】

喻氏对于痈疖之症,不是一味主张清热泻火,而是因人制宜,审因论治。患者黄氏手臂突生痈疖,漫肿无头,痛莫能耐。患者无明显外因,喻氏考虑到如以寒凉折之,则元气转漓矣。又考虑到患者幼时出痘太多,元气不能充灌,又为杂症所妨,所以治法外用马齿苋熬膏,攻之速破;内用保元汤托之尽出。如法治之,果不用生肌长肉而自愈。

10.赤游丹毒

苏林生,年七岁。遍身红点,赤如丹砂,又如蚊迹。发前两夜,发热作寒,状类伤寒。今则寒热皆退,唯口牙出血,小水短赤,此名丹毒,用升麻防风汤。

升麻	防风	山栀	元参
荆芥	牛子	丹皮	葛根
木通	甘草		

引加灯芯,水煎服二帖

全愈。

　　铎按:赤游丹毒皆由心火内壅,热与血搏,或起于手足,或发于头面、胸背游移上下,其热如火,痛不可言,赤如丹砂,故名丹毒。凡自腹出四肢者,易治;自四肢入腹者,难治。治丹之法,先用辛凉解表,使毒渐消,方可搽敷,若先不解表,遽用搽敷,必逼毒入腹,以致不救。小儿一岁以外者易治,未周岁者难治。小儿十种丹毒,如三日不治,攻入肠胃,则不救。宜从《幼幼集成》,逐一辨认,依方治之,百不失一。

　　附录　瓷针砭法

　　用上清瓷器,轻轻敲破,取其锋锐者一枚,将箸头劈破,横夹瓷针,露锋于外,将线扎紧,以瓷锋,正对丹毒之处;另以箸一条,于瓷锋箸上,轻轻敲之,其血自出,多刺更妙,毒血出尽,立时见功。治丹,若不砭去恶血,专用搽敷,十不救一。

　　又方:芸薹菜即油菜也。取菜叶捣烂敷之,随手即消,如无生菜,干者为末水调敷,油菜子亦可用。凡丹毒遍身或连腰周匝,百方不能治者,唯此最神。(出《幼幼集成》)

　　丹毒治之不善,害不胜言,此诚阅历已深之候。(寿山)

　　　　　　　　　　　　　　　　　(清·李铎《医案偶存·小儿门》)

【按语】

　　丹毒是由 B 溶血性链球菌通过皮肤或黏膜的破损,引起皮内网状淋巴管的急性感染,故又称急性网状淋巴管炎,好发于下肢及面部。本病发病急,症状重,伴有高热、寒战、头痛及呕吐等全身症状。肿痛迅速向周围蔓延成为一片红色损害,其色如丹涂脂染,故名丹毒。《小儿卫生总微论方》云:"小儿患赤游肿痛者,内由有积热熏发于外,外被风毒所干,内外相乘,搏于血气,则皮肤肿赤,其风邪毒气随经络行游不定,故为赤游也。"李氏用升麻防风汤疏风清热,凉血解毒治愈患儿。

　　11. 寒痰阴疽

　　李某,男,60 岁。

　　1979 年 8 月 1 日,初诊。右肩胛角下生一肿块,高肿卵圆,约乒乓球大,边界欠清,皮微红,质坚实,稍可移动,压痛明显,不能平卧,自觉无热,精神抑郁不快,夜思难寐,食欲不佳。病历旬日,某医院外科诊为肿瘤,要患者作穿刺检查,以明确肿瘤性质。患者因畏惧穿刺,乃求治于余。舌苔薄白微黄,脉来弦。病属阴疽,情志内伤,寒邪外袭,致气滞瘀结,寒痰凝聚。宜温阳以化寒痰,行血以通瘀滞。

熟地 30g	当归 6g	鹿角胶 10g	肉桂 15g
白芥子 10g	甲珠 10g	皂角刺 10g	麻黄 2.5g
制乳香 6g	制没药 6g	赤芍 10g	牡丹皮 10g

×3 剂

1979 年 8 月 4 日,二诊。肿块皮色近于正常,疼痛略轻。舌苔白,脉弦滑。治予原方出入。

熟地 30g	白芥子 6g	鹿角胶 10g	肉桂 3g
炮姜 1.5g	麻黄 1.5g	甘草 3g	

×3 剂

1979 年 8 月 7 日,三诊。疼痛消失,肿块缩小,皮色正常。舌苔白,脉弦滑。治守原方。原方加炮附子 5g,2 剂。

1979 年 8 月 9 日,四诊。肿块继续缩小,唯脘腹作胀,纳食仍差。舌苔白腻。拟原方加醒脾消食之味。

熟地 20g	白芥子 10g	鹿角胶 10g	肉桂 2g
麻黄 1.5g	炮附子 5g	炮姜 1.5g	广木香 6g
砂仁 3g	枳实 5g	焦山楂 10g	麦芽 10g
甘草 3g			

×3 剂

1979 年 8 月 14 日,五诊。肿块缩小如蚕豆大,食欲增进,二便正常。舌质红,白腻苔已化,脉弦滑。除邪务尽,再予原方加减。

熟地 20g	白芥子 10g	鹿角胶 10g	肉桂 2g
炮姜 1.3g	麻黄 1.5g	炮附子 3g	白芷 10g
皂角刺 10g	甲珠 10g	甘草 3g	

×3 剂

近访患者,药后肿块全消,一切复常。

(何晓晖、黄调钧《赣东名医·李元馨专辑》)

【按语】

阴疽是以虚寒证为主的外科阴性疮疡疾病的总称,临床一般以寒、虚、痰、瘀为主证。隋·巢元方《诸病源候论》曰:"疽者,五脏不调所生……寒热不散,故积累成疽。"本例患者,左肩胛骨生一肿块,高肿卵圆,质坚实,稍可移动,压痛明显,不能平卧。李氏诊其脉来弦,舌苔薄白微黄,认为系情志内伤,寒邪外袭,致气滞瘀结,寒痰凝聚,诊为阴疽,于是以阳和汤温阳补血、散寒通滞为主,酌加山甲珠、制乳香、制没药、赤芍、丹皮等活血化瘀之品,皂角刺清热散结。此后肿块偏小,胀痛消失,再守原方服半月,以资巩固。

12. 毒瘀脱疽

陈某,男,45岁。

1964年6月24日,初诊。1962年11月,患者发觉走路稍久则左下肢麻木疼痛,休息片刻即已。自认为体弱,并不介意。后来病情逐渐加剧,走一段路必须坐几分钟,否则患肢抽痛难忍,遂至医院诊治,某医谓"间歇性跛行",未考虑脉管炎的诊断。经中西药治疗疼痛缓解。1964年5月,左下肢又发生间歇性跛行。6月1日,发现左足第一、二、三趾甲缝四周红肿疼痛。6月3日,某医院检查确诊为"血栓闭塞性脉管炎"。医生建议截肢,患者拒不同意。不久患趾趾甲下化脓,乃施手术拔去趾甲排脓,肉色变黑,臭味难闻,疼痛日益加剧,昼夜抱左膝而坐,不得安眠,食纳乏味,思想紧张,精神疲惫,形体迅速消瘦。后闻中医可治此病,遂转来我院中医部住院治疗。刻下症:左足第三趾紫黑,肿烂剧痛,昼夜呻吟,左下肢皮色苍白少华,肌肉酸麻不温,怕冷畏风,入夏仍须裹絮,胃纳不佳,形体瘦削。舌苔根心黄垢,寸口脉弦细,左股动脉和跌阳脉均不能扪及。病属脱疽。此为寒湿久郁,化为热毒,正气虚弱,血脉瘀阻。先议扶正祛邪,予以益气补血、解毒化瘀之法。

黄芪10g	当归10g	熟地15g	川芎5g
赤芍7g	制乳香5g	制没药5g	连翘10g
白芷7g	防风7g	甘草4g	

1964年7月6日,复诊。药后痛减,左下肢麻痹同前。宜温肾通脉,清热解毒。

炮附子 7g	肉桂 1g	鹿角胶 12g	怀牛膝 10g
炮姜 1.5g	当归 30g	熟地 30g	金银花 30g
连翘 15g	制乳香 10g	制没药 10g	威灵仙 12g
五加皮 10g	甘草 10g		

1964 年 8 月 11 日，三诊。近月来创口合并感染，有少量脓性分泌物，治以中药为主，结合外科换药，清洁创面，控制感染。因左足第二趾第一节已坏死，行手术切除，死骨如焦炭，嘱坚持创面清洁护理和下肢热敷。

1964 年 8 月 19 日，四诊。左第二趾第二节干黑，第三节表皮青紫，足背浮肿，因酸麻冷痛而不能入睡。脉弱。气血大虚，脉络阻滞。宜大补气血，温阳化痰。

西党参 15g	白术 10g	炙黄芪 30g	当归 30g
熟地 25g	川芎 7g	炒白芍 10g	鹿角胶 12g
制乳香 10g	制没药 10g	炮附子 5g	白芷 10g
炙甘草 5g			

1964 年 9 月 1 日，五诊。疗效日显，创口将愈，脱皮之处可见新皮生长，局部觉痒，纳呆食少。脉沉细。治宜温补脾肾。

朝红参 5g	鹿角胶 18g	熟地 25g	炮附子 5g
白术 15g	炙黄芪 30g	当归 15g	肉桂 2g
草豆蔻 2.5g	公丁香 2.5g	炙甘草 4g	桂圆 10 枚

1964 年 9 月 26 日，六诊。寸口脉较旺，左趺阳脉隐约可及，创口早已不疼，足背肿胀消失，食量逐渐增加，唯局部皮色青紫。治守前法，更增化瘀通络之品。

西党参 15g	白术 10g	黄芪 25g	当归 15g
熟地 25g	鹿角胶 10g	炮附子 7g	肉桂 2.5g
炮姜 1.5g	甲珠 10g	制乳香 10g	制没药 10g
皂角刺 10g	川牛膝 7g	白芷 10g	甘草 4g

1964 年 10 月 10 日，七诊。精神食欲转佳，创口结痂，足虽痛而不甚，局部皮色青紫。X 线摄片左足趾骨质稀疏，呈普遍性脱钙现象。经请上级医院

会诊,西医一致认为应该及早截肢,以免病灶向上蔓延,导致整个下肢坏死。余认为此病虽属疑难之症,但经中药治疗,病势趋向好转。因患者仍执意不肯截肢,最后决定还是坚持中药治疗。其舌苔粗黄,寸口脉弦数,股动脉极弱。虚弱之体虽得渐复,内蕴之热毒仍炽。宜清热解毒为主,以四妙勇安汤图治。

银花 90g	黄芪 30g	当归 30g	甘草 15g

1964 年 10 月 27 日,八诊。左跌阳脉由隐到显,足背由冷转温,疼痛大有缓解,可以平卧,唯足趾仍紫黑。脉来弦数。热毒尚炽,再守原法。

银花 90g	玄参 90g	当归 30g	甘草 30g

1964 年 11 月 6 日,九诊。左股动脉搏动明显,但位置较健侧略高。大动脉已通,病入坦途之征。医者喜悦自信,患者合家欢乐,愈期不远,拟原法加活血破瘀之品。

金银花 30g	当归 30g	玄参 30g	甘草 10g
丹参 10g	桃仁 10g	红花 10g	郁金 10g
赤芍 10g	怀牛膝 15g	鸡血藤胶 30g	

1964 年 12 月 1 日,十诊。坏死组织开始脱皮,足背皮色转红活,足能下垂,并可落地,仅感微痛,X 线摄片复查,骨质脱钙现象未见改变。清热解毒之法不变,增入益气健脾,补肾壮骨之味。

金银花 45g	玄参 30g	当归 30g	甘草 3g
猴骨 10g	怀牛膝 10g	肉桂 2g	西党参 10g
炙黄芪 45g	焦白术 10g	鸡血藤胶 10g	

1964 年 2 月 14 日,十一诊。站立不感疼痛,坐久下肢发凉,局部继续脱皮。脉形濡弱。治宗原意。原方去鸡血藤胶、肉桂,加鹿角胶 10g、砂仁 2g。

此后,病情日渐向愈,患趾能轻微活动,站立比坐卧更觉舒服,创口周围的坏死组织全部脱落,新生皮肉饱满红活,感觉正常。左跌阳脉及股动脉搏动较有力。随着病情好转,处方渐减金银花、玄参剂量,并加枸杞、淮山药等以补为主。1965 年 1 月 19 日患趾厚厚的痂壳自行掉落,病已基本痊愈。仍步前法出入,以图病邪尽除,不留后患。1 月 28 日能步行上街。2 月初更能走 2 里多路,回家欢度春节,一切良好,病已痊愈。因虑患者素体虚弱,恐日后正虚不足以抗邪,故恙复发,遂从 2 月 8 日起,改投大朴脾肾之剂。

人参须 17g	白术 10g	黄芪 25g	当归 15g
熟地 12g	白芍 7g	鹿角胶 10g	猴骨 10g
怀牛膝 10g	甘草 10g		

1965 年 3 月 22 日,十二诊。临床症状全部消失,X 线摄片复查,趾骨脱钙现象大有好转,准予出院。

出院后经 2 月的调养即上班工作。随访 10 年,未见复发。

(何晓晖、黄调钧《赣东名医·李元馨专辑》)

【按语】

血栓闭塞性脉管炎是一种以中小动静脉炎症引起血栓形成为主要病变的病症,为慢性阻塞性疾病。中医称为"脱疽"。《灵枢·痈疽篇》记载:"发于足趾,名脱痈。其状赤黑,死不治;不赤黑,不死。"南北朝《刘涓子鬼遗方》将"脱痈"改称为"脱疽",沿用至今。本案患者,左足第三趾紫黑,肿烂剧痛,昼夜呻吟,左下肢皮色苍白少华,肌肉酸麻不温,形体瘦削。李氏诊其寸口脉弦细,左股动脉和跌阳脉均不能扪及,舌苔根心黄垢,诊为脱疽。李氏认为此为寒湿久郁,化为热毒,正气虚弱,血脉瘀阻。于是以益气补血,解毒化瘀。方用当归补血汤、四物汤(赤芍易白芍)益气养血,制乳没活血化瘀,连翘、白芷清热散结,甘草和中。患者服药二周痛减,但下肢麻痹同前,于是加入附子、肉桂、炮姜、鹿角胶等温阳之味。后因创口合并感染,病情反复坚持中西医结合治疗。最后李氏用四妙勇安汤治疗,结果左跌阳脉隐到显,左股动脉搏动明显,大动脉已通。李氏由原法酌加活血破瘀之品,后期添加益气健脾补肾壮骨之味,病已痊愈。

一、皮疹

1.湿热内攻

张怀久乃郎,年方及冠,遍身忽发疮疹,形如麻粒。询诸疡科,内以凉血托里之剂,外以药汤沐浴,其疮尽伏,以致湿热内攻,恶寒发热,头痛身疼(此表邪确据)。延医又误为疟症,投以清脾饮服之(此误认为半表半里),以致寒不成寒,热不成热,人事昏惑,绝粒不进,乃叩于余。脉颇浮数,问之不应,扪之身热,视之唇舌俱淡。此风热内蕴,抑遏于中,若不外达,势必内攻脏腑,机窍尽闭而毙。当与升阳之药,提出肌表。与升阳散火汤二剂,遍身发热,躁扰不安。其家惊惶,促余再视。其身虽热,而问之能答,则神识将清,且粥饮亦进,则胃气有权。余曰:"吉也。夫躁扰不安者,正邪气外达之征,明日毒气外出,则内可安。"更与辛凉解表之法,以人参败毒散二剂,果然疮疹尽皆发出,形如绿豆粒。再与前法,疮皆灌脓结痂而安。仍与清散药而健。须知此症若不如此施治,脏腑能堪此毒乎?

升阳散火汤 东垣

葛根	羌活	防风	升麻
甘草 生、炙	柴胡	独活	人参
白芍	姜	枣	

人参败毒散 活人

见前 226 页。

（清·谢星焕《得心集医案》）

【按语】

弱冠男性,遍身忽发疮疹,疡科误治,内服凉血托里之剂,外以药汤沐浴,其疮尽伏,以致湿热内攻,恶寒发热,头痛。另医以为半表半里证,投以清脾饮,以致意识昏惑,绝粒不进。谢氏诊其脉颇浮数,扪之身热,认为是风热内蕴,抑遏于中,于是以东垣升阳散火汤升阳解表,又与辛凉解表之法,服人参败毒散二剂后疮疹尽皆发出,疮皆灌脓结转危为安。

2. 风毒湿疹

徐某,女,64 岁。

1960 年 1 月 30 日初诊,遍身生湿疹已久,经治无效。皮肤发热,搔痒不堪,滋液糜烂,心烦不寐。舌质红,苔黄腻,脉滑。此为风毒湿热客于肌肤。宜予祛风解毒,清热燥湿。

苦参 15g	白鲜皮 10g	银花 10g	连翘 10g
胡麻仁 10g	黄连 5g	生栀子 10g	生地 15g
蝉蜕 20 只	木通 10g	甘草 4g	

×3 剂

1960 年 2 月 6 日二诊,病减一半。前方加赤芍 5g,续进 3 剂。

1960 年 2 月 9 日三诊,诸症悉愈。守方再投 3 剂,以资巩固。

(何晓晖、黄调均《赣东名医·李元馨专辑·外科部分》)

【按语】

湿疹是由多种内外因素引起瘙痒剧烈的一种皮肤炎症反应,皮损具有多形性、对称性、瘙痒和易反复发作的特点。本病虽形于外而突发于内,本源于湿,再源于热及风,风湿热结郁于皮肤,或化燥伤阴。本案患者已届老年,瘙痒不堪。李氏诊为风毒湿热客于肌肤,以祛风解毒、清热燥湿为治。方以金银花、连翘、蝉蜕疏风清热,苦参、白鲜皮、黄连清热祛湿,生地、胡麻仁滋阴润燥,木通清热渗湿。连进九剂后,诸症悉愈。本案自始至终重在疏风、清热、燥湿与滋阴并举,充分体现了因人制宜、辨体论治的特点。

3. 风毒湿热

黄某,男,8 个月。

1979 年 11 月 23 日,初诊。患儿上月底得菌痢,经治痢已,但仍便稀。11 月 20 日晚发现头皮、颈项及两腮有鲜红色扁平瘰起之包块,大如豆瓣,或数个相连,患孩不时摇颈,烦躁不安。某医予《医宗金鉴》清风散加减二剂,病情进一步加重,风疹块愈发愈多,遍及周身,融合成片,形如环状,或为地图状,全身浮肿,以头面四肢为尤,体温升高(T38.6℃),精神萎靡不振,食量著减,夜烦不寐,大便溏泄,小便短赤。舌质红,苔薄黄,脉滑数。内有湿热,复感风邪,内外相合,郁于肌肤。宜泻火解毒,祛风燥湿。

黄连 3g	黄芩 2g	栀子 3g	苦参 7g
银花 7g	白鲜皮 5g	连翘 6g	胡麻仁 3g
紫草 3g	蝉蜕 3g	木通 5g	地肤子 5g
甘草 1.5g			

×2 剂

1979 年 11 月 25 日,二诊。体温正常,风疹块及浮肿消退,精神好转,食欲增进,睡眠按安。原方去地肤子、木通,加薏苡仁 10g,再进 2 剂,以尽余邪,巩固疗效。

（何晓晖、黄调均《赣东名医·李元馨专辑》）

【按语】

急慢性荨麻疹是一种常见的变态反应性皮肤病。其特征为皮肤出现红色或苍白风团,时隐时现,伴瘙痒、局限性水肿。本例患儿患菌痢后仍有便稀,突发风疹块。李氏认为此系内有湿热,复感风邪,内外相合,郁于皮肤所致。方用黄连、黄芩、苦参、白鲜皮、木通、地肤子清热化湿,金银花、连翘、蝉蜕疏风清热,紫草凉血透疹,甘草和中,共奏泻火解毒、祛风燥湿之功效。患儿服用二剂后即体温正常,风疹块浮肿消失,原方加减,以尽余邪,巩固疗效。对于急性荨麻疹,辨证得当,中医治疗可迅速见效。

三、乳房疾病

1. 肝郁乳核

上舍吴乐伦如姬,年二十七。诊脉细濡,唯肝部略带弦急,两乳结核经年,每临月候将行,必作胀痛,此肝气郁结不伸。究其原由,血虚不能养肝,乳房乃肝经所属。肝又为藏血之经,郁则气结血凝,而作胀痛。倘再失治,必有乳岩之累。议先服逍遥散加香附、青皮,十贴;后以益气养营汤,复其气血,调其营卫。更以木香饼熨之而愈。

（清·李铎《医案偶存·调经》）

【按语】

乳腺增生症是女性最常见的乳房疾病之一,属中医"乳核""乳癖""乳疬"范畴。本病多因肝郁气滞,情志内伤,气滞不舒,痰气互结,阻于乳络而成;或因肝肾不足,冲任失调,气血凝滞,瘀积于乳房所致。本例患者李氏诊脉细濡,唯肝部略带弦急,断为肝气郁结不伸所致。方用逍遥散加香附、青皮,配合益气养营汤,外用木香饼熨之而愈。

2. 肝郁乳癖

熊某,女,24 岁。

1977 年 10 月 29 日,初诊。两乳房外侧各有枣大肿块一个,质地坚实,边界清楚,活动度大。经前乳房胀痛加重,肿块增大,压痛明显,经后肿块短小,胀痛减轻。经期推后 1 周左右,血色黯红量少,夹有血块少许。烦躁不安,忧郁易怒,夜眠乱梦纷纭,稍劳则心悸胸闷,少腹作胀,信水逾期未至。舌边有紫点,脉来弦涩。病为肝郁不舒,气滞痰凝,冲任血瘀。先拟逍遥散合少腹逐瘀汤加减,舒肝理郁,活血化瘀。

柴胡 7g	当归 12g	赤芍 10g	川芎 7g
牡丹皮 10g	郁金 10g	香附 10g	延胡索 10g
五灵脂 10g	生蒲黄 10g	益母草 12g	泽兰 10g
制没药 5g	小茴香 5g	炮姜 2.5g	肉桂 2.5g

×4 剂

1977 年 11 月 2 日,二诊。今月经来潮,乳房胀痛减轻,肿块略小。舌边仍有紫点,脉弦。拟原法增化痰散结之味。

柴胡 7g	当归 10g	白芍 10g	牡丹皮 10g
生栀子 10g	香附 10g	郁金 10g	延胡索 10g
红花 10g	桃仁 10g	瓜蒌 25g	黄药子 25g
海藻 30g	川芎 5g	蒲公英 30g	

×3 剂

1977 年 11 月 5 日,三诊。月经已净,乳房肿块缩小,质软,仅左侧觉痛。再拟疏肝理气、化痰散结之法。与原方合四海舒郁丸加减。

柴胡 7g	当归 10g	白芍 10g	牡丹皮 10g
香附 10g	郁金 10g	青皮 10g	夏枯草 15g
海藻 25g	昆布 25g	瓜蒌 25g	海螵蛸 12g
蒲公英 25g	海蛤壳 12g	贝母 7g	山豆根 15g

×7 剂

1977 年 11 月 27 日,四诊。诸症续减,知味安谷,二便如常。舌边仍有紫点,脉弦略数。守法继进。

柴胡 7g	当归 10g	赤芍 10g	牡丹皮 10g
蒲公英 25g	橘核 10g	香附 10g	郁金 10g
海螵蛸 15g	瓜蒌 25g	海藻 25g	夏枯草 15g
昆布 25g	海蛤壳 18g		

×7 剂

1978 年 1 月 21 日,五诊。停经 2 月,有时乳房肿块掣痛,压痛明显,右少腹隐痛,时唾白沫,稍作恶心。脉来弦滑。此乃病兼恶阻,肝郁脾虚,胃气上逆。宜舒肝理脾,和胃降逆。

党参 12g	焦白术 10g	云茯苓 5g	公丁香 5g
广陈皮 5g	竹茹 10g	柴胡 5g	当归 7g
白芍 5g	香附 7g	橘核 10g	甘草 4g

×7 剂

1978 年 2 月 26 日,六诊。乳房肿块进一步缩小,压痛消失,小腹作胀,恶心厌食,仍从原法出入。

党参 15g	焦白术 10g	当归 10g	白芍 9g
柴胡 5g	香附 10g	广陈皮 5g	竹茹 10g
公丁香 3g	橘核 10g	炒艾叶 3g	甘草 3g

×7 剂

1978 年 5 月 15 日,七诊。上方叠进 10 余剂,乳房肿块逐渐消散,胀痛痊愈,心口觉闷,劳累则右上腹隐痛,孕已 5 月余。舌苔白薄,脉来滑利。治予健脾和胃,补肾固胎。

党参 12g	焦白术 10g	公丁香 5g	当归 10g
广木香 5g	枳壳 5g	菟丝子 10g	炒艾叶 3g
阿胶 10g	白豆蔻 5g	炒杜仲 10g	桂圆 20 个
甘草 3g			

×3 剂

（何晓晖、黄调钧《赣东名医·李元馨专辑》）

407

【按语】

乳腺小叶增生是一种非肿瘤、非炎症性的增生病变,其临床特点是单侧或双侧乳房疼痛并出现肿块,乳痛、肿块与月经周期和情志变化密切相关。患者两乳房外侧各有枣大肿块各一个,经前乳房胀痛加重。李氏结合其舌边有瘀点,脉来弦涩,诊为肝郁不舒,气滞痰凝,冲任血瘀,方拟逍遥散合少腹逐瘀汤。患者服四剂后,李氏增加化痰散结药味,取得功效后,又配合四海舒郁丸加减。该方出自《病医大全》,由青木香、陈皮、海蛤粉、海带、昆布、乌贼骨组成,是散结消瘿名方。经以上治疗乳房肿块逐步消散,胀痛痊愈。

3. 邪热蕴蒸

尧某,女,32岁。

1965年5月27日,初诊。产后十余日,昨起恶寒发热,头痛鼻塞,浑身骨节疼痛,乳房红肿,胀痛拒按,扪之有硬块,乳汁不行,口渴欲饮。舌红少苔,脉弦滑小数。系由外吹风邪,致经络阻滞,乳汁壅塞。其病刚起,为防阳明热胜化脓,急予清热解毒,消肿散结。

荆芥 5g	防风 5g	蒲公英 12g	瓜蒌 18g
金银花 10g	紫花地丁 10g	连翘 10g	白芷 5g
甘草节 4g	当归 7g	川芎 5g	赤芍 5g
穿山甲 7g	皂角刺 10g		

×2剂

外敷如意金黄散

1965年5月29日,二诊。寒热已罢,乳痛消散,唯唇烂,便结,溲赤。舌苔黄,脉弦滑稍数。热灼阴亏,余毒未清。再予清热解毒,养阴生津。

金银花 12g	连翘 12g	蒲公英 10g	瓜蒌 15g
生地 12g	紫花地丁 10g	当归 10g	川芎 5g
鲜石斛 10g	玄参 10g	麦冬 10g	赤芍 5g
甘草 4g			

3剂

1965年6月5日,三诊。诸症俱失,唯乳汁乏充。治以益气活血通乳法。

党参 10g	黄芪 12g	王不留行子 5g	白术 10g
当归 10g	薏苡仁 10g	熟地 10g	川芎 5g
穿山甲 7g	砂仁 3g	通草 2.5g	

上方略加减,连进九剂,乳汁复充。

(何晓晖、黄调均《赣东名医·李元馨专辑》)

【按语】

本例属乳痈初期,热毒留于肌肤,尚未酝酿成脓,故内外合治,以消散为法。初诊内服方为仙方活命饮加减,方中荆芥、防风、白芷散风解表,使肌表之热毒随汗而解,取《内经》"汗之则疮已"之意;瓜蒌、蒲公英是先生治乳痈的主药,合紫花地丁、金银花、连翘、甘草节清热解毒之力尤甚,配当归、川芎、赤芍、穿山甲、皂角刺化瘀通络,消肿散结之功更强,合《内经》"结者散之"之旨。外敷如意金黄散,取其清热散瘀、消肿止痛之用。内外合力共济,其愈故速。复诊乳痛消,但余毒未尽,阴液已伤,故仍予清热解毒之法,增养阴生津之味。三诊乳汁之充,其气血虽虚,乳脉未必通畅,故意气健脾之外,参以活血通络之法,疏通乳汁运行之道。先生告诫曰:"乳痈愈后,欲充其乳,通络利窍之法不可少,否则又有乳汁壅滞成痈之害。"

4. 男性乳疬

谢某,男,42 岁。

1979 年 11 月 8 日,初诊。乳房癗起,乳晕中央有硬块,左侧大如鸡子,右侧大如桂圆,形扁圆,有压痛,根部可以移动,皮色不红,自觉胀痛。西医诊断为"男性乳房发育症",历时 2 月余,用丙酸睾酮等药治疗一个多月无效。舌苔薄黄,左脉弦滑。病为肝郁气滞,痰凝血瘀。议予疏肝理气,化痰祛瘀。嘱忌鸡、鸽、鹅、酒、辣椒等辛温燥热之品。

柴胡 5g	香附 10g	郁金 10g	全瓜蒌 25g
蒲公英 25g	皂角刺 10g	甲珠 10g	白芷 5g
紫花地丁 15g	山豆根 15g	橘核 12g	

×2 剂

1979 年 11 月 11 日,二诊。乳房肿块缩小,质亦较软,胀痛减轻。舌苔薄白,脉来濡滑。宜原方出入。

柴胡 5g	香附 12g	牡丹皮 10g	赤芍 10g
郁金 10g	甲珠 10g	皂角刺 10g	白芷 5g
蒲公英 25g	全瓜蒌 25g	紫花地丁 15g	山豆根 15g
橘核 15g			

×7 剂

1979 年 11 月 18 日，三诊。诸症续见好转，再守原方 8 剂。

1979 年 12 月 2 日，四诊。左乳房肿块缩小如一分币大，右乳房肿块基本消散，胀痛甚微。效不更方。原方去香附，加白芥子 6g，7 剂。

1979 年 12 月 11 日，五诊。近几日饮酒，兼食燥热之品，乳房肿块增大，胀痛复加。舌苔薄黄，脉来弦滑。宜原法增清热解毒之味。

柴胡 6g	白芍 10g	香附 20g	郁金 20g
蒲公英 30g	紫花地丁 13g	全瓜蒌 30g	金银花 15g
连翘 20g	生栀子 10g	甲珠 10g	皂角刺 10g
山豆根 20g	橘核 25g	牡丹皮 10g	白芷 5g

×7 剂

1979 年 12 月 25 日，六诊。肿块缩小，胀痛减轻，别无不适。舌苔薄黄，脉弦滑。仍宗前方出入。

柴胡 10g	香附 10g	郁金 10g	牡丹皮 10g
生栀子 10g	蒲公英 25g	紫花地丁 25g	金银花 20g
连翘 20g	山豆根 20g	蚤休 20g	橘核 20g
甲珠 10g	皂角刺 20g		

×7 剂

1980 年 1 月 10 日，七诊。肿块日渐缩小，胀痛几乎消失。嘱原方照服半月，切记忌口。

（何晓晖、黄调钧《赣东名医·李元馨专辑》）

【按语】

男性乳房异常发育症西医认为跟雌激素水平以及敏感度升高有密切关系。中医将其归入"乳疬"范畴，认为多因肝肾亏虚、情志不调、肝郁气滞或外邪伤肝、经络失养等所致，以肝肾损伤为本，气滞痰凝血瘀为标。李氏诊患者舌苔薄黄，左脉弦滑，辨为肝郁气滞，痰凝血瘀，予以疏肝理气，化痰祛瘀。方以柴胡、香附郁金疏肝，紫花地丁、山豆根、蒲公英清热，白芷、皂角刺、山甲珠、橘核散结。患者服药十七剂后乳房肿块左侧从鸡子大缩至一分币大，右侧从桂圆大基本消失。此后坚持服药，肿胀日消，胀痛几乎消失。

四、疝气

疝证窠囊

养翀太老先生，精神内守，百凡悉处谦退，年登古稀，面貌若童子。盖得于天全，而不受人损也。从来但苦脾气不旺，食饮厚自搏节。迩年少腹有疝，形如鸡卵，数发以后，其形渐大而长，从少腹坠入睾囊甚易，返位甚难。下体稍受微寒则发，发时必俟块中冷气渐转暖热，始得软溜而缩入，不然则鼓张于隘口不能入也。近来其块益大，发时如卧酒瓶于胯上，半在少腹，半在睾囊，其势坚紧如石，其气进入前后腰脐各道筋中，同时俱胀。由是上攻入胃，大呕大吐；由是上攻巅顶，战栗畏寒，安危止关呼吸。去冬偶见暴发光景，知为地气上攻，亟以大剂参、附、姜、桂投之，一剂而愈。已后但遇举发，悉用桂、附速效，今五月末旬，值昌他往，其证连日为累，服十全大补汤二十余剂，其效甚迟，然疑证重，不疑药轻也。值年家俞老先生督饷浙中，遥议此证，亦谓十全大补用到百剂自效，乃决意服。至仲秋，其证复发，发时昌仍用姜、桂、参、附取效。令郎谏议卤翁老先生，两疑而莫所从也。昌请深言其理焉。夫人阳不足则用四君，阴不足则用四物，阴阳两不足，则合四君、四物，而加味为十全大补，此中正和平之道也。若夫浊阴之气，结聚少腹，而成有形，则阴盛极矣，安得以阴虚之法治之，助邪而滋疾乎！何以言之？妇女有娠者之病伤寒，不得已而用麻、桂、硝、黄等伤胎之药，但加入四物，则厉药即不能入胞而伤胎。岂欲除块中之邪，反可用四物护之乎？此一征也。凡生癥瘕痞块者，驯至身羸血枯，百计除之不减，一用四物，则其势立增。夫四物不能生血活血，而徒以增患，此又一征也。人身之血脉，全赖饮食为充长。四物之滞脾，原非男子所贵。既以浊阴极盛，时至横引阴筋，直冲阳络，则地气之上陵者，大有可虑，何得以半阴半阳之药，蔓而图之？四物之不当用无疑矣。即四君亦元老之官，不可以理繁治剧，必加以姜、桂、附子之猛，始克胜病，何也？阴邪为害，不发则已，其发必暴。试观天气下降则清明，地气上升则晦塞，而人身大略可睹。然人但见地气之静，而未见地气之动也。方书但言阴气之衰，而未言阴邪之盛也。医者每遇直中阴经之病，尚不知所措手，况杂证乎！请纵谈天地之道以明之。天地之道，《元会运世》一书，论之精矣。至于戊亥所以混茫之理，则置之不讲，以为其时天与地混而为一，无可讲耳。殊不知天不混于地，而地则混于天也。盖地气小动，尚有山崩川沸，陵迁谷变之应。况于地气大动，其雷炮迅击之威，百千万亿，遍震虚空，横冲逆撞，以上加于天，宁不至混天为一耶！必至子而天开，地气稍下，而高复之体始露也。必至丑而地辟，地气始返于地，而太空之体始廓也。其时人物尚不能生者，则以地气自天而下，未至净尽，其青黄红紫赤白碧之九气而外，更有诸多悍疾之气，从空注下者，动辄绵亘千百丈，如木石之直坠，如箭弩之横流，人物非不萌生其中，但为诸多暴气所摧残，而不能长育耳。必至寅而驱劣之气，悉返冲和，然后人物得遂其生，以渐趋于繁衍耳。阴气之惨酷暴烈，一至于此，千古无人论及，何从知之耶！《大藏经》中，佛说世界成毁至详，而无此等论说者，盖其已包括于地水火风之内，不必更言也。夫地水火风，有一而非阴邪也哉！群阴之邪，酿成劫运，昌之所谓地气之混于天者，非臆说矣。堪舆家尚知趋天干之吉，而避地支之凶，奈何医之为道，遇地气上奔之证，曾不思避其凶祸耶！汉代张仲景，特着《卒病论》十六卷，禄山兵火以后，遂湮没不传，后人无由获见。昌因悟明地气混天之理，凡见阴邪上冲，孤阳扰乱之证，陡进纯阳之药，急驱阴气，呱呱有声，从大孔而出，以辟乾坤而揭日月，功效亦既彰彰。如太翁之证，屡用姜、附奏绩者，毋谓一时之权宜，实乃万世经常之法也。但悍烈之性，似非居恒所宜服，即举发时服之，未免有口干舌苦之过，其不敢轻用者，孰不知之？而不知不得不用也。即如兵者毒天下之物，而善用之则民从，不善用之则民叛。今讨寇之师，监而又监，制而又制，强悍之气，化而为软戾，不得不与寇为和同。至于所过之地，抢劫一空，荆棘生而凶年兆，尽驱良民而为寇矣。庙堂之上，罢兵不能，用兵无策，大略类然。昌请与医药之法，互相筹酌。夫坚块远在少腹，漫无平期，而毒药从喉入胃，从胃入肠，始得下究，旧病未除，新病必起矣。于此而用治法，先以姜、附、肉桂为小丸，曝令干坚。然后以参、术厚为外廓，俾喉胃间知有参、术，而不知有姜、桂、附子，递送达于积块之所，猛烈始露，庶几坚者削，而窠囊可尽空也。今监督之旅，充满行间，壮士金钱饱他人腹，性命悬他人手，其不能办寇，固也。而其大病，在以兵护监督，不以监督护兵，所以迄无成功耳。诚令我兵四面与寇相当，而令监督于附近贼界，坚壁清野，与土著之民习且耕且战之法，以厚为我兵之外廓，则不至于絷骐骥而缚孟贲。我兵可以贾勇而前，或击其首尾，或捣其中坚，或昼息夜奋，以乱其乌合，而廓清之功自致矣。况有监督以护之于外,诸凡外入之兵,不敢越伍而哗,庶几民不化为寇,而寇可返为民耳。山泽之癯,何知当世!然聊举医法之一端,若有可通者,因并及之。

(清·喻昌《寓意草·详胡太封翁疝证治法并及运会之理剿寇之事》)

【按语】

　　窠囊理论是中医痰瘀学说的重要内容,存其独特的理论内涵。窠囊理论源自宋代许叔微的"湿痰、痰饮成癖囊"说。元代朱丹溪提出"痰夹瘀血,遂成窠囊"之说。喻昌在《寓意草》中描述了窠囊的具体形态,并首次赋予了窠囊以病位的概念。他说:"至于窠囊之痰,如蜂子穴于房中,如莲子之嵌于莲内,生长则易,剥落则难。"喻氏把本案胡老先生的疝证即视为窠囊。他把病因归纳为"浊阴之气,结于少腹,而成有形"。此病治疗棘手。但发作时以大剂参附姜桂投之,一剂而愈,以后但遇举发,悉用桂、附速效。但考虑到姜、附燥烈之性,只宜发作时权宜服。喻氏先以姜、附、肉、桂为小丸,曝令干坚,然后以参、术、厚为外壳,俾病者喉间闻知有参、术,而不知有姜、桂、附子,递送达于积块之所,猛烈始露,庶几坚者削,窠囊可尽空也。喻氏还把这种婉转处理比喻成与敌寇迂回斗争战略,以化解矛盾,取得效果。

五、肛门直肠疾病

1.日久痔漏

　　旧邻治父母张受先先生,久患穿肠痔漏,气血大为所耗。有荐吾乡黄先生善敷割者,先生神其术,一切内治之药,并取决焉。不肖昌雅重先生文章道德之身,居瀛海时,曾令门下往候脉息,私商善后之策,大意谓先生久困漏卮,一旦平成,精气内荣,自可百年无患。然新造之区,尚未坚固,则有浸淫之虞。脏气久虚,肠蓄易澼,则有转注之虞。清气久陷,既服甘温升举矣。然漏下已多,阴血暗耗,恐毗于阳。水谷易混,既用养脏厚肠矣。然润剂过多,脾气易溜,恐毗于阴。且漏孔原通精孔,精稍溢出,势必旁渗,则豢精当如豢虎。厚味最足濡脾,味稍不节,势必走泄,则生阴无取伤阴。盖人身脾气,每喜燥而恶湿。先生漏孔已完,败浊下行者,无路可出,必转渗于脾,湿固倍之,是宜补脾之阳,勿伤脾之阴,以复健运之常,而收和平之益云云。及至娄中,应召往诊,指下轻取鼓动有力,重按若觉微细,是阳未见不足,阴则大伤矣。先生每进补阴之药,则夜卧甚宁,肠澼亦稀。以故疡医妄引槐角、地榆,治肠风下血

413

之法治之,亦不觉其误,其实漏病乃精窍之病。盖构精时,气留则精止,气动则精泄。大凡强力入房者,气每冲激而出,故精随之横决四射,不尽由孔道而注,精溢于精管之外,久久渐成漏管。今漏管虽去,而肉中之空隙则存,填窍补隧,非此等药力所能胜也。不肖姑不言其非,但于其方中去槐角、地榆等,而加鹿角霜一味,所谓唯有斑龙顶上珠,能补玉堂关下缺者是也。况群阴之药,最能润下,不有以砥之,则肠中之水,更澼聚可虞耶!然此特微露一斑耳!疡医不解,已沮为不可用。因思吾乡一治漏者,溃管生肌外,更有二神方。先以丸药半斤,服之令人阳道骤痿,俟管中肉满,管外致密。后以丸药半斤,服之,令人阳道复兴。虽宜于少,未必宜于老,然用意亦大奇矣。不肖才欲填满窍隧,而黄生沮之,岂未闻此人此法乎!

(清·喻昌《寓意草·论张受先先生漏证善后之宜》)

【按语】

痔漏指痔疮合并肛漏者。凡肛门内外生有小肉突起为痔,凡孔窍内生管、出水不止者为肛漏,又称痔漏。明代方贤《奇效良方》曰:"初生肛边成瘰,不破者曰痔,破溃而出脓血、黄水,浸淫淋漓而久不止者曰漏也。"本例患者,久患穿肠痔漏,气血大为所耗。本地黄某善敷割,病者推崇其术,并一切内服药均听任其决断。喻昌本着"治专病"精神,认为病者久困漏厄,对于术后善后,精气内荣,才能保证日后无患。但术后新造之区,尚未坚固,脏气久虚,清气久陷,阴血暗耗,应补脾之阳,勿伤脾之阴。但病医妄引槐角、地榆,以治肠风下血之法治之,喻氏认为是治疗不当。同时,漏病也,是精窍之病,漏管虽去,而肉之空窍尚存,填窍补隧为当务之急。所以他主张去槐角、地榆,加鹿角霜一味。考鹿角霜为古代名方斑龙丸主药。斑龙丸称为仙传斑龙丸,可治真元亏虚所致各种虚证。李时珍《本草纲目》在鹿茸条下,形象记载了斑龙丸轶事。其文曰:"按《澹寮方》云:昔西蜀药市中,尝有一道人售斑龙丸,一名茸珠丹,每大醉高歌曰:'尾闾不禁沧海竭,九转灵丹都漫说。唯有斑龙顶上珠,能补玉堂关下穴。'朝野遍传之。"喻氏还列举了阳痿与痔漏的关系,通过治漏填满窍隧便阳道复兴。喻氏治漏"填满窍隧"的观点新颖,且从中医理论角度不无道理,似属可探索领域。

2. 极虚似热

予堂侄年三十四岁,素恃强壮无病。一日因母病制药,饮烧酒睡浓觉微感寒。次日,召医用发药一二剂,觉直肠坠下甚硬,有如痢疾里急后重之状。医又用清表药二剂,其坠硬愈甚。第三日,医疑其热坠,用大黄等下之。仅得微利,服下药之夜,身出大汗,湿衣如水洗,换衣良久,大汗又湿衣,一夜换衣十余次,至天明请予视之。予诊其脉虚大,然坐二饭之久,而又换衣二次。予曰:此虚极而误服凉药,大汗不止,命在须臾矣。用参、芪、附子、甘草大剂急服之。服完一剂,至午间大汗即止,然其硬坠则如故也。知其气虚而下陷,用补中益气汤倍加参、芪,又加姜、附。服数剂,其坠硬不甚减,又不大便。疑其血涩,又多加当归、熟地黄、怀牛膝,入生蜜和服以润之。得大便一次,其坠硬略止,半日后仍复如故,仍用大补气血之剂,人参、附子、干姜俱用一钱五分。服数日,而坠硬不减,精神尤恍惚。旁议有疑其热蒸者,欲用炒黄连之类。予再察其脉,详观其形症,灼知其虚之极也。用上好人参五钱为一剂,加入前药内服之,四更时服药,至天将明时,其坠硬后重之苦,若人拨而除之也。自后,随服大补气血之剂,数十剂而安。

原用参芪附子汤

立正虚汗此方之力,予试之甚妙。

人参三钱　　　黄芪蜜炙,五分　　　熟甘草五分　　　熟附子一钱五分

　　　　　　　　　　　　　　　　　　　　水二碗,煎七分,温服

原用人参大补汤

除坠硬后重此方之力

人参上好五钱　　　炙黄芪五钱　　　熟甘草六分　　　炒白术一钱二分
当归身　　　　　熟地黄各三钱　　　熟附子　　　　炒干姜各钱

　　　　　　　　　　　　　　　　　　　　水二碗,煎七分,温服

(明·聂尚恒《奇效医述·治极虚似热用峻补得效述》)

【按语】

聂氏堂侄年二十四岁,素体强壮,一日饮烧酒睡浓觉微寒。次日召医用发药一二剂,觉直肠硬坠,引发如痢疾里急后重之状。他医又用清表药二剂,病愈甚。医疑其热坠,又用大黄下之,大汗淋漓,一夜换衣十余次。聂氏诊其脉虚大,认为此虚极而误服凉药,命在须臾,于是用参、芪、附子、甘草大剂急服之,大汗即止,但肠硬坠如故。聂氏认为是气虚而下陷,仍用大补气血之剂,用上好人参,加入附子、干姜等服之,其坠硬感便除,且后服大补气血之剂,数十剂而安。此病例虚极似热,聂氏用附子、干姜热因热用,再加人参等升提益气,使病者转危为安。

3. 交肠奇证

姜宜人得奇证,简《本草经疏》治交肠用五苓散之说,以为神秘。余见之,辨曰:"交肠一证,大小二便易位而出,若交易然,古用五苓治之,专为通前阴而设也。若此证,闭在后阴,二便俱从前阴而出,拟之交肠,诚有似是实非者。况交肠乃暴病,骤然而气乱于中。此证乃久病,以渐而血枯于内,有毫厘千里之不同,安得拟之!"原夫疾之所始,始于忧思,结而伤脾。脾统血者也,脾伤则不能统摄,而错出下行,有若崩漏,实名脱营。脱营病宜大补急固,乃误认为崩漏,以凉血清火为治,则脱出转多。不思天癸已尽,潮汛已绝,万无是病。其年高气弱,无血以实漏卮者,毫不念也。于是胞门子户之血,日渐消亡,势不得不借资,不仰给矣!借资于大肠,转将大肠之血,运输而渗入胞囊,久之大肠之血亦尽。而大肠之气,附血而行者,孤而无主,为拳为块,奔疼涣散,与林木池鱼之殃祸同矣!又如救荒者,剥邻国为立尽之墟所罔顾矣!犹未也,仰给于胃脘,转将胃脘之血,吸引而渗入胞囊。久之胃脘之血始无源自止。夫胃脘之血,所以荣周身而灌百脉者,今乃暗归乌有,则苞稂失润,而黍离足忧。血尽而止,较之血存而脱,又倍远矣!故血尽然后气乱,气乱然后水谷舍故趋新,舍宽趋隘。江汉两渠,并归一路,身中为之大乱,势必大肠之故道复通,乃可拨乱返治,与五苓一方,全无干涉。又况水谷由胃入肠,另有幽门泌别清浊,今以渗血之故,酿为谷道,是幽门辟为坦径矣。尚可用五苓再辟之乎!又况五苓之劫阴,为亡血家所深戒乎!今之见一病,辄有一药横于胸中,与夫执成方奉为灵秘者,大率皆误人者也。若宜人之病,余三指才下,便问曰:"病中多哭泣否?"婢媪曰:"时时泣下。"乃知脏燥者多泣,大肠方废而不用也,交肠云乎哉!今大肠之脉,累累而现于指,可虞之时,其来春枣叶生乎?枣叶生而言果验。

(清·喻昌《寓意草·面论姜宜人奇证与交肠不同治法迥异》)

【按语】

交肠症为大、小便易位而出。古人认为是清浊溷清。《本草经疏》有交肠用五苓散治疗之说,历代多有沿用。现代河北刘亚娴教授,治直肠癌术后所致膀胱肠瘘症,再手术后疗效仍不确切。刘氏治以益气助膀胱气化,处以黄芪五苓散化裁,结果粪中出尿明显减轻,近期疗效乐观。喻氏对本案是不主张用五苓散的,一是认为大肠之故道复通与五苓散无涉及;二是五苓散劫除阴与夫执成方奉为灵秘者,大率皆误人者也。喻氏不墨守成规,因人制宜,无可非议。此症现代治疗时有出现,是可探索领域。

第六章

盱江医学妇科医案

妇产科学术成就是旴江医学最显著的成就之一,据史料考证,旴江名医中有擅长妇科者96位,有妇科专著19部。其中对中医妇产科学做出最突出贡献的医家,当首推南宋临川医家陈自明。他的著作《妇人大全良方》是我国现存第一部系统、全面的妇产科专著。此外,现存的妇产科专著还有龚居中的《女科百效全书》、万全的《万氏家传女科》、龚定国的《内府秘传经验女科》、曾鼎的《妇科指归》、舒诏的《女科要诀》、刘式宋的《妇科生化新编》、傅常的《乳产备要》等。本章选辑《妇人大全良方》《易氏医按》《得心集医案》等旴江医学经典中的典型代表,范围涉及女子的经、带、胎、产及妇科杂病,旨在通过医案反映旴江医家妇科学术思想及用药特色,发扬旴江医学妇科学术思想。

一、月经病

(一)月经后期

1.肝火克金

周氏,年十九。两寸脉数,肝脉弦,脾脉细迟,两尺沉细而弱。证见骨蒸潮热,日晡而发,五心烦热,咳嗽痰血,气逆喘急,头目昏重,经候愆期,鼻红舌黄,口渴咽干,细按尽属血虚,肝燥火盛,克金之所致也。盖肺有郁热,则咳嗽甚,则逼血上行,故吐衄咳血。肺本清肃之脏,因受心之火,熔肝之亢害,则气喘,又肺受害之本也。治宜养血平肝,清金泻火,拟方以矣。高明裁之。

当归	白芍	柴胡	香附
丹皮	知母	贝母	炒苓
薄荷	甘草		

日晡潮热已退,各候渐减,足徵清燥养血平肝之验。肝脉差平,余脉仍是火旺克金之象。知病源已深,非易奏效也。一切辛热动火之品,生冷凝痰之物,概不可进。拟生脉合逍遥散,日服一剂,庶内保清金,而渐平火亢。

洋参	麦冬	枯苓	柴胡
白芍	当归	阿胶	桑叶
甘草	白茅根		

据述食鱼又发咳血,实为不节饮食之故。经言:"多食鱼,令人瘕中。"况为火亢金燥之病,犯之恶得不剧也。脉虽略平,证虽略减,而精神倦怠。咳嗽头晕,以及左胁微痛,经候愆期,仍是肝气不调,内燥未清之故。务宜慎口息气,静养心神,庶使肝气调畅。木不侮金,脾关清运,土不壅火,否则肝病而经不调。经不调而诸证蜂起矣。拟方仍从清降佐以辛平。

杏仁	郁金	枳壳	香附
白芍	黄芩	知母	贝母
苗草	侧柏炭		

进清降法甚效,咳红已除,唯咳嗽心烦,掌心灼灼。议喻氏清燥救肺汤。

经霜桑叶	杏仁	麦冬	石膏
阿胶	高丽参	麻仁	甘草
枇杷叶			

水一碗,煎六分,食远服

廿六日,拟补阴退阳、养血调经之则,以善其后。

当归	生地黄	川芎	茺蔚子
石斛	龟板	丹皮	白芍
沙参	甘草		

相病有识,始焉平肝舒郁,继则清金润燥,周围打算处处不失,然后拟以调经一法,非同草率者比。(寿山)

（清·李铎《医案偶存·调经》）

【按语】

根据五行相侮,"气有余,则制己所胜,而侮所不胜;其不及,则己所不胜侮而乘之,己所胜轻而侮之"。木火刑金可包含两方面,一是肝气有余而侮肺,二是肺气不足而肝侮。肝气郁结,气郁化火,上逆犯肺,则肺失清肃而咳逆。本例患者,肝脉弦,脾脉细迟而弱,证见骨蒸潮热,日晡而发,五心烦热,咳嗽痰血,气逆喘急,头目昏重,经候愆期。李氏认为,此为肝燥火盛,克金之所致也。治用养血平肝,清金泻火。一俟日晡潮热已退,各候渐减,仍有火旺克金之象,李氏继用生脉合逍遥散,内保清金,而渐平火亢,再用清燥救肺汤清燥润肺。肺燥得治,最后拟补阴退阳,养血调经之则,以善其后。

2. 宫寒经迟

熊姓妇，年二十五。形体丰软，脉象迟细，举姻九载不孕，经事后期，此阳虚血寒之质。古人谓：血寒经必后期而至。然血何以知其寒也？以其阳气不足则寒从中生，而生化失职是即所谓寒也。且血寒则凝滞，故经来必先腹痛也。大凡阳气不足，血寒经迟者，色多不鲜而黯黑，又非热也。治宜温经，舍姜、桂、附子不用，而以泛泛四物、逍遥调经生血，率循常法，非其治也。再论常苦头痛眩晕，是痰厥之患。按头为诸阳之首，其为阳虚，又属显然体肥多痰。痰厥是脾阳不运，寒痰停阻于中，而上厥也。诸宗古圣之指，非杜撰耳。

半夏	附子	干姜	桂心
吴萸	云苓	香附	橘红

此方服十剂，接服温经汤一月，必有大效。

温经汤

半夏	吴萸	文党	麦冬
桂心	当归	白芍	丹皮
阿胶	甘草	生姜	大枣

血寒则经水后期，气滞亦经水后期，能于脉象兼症上辨得的确，试不致误。（寿山）

（清·李铎《医案偶存·调经》）

【按语】

月经后期也可称之为"经行后期""经期错后""经迟"，是指经期正常，月经的周期推迟。本病多因肾虚、血虚、虚寒致精血不足或血寒、气滞、痰湿等使邪气阻滞血运，以致血海无法如期盈溢而成。无论何因致病，必先有机体正气不足，阴阳失调。本疾根本病机乃肾脏亏虚，阴阳失调。肾虚则精无以化血而乏源，阳虚无力助血行经而滞。本例患者，形体丰软，脉象迟细，举姻九载不孕，经事后期，李氏认为此属阳虚血寒之质，如以泛泛四物、逍遥调经生血，率循常法，非其治也。所以他采用温经驱寒、温化寒痰之法，接服温经汤调治一月以取效。

3. 血虚肝燥

余氏，年廿一。寸脉微弱而涩，两关带弦，月经或二三月一行，或月余一行,极无常候,舌赤唇红,口臭喉腥,嗽痰常带红,明是血虚肝燥之故。夫血属阴,阴虚则生内热;阴主水,水亏则不能涵木。木火乘肺则嗽痰带血,口臭喉腥也。兹先与逍遥散,以木郁达之。逍遥去术,加生地、麦冬、川贝母、黄芩。

连进加味逍遥法,嗽痰带红已止,四肢麻木已解。木喜条达之徵,且经候愆期,多由气结血虚所致,法宜益阴补土,兼调其气。

沙参	冬术	茯苓	熟地
白芍	当归	丹参	木香
鹿胶	甘草		

（清·李铎《医案偶存·调经》）

【按语】

《医宗金鉴·妇科心法要诀》:"经来前后为愆期。"愆期指错过日期的意思,故即经行后期;亦指经行先后无定期。本例患者,寸脉微弱而涩,两关带弦,月经或二三月一行,或月余一行,极无常候。李氏辨其为血虚肝燥之故。血属阴,水亏则不能涵木,木火乘肺则嗽痰带血,口臭喉腥也。他先与逍遥散去术加生地、麦冬、川贝母、黄芩,疏肝养血,清热化痰。俟嗽痰带红止后,益阴补土,兼调气血,专治经候愆期。

4.肝郁血虚

韩某,女,46岁。

1957年6月18月,初诊。近半年来,月经逾期不调,经行量多色淡,头昏目眩,急燥易怒,心烦失眠,夜寝多梦,精神疲乏,纳食乏味,四肢无力。曾经他医治疗,其效不显而来求治。舌质红,脉弦细微数。此属肝郁血虚,虚火上扰。治宜疏肝调脾,佐以养血清热。方拟丹栀逍遥散加减。

酒当归10g	炒白芍10g	北柴胡5g	云茯苓10g
漂白术10g	粉丹皮6g	生地黄12g	酸枣仁12g
炒麦芽15g	何首乌10g	粉甘草5g	麦门冬10g
粉丹皮6g			

6月21日,复诊。诸证略见松,遵原方再进。后在此方基础上略有增减,连服20余剂诸症获愈。

（章天生、何晓晖《赣东名医·傅思义》）

【按语】

月经后期作为一种疾病,最早记载于《金匮要略·妇人杂病脉证并治》,其中提到"至期不来"。月事不能如期而至,主要有肾虚、脾虚、血虚、血寒和肝郁等因。本案患者,近半年来,月期逾期。傅氏辨为肝虚血虚,虚火上扰,方拟丹栀逍遥散加减疏肝调脾、养血清热。叶天士《临证指南医案》谓:"女子以肝为先天。"肝主疏泄,肝主藏血。傅氏从肝论治,连服20余剂诸症获愈。

5. 木郁土衰

李某,38岁。

月经长期不调。经前乳胀腹痛,胸脘满闷,二便不畅,经期延后,量少色暗,舌紫苔腻,边有瘀斑,脉象弦滞。证属木郁土衰,气滞血瘀,因而引起胞宫气血失调。治宜疏肝理脾,活血调经。用香附益母汤加郁金、橘核、桃仁、桂枝、枳壳、柴胡,于经前服5剂,当月病情大减。经后再用本方合逍遥散5剂,眠食转佳。如法连服两个月,经调怀孕。

香附益母汤

香附子 10~15g　　　　益母草 20~50g

（章天生、何晓晖《赣东名医·黄开林》）

【按语】

本例患者长期月经不调,经前乳胀腹痛,胸脘胀闷,二便不畅,经期落后,量少色暗,舌紫苔腻,边有瘀斑,脉象弦滞。女子月经以血为本,以气为用的生理病理特点与肝主疏泄、肝主藏血的生理功能和病理改变密切相关。调肝法已成为调经的首选之法。方中香附为疏肝调经主要药物。李时珍《本草纲目》赞其为"气病之总司,女科之主帅"。本患者经疏肝健脾、活血调经治疗,于经期前服用5天,当月病情大减,再用本方合用逍遥散,连服两个月,经调且受孕。

(四)月经不调

1. 肝脾气滞

徐姓妇,年二十余。腹内患一气块,不时上攻,或痛而有声,吞酸痞满,常发寒热,月经不调,小溲频数,面色青黄,年余服药无效。余诊之两关弦实,此肝脾气滞,兼有郁恼。用归芍六君,加柴胡、木香,水煎吞左金丸一钱,四剂气稍舒,痛亦减;即与归脾汤下龙荟丸二钱,月余而诸症退,痞块消;再与调中益气,加茯苓、牡丹皮,俾中气旺而月经自调。若再失治,成痨成鼓,难免后忧。

是即脉之弦实处究出病源,故诸症自除。(寿山)

(清·李铎《医案偶存·调经》)

【按语】

患妇腹内气块,不时上攻,吞酸痞满,月经不调。李氏诊之两关弦实,认为是肝脾气滞,兼有郁恼,方用归芍六君加味。归芍六君煎方见于《和剂局方》,由人参、白术、茯苓、陈皮、半夏、当归、白芍药、甘草组成。功用为补益气血,化痰散结。李氏在方中加入柴胡、木香,加强疏肝散结作用;又吞服左金丸清肝降逆,气稍舒,痛亦减。即与归脾汤调养心脾,龙荟丸泄热通下,月余而诸症退,痞块消。最后以《脾胃论》调中益气汤加茯苓、牡丹皮,使旺而月经自调,以收全功。

2. 血虚肝燥

聂姓妇,年三旬。寸脉浮数,左关带弦,两尺细涩,目面浮黄,咳嗽痰鸣,气逆头眩,经候不调,症属血虚肝燥。书云:肝病则血病,血病则经不调,经不调则诸症蜂起矣。治宜平肝清肺,仿木郁达之之义。

当归	白芍	白术	柴胡
川贝母	丹参	茯苓	薄荷
桑叶	甘草		

兼服九制香附丸

连进加味逍遥之剂,嗽痰稍减,诸症亦渐缓。显是肝气逆行,内风乘肺之徵,治以舒肝,故火散而肺宁也。唯久嗽损及中州,脾失输化之职,以致食减神倦,气逆不舒,肺无所资,久嗽仍是难愈,且停乳不月,足见真阴亏损,合之脾肾两脉濡弱,自当从脾肾子母相生主治,勿用见嗽治嗽泥法。议八珍汤加减,并宜薄味节气,静养心神。

北沙参	冬术	云苓	木香
熟地	当归	鹿角胶	陈皮
炙草			

晚间服六味丸五钱,五味子汤下

(清·李铎《医案偶存·调经》)

【按语】

本案病妇,目面浮黄,咳嗽痰鸣,气逆头眩,经候不调。李氏诊为血虚肝燥,治用平肝清肺。方用柴胡、白芍、当归、丹参疏肝调经,桑叶、薄荷、川贝清肺化痰,茯苓、白术、甘草健脾益气,体现木郁达之。嗽痰、月经不调上下兼治,并兼服九制香附丸。考九制香附丸古书有两方,药味组成不同;一为《饲鹤亭集方》方,有开郁健脾、调经安胎作用,治妇人经事不调,赤白带下,气血凝滞;一为《惠直堂方》方,有调经、种子、安胎作用,主妇人百病。李氏对本病连进加味逍遥之剂,嗽痰稍减,诸症亦渐缓。李氏强调,勿用见嗽治嗽泥法,以八珍汤、六味丸等标本兼治,旨在使嗽宁经调。

(二)痛经

1.血寒腹痛

蒋振辉乃室,向有腹痛带下之疾,用通经去瘀之药获效,医者病家,辄称用药之妙。讵痛虽暂止,而经水自此失常,迨至旬日一下,又旬日点滴不断。累延半载,腹痛仍作,痛时少腹有块,触之则痛愈增,痛缓则泯然无迹。旧医犹引旧例,更指拒按为实之条,用尽通瘀之药,以为通则不痛,而有形无形,置之弗论。自此胀痛愈增,无有缓时,及加呕逆不止,大便不通,医复于桃仁、灵脂药中,更加大黄、枳实。服下腹中窒塞,气急上冲咽嗌,四肢冷汗时出,迫切之顷,夤夜邀视,病家绝不怪前药之误,尚问巴霜丸犹可及否,余曰:"补之不暇,尚可通乎?况腹中真气悖乱,愈攻愈散。"于是以丁、蔻、附、桂、小茴、川楝,猛进二剂。所幸少年形体尚旺,俾浊阴迷漫之逆,藉以潜消。后加紫石英、枸杞、当归、苁蓉呕进,间以归脾汤吞滋肾丸,一月方健。缘此症多由房劳过度,冲任损伤所致。医者不知专固奇经,反行破气耗血,致有此逆。最可恨者,医与病家不知定乱反正之功,谓余为偶然之中。且议少年妇女,服此补剂,必难叶孕。嗣后每一临月,辄用通行之药,致令果不叶孕,可胜慨哉!

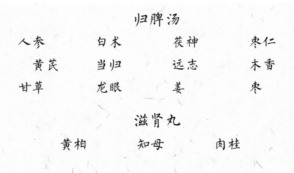

归脾汤

人参	白术	茯神	枣仁
黄芪	当归	远志	木香
甘草	龙眼	姜	枣

滋肾丸

| 黄柏 | 知母 | 肉桂 |

蜜丸

(清·谢星焕《得心集医案》)

【按语】

某妇女向有腹痛带下之疾,服通经去瘀药后痛虽止,便经水失常,崩漏不断,腹痛仍发,痛时少腹有块。旧医仍用通瘀之药,自此胀痛尤增。谢氏认为腹中真气悖乱,愈攻愈散,于是以丁、蔻、附、桂、小茴、川楝,猛进二剂,后加紫石英、枸杞、当归、肉苁蓉,再以归脾汤吞滋肾丸一月始健。对于攻补治病,谢氏掌握分寸,对血寒之腹痛,不一味攻伐,而是扶正祛邪,以收全功。

2. 肝郁痛经

陈女,年二十三岁。室女情怀抑郁,秉性恭肃,外宽柔而内躁急,故多生病。盖久郁则肝木偏横胃土受戕,是以纳谷甚少,常多脘痛呕逆,嘈刮难名之状,经来紫黑,必先腹痛,皆郁伤气血,损及冲任,缘月水由冲任而下。冲脉实隶于胃之阳明,此又为肝伤及胃之本矣。据述蹲踞忽起,一时眩冒欲仆,人暮眼目昏花,间或四肢痹厥。内经云:上虚则眩,下虚则厥。此乃上下交损,血虚固不待言矣。诊脉大有虚象,培本亟宜及早,大法调肝气,而扶胃土,兼理冲任。斯为合旨,录叶氏辨证于后。

叶氏曰:血黑属热,此其常也。亦有风寒外乘者,十中常见一二。盖寒主收引,小腹必先冷痛,经行时或手足厥冷,唇青面白,尺脉迟或微而虚,或大而无力,热则尺脉洪数,或实有力,参之脉证为的。

(清·李铎《医案偶存·调经》)

【按语】

《内经》提出肝气舒畅、气血调和在妇科中的重要性,如"妇人之生,有余于气,不足于血,以其数脱血也",强调女子易伤情志,导致肝气郁结,进而气滞血瘀。叶天士《临证指南医案》提出,女子以肝为先天。《傅青主女科》曰"妇人有经前腹痛……夫肝属木,其中有火,舒则通畅,郁而不畅,经欲行而肝不应……治法似宜大泄肝中之火。"指出肝郁会引起痛经,故痛经常见肝郁血瘀型,调达肝气、通畅气血是治疗月经病的关键。本例患者,情怀抑郁,久郁则肝木偏横胃土受戕,是以纳谷甚少,常多脘痛呕逆,嘈刮难名之状,经来紫黑,必先腹痛。李氏对此,提出了"培本亟宜及早,大法调肝气,而扶胃土,兼理冲任"的治疗原则。

3. 瘀血痛经

占姓,28岁。

1969年9月于行经期间参加劳动,后又行淋浴,当晚少腹阵痛,经行不畅,用止痛药无效。诊得脉形皆实,又无其他兼症,显系气滞血瘀,不通则痛。投香附益母汤加味(香附、益母草、桃仁、红花等),药后瘀血下而疼痛立止。

(章天生、何晓晖《赣东名医·黄开林》)

【按语】

痛经是月经期妇女常见的病症,多指在月经期到来之前或之后1周左右时间内,患者出现小腹疼痛或者腰骶部疼痛,症状严重时还会伴有恶心呕吐、手足厥冷、大汗淋漓甚至昏厥等情况,严重影响经期患者的生活及工作。痛经在中医属于"经行腹痛"的范畴。痛经的中医药治疗方法诸多,其治疗原则主要是通则不痛,痛则不通。本例患者行经期间参加劳动,后又行淋浴经行不畅而腹痛,脉症合参,参显系气滞血瘀,不通则痛。黄氏故投香附益母汤加味而痛愈。

(四)气郁闭经

掾史徐文淙妻,卧病三年。身体羸瘦,畏寒战栗后发热,得汗始解,脊背拘疼,腰膝软弱,饮食不进,进则肠鸣作泻,心虚惊悸,胸肋气胀,畏风畏热,头眩目昏,月信愆期,莫知其病之原也。予诊其脉,朝诊之已得其概,暮诊之与初无异。书云:早晚脉同,病虽危而可疗。其脉左寸左关、右寸右尺失其升降之常,唯脾肾二脉平和,知其病困久矣。徐子曰:"寒热往来,战栗出汗,既汗乃解,得非疟乎?"予曰:"久疟之脉,病来脉弦而大,病退脉静而弦小。兹脉早晚无异,岂得为疟?"徐子曰:"病形羸瘦,闻响心惊,畏风畏热,自汗如雨,饮食不进,月信不行,得非产后弱疾乎?"予曰:"虽有诸症,应乎四部之脉,脉体不失五行之象,且去来皆缓,而无沉、小、疾、数之脉,何为弱也?"曰:"经期已过三月,得非孕乎?"予曰:"阴搏阳别,谓之有孕。今阴脉沉滞,阳脉不别,焉得有孕?"曰:"饮食少进,即便泻出,非脾胃泄乎?"予曰:"脾泄者,饮食不化,今腹响一阵泻一阵,粪便皆黄水热下,此是火能化物,与脾何干? 此正是气郁病也。"气有余即是火,火与元气不两立,元气已亏,不可多药。今将脉症开具于左:左心小肠属火,火本炎上,脉当浮大而散,今诊得心脉虽大而散,尤欠浮,不浮者何义? 心为一身之主,藏神而生血,宜常静而不宜多动。人能静养,则心血充满,脉自浮大,若不能静养,事事搅乱,心无宁刻,斯神不安而血不充,血既不充,是以脉无力而不浮,怔忡惊悸之病由之以生也。况诊至七八至,或十二三至,又往下关中一猎,有类以灰种火之状,此乃君火郁于下,而无离明之象也。据脉论症,当有胸中烦闷,蒸蒸然不安,蒸出自汗,则内稍静而腠理不密，畏寒为验。左关肝胆属木，《脉经》云"宜弦细而长"，兹诊得左关弦长而不细，又虽长不可出关，兹侵上寸部二分，推之于内，外见洪大有力，是肝气有余也。盖因火子郁于中，下不能承顺正化之源，木母太王，上助心火，中侮脾土。又肝藏血而主筋，病当头眩目昏，脊背项强，卒难转侧，背冷如水，甚则一点痛不可忍，下则腰膝软弱无力，脾胃不和等症为验。左尺肾与膀胱属水，经云脉宜沉濡而滑，唯此部得其正，往来不匀，按不搏手，是无孕也。右寸肺与大肠属金，脉宜短涩而浮，兹沉滞而大，按三五至或十数至一结，结乃积深，脉沉是气，此正肺受火邪，气郁不行也，病当胸膈不利，或时闷痛，右肋胀满，饮食不便传送，大肠鸣泄等症为验。右关脾胃属土，其脉宜缓而大，此部虽然无力，犹不失其本体。右尺三焦命门属相火，君火不得令，相火代君行令。书有云：命门还与肾脉同，盖谓右尺虽是火体，亦当沉静，不宜浮大。此部浮取三焦，脉浮而无力，侵上脾胃，是君火郁于下而相火升于上，侮其金也。病主气满，胸膈嘈杂，饮食不利等证为验。详六部脉证，唯左尺得体，肾为寿元，根本尚固。右关脾土为木所侮，虽是少力，然来去缓大而不弦，此五脏之源生气有存，无足虑也。予唯探其本源治之，先投以和中畅卫汤，三剂而肺脉浮起，胸膈豁然，诸症顿减。继以清中实表，固其腠理，月信大行，久积尽去，表里皆空，用补阴固真之剂并紫河车丸，日进一服，月余全愈。

徐子曰："敢问用和中畅卫之旨。"予曰："人之一身，有气有血，气血调和，百病不生。一有拂郁，诸病生焉。令正之脉，君火郁于下，相火代令侵于上而侮金，金衰不能平木，木王侮土，土弱不能生金，故肺脉沉大而结。夫肺为五脏华盖，百脉之宗，专司乎气，浮取三菽之重得之，则肺得其体。今沉滞而结，失其纲领，何以行气？气有一息不运，则气血有一息不行，气血不匀，百脉不能应刻循环，凝滞经络，诸病猬生，理必然也。病症多端，要之不过气郁而已。丹溪云：气有余即是火，火郁则发之。故用苏梗、桔梗开提其气，香附、抚芎、苍术、神曲解散其郁，贝母化其郁痰，砂仁快其滞气，郁气散则金体坚，木平水王，何虑相火不降也？若夫木当夏月，成功者退，虽王不必专治，此用和中汤意也。"

和中畅卫汤

苏梗五分	香附醋炒一钱	抚芎八分	桔梗六分
苍术八分	神曲一钱炒	贝母八分	砂仁研碎三分
连翘去子尖六分	姜三片		

（明·易大艮《易氏医按》）

【按语】

患妇卧病三年,身体羸瘦,畏寒颤栗,脊背拘疼,心虚惊悸,头眩目昏,月事三月未潮。病情复杂,莫知病之源。易氏通过脉症合参,删繁就简,认为是气郁为病,肝旺乘土侮金是主要矛盾。其他见症均由此导致。于是探其本源治之,先投和中畅卫汤。本汤为易氏自拟方,有疏肝扶土、化痰解郁功效,由苏梗、香附(醋炒)、抚芎、桔梗、苍术、神曲、贝母、砂仁、连翘、生姜组成。服本汤三剂后肺脉浮起胸次豁然,诸症顿减。继以清中实表,固其腠理,月信大行,久积尽去。最后以补阴固真之剂,并紫河车丸,月余全愈。

(五)崩漏

1. 肝不藏血

一妇人,患崩,昼夜十数次,每次去血升余。用止血药,血愈甚。卧床月余,羸瘦食少,面青爪黑,气促痰喘。请予诊治。诊得心脉平和,肝脉弦大,时一结,肺脉沉而大且有力,脾胃脉沉涩,两尺沉而无力。予曰:"此气郁证也。"询之,果未病数日前进午餐,因小婢忤意发怒,遂构此疾,随以四神散与之。服药半盂,未及一时,顿觉神爽,诸病减半,举家欣跃。予曰:"未也,明日子时分,指甲变桃红色方可救。"至期甲色果红。予复诊之,左三部如前,肺脉微起,脾胃虽沉缓而不涩,二尺照旧。予谓其家曰:"午时当大崩,毋得惊慌,以骇病者。"至期果然,下紫黑血块寸许大者数枚,自此遂止。后用壮真五和丸调理月余,全愈。次年六月生一子。

或问曰:"崩,血证也。诸用血药不效,公用气药而诸证顿除者,何也?"予曰:"崩虽在血,其源在气。书有曰:气如橐籥,血如波澜,决之东流则东,决之西流则西;气有一息不运,则血有一息不行。欲治其血,先调其气。"或曰:"血病治气,理固明矣。尝见有调气而血疾不愈者,有不调气而治血亦愈者,又何也?"予曰:"所因有不同耳。有因血而病气者,有因气而病血者,能以脉证辨之,而治法之先后定矣。且如人有禀来血弱者,有偶伤力而失血者。假使血虚气必盛,阴虚火必炽,其证咳血咯血、便血作渴,日晡潮热,五心烦热,甚则咽喉肿痛,变证百出,此因血而气病者也。此皆以血为主,治以养阴退火、滋阴降火之剂,而以气药兼之,斯不调气而血亦愈矣。此证右肺主气,时值正秋,金气当令,脉宜浮短,今反沉大,失其令矣。书有云:下手脉沉,便知是气,大者火也,气有余即是火;沉而兼大,是气郁而不运也。况肝木至秋,脉当微弱,兹反弦大而结,肝木结者,血积于内也。此病原因怒气伤肝,肝火郁结,血不归经而妄行耳,兹非因气而病血者乎？唯其所因在气,此予以治气为先也。"或曰:"指甲已黑矣,君断子时当变红,血已止矣,君断午时复来,何也？"予曰:"此正阴阳生长之妙也。盖血活则红,血凝则黑,爪甲黑者,血凝而不散也。今用药以行其气,至子时,一阳初动,气行则血行,肝血一行,其血即活,故黑甲变而红矣。至午时一阴复生,肝乃乙木,乙木生于午,肝气得令,其邪不能容,故积血于此时尽出,积出则源洁,源洁则流清,气运血行,循环经络,而病已矣。"或曰:"四神散不过数味常药而已,何功之奇如此？"予曰:"药不在多,贵用之得其宜耳。"此方香附能行气,以之为君;乌药助香附行气,以之为臣;苏梗通十二经之关窍,白芷化腐血生新血,用之为佐;当归引气入心而生新血,抚芎引气入肝,舒肝之郁而去旧纳新,神曲引气入脾,畅脾结而统新血,白术健脾胃而和中气,用之为使。以行气药为主,活血药辅之,此治血先调气之法也。

四神散

香附一钱	乌药一钱	苏梗五分	甘草三分
抚芎三分	白芷五分		
加	当归二分	白术三分	神曲三分

水煎服

壮真五和丸

香附醋炒二两	乌药一两	汉防己五钱	归身二两
白芍酒炒二两	熟地酒煮烂四两	续断四两	甘草五钱
秦艽一两	藿香一两	白茯苓一两	山药二两
砂仁五钱			

蜜丸服

（明·易大艮《易氏医按》）

【按语】

朱丹溪《格致余论》谓:"主闭藏者,肾也;主疏泄者,肝也。"两者协调共同维持月事调节。疏泄不及,可能引起闭经;疏泄太过,可能引起崩漏。易氏从肝论治崩漏案便是明证。本案血崩症,用止血药病反加重。易氏诊得肝脉弦大,肺脉沉而大且有力,脾胃脉沉涩,两尺沉而无力,从而诊为气郁证。询之近期果因与婢女产生矛盾而发怒导致。随以四神散与服，服后自觉神爽而愈。考四神散有多个同名方，如《和剂局方》《苏沈良方》《圣济总录》均见，组成药物不相同。易氏四神散应为自拟方。对于本症治疗，易氏总结为："崩虽在血，其源在气；欲治其血，先调其气。"本病因怒气伤肝，肝火郁结，血不归经而妄行。病因明确，治疗自然得心应手。对于四神散，易氏对其组成用意分析明晰，对其治血先调气机理透彻明确，具有临床指导意义。

2. 连年血崩

予妇年三十九岁生子，月内调养未善，至次年壬寅春月，月经两月余不行。一日忽然经水暴至，血流不止，一二饭久，即昏晕不省人事。急用十全大补汤去桂，倍加参、芪，又加熟附子、炒干姜各一钱，作大剂煎熟灌之。待其苏省，连服二大剂，血止十之七八。又相继服十余日，共服二十余剂，乃得全止。至次年癸卯春月，血崩又大作，比前更甚，昏晕更久。又服前补剂三十余剂，其血尚未全止。后用鹿茸炒烧存性，研末酒调二钱，服数次而血止。又服峻补丸药，幸而一年不发矣。然而病根未除也，至次年甲辰八月十六日午，忽然经血又暴至。其时予偶往吉安，妇急召儿将前方参、芪、姜、附等补药合成，连服二大剂，然血流如水，冷痰涌吐，至日晡而昏晕，至更初而气绝，唯胸间微温，观者皆以为必死。至三更，有一医用灶心土研细水调，灌服一二酒杯，冷痰少开，遂饮滚白水一瓯，方得苏省渐安。此症危困已极，而得复苏，何也？岂初发时服大补药二剂能令生意不绝耶。予在吉州闻报亟归，又服峻补之剂调理，幸而血止获安矣。因思以前三年之内，常服峻补丸药，乃病根不除，而每年血崩大作，何也？旁议者咸谓："补血太过，是以积而成崩。"又谓："不宜用附子等热药，推动其血，遂至于崩。"予曰："陋哉，见也。崩者，取象于山。土虚不固然后山崩，岂有土实固而山反崩者乎？今之血崩不止者，必竟是血崩大虚耳。且血气相依附，气虚甚则降令多，升令少，是以不能摄血，致令血不归经而妄走下。今不唯当大补血，而尤当大补气也。前丸药方虽用参、芪、芎、归、姜、附等峻补，而不宜参入香附、益母、砂仁、玄胡等顺气之物。盖顺气则损气，气虚仍不能摄血，遂致病根不除而复作也。"因制丸药方，专补气血，凡调血顺气等药一味不用。其丸服完一料，而神气爽健；服完二料，而身体复旧，病根悉除。次年即孕，生第八儿矣。其服煎剂丸剂时，脾胃弱而惯泄，因兼用参术散理其脾。

原用峻补煎药方

人参一钱五分间用二钱　密炙黄芪二钱　炒白术一钱　炒黑干姜八分

炙甘草去皮五分　酒炒白芍　广陈皮各五分熟附子一钱

白茯苓八分　大川芎六分　升麻　柴胡二味俱用蜜炒,各五分

川续断去芦酒洗,六分

生姜一片去皮，大枣一枚去核，同煎

原用专补气血丸药方

绵黄芪蜜炙　当归身酒洗　甘枸杞炒

白茯苓去皮　川故纸炒熟　川巴戟水洗净,酒浸软

打去骨,取净肉剉细炒

大肉苁蓉　北五味去蒂炒　锁阳

制仙茅　制首乌,十二味各三两　干姜火煅水淬以黑为度

鹿茸酥炙　大川芎　酒炒白芍

熟附子　熟地黄　酸枣仁炒熟,七味各一两

鹿角胶　怀山药各三两　人参三两另碾末

蛇床子拣净炒

以上除人参、山药、鹿角胶三味，其余共为极细末，将人参末与诸末和极匀，将鹿角胶用好酒煮融合如硬糊样，又将山药末入好酒打糊与鹿胶和匀，共入前末内，为丸如梧桐子，空心温酒下三钱

原用参术散

人参　炒白术　白茯苓　炒山药

大砂仁去皮　炙甘草　莲子去皮去心剉片炒　米仁炒熟

大白芍酒炒黄色广陈皮水洗　鸡头实粉炒,各二两　姜汁制炒扁豆

以上共为极细末，每用煨粥清米饮调服数茶匙，空心与饥时服

（明·聂尚恒《奇效医述·治妇人气血大虚连年血崩用补得效述》）

【按语】

妇人三十九岁生子，做月子调养不善，次年经水暴至，血崩不止，昏晕不省人事。服补剂及丸药，得以暂止，但连年复发，不能控制。聂氏认为其为气虚不能摄血，遂致病根不除，易于复发，因制丸药方，从长计议，用人参、炙黄芪等药专补气血，凡调血顺气等药一味不用。服完一料神气清爽，服完二料病根恶除。次年即孕，顺利产子。

3.冲任损伤

丁桂兰内人,年近五十,得崩漏之病。始则白带淫溢,继则经行不止,甚则红、白、黄、黑各色注下,绵绵不绝。迁延五载,肌肤干瘦,面浮跗肿,胸胁作胀,谷食难进,所下已有腥秽,自分必死。所喜脉无弦大,可进补剂。然阅前方十全、归脾之药,毫无一效。窃思妇人久崩,调补气血不应,必是冲脉损伤。考《内经·逆顺篇》以冲称血海,又为五脏六腑之海。又云:冲脉起于胞中,而胞中原属命门,因推人身自头至足,腹前背后,无不禀承于命门,以海为百脉之宗,经络发源之地。然非独血海为然也,即气海、髓海、水谷之海,亦皆禀承于命门,与人身气血之盛衰,大有关系。再考《内经》于胸胁支满,妨于食,时时前后血,必因少时有所大脱血,或醉入房,气竭肝伤。此症虽非醉犯房劳,必当年产后胞户未扃,房室不慎,损伤冲脉可知。夫冲既不蓄,则诸脉皆废不用,有职无权,由是任脉不为之承任,带脉不为之带束,督脉不为之统督,阴阳跷维不为之拥护,故身中之精华,散漫无统,无所禀承,不及变化。所以诸般颜色之物,注于冲路而下,譬之漏卮,不竭不已也。所服参、芪、归、术,计非不善,但甘温守补,岂能趋入奇经?仿《内经》血枯血脱方法,特制乌鲗丸,义取咸味就下,通以济涩,更以秽浊气味为之引导,参入填下之品,立成一方,似于奇经八脉,毫无遗义。且令其买闽产墨鱼,间日煮服,亦是同气相求之意。如此调理两月,按日不辍,五载痼疾,一方告痊。

按:《内经》四乌鲗骨一芦茹丸,《素问》治气结肝伤,脱血血枯,妇人血枯经闭,丈夫阴痿精伤。

乌鲗骨四两(即乌贼骨),芦茹一两(《本草》作茹芦,即茜草)。丸以雀卵,大如小豆,以五丸为饭后饮以鲍鱼汁,利肠中及伤肝也。窃忆《内经》之方不多见,除此方外,唯有治心腹满,且食则不能暮食,名曰鼓胀之鸡矢醴(一剂知,二剂已,其方用羯鸡矢干者八合,炒香,以无灰酒三碗,煎至一合,滤汁,五更热饮,则腹鸣,辰巳时行黑水二三次,次日觉足面渐有皱纹。又饮一次,渐皱至膝上,则愈)。及阳气盛,阳跷之脉,不得入于阴。阴虚故目不瞑之半夏汤(以千里长流水扬万遍,取五升,半夏五合,煮为升半,饮一小杯,稍益,以知为度,覆杯则卧,汗出则已)。而已(一剂知,谓药病相知,犹言药与病合,二剂已,谓病已除也)。(男澍谨识)

附方

熟地	枸杞	苁蓉	鹿角霜
故纸	茜草	牡蛎	锁阳
海螵蛸	桑螵蛸		

鲍鱼汤煎

（清·谢星焕《得心集医案》）

【按语】

病妇年近五十，得崩漏，甚则红、白、黄、黑各色注下，绵绵不绝，迁延五载。谢氏检阅前医方为十全、归脾之类甘温守补，认为不能趋入奇经。此症为冲任损伤，影响诸脉，于是任脉不能为之承任，带脉不有为之带束，督脉不能为之统督，阴阳跷维不为之拥护，故身中之精华散漫无统，注于冲脉而下，所以他立成一方，功专奇经之脉，补益肝肾再兼收涩，并仿《素问·腹中论》四乌鲗骨一芦茹丸治血枯血脱法，特制乌鲗丸。于是调治两月，使五载痼疾，一方告痊。

4. 阴虚崩漏

吴姓妇，年近四十。崩漏三年。诊色脉俱夺，面浮胕肿，肌乏华色，饮食日减，精神困惫，气逆上冲，腰如束带，肠鸣出声，耳鸣作响。两年来医药无功，乃冲任督带交病。阅诸医用药，都是参、地、芪、术，呆守补法，宜乎不效，是未达奇经之理。古人谓：暴崩暴漏，宜温宜补；久漏久崩，宜清宜通。又考《内经》于胸胁支满，妨食时前后血，特制乌贼丸，咸味就下，通以济涩，更以秽浊气味，为之引导，同气相求。圣语昭然，当宗是论立法。议早进，晚服乌贼丸。

通阴潜阳方

龟板	鹿角霜	鹿角胶	阿胶
牡蛎	柏子霜	锁阳	苁蓉
紫石英	续断		

乌贼丸

| 乌贼骨半斤 | 鹿角霜四两 | 茜草二两，即蔺茹 | 雀卵廿枚 |

和鲍鱼汁泛丸

进潜阳通阴颇验，显是奇经内损足徵。前案非诬，正与先哲云："暴崩宜温涩，久漏宜宣通"，若合符节矣。盖久漏久崩，则血去阴耗，是以宜清宜通，故饵补阳不应，况乎芪术，固守望中焦，不能入奇经，无病用之，诚是好药。借以调病，焉克有济，且肠鸣声出溺孔，上噫气，下泄气，皆属挟热之象，然症固是虚，当有阴虚阳虚之别。书曰："阴虚生内热也。"又《素问》："诸病有声，皆属于热。"足见阴虚挟热无疑。但非可清可降之比，当从柔润，清补兼施之法。

龟胶	驴胶	洋参	天冬
茯神	龙骨	桑螵蛸	旱莲
女贞	棕榈灰		

仍服乌贼丸

崩漏经年，内阴必损，损则热生，故古人云：宜清宜通，兼济以扶阴祛热。拟法极是。医专用芪术呆补阳药，于病不合于理亦背。（寿山）

（清·李铎《医案偶存·崩漏》）

【按语】

崩漏是指凡经血非时暴下不止或淋沥不尽之证。其基本病机为冲任二脉损伤，冲任不固，不能制约经血，其发病原因不离虚、热、瘀三个方面。而肾虚为虚证崩漏主要病机之一。肾主封藏。女性肾气不充，其生殖轴发育未完善，或围绝经期女性生殖轴功能逐渐减退，冲任虚损，导致崩漏发生。本例患者，色脉俱夺，面浮胕肿，肌乏华色，腰如束带。李氏阅诸医用药，都是参、地、芪、术，呆守补法，宜乎不效，故应排除脾虚。他先用龟板、鹿角胶、鹿角霜、锁阳、苁蓉、紫石英续断补益阴阳之品不应，悟及"然症固是虚，当有阴虚阳虚之别"，断为阴虚有热，改用龟胶、阿胶、洋参、天冬、旱莲、女贞补益肾阴清热为主，酌加桑螵蛸、棕榈灰收涩止血之品，结合服用乌贼丸。故友人评价其"扶阴祛热，拟法极是"。

5. 脾虚经漏

唐氏，年四旬。经漏不止，谓之崩。此病之源，多由忧思郁怒，先损脾胃，继则损及冲任而致也。夫冲任为阴脉之主，经漏日久则真阴日亏。阴主血，统于脾；脾虚固不能统摄，以致妄行也。据述纳谷日减，尤厌近荤腥，是胃阳亦乏。盖胃脉隶于冲任也。诊面色光浮神夺，四肢麻痹。其为中气皆伤可知。脉尺寸细虚，两关稍大带弦，弦为胃减，大亦为虚。彼以弦为肝燥，杂投清凉止血,皆谬殊甚法,宜大补中气为主,兼理冲任。古人云:血脱益气。此之谓也。

黄芪	白术	文党	归头
枣仁	鹿茸	鹿角霜	续断
乌贼骨	棕榈灰		

（清·李铎《医案偶存·崩漏》）

【按语】

脾虚也是虚证崩漏的重要原因。《济阴纲目》云:"脾统血,脾胃虚损,不能摄血归源。"脾统血是脾的主要功能之一。脾气统摄血液的功能,实际上是气的固摄作用的体现。而脾气健运,一身之气自然充足。气足则能摄血,故脾统血与气摄血是统一的。脾虚证崩漏是一个非常重要的分型,忧思过度,或饮食劳倦损伤脾气,脾气亏虚,统摄无权,冲任失固,血失统摄,非时而下,遂致崩漏。本例患者年四旬,经漏不止。李氏诊面色光浮神夺,四肢麻痹,强调"此病之源,多由忧思郁怒,先损脾胃,继则损及冲任而致也",所以认为治宜大补中气为主,益气摄血,兼理冲任,酌加收涩止血之品,标本兼治。

6. 漏下淋漓

罗氏妇,年三十九岁。诊得两手脉息小而疾数,血行非时,淋漓不已,常有紫黑血块,此为漏下。是阴虚阳搏,为热所乘,攻伤冲任,血得热则妄行也。《玉机微义》曰:血得寒则凝,既行而紫黑者,非寒也。夫冲任为经脉之海,若无伤损则阴阳和平,血气调适,输泄自有常度。因劳役过度,损伤藏府,冲任之气,虚不能约制经血,故经多漏下。又曰:经多不止者,阴气不足,以制包络之火,故越其常度也。崩中漏下者,虚而挟热也。紫黑成块者,火极似水也。据此则非阳虚纯寒之候,显然无疑矣。若纯进阳升温热之药,不唯无益,反重伤其阴,必致肉削骨痿髓枯,难以救药也。兹议救阴敛脱一法,仿固经如圣方意,以候高明裁之。

龟板炙	白芍炒	黄柏炒黑	阿胶
乌贼骨炒黄	樗皮醋炒	乌梅肉	败棕灰
鹿角霜			

（清·李铎《医案偶存·崩漏》）

【按语】

妇女不在行经期间,阴道突然大量出血或淋漓下血不断者,称为"崩漏"。前者称为"崩中",后者称为"漏下"。一般突然出血,来势急,血量多的叫"崩";淋漓下血,来势缓,血量少的叫"漏"。崩与漏的出血情况虽不相同,但其发病机理是一致的。正如《济生方》说:"崩漏之病,本乎一证。轻者谓之漏下,甚者谓之崩中。"本例患者淋漓不已,常有紫黑血块。李氏认为是阴虚阳搏,为热所乘,攻伤冲任,血得热则妄行也,于是拟救阴敛脱一法。方以龟板、白芍、黄柏滋阴降火;鹿角霜温肾助阳,收敛止血;阿胶润燥止血;乌贼骨、樗皮、乌梅肉、败棕灰收敛止血;共奏益阴止漏之功效。

7. 虚寒崩漏

陈某,女,32岁。

崩漏反复发作2年。发作时下血如猪肝色,时有黄臭水流出,少腹硬,胃纳日减,不能坐立,面白唇青,六脉微细。为血海虚寒,冲任不固,肝肾两亏,脾胃俱损,治用温固冲任,调补脾胃法。

鹿茸 6g	炙黄芪 30g	秦归身 15g	漂白术 12g
阿胶 15g	艾叶炭 5g	菟丝子 15g	巴戟肉 9g
上肉桂 5g	干姜 5g	大熟地 9g	附子 6g

二诊。下血之量稍减,色亦转为鲜红,少腹觉软。此乃阳运血和之佳兆。原方去附子,加制首乌9g,连服20余剂,血崩告愈。

(章天生、何晓晖《赣东名医·万贤伯》)

【按语】

崩漏指经血非时暴下不止或淋漓不尽之症。其基本病机为冲任二脉受损,不能制约经血,其发病原因不外乎虚、热、瘀三个方面。本患者反复发作两年,胃纳日减,不能坐立,面白唇青,六脉微细。万氏诊为血海虚寒,冲任不固,肝肾两亏,脾胃受损,治用温固冲任、调补脾胃法,酌加止血之药味,连服二十余剂,血崩告愈。

8. 经血淋漓

邱某,57岁。

经断十一载,今淋漓不止,腰膝酸软,喜温,头昏心悸,面色淡黄无华,少气懒言,五心烦热,舌质淡,苔薄,脉细软。系肾气虚衰,冲任不固而至崩漏。

宜益气补血。自拟安老汤治之。

| 人参10g | 黄芪30g | 熟地20g | 炒白术10g |
| 山茱萸10g | 当归12g | 阿胶10g(另烊) | 炙甘草6g |

木耳烧灰为引，10剂而愈

（章天生、何晓晖《赣东名医·王法良》）

【按语】

徐春甫《古今医统大全》有"妇女崩漏，最为大病"之说。老年忽然经水复行，尤应引起重视。功能性子宫出血、妇性生殖器炎症及妇科肿瘤所致中老年经停又忽然出现临床时有所见。对此，明末清初山西名医傅山在其《傅青主女科》专设安老汤。该方由人参、黄连、熟地、白术、当归、山茱萸、阿胶、荆芥穗、香附、木耳炭、甘草等十一味中药组成。本例患者考虑经断十一年，忽然来经淋漓不止，即以傅氏安老汤取得疗效。本方补肝益肾健脾，生血摄血。现代对中老年功能性出血、更年期综合征等有广泛应用。需要注意的像本例经断十一年复来，首先应进行妇科检查，排除妇科肿瘤，然后才适于单纯中药治疗。

9. 脾肾虚漏

吁某，女，33岁。

1963年11月25日初诊，几年来月经2~3个月一潮，血量时多时少，日久不断，妇科诊为"功能性子宫出血"。现经来两旬余，淋漓不净，头昏心悸，腰膝酸软，平时白带较多。舌质红，脉濡弱。脾肾两虚，血海不固。宜温补脾肾，养血止血。

党参10g	白术10g	黄芪12g	熟地12g
当归10g	川芎5g	鹿角胶10g	桑螵蛸10g
杜仲10g	补骨脂10g	鱼鳔胶5g	炒艾叶5g
血余炭5g	甘草3g		

1963年12月21日二诊，少腹疼痛，阴道流血断续不止，杂有血块和筋膜，心悸，头昏。舌淡红，脉细。宜原方出入，加行气化瘀之味。

党参10g	白术10g	黄芪12g	熟地15g
当归10g	川芎5g	桑螵蛸10g	血余炭5g
炒艾叶5g	益母草7g	玄胡10g	甘草3g

1963 年 12 月 27 日三诊,流血已止,偶有带下,头昏心悸,腰酸软。脉来细弱。仍续原方 2 剂。

(何晓晖、黄调钧《赣东名医·李元馨专辑》)

【按语】

功能性子宫出血中医属于崩漏范畴。其中急暴如注,发病急者为"崩";病势较缓,淋漓不尽者为"漏"。《素问·阴阳别论》谓:"阴虚阳搏谓之崩。"《金匮要略》首次提出"漏下"病名。虚证漏下在漏下诊治中较为常见。中医认为肾主藏精,精能生血,是经血之源;但肾精赖后天以补养之,脾主摄血,故应补益脾肾,使肾气固,脾气旺,冲任相资,则经血自调。本例患者经来两旬余,淋漓不尽,头昏心悸,腰膝酸软。李氏诊其舌质红,脉濡弱,断为脾肾两虚,血海不固。故以《傅青主女科》固本止崩汤治之。该方有补血摄血,固冲养血功能,故服后血止病愈。

(六) 经间出血

吴氏妇,年逾三十。脉数,性躁多怒,经事兼旬半月一行,无他疾,此明系火盛阴虚。议六味地黄汤加柴胡、白芍、海螵蛸、龟板。

王士雄曰:按经水固以月行为常,然阴虚者多火,经每先期,阴愈虚,行愈速,其至旬日半月而一行,便有血已无多,而犹每月竭蹶一行者,其涸也,可立而待也。若血虽虚而火不甚炽,汛必愆期,此含蓄有权。虽停止一二年,或竟断绝不行,但其脉不甚数者,正合坤主客啬之道,皆可无虑也。昧者,不知此理,而但凭月事,以分病之轻重,闻其不行辄欲通之竭泽而渔,不仁甚矣。

(清·李铎《医案偶存·调经》)

【按语】

本例患者经事兼旬半月一行,此相当于经间期出血。经间期出血是指两次正常月经中间,即氤氲之时,出现周期性的少量阴道出血,可伴有不同程度的腰酸,小腹胀疼或坠胀。其发病机制为妇人情志不遂,肝郁化火,肝经之火内炽,热扰冲任,迫血妄行,血海不宁,故淋漓而下。一般认为,本病内因在于肾阴较虚,阴阳转化不利,故在辨证治疗的同时,特别强调补肾阴。本例患者性躁多怒,李氏认为此明系火盛阴虚,故以六味地黄汤加龟板补阴,柴胡、白芍疏肝柔肝,海螵蛸止血为治。

二、带下病

1. 湿热带下

邓姓妇,年二十。两关弦劲,知肝阳偏亢,木火乘胃也。喜两尺滑利,为宜男之兆。据述常有带下,依脉而论,非下元虚损,乃湿热下流,谓之带浊也。前进加味逍遥散,以舒肝而散郁火,乃木郁达之之法。果见胸膈舒畅,为有效也。多服保阴煎,诸病自愈耳。

生地	熟地	白芍	山药
黄芩炒	黄柏炒黑	甘草	

（清·李铎《医案偶存·带下》）

【按语】

本例患者带浊,两关弦劲,两尺滑利,李氏认为非下元虚损,乃湿热下流,以加味逍遥散舒肝而散郁火,使胸膈舒畅;再以保阴煎治带。保阴煎出自明代《景岳全书》卷五十一,由生地、熟地、黄芩、黄柏、白芍、山药、续断、甘草组成。主治"男妇带浊遗淋,色赤带血,脉滑多热,便血不止,及血崩血淋,或经期太早,一切阴虚内热动血"。该方具有养阴清热、凉血止血之功效,对本案湿热下流之带浊,方证对应。

2. 湿痰带下

吴某女,年十岁。形肥面黄,患带下,状如米泔。其老姑询余曰:"区区童女,何以有此病耶?"余曰:"此非白带,是白浊耳。乃脾家湿痰下流。"与健脾利湿药,十余帖而愈。后常治数女子皆验。

铎按:白带、白浊、白淫三种。三者相似,而迥然各别。白带者,时常流出清冷稠黏,此下元虚损也。白浊者,浊随小便而来,浑浊如泔,此胃中浊气渗入膀胱也。白淫者,常在小便之后,而来亦不多,此男精不摄,滑而自出也。

王士雄曰:带下女子生而即有,津津常润,本非病也。故扁鹊自称带下医,即今所谓女科是矣。《金匮》亦以三十六病隶之带下,且过多则为病,湿热下注者为实,精液不守者为虚。苟体强气旺之人,虽多亦不为害,唯干燥则病甚。盖营津枯涸即是虚劳。凡汛愆而带盛者,内热逼液,而不及化赤也。并带而枯燥全无者,则为干血劳之候矣。汇而观之,精也,液也,痰也,湿也,血也，皆可由任脉下行而为带。然有虚寒，有虚热，有实热，三者之分，治遗精亦然，而虚寒证较少，故天士治带，必以黄蘗为佐也。

（清·李铎《医案偶存·带下》）

【按语】

古有"十女九带"之说，带下是妇科临床较为多发的疾病。关于带下病的论述，最早见于《素问·骨空论》。其曰："任脉为病，男子内结七疝，女子带下瘕聚。"对于白带的病因病机，《三因极一病证方论》提出"带下为湿"。《傅青主女科》也曰："夫带下俱是湿症。"说明带下多以湿邪为患，病程缠绵，日久难愈。对本例患者，李氏认为证属脾家湿痰下流，于是与健脾利湿药，十余帖而愈。李氏在文末还对白带、白浊、白淫三者进行了鉴别，可资参考。

3. 赤白带下

李某，女，20岁。

1961年6月1日初诊，人工流产后11天，带下赤白，绵绵不绝，时流淡红血水，伴头昏、腰痛、肢软、脉弱。此脾肾两虚。议健脾益肾，补血止血之法。

党参10g	焦白术7g	杜仲10g	补骨脂10g
熟地10g	当归7g	川芎5g	白芍5g
阿胶10g	炒艾叶4g	甘草4g	

×3剂

1961年6月6日复诊，赤白带已止，仍头昏，腰痛，饮食乏味。舌苔薄白，脉濡。脾阳不振，肾气亏虚。治以温补脾肾为主。

党参10g	黄芪10g	白术10g	当归7g
杜仲10g	补骨脂10g	续断7g	白豆蔻4g
公丁香4g	广木香5g	甘草4g	

（何晓晖、黄调钧《赣东名医·李元馨专辑》）

【按语】

本例患者，人工流产后11天，带下赤白，绵绵不绝，时流淡红血水，伴头昏，腰痛、肢软、脉弱。李氏判为脾肾两虚所致，故以健脾益肾，补血止血为法。方以党参、焦白术、甘草健脾益气，补骨脂、杜仲、艾叶湿肾固摄，熟地、阿胶、当归、白芍、川芎养血止血。带下赤白，临床多为湿热下注，但本案诊治，李氏不落窠臼,审因论治,以补益脾肾而取效。故治病重在透过现象看本质,方为有效之治。带下由妇人水谷之精微不能正常上布施化,反下陷为湿,停滞胞宫,损伤冲任,发为带下。肾属下焦主水脏,主津液,肾气不固、封藏失职,水湿下注亦成带。虚证带下多因脾、肾两脏功能失调所致,故李氏对本案以温补脾肾为治。

三、妊娠病

1. 膈气缓治

咽旭乃室病膈气,二十余日,饮粒全不入口。延余诊时,尺脉已绝而不至矣。询其二便,自病起至今,从未一通,止是一味痰沫上涌,厌厌待尽,无法以处。邑庠有施姓者,善决生死,谓其脉已离根,顷刻当坏。余曰:"不然。《脉经》明有开活一款云,上部有脉,下部无脉,其人当吐不吐者死。是吐则未必死也,但得天气下降,则地道自通。故此症倍宜治中,以气高不返,中无开阖,因成危候。待吾以法缓缓治之,自然逐日见效。"于是始独任以观验否,乃遂变旋覆代赭成法,而用其意,不泥其方。缘女病至尺脉全无,则莫可验其受孕,万一有而不求,以赭石、干姜辈伤之,呼吸立断矣,姑阙疑。以赤石脂易赭石,煨姜易干姜,用六君子汤加旋覆花,煎调服下,呕即稍定。其岳父见用人参,以为劫病而致憾。余曰:"无恐也,治此不愈,愿以三十金为罚;如愈,一文不取。"乃全神照应,药必亲调,始与服之。三日后,渐渐不呕;又三日后,粥饮渐加,举家甚快。但病者全不大便,至是已月余矣。一则忧病之未除,再则忧食之不运,刻刻以通利为嘱。余曰:"脏气久结,食饮入胃,每日止能透下肠中一二节,食饮积之既久,脏气自然通透,原议缓治,何得急图耶?"举家金以余为不情,每进诊脉,辄闻病者鼻息之扬,但未至发声相詈耳。盖余以归、地润肠之药,恐滞膈而作呕,硝石、大黄通肠之药,恐伤胎而殒命。姑拂其请,坚持三五日,果气下肠通,而病全瘳矣!病瘳而其家窃议曰:"一便且不能通,曷贵于医耶?"月余,腹中之孕,果渐形着。又议曰:"一孕且不能知,安所称高耶?"吁嗟!余之设诚而行,以全人夫妻子母,而反以得谤也,岂有他哉!唯余得谤,当世之所谓医者,然后乃得名耳!

（清·喻昌《寓意草·辨黄咽旭乃室膈气危症宜用缓治法果验》）

【按语】

喻昌善用经方,更可贵的是,在熟读经典的基础上,临证能够通达权变,真正领会仲景思想,不是囫囵吞枣,而是紧把病机,随证灵活加减变化。于是喻氏对于本案,有危证宜用缓治的主张。本案病妇,患膈气20余日,饮粒全不入口,尺脉已绝而不至,二便自病时从未一通,只是一味痰气上壅,厌厌待尽。喻氏认为,病人今吐,可知气高不返,中无开阖,治中为此症关键。方选旋覆代赭汤加减,但喻氏小心翼翼,考虑到此妇尺脉全无,难以辨别是否有孕,为防止赭石之重坠,干姜之香辛损伤胎气而生变证,故分别以赤石脂、煨姜两药易之。又因患妇兼有痰饮,喻氏以六君子汤代替原方有关药味,增强了益气健中、燥湿祛痰的功能,又减大枣一味,防其甘甜助痰生湿。他对诸药加减法度严谨,医理明晰,服药三日后,患妇渐渐不呕;又三日,粥饮渐加;再三五日气下肠通,而病已全瘳。从本案可以看到,喻氏对经方的理解和临床变通应用可资借鉴。

2. 塞补治膈

李思萱室人有孕。冬日感寒,至春而发,初不觉也。连食鸡面鸡子,遂成夹食伤寒,一月才愈。又伤食物,吐泻交作,前后七十日,共反五次,遂成膈症,滴饮不入。延诊时,其脉上涌而乱,重按全无,呕哕连绵不绝,声细如虫鸣,久久方大呕一声。余曰:"病者胃中全无水谷,已翻空向外,此不可救之症也。"思萱必求良治,以免余憾。余筹画良久,因曰:"万不得已,必多用人参。但才入胃中,即从肠出,有日费斗金,不勾西风一浪之譬,奈何?"渠曰:"尽在十两之内,尚可勉备。"余曰:"足矣!"乃煎人参汤,调赤石脂末,以坠安其翻出之胃。病者气若稍回,少顷大便,气即脱去。凡三日服过人参五两,赤石脂末一斤,俱从大便泻出。得食仍呕,但不呕药耳。因思必以药之渣滓,如粞粥之类与服,方可望其少停胃中,顷之传下,又可望其少停肠中。于是以人参、陈橘皮二味,剪如芥子大,和粟米同煎作粥,与服半盏,不呕,良久又与半盏。如是再三日,始得胃舍稍安。但大肠之空,尚未填实,复以赤石脂末为丸,每用人参汤吞两许。如是再三日,大便亦稀。此三日参橘粥内,已加入陈仓米,每进一盏,日进十余次,人事遂大安矣。仍用四君子汤、丸调理,通共用人参九两,全愈。然此亦因其胎尚未堕,有一线生气可续,故为此法以续其生耳!不然者,用参虽多,安能回元气于无何有之乡哉!后生一子,小甚,缘母疾百日失荫之故。

(清·喻昌《寓意草·李思萱乃室膈气危病治验》)

【按语】

《素问·阴阳应象大论》说:"故清阳出上窍,浊阴归下窍。"膈气是由于阴阳清浊失调而致的一种病理现象,即所谓:"浊气在上,则生䐜胀。"膈气的病机有虚有实,治法迥然有异。本案李夫人有孕,冬日感寒,至春而发,饮食不慎,遂成夹食伤寒。一月才愈,又伤食物,吐泻交作,前后反复五次,时间达七十日之久,遂成膈症。喻氏诊其脉与涌而乱,重按全无,呕哕连绵不断,声细如虫鸣。病者胃中全无水谷,已翻空向外。喻氏沉思良久曰:"万不得已,必多用人参。"于是命煎人参汤,调赤石脂末,又以人参、橘皮与粟米作粥,服三日后胃稍安;再以人参汤配合橘粥;终以四君子汤、丸调理痊愈收功。且胎儿平安,后生一子。前后共用人参九两。喻氏重用人参治疗膈病,看似另类,实则塞因塞用的典型范例。

3. 二便不通

予偶步田间观农,遇邻医来问曰:"我治一妇人,有孕八九个月,忽然大小便不通,腹胀甚,用承气汤下之,仍不通,今危矣。"予曰:"此非煎药所能下。"教以用牵牛大黄丸下之。服至一两许,而大小便俱通,获安。次日,其夫来谢。因云:"诸病皆除,只是小便时要人将手紧按小腹方可便,若不按则不能便。"予因思此是气尚闭,与以青皮、香附等行气药,一剂而愈。其妇逾月生子,母子俱全。(原用牵牛大黄丸方,见前113页)

(明·聂尚恒《奇效医述·治孕妇大小便不通胀满欲死得效述》)

【按语】

本例妇人产前腹胀,大小便不通。聂氏用牵牛大黄丸(由黑牵牛、马蹄、大黄、槟榔、枳实、厚朴、三棱、莪术组成)行气通便,大小便俱通,但仍有小便时要人将手紧按小腹方可便。聂氏认为仍是气闭,以青皮、香附行气之剂一剂而愈。可见聂氏重视辨证。需要说明的是,聂氏行气通下治孕妇大小便不通,使用了牵牛、大黄、三棱、莪术等妊娠禁忌药,其遵《素问·六元正纪大论》"有故无殒,亦无殒也"之训,无可非议。但后学者在现代临床上,仍需谨慎对待为宜。

4. 子嗽跟痛

胡氏妇,年廿九。怀孕七月,手太阴肺养胎,咳嗽痰多,正肺家病也;足跟作痛,腨痛亦痛,此又属少阴肾虚而致也。议金水同源法。

条参	熟地	附片	五味
麦冬	杜仲	续断	云苓
甘草	生姜		

（清·李铎《医案偶存·妊娠病》）

【按语】

妊娠期间咳嗽，中医称为"子嗽"。《女科百问》提出："妊娠而嗽者，谓之子嗽。久则不已，则伤胎。"阴虚肺燥为子嗽主要病机。本例患妇，同时患有足跟痛。肾气亏虚是形成本病的重要原因。故李氏谓："此又属少阴肾虚而致也。"金水相生，故李氏补益肺肾治疗妊娠子嗽并足跟痛，一举两得，为治本之法。

5. 四肢拘挛

周秋帆茂才内人，怀孕数月。一日周身痛痹，四肢拘挛，肌肤及手指掌皮，数变如蛇蜕之形，惊痛交并，恐成废疾。余诊脉得浮大，按浮为风，大为虚，此营卫不固，血虚风袭之候也。原中风有中腑、中脏、中经络血脉之分，故见症各著其形。今起居如故，饮食如常，外无六经之形症，内无便溺之阻格，唯苦肢节间病，风中血脉奚疑！处以当归四逆汤，当归重用，佐以一派祛风之味，连进四剂而愈。

当归四逆汤

| 当归 | 桂枝 | 芍药 | 细辛 |
| 甘草 | 通草 | 大枣 | |

或加吴萸生姜。

（清·谢甘澍《一得集医案》）

【按语】

本例孕妇周身痛痹，四肢拘挛。谢氏根据其脉浮大，诊为营卫不固，血虚风袭，处以当归四逆汤，重用当归，从营卫气血论治，四剂而愈。当归四逆汤出自于汉代张仲景的《伤寒论》。其文曰："手足厥寒，脉细欲绝者，当归四逆汤主之。"方由当归、桂枝、芍药、细辛、通草、大枣、炙甘草组成。本例孕妇四肢拘挛，谢氏认为是血虚风袭之候。肝主筋，爪为筋之余，肝血不足，风寒外袭，筋脉失养，则手足拘挛。当归四逆汤具有温经散寒、养血通脉之功，对本案方证对应，故效如桴鼓。

6.妊娠恶阻

王氏妇,年十八,结缡仅三月,呕吐不能食,眩晕体倦,无寒热。请余脉之,两手脉皆细数。询得停经两月,忆《金匮》论怀孕六十日,当有此证。以恶阻病治之,用《千金》半夏茯苓汤加减水煎服。一剂吐止,四剂全愈。后以此法,治恶阻良验。

上党参	半夏	茯苓	旋覆花
橘红	生姜	甘草炒	干生地捣汁冲服
竹茹			

如脉不见细数,去生地;脉虚加白术、砂仁。

铎按:妊娠之脉,诸家之论,固有至理,然皆有验、有不验。余业医有年,专心究此,阅历多矣。常见有甫受胎,而脉即为显呈于指下者;有半月、一月后,而见于脉者;有始终不见于脉者;有受孕后,反见弦涩细数者,甚至有两脉反沉伏难寻者。古人所论,亦不尽然也。以是知天下事,皆不可以成迹拘也。予诊斯病,直未见孕脉,因询得停经两月,又无他病,以意会之。所谓医者,意也。

平素非博究医书,鲜不为细数脉起疑,焉能悟到病由恶阻,所治无不验,洵得于心者应之手。(寿山)

（清·李铎《医案偶存·妊娠病》）

【按语】

妊娠早期出现恶心呕吐,头晕倦怠,甚至食入即吐者,即为"妊娠恶阻",亦称为"子病""病儿""阻病"。多因脾胃虚弱或肝胃不和导致冲气上逆、胃失和降而起。半夏茯苓汤出自《备急千金要方》卷二,由半夏、茯苓、地黄、陈皮、旋覆花、甘草、细辛、生姜、桔梗、人参、川芎、白芍组成,有化痰和胃、益气养血功效,主治妊娠气血两虚,痰饮内停,胃气不和,致患恶阻。李氏治疗本例孕妇,在孕脉尚不显著情况下,舍脉从症,并对此方略作加减,一剂吐止,四剂全愈。后又以此法,治恶阻良验。

7.肝胃不和

何某,女,27岁。

1965年12月,初诊。婚后停经50余日,心烦不安,脘闷胀痛,时泛酸苦之水,呕逆不食,倦怠无力。舌苔薄黄,脉弦滑。病属妊娠恶阻,肝郁气滞,胆火犯胃。宜清胆舒郁,和胃降逆。拟温胆汤加减。

竹茹 10g	陈皮 5g	法半夏 5g	茯苓 6g
党参 5g	公丁香 3g	柿蒂 10 个	枳壳 5g
厚朴 5g	生姜 3 片		

×3 剂

10 天后因感冒来诊云:"上药只服 2 剂,病即痊愈。"

(何晓晖、黄调钧《赣东名医·李元馨专辑》)

【按语】

妊娠期间,血聚冲任养胎,冲脉气盛,肝血不足,肝火偏旺,火逆犯胃,加之冲气上逆,胃失和降,致恶心、干呕、口苦、纳欠、泛酸等肝胃不和之恶阻。本案患妇,舌苔薄黄,脉弦滑,李氏诊为肝郁气满,旺火犯胃,以温胆汤清肝舒郁,和胃降逆。温胆汤载于南北朝姚僧垣《集验方》,常用于胆胃不和、痰热内扰所致的虚烦不寐、呕吐呃逆、头昏头痛、惊悸不宁等。元代罗谦甫认为:"方以二陈汤治一切痰饮,加竹茹以清热,加生姜以止呕,加枳实以破逆,相济相须,虽不治胆而胆自和,盖所谓胆之痰热去故也。命名温者,乃谓温和之温,非谓温凉之温也。若谓胆家真畏寒,而怯而温之,不但方中无温胆之品,且更有凉胃之药也。"因而李氏以此治肝胃不和之恶阻,能起到很好清胆疏郁、和胃降逆作用。

8. 脾虚子肿

张某,女,30 岁。

1977 年 4 月 3 日,初诊。妊娠 5 月,面浮脚肿。脉滑无力。病属脾虚。宜予健脾渗湿。

党参 10g	焦白术 10g	茯苓 10g	陈皮 5g
大腹皮 5g	桑白皮 10g	泽泻 5g	甘草 4g
地骨皮 10g	赤小豆 10g		

×3 剂

1977 年 4 月 7 日,复诊。药后浮肿大减。脉较有力。原方去泽泻,加红枣 6 枚,再进 3 剂。

(何晓晖、黄调钧《赣东名医·李元馨专辑》)

【按语】

妊娠期水肿属中医学"子肿"范畴。《素问·至真要大论》"病机十九条"谓:"诸湿肿满,皆属于脾。"素体脾虚,水湿中阻,运化失司乃为子肿基本病机。李氏认为本案面浮脚肿,病属脾虚,以全生白术散为基础汤加赤小豆、大腹皮、桑白皮、泽泻等利水渗湿之品以健脾渗湿。考全生白术散载于《证治准绳》,即全生指迷方之白术散。此方功能健脾利水,主治妊娠脾胃虚弱所致子肿,面目虚浮,四肢有水气。李氏在此基础上酌加治标之利水渗湿药,保胎、健脾、利水并举,见效尤速。

9. 妊娠眩晕

黄某,女,26岁。

1978年9月26日,初诊。妊娠7月,头昏眼花,视物模糊,心烦不安,腰膝酸痛,大便溏泄,日5~6次。腰以下浮肿。血压170/120 mmHg,尿检蛋白(+)。舌苔黄,脉弦滑。此属子晕,病情急重,脾虚肝旺,邪盛标急。先拟清肝降压,利湿消肿。

夏枯草20g	决明子20g	杜仲12g	葫芦壳1掌
茯苓皮20g	泽泻10g	桑白皮10g	姜皮1.5g
赤小豆10g	大腹皮6g	黄芩10g	甘草3g
			×3剂

1978年9月29日,复诊。腰痛已除,浮肿见消,血压略降。昨晚腹痛,大便仍溏。宜健脾益血,清肝降压,稍佐行气止痛。

党参12g	夏枯草10g	黄芩10g	阿胶7g
焦白术10g	决明子15g	广木香5g	杜仲10g
茯苓7g	菟丝子10g	炒艾叶3g	甘草4g
			×3剂

1978年10月2日,三诊。药后血压稳定,维持在120/90mmHg左右,浮肿消散,头昏眼花好转,大便成形。尿蛋白(-)。上方续服3剂,巩固疗效。

(何晓晖、黄调钧《赣东名医·李元馨专辑》)

【按语】

妊娠期高血压属中医"子晕""子肿""子痫"范畴。水肿、高血压、蛋白尿是妊娠高血压的三大症状。《素问·至真要大论》谓："诸风掉眩，皆属于肝。"古人有"无风不作眩""无痰不作眩"之说。对于本病的治疗，多从肝阳化风论治。本例患者妊娠七月，头昏眼花，视物模糊，腰膝酸痛，大便溏泄，腰以下浮肿，血压 170/110mmHg，尿检蛋白(＋)。李氏诊其弦滑，舌苔黄，辨为子晕，决定清肝降压，利湿消肿。方用夏枯草、决明子、黄芩、杜仲清肝降压，葫芦壳、茯苓皮、泽泻、桑皮、姜皮、赤小豆、大腹皮利水渗湿。患者服药 3 剂后浮肿渐消，血压略降，李氏再加健脾益肾药味，药后血压稳定于 120/90mmHg，大便成形，尿蛋白转阴，原方继服，以资巩固疗效。

10. 胎动不安

万某某，女，23 岁。

1977 年 11 月 22 日，初诊。停经 58 天，饮食乏味，精神疲惫，腰膝酸痛，小腹时痛，阴道流血少许。舌质淡红，右寸脉滑。此胎动不安，由气虚肾亏，冲任不固所致，小产可虑。拟益气补肾，养血安胎。

白参 5g	焦白术 7g	熟地 10g	当归身 5g
杜仲 10g	菟丝子 10g	补骨脂 10g	炙黄芪 10g
阿胶 10g	炒艾叶 3g	桂圆 10 枚	炙甘草 4g

1977 年 11 月 25 日，复诊。阴道流血已止，腹痛亦愈，腰痛减轻，唯精神不振，纳少，寐差。脉来濡滑。仍从原意加减。

党参 10g	焦白术 10g	炙黄芪 10g	当归 10g
熟地 10g	杜仲 10g	补骨脂 10g	阿胶 10g
白芍 5g	砂仁 3g	炒艾叶 3g	菟丝子 10g
桂圆 10 枚	炙甘草 4g		

上药续服 10 余剂，精神大振，纳食增多，睡眠安宁，诸症消失。

（何晓晖、黄调钧《赣东名医·李元馨专辑》）

【按语】

妊娠期间出现腰酸、腹痛、下坠，或伴阴道少量流血者，属为胎动不安范畴。西医称为先兆流产。中医认为，胎动不安的主要病机是肾虚冲任不固，脾虚不能摄血养胎所致。肾为先天之本，肾虚则胎失所养，胎元不固；脾为后天之本，气血生化之源，脾虚不能摄血，导致阴道流血。本例患者停经 58 天，出现腰膝酸痛,小腹时痛,阴道流血少许。李氏诊为胎动不安,由气虚肾亏,冲任不固所致,小产可虑,治法益气补肾,养血安胎。方中菟丝子、杜仲补骨脂固胎,阿胶、熟地、当归、桂圆养血安胎,人参、白术、黄芪、炙甘草益气养胎,加艾叶暖宫利胎,患者服药十余剂,诸症消失。

11.胎萎不长

邓某,女,24 岁。

1960 年 7 月 10 日,初诊。妊娠 7 月,近 50 余日不觉胎动,经某医院检查,疑为"死胎"。脉来沉滑。此因气血不和,胎失所养,则萎而不长。其治重在调气血。姑拟保产无忧方,以观动静。

川芎5g	当归5g	白芍5g	枳壳2g
厚朴2g	炒艾叶3g	党参5g	黄芪6g
川贝3g	菟丝子6g	荆芥3g	羌活2g
生姜3片			

服药 3 剂,患者告曰:药后觉得胎动。

(何晓晖、黄调钧《赣东名医·李元馨专辑》)

【按语】

患者妊娠七月,近五十余日不觉胎动,疑为死胎。李氏诊其脉来沉滑,认为是气血不和,胎失所养,则萎而不长,拟用保产无忧方为治。该方出自傅山《傅青主妇科》,又名保产无忧散,功能保胎顺产,主治胎动不安,胎位不正或难产等。原书载本方"未产能安,临产能催"。《医学心悟》以"撑法"赅其方义,谓此繁乱之药,大具天然活泼之趣,左宜右有,而具撑法之神者也。谓其:"此方流传海内,用者无不响应。"全方有温行气血,调理气机之功效。本例患者妊娠七月,近五十日不觉胎动,疑为死胎。李氏诊其脉来沉滑,辨为气血不和,胎失所养,则萎而不长,于是以保产无忧方原方服药之剂。药后始觉胎动而安。本方旨在调和气血,疏畅气机,便升降恢复正常,气顺血和,助胎发育。现代不少习惯性流产或流产孕妇,B 超发现胎萎不长,检验查出现雌激素过低,即予手术处理。实际上可以试用中药试行治疗,或能保胎无忧。

12.子死腹中

刘某,女,25 岁。

1983 年 6 月 29 日,初诊。妊娠足月,预产期仅距 3 天,腹满急痛,阴道少

量流血,自觉胎动停止,故来住院待产。经妇科反复检查,听不到胎心音,且
多次会诊,确诊为"死胎"。因胎儿头位过高,宫缩无力,既不宜于产钳,又不
适合手术,故请中医会诊。刻下症:妊娠足月,身体强健,因孕期过多服食鸡、
肉等营养之物,胎儿体形过大,难于分娩,导致胞紧干涸窒息而死。诊其脉,
三部均见弦涩,舌质紫黯。脉症合参,为不损伤孕妇正气,用药应不宜峻攻猛
伐,导致不良后果。根据《圣济总录》称"子死腹中,危于胎之未下",急取下胎
一法,治宜活血行血,佐以下胎方,拟加味归芎汤合脱花煎并疗儿散三方加减
化裁。

当归20g	川芎15g	牛膝15g	龟板15g
乳香10g	肉桂6g		
		水煎温服,日2剂	

6月30日,会诊。服上方后,宫缩有力,腰腹坠痛见甚,仍守上方再进
2剂。

7月1日,三诊。胎儿下降,宫缩频繁,上方龟板加至30g,再服1剂后,死
胎已下,住院3天,安全出院。

(章天生、何晓晖《赣东名医·张坤文》)

【按语】

胚胎停止发育后不能自然排出者,称为死胎不下。本案以加味归芎汤合
脱花煎、疗儿散为治疗方案。考脱花煎出自《景岳全书》,原用于产科催生,由
当归、肉桂、川芎、牛膝、车前子、红花六味组成,用于难产催生及死胎不下。
加味归芎汤有多种不同组方,分别用于妇科、骨伤科、内科、儿科疾病。中医
治疗死胎不下有其优点,可避免手术损伤。现代仍不乏孕妇早期出现胎停现
象,临床也可考虑用脱花煎等古方辨证使用。

13. 死胎不下

顾季披乃室,仲夏时,孕已五月,偶尔下血。医以人参、阿胶勉固其胎。
又经一月,身肿气胀,血逆上奔,结聚于会厌胸膈间,食饮才入,触之痛楚,转
下甚艰,稍急即连粒呕出,全如噎证。更医数手,咸以为胎气上逼,脾虚作肿
而成膈噎也。用人参之补、五味之收为治。延至白露节,计孕期已八月,而病
造极中之极,呼吸将绝,始请余诊,毫不泄露病状。其脉尺部微涩难推,独肺
部洪大无伦,其喘声如曳锯,其手臂青紫肿亮,如殴伤色。余骇曰:"似此凶

证,何不早商?"季掞曰:"昨闻黄咫旭乃室有孕而膈噎,得遇良治而愈。是以请救。但内子身肿气急,不识亦可疗否?"余曰:"此证吾视若悬鉴,不必明言,以滋惊恐。姑以善药一二剂投之,通其下闭上壅可也。"季掞必求病名。余曰:"上壅者,以肺脉之洪大,合于会厌之结塞,知其肺当生痈也;下闭者,以尺脉之微涩,合于肉色之青肿,知其胎已久坏也。善药者,泻白散加芩、桔之苦以开之,不用硝、黄等厉药也。"服一大剂,腹即努痛,如欲产状。季掞曰:"产乎?"余曰:"肺气开而下行,数时闭拒,恶秽得出可也,奚产之云!"再进一剂,身肿稍退,上气稍平,下白污如脓者数斗,裹朽胎而出。旬余尚去白污,并无点血相间,可知胎朽腹中,已近百日,荫胎之血和胎俱化为脓也。病者当时胸膈即开,连连进粥,神思清爽,然朽胎虽去,而秽气充斥周身,为青肿者未去也;胸厌虽宽,而肺气壅遏,为寒热咳嗽者未除也。余认真一以清肺为主,旬余果获全痊。

(清·喻昌《寓意草·面论顾季掞乃室奇证治之奇验》)

【按语】

死胎不下多因产妇气血虚弱,胞宫无力娩出胎儿,或胞宫瘀血阻滞,不能送胎外出所致,治宜补气益血,佐以下胎,或行气祛瘀。喻昌治顾季掞妻此症,未采用活血理气、攻下逐瘀等传统治法,而从肺论治获效。病妇孕已五月,突然有次下血,其后身肿气胀,血逆上奔,食入即呕,全如噎证。喻昌诊其尺部微涩难推,独肺部洪大无伦,辨为肺气上壅,死胎下闭,认为治宜通其下闭上壅可也。于是用泻白散加黄芩清肺热,桔梗开肺气,肺热清则肺气得以下行,胎亦得下。喻氏从调整肺气入手,下病上取,如钥开锁,果获全功。

四、产后病

(一)产后发热

1. 内虚发热

方伯袁公长媳,年十九岁,产男,脐风不育。满月之日,妇姑相对而泣,忧思劳神,因而发热头痛。一医以外感治之,用九味羌活汤数剂,其烦热愈甚,事急,请予治之。予诊其脉虚,详问其症,则云:"头重困倦而多汗。"予曰:"此内虚发热,奈何以外感治之,此谓虚虚其误甚矣。"用大补气血之剂,连服二三剂,而烦热渐除,服至十余剂而安。

原用大补气血方

人参　　黄芪蜜炙　　当归身各一钱五分　　白术炒

白茯苓各钱　　大川芎　　白芍酒炒　　干姜炒

熟甘草各六分　　陈皮去白　　童便香附　　升麻蜜炒

柴胡蜜炒,各五分　　麦冬八分

煨姜一片去皮,好胶枣一枚,洗净去核,同煎

（明·聂尚恒《奇效医述·治妇人产后内虚发热用补得效述》）

【按语】

《素问·五常政大论》曰:"无盛盛,无虚虚,而遗人天殃。"意思是不要用补法去医治那些邪气旺盛的疾病,更不要用泻法去医治那些正气空虚的疾病,否则会给人们带来灾难。这是著名的中医理论"虚虚实实之戒"。本案患妇年十九岁,产后发热头痛,前医以外感用九味羌活汤不效。"虚虚"是使虚者更虚之意,前医正是犯了此错误。聂氏诊其脉虚,结合产妇头重困倦多汗表现,认为是内虚发热,从而感叹:此谓虚虚其误甚矣!于是用参芪归芎等大补气血之剂,服至十余剂而安。聂氏,脉证合参,辨明虚实,有的放矢,因而取效。

2. 产后感寒

一婢妇,年二十余岁,冬月产女。其未产前一二日已略感寒,产后二三日内,因洗手面又感寒,身热头痛。予用参苏饮发其汗,头痛止而烦热连日不除。诊其脉弱,疑其去血多,内虚发热,用补中益气汤。服一剂,烦热不除而有加。予思产后脉弱,其常也,而烦热不除,服补不效,得非外邪入里,与男子内伤挟外感久而入里同症乎。因用酒炒黄芩、酒蒸花粉、前胡、贝母、麦冬、桔梗、甘草、干葛、赤芍、连翘、童便香附之类,清解之。服一剂,而烦热减半;服至三剂,而烦热悉除,粥食如常;随用八物汤二三剂补之而安。此妇若拘执治产后常规治之,不敢用清解之药,则其热经旬不除,热久则血气焦枯,变症传风而死矣。以此知病情多端,不可执滞,随机应变,神而明之可也。

予因治此一妇,而思及古名公之言,亦多有欠周匝,欠分晓,而不可尽信者。朱丹溪辈俱云产后大补血气为主,虽有他症以末治之。若拘泥此言而不变通,则此妇断无生路矣。今备论之。产后大补血气为主,此一言非不有理。然用之于无他症者则当,用之于有他症者则乖。何以谓之无他症?如产后或

去血过多，或劳倦大早，以致或五心热身热，或头重昏痛，或多汗，或遍身软弱无力，或骨节酸痛，或腰膝运转艰难而痛：此则总是血气虚弱之症，而非他症也。此唯大补血气，则诸症自除，不必治也，亦非以末治也。何以谓之有他症？如产后或洗浴太早而感寒，或身触风凉而感寒，或口吃冷物而感寒，以致身热、头痛、四肢痛等症，则当先用参苏饮之类汗之，发散其寒邪，而后用补；如或寒邪日久未发，入里郁为热邪，以致烦躁发热，则当先用清解之剂，除其热邪，而后用补。凡此他症，皆当先治急治，而大补血气次之。又何可以末治也？若视为末不急治，而遂用补剂，则反助邪为害，鲜不毙矣。是以从来产妇伤寒，百不救一二，非独时医之拙，亦古人立法疏漏之失也。予故表而出之，以补医工之阙漏，以救妇人之危凶。此条与前治男子内伤挟外感条，其理相通，可以参看。

（明·聂尚恒《奇效医述·治妇人产后感寒入里先清后补得效述》）

【按语】

产后发热，即"产褥热"，是指产褥期内，出现发热持续不退，或突然高热寒战，并伴有其他症状者，类似于西医的产褥感染。产后发热原因复杂，正如张景岳指出："产后发热，有风寒外感而热者，有郁火内盛而热者，有水亏阴虚而热者，有因产后劳倦虚烦而热者，有失血过多、头晕闷乱烦热者，诸症不同，治当辨察。"本案患妇年二十余，冬月产女，产前感寒，产后又感寒，身热头痛。聂氏先按先贤"产后大补气血为主，虽有他症以末治之"之训，先用参苏饮不效，又用补中益气汤，烦热不减反有加。于是，不盲从古人，灵活变通，终于用黄芩、花粉、前胡、贝母、麦冬、桔梗、干葛、赤芍、连翘清解取效。从而悟得，病情多端，不可执滞，随机应变，神而明之可也。诚哉斯言！

3.血虚外感

饶某，女，31岁。

1957年9月7日，初诊。分娩已半月，产时失血过多，近3天身热微恶风，咽喉肿痛，咳嗽痰黄，口渴，神疲乏力，溲黄便结，舌苔薄黄淡红，脉细数偏浮。此为产后血虚外感风热。宜辛凉疏表佐以养血之品。拟除瘟化毒汤合四物汤加减。

粉葛根 12g	冬桑叶 10g	炙杷叶 9g	苏薄荷 5g
淡竹叶 9g	蜜银花 10g	浙贝母 10g	生地黄 10g
酒当归 6g	酒川芎 5g	北防风 9g	粉甘草 3g

×2 剂

9 月 19 日,复诊。寒热已除,咽痛亦减,稍咳、口渴,外风热已解。更法以四物汤加味治之而痊愈。

（章天生、何晓晖《赣东名医·傅思义》）

【按语】

产后发热是产褥期内出现发热持续不退,或突然寒战高热并伴有其他症状的疾病。最早记载见于《素问·通评虚实论》"乳子而病热"。产后发热的原因很多,但主要以外感、血虚、感染、邪热、血瘀为发病原因。本案傅氏诊为产后血虚外感风热,治用除瘟化毒汤合四物汤。考除瘟化毒汤为清代习步忠《喉科家训》所载喉科方,有清解肺胃作用。患者兼咽喉肿痛,傅氏用于本案应为对症。根据妇女产后特点,配入四物汤补血活血。一俟外风已解,更法以四物汤加味调治痊愈。

4.气血两虚

徐某,女,31 岁。

1962 年 8 月 9 日,初诊。产后流血甚多。现低烧不退,阴道流黄水不绝,纳食乏味,乳汁不足,头昏眼花,困倦懒言,四肢酸软。舌质淡,苔薄白,脉细弱。此气血双亏,阴火妄动。从东垣甘温除热法,拟补中益气汤加减。

党参 12g	白术 10g	炙黄芪 12g	当归身 6g
阿胶 10g	柴胡 5g	升麻 5g	熟地 10g
鹿角霜 10g	桑螵蛸 10g	砂仁 3g	炙甘草 4g

×3 剂

1962 年 8 月 12 日,复诊。身热已平,恶露已尽,胃纳增进,仍头昏、神疲、全身无力。虚弱之躯,难以遽复。当循原法再进,兼以饮食调理。原方去砂仁、鹿角霜,加鹿角胶 10g,5 剂。

（何晓晖、黄调钧《赣东名医·李元馨专辑》）

【按语】

产后分娩过程中气血损耗,津液之失,致使冲任阴血亏虚,引起体虚发热。妇人素体脾气虚,营阴本弱或临产及产后耗气、伤津、失血,阴血骤虚,或因术后失调使斯血液愈发不足,阴不敛阳,虚阳外浮,而令产妇身热不退。可见气血不足为产后内伤发热主要病机之一,补气血、调营卫为治疗关键。李氏诊本例病妇,审因为产后流血过多,引起低热不退,判为气血双亏,阴火妄动,从而采用李东垣甘温除热法,拟补中益气汤化裁。方加鹿角霜、桑螵蛸温补肾阳,熟地、阿胶滋补阴血,砂仁醒脾开胃,使补而不滞。李氏通过甘温除热,使产妇清阳上升,营卫和调,热退神安。

5. 气虚外感

纪某,女,26 岁

1975 年 9 月 23 日,初诊。产后近四旬,开始阴道流血甚多,几天前又复阴道流血。现恶露已尽,头昏肢软,乳汁不充,头痛畏光,形寒发热,腰膝酸痛。舌质淡红,苔薄白,脉濡数。产后气血大虚,腠理空疏,外邪乘虚而入。至虚之体,不耐辛散发表,只宜甘温除热。

党参 12g	炙黄芪 12g	当归 10g	白术 10g
熟地 10g	阿胶 10g	川芎 5g	补骨脂 10g
杜仲 10g	木瓜 10g	五加皮 10g	千年健 10g
甘草 4g			

×3 剂

1975 年 9 月 26 日,复诊。发热已退,痹痛大减,乳汁略增,仍觉怕冷,夜寐不安。舌质淡,脉来濡缓。为使肌膜固密,邪不可干,再进补剂。

党参 15g	炙黄芪 15g	白术 10g	当归 10g
阿胶 12g	熟地 15g	白芍 10g	枣仁 10g
远志 5g	柏仁 10g	茯神 10g	桂圆 20 个
炙甘草 4g			

×4 剂

(何晓晖、黄调钧《赣东名医·李元馨专辑》)

【按语】

中医学认为产后发热的病因病机与"邪之所凑,其气必虚"之论相合。产妇分娩中气血耗损,使经脉气虚,气血失调。气虚则卫外不固,外邪乘虚而入,外实而里虚,正邪交争而发热。因此,虚实夹杂是产后发热的最大特点。本例患者系高龄产妇,产后近四旬,虽恶露已尽,但头昏肢软,乳汁不充,头痛畏光,形寒发热,腰膝酸楚。李氏认为此系产后气血大虚,腠理空疏,外邪乘虚而入。他考虑到至虚之体,不耐辛寒发表,只宜甘温除热。李氏方用党参、炙黄芪、白术、甘草补中益气;当归、熟地、阿胶、川芎调补阴血;再巧妙运用补骨脂、杜仲、木瓜、五加皮、千年健等既有祛风除湿功效,又能补肾强筋的药味,以驱邪外出。全方鼓舞正气,扶正祛邪。患者服后发热已退,痹痛大减,乳汁已增,再加减服用数剂,以收全功。

(二)产后咳嗽

黄某,女,30岁。

1974年5月5日,初诊。产后将近1月,恶露已净。恶寒发热,咳嗽声嘶,咽喉肿痛。舌质红,苔薄黄,脉弦数。风寒外感,郁而化热。治宜疏风解表,清热化痰。

薄荷叶5g	荆芥5g	生地10g	玄参10g
浙贝5g	杏仁10g	百部10g	麦冬10g
黄芩10g	知母10g	牡丹皮5g	甘草4g

×2剂

1974年5月8日,复诊。寒热已除,余症略减。外邪虽去,肺热未清。仍宜清热化痰。原方去荆芥,加牛蒡子10g、桔梗7g,3剂。

(何晓晖、黄调钧《赣东名医·李元馨专辑》)

【按语】

明代张景岳《景岳全书》:"产后气血俱去,诚多虚证。然有虚者,有不虚者,有全实者。凡此三者,但当随证随人,辨其虚实,以常法治疗,不得执有成心,概行大补,以致助邪。"本例患者产后将近一月,恶露已净,恶寒发热,咳嗽声嘶,咽喉肿痛,舌质红,苔薄黄,脉弦数。李氏辨为外感风寒、郁而化热,治用疏风解表,清热化痰。方以荆芥、薄荷疏风散邪,生地、玄参、麦冬、黄芩、知母、杏仁、百部、甘草止咳化痰。全方未用任何补益之药,纯系祛邪。中医辨证论治既有原则性,也有灵活性。对产后病治疗不能谈祛邪色变,关键在于具体情况具体分析,才能获得最佳治疗效果。

（三）呕吐清水

瑞州一妇,产后半月余,胃中有清水作逆而吐。以为胃寒,令煮鸡,倍用姜、椒,初觉相宜,至三五日清水愈多。以姜、椒煎汤,时时饮之,近一月,口气渐冷、四肢发厥,昼夜作逆,腹中冷气难堪,有时战栗。用四君子汤,人参一钱至二钱,初服少安,久则不应。又加炮姜,亦不效。众议用附子理中汤,主人自度非寒证,请予。予诊六脉俱无,以食指复按尺部,中指、无名指按尺之后,脉来实数有力,左右皆同,发言壮厉,一气可说三五句,唇焦颊赤,大便五六日一次,小便赤少,此实热证也。询之,其俗产后食胡椒炒鸡为补,此妇日食三次,半月后遂得疾。予用三黄汤治之,连进四盏,六脉俱现,姜椒汤不欲食矣。又进四盏,身不战栗,清水减半。服四日,口中热气上升,满口舌类俱发黄小粟疮,大便八日不通。以四苓合凉膈散,空心一服,至午不动;又以甘草煎汤,调元明粉五钱热报,一时许腹中微鸣,吐出酸水一二碗,大便连去二次;又服元明粉五钱,所下皆黑弹粪十数枚。后以四苓散、三黄、山栀、枳壳调理一月,全愈。

主人曰:"荆人之病,医皆以为虚而用姜、附。生窃疑之,欲以为热而六脉俱无,欲以为寒而姜附不应。先生一诊,而遂用大剂三黄汤,更加元明粉寒凉之剂以通之,不以产为掣肘,公何见也?"予曰:"脉证明显,不详察耳。《脉》法云:极大极微,最宜斟酌。凡诊脉遇有极大无力者,须防阳气浮散于外;若极微之脉,久久寻而得之,于指稍稍加力按之至骨愈坚牢者,不可认作虚寒。今脉左右三部初按悉无,再以食指按其尺部,中指无名指按其尺后,脉来实数有力,所谓伏匿脉是边,此乃阳匿于下,亢之极矣。又大便秘结,小便赤少,唇焦颊赤,气壮言高,自脉与症视之,其为实热明矣。若果虚寒,脉当浮大无力,何以实数有力?症当气息微弱,何以言貌强壮?谓其虚而用姜、附者,未当也。"主人曰:"既为热证,然而口气冷,吐清水,四肢厥,时战栗,此数者又有似于阴,何也?"曰:"此正热极似水,亢则害,承乃制也。犹之天地之冬,阳遏于下,地泉反热,阴浮于上,寒威凛冽,故今之口气冷,四肢厥而吐清水者,亦阳遏阴浮之义也。至于战栗,则热入血室,热极则生风,然热在肝肾,不在心经,故言语真诚而不妄也。其致病之由,本于食椒鸡过多。盖产后之证,肝肾虚寒,胡椒之性味辛热,能散寒逐败。鸡属巽而入肝,性温,能活滞血而养新血。鸡可常食,椒性大热有毒,不可过多,多则热毒积于阳胃之中,而诸怪证作矣。至于服姜、椒而反现寒证者,正古云服黄连多而反热,服姜附多而反寒之谓也。予用三黄者,黄连味苦入心,苦能下泄,如天气下降,引地气上升,阳气升则寒邪退,黄芩利大肠之热毒,黄柏生肾水以制火毒,甘草梢解诸药之毒,元明粉软坚,四苓合凉膈散清利大小便。此药一服,故口舌生疮,其毒自口而出,虽不补产后之虚,内邪既去,则正气自昌,而虚弱者充实矣:是不补之中而有大补者在也。"

(明·易大艮《易氏医按》)

【按语】

易氏治本例真实假虚之证,颇有见地。患者产后,呕吐清水。众医议为寒证,不效。易氏接诊,发现六脉俱无,但以食指复找尺部,中指、无名指按尺之后,脉来实数有力,发言壮厉,大便五六日一行,小便短少。脉证合参,易氏认为此为实热之证,于是投以三黄汤,六脉俱现;再以四苓合凉膈散,又以甘草煎汤调玄明粉热服,大便始通;其后以四苓、三黄、山栀、枳壳调理而愈。易氏不被假象所蒙蔽,明辨寒热。他审因论治,发现其病之由,本于食椒鸡过多,热毒积于肠胃。本案治病求本,才能不致南辕北辙。

(四)腹胀便闭

孙康泰内人,产后一日,畏寒发热,恶露不下,满腹作胀,手不可按,二便俱闭,胸紧气迫。危急邀视,知为产后受寒所致。盖血得寒则凝泣而不行,非温不通,先与失笑散二钱,次进黑神散,重用姜、桂,加漆渣、山楂,急煎与服。顷刻小水先利,污水随下,腹始稍宽,气始稍平。是晚再进一剂,大便甚通。次日泄泻不止,腹痛口渴,当斯时也,于泄宜补,于痛宜通,是通补两难立法。询知临产,食鸡汤过多,缘腹中所蓄瘀血,今得温通,腹中宣畅,恶露已从前阴而下,食滞又从后阴而出,津液暴失,宜乎口渴,然喜脉无洪大,神不昏迷,许以无忧。但身中之津液下泄,精气不腾之症,当从釜底暖蒸,庶几氤氲彻顶,疏与苓、桂、故纸、姜炭、木瓜、甘草,投之渴、泻、腹痛俱止。

黑神散

地黄	当归	赤芍	蒲黄
桂心	干姜	甘草	黑豆
童便			

失笑散

| 蒲黄 | 五灵脂 等分,醋调服 |

(清·谢星焕《得心集医案》)

【按语】

产妇产后一日畏寒发热,恶露不下,腹胀,二便俱闭。谢氏考虑到血得寒则凝泣不行,非温不通,先与失笑散,次进黑神散,重用姜、桂,加漆渣、山楂。服后小便先利,当晚再进,大便甚通,但泄泻不止。谢氏认为是津液下泄,精气不腾,方用苓、桂、故纸等,通过釜底暖蒸,泄泻、腹痛俱止。黑神散在《妇人大全良方》《产育宝庆集》《鸡峰普济方》《陈素庵妇科补解》《医方类聚》《仙拈集》等都有所记载,其具体内容不尽相同或大相径庭。谢氏在本案所用黑神散,与《陈素庵妇科补解》药味组成(赤芍、桂心、归尾、干姜、蒲黄、白芷、香附、益母草、黑豆、生地、陈皮、红花、朴消、鹿角屑、童便)最为接近。知为产后受寒所致,非温不通,故采用本方主治之。

(五)少腹绞痛

周吉人先生内人,冬月产后,少腹绞痛。诸医称为儿枕之患,去瘀之药,屡投愈重。乃至手不可触,痛甚则呕,二便紧急,欲解不畅,且更牵引腰胁俱痛,势颇迫切。急延二医相商,咸议当用峻攻,庶几通则不痛。余曰:形羸气馁,何胜攻击? 乃临产胎下,寒入阴中,攻触作痛,故亦拒按,与中寒腹痛无异。然表里俱虚,脉象浮大,法当托里散邪。但气短不续,表药既不可用,而腹痛拒按,补剂亦难遽投。仿仲景寒疝例,与当归生姜羊肉汤。因兼呕吐,略加陈皮、葱白,一服微汗而愈,得心应手之妙,不知其然而然者有矣。

如恶露不尽,加桂行血。

当归生姜羊肉汤

黄芪	人参	当归	生姜

羊肉煮汁煎药

(清·谢星焕《得心集医案》)

【按语】

产后腹痛又名儿枕痛。本病发生多与血虚、血瘀有关。谢氏诊其脉象浮大,认为是临产胎下,寒入阴中所致,并且指出此与中寒腹痛无异。于是仿仲景寒疝例,与当归生姜羊肉汤加陈皮、葱白,一剂微汗而愈。当归生姜羊肉汤出自《金匮要略》,是一道常见的传统药膳,有补气养血、温中暖肾作用,适用于妇女产后气血虚弱、阳虚失温所致的腹痛,同时,此汤还可以治疗血虚乳少、恶露不止等症状。谢氏在本案成功运用于产后腹痛,自认为是"得心应手之妙,不知其然而然者有矣"!

(六)潮热腹痛

吴元初室人,产后三日,潮热腹痛。八珍、五积之属,辄投不效,反致潮热愈盛,腹痛愈增。至第七日,口疮唇烂,有以为实火者,投芩、连不纳;有以为虚火者,用附、桂亦呕。遂至呃哕神昏,人事大危,诸医袖手。余谓:"此症唇口虽烂,然喜饮热汤,脐腹虽痛,而手可重按,显系内寒外热。第寒热拒格,药当偷关而过,所谓求其属也。"宜与理中先调其胃,法取小丸二两,拌青黛为衣,石膏为衣,或呷或吞,任其缓进,盖仿长沙白通加人尿、猪胆之遗意也。药下果得胃安不呕。随选八味地黄汤,以导阴火,热收痛止而安。

八味地黄汤

见前 370 页。

见前 370 页。

(清·谢星焕《得心集医案》)

【按语】

患者产后渐热腹痛,口疮唇烂,因误投温补或寒凉,遂至呃哕神昏。谢氏认为此显系内寒外热,为寒热格拒,拟温清并用。先用理中汤调其胃,做成小丸,拌青黛、石膏为衣,服后果得胃安不呕,后用肾气丸导阴火,热收痛止而安。此案病情复杂,但谢氏治法独特,疗效凸显,真正体现了"所谓求其属也"的良苦用心。

(七)寒热如疟

萧洪元室人,产后偶然寒热如疟。医以外感投五积散,不效。洪元自知医理,又与黑神散不应。更医以为血虚,进八珍汤,是夜潮热烦躁,次早口干舌裂。又用归、芍、芩、连,服后火势愈腾,唇口愈燥,咽喉窒痛,胸腹胀迫,燥渴异常,脉来洪数,按之亦皆鼓指。内外一占,俨然大热之象。但临产艰难,神气固丧,且血下甚涌,阴营亦伤。思人身阴阳相抱,始得资生,今阴精内竭,孤阳外扰,若非滋液敛神之法,势必阴亡阳灭而已。因处大剂理阴煎加附子、五味,另用龙眼二斤,熬汤挽服。服后寒战重复不减,唇舌俱淡,乃阳微之状已彰,但明知产后血枯阴涸,且脉形未敛,尚不敢偏行辛温,确守前意,滋液敛神,甘温到底而安。

按:妇人产后,血虚发热燥渴诸症,愚曾用理阴煎重加姜炭而安。盖产后血夺,阳无所依,浮散于外。姜炭散虚热之上品,引血药以生血之灵丹也。

（男澍谨识）

理阴煎

| 熟地 | 黑姜 | 当归 | 炙草 |

（清·谢星焕《得心集医案》）

【按语】

产后寒热如疟,他医按外感、血虚治疗不应,反而口干舌裂,燥湿异常。谢氏舍脉从症,不管其脉来洪数,坚持认为是阴精内竭,孤阳外扰,主张滋液敛神之法,处以大剂理阴煎,加附子、五味子,另用龙眼肉煎服。始终不用辛温,坚守滋液敛神,甘温到底而安。谢氏公子甘澍对妇人产后血虚燥渴诸症,沿袭其父经验,亦用理阴煎重加姜炭而安。理阴煎益肾健脾,活血调经,主治阳气虚弱,痰饮内停,胀满呕哕,恶心吐泻,腹中疼痛,妇人经迟血滞等。谢氏父子对本方应用自如,对产后寒热之证,屡或良效。

（八）谵语发狂

戴琪圃室人,小产后,业已越月,忽然浑身战栗,卒倒无知,目瞪手散,半晌略醒,旋发强言,或骂或笑,或歌或哭,一日两发。驱风养血之药,投之无算,而病不少衰。延余视之。见其产后久病,犹气旺神充,因笑曰:"病之情由,吾深得之。"戴曰:"何谓也?"余曰:"令正之禀,必素多肝火,前之小产,必因多进补剂,以致血得热则沸腾而下。产后身中之火未息,冲任之血未安,胞宫之秽未尽,则污瘀之血,势必从火势而冲心胞,以致神魂狂乱。稍顷火降而人事清,移时火升而神机似乱矣。故病发时浑身战栗者,正《内经》所谓诸禁鼓栗,如丧神守,皆属于火。病经两旬,若谓血虚风动,安得久病而神不衰耶?"用铁落饮合当归龙荟丸,加漆渣、桃仁、花乳石,下污血一片,而神清病愈。世知药能治病,抑知药能治鬼乎? 近时通弊,尤属可笑,故记之。

（清·谢星焕《得心集医案》）

【按语】

患者小产后精神错乱,谵语发狂。谢氏分析其病因,认为是素多肝火,多进补剂,产后身中之火未息,胞宫之秽未尽,污瘀之血,从火势而冲心胞所致。于是用生铁落饮合当归龙荟丸,加祛瘀之药,服后下污血一片,而神清病愈。谢氏对于本病从火从瘀论治,有的放矢,乃能中病。通过本症治疗,谢氏对神志疾病坚持唯物主义观点,对神鬼论这一近时通弊予以无情鞭笞:"世知药能治病,抑知药能治鬼乎?"确有见地。

（九）口渴自汗

吴鹤皋乃室,是临川陈祥光之女,产后两旬,忽然汗出二日。医治数日,身热烦扰,口干发渴。祥光因鉴媳妇之误命也,请诊而任其治焉。视其舌光如镜,边刺红燥,身热烙指,汗出黏手,口虽渴而热渴不畏,脉虽洪而重按无力。可知汗血同源,内液枯涸之故,非收神敛液,势必神丧而亡。急用黄芪、桑叶、麦冬、五味,四味同煎,不杂他味者,盖仿血生于气,水生于金之意也。直进十余剂而康。

（清·谢星焕《得心集医案》）

【按语】

患者产后口渴自汗,身热烦扰。谢氏诊之舌光如镜,边刺红燥,脉虽洪而重按无力。舌面无苔、光滑如镜称为"镜面舌",多见于阴液严重损伤的病症。若舌光而色红绛,为热盛伤阴;舌光而色淡,为气阴两伤;若舌光而形色枯萎者,为元气耗伤的危重病症。谢氏乃知此为内液枯涸所致,势必神丧而亡,于是急用益气养阴之黄芪、桑叶、麦冬、五味子同煎,不杂他药。谢氏此证治,体现血汗同源,血生于气、水生于金之理论,药仅四味,但药简效宏,可资借鉴。

（十）五更泄泻

吴乐伦乃室,年近四旬,素患小产,每大便必在五更,服尽归脾、四神、理中之药,屡孕屡堕。今春复孕,大便仍在五更。诸医连进四神丸,不仅解未能移,并且沉困更甚。商治于余,诊毕,乐伦兄问曰:"拙荆虚不受补,将如之何?"余曰:"此乃八脉失调,尾闾不禁,病在奇经。诸医丛事脏腑肠胃,药与病全无相涉。尝读《内经·骨空论》曰:'督脉者,起于少腹以下骨中央,女子入系庭孔。'又曰:'其脉循阴器,合纂间,绕纂后,别绕臀。'由是观之,督脉原司前后二阴,尊阃督脉失权,不司约束,故前堕胎而后晨泻也。又冲为血海,任主胞胎,治之之法,唯有'斑龙顶上珠,能补玉堂关下穴',但久病肠滑,恐难以尽其神化,当兼遵'下焦有病人难会,须用余粮赤石脂',如斯处治,丝毫无爽。五更之泄,今已移矣,十月之胎,今已保矣。《内经》一书,可不读乎?"

按:四神丸原为五更火衰泄泻而设,今施于下虚关滑,宜乎不中肯綮。矧五更为诸阳之会,八脉之聚,非专固奇经,乌乎有济?而余粮、石脂二物,人皆泥为重坠伤胎,今反不然者,《内经》所谓"有故无殒,亦无殒也"。（男澍谨识）

（清·谢星焕《得心集医案》）

【按语】

本例系年近四旬高龄产妇,长期五更泻,屡孕屡坠,今又得孕。五更泻一证,为脾肾阳虚,多用四神丸为治。但本例进四神丸无效,沉困更甚。谢氏出奇制胜,不落窠臼,用具有涩肠止泻作用之禹余粮、赤石脂,结果不仅五更泻止,而且胎也保全。但禹余粮、赤石脂,一般视为妊娠禁忌药。谢氏根据《素问·六元正纪大论》"有故无殒,亦无殒也"之训,用之无碍有益,可谓胆大、心细、行方、智圆者也。

(十一)产后浮肿

廖某,女,37岁。

1965年6月28日,初诊。产后近1月,面目浮肿,腰痛,足心发烧,脉形濡弱。此气血双亏,脾肾两虚。宜补中益肾。

黄芪10g	西党参10g	白术10g	当归10g
升麻5g	柴胡5g	杜仲10g	补骨脂10g
骨碎补10g	续断10g	甘草4g	

1965年7月9日,二诊。浮肿减轻,腰痛好转,足心发热已除。前法颇合,予原方出入。原方去柴胡、升麻,加阿胶10g、鹿角霜10g,再进5剂。

1965年7月14日,三诊。浮肿已消,腰痛续减。守方再进5剂,俾脾肾之功能两复其初。

（何晓晖、黄调钧《赣东名医·李元馨专辑》）

【按语】

妇人产后,气血亏虚,导致肺、脾、肾三脏功能失调。肺失宣降,不能通调水道;脾失健运,不能运化水湿;肾气开阖,不能化气行水。故而水湿泛滥,溢于肌肤。本案产后一月,面目浮肿,腰痛,足心发烧,脉形濡弱,李氏诊其气血双亏,脾肾两虚。治用补中益肾。方中以补中益气汤主要药味补益中气,益气升阳,使肺气宣降得力,脾气运化有权;酌加杜仲、补骨脂、骨碎补、续断补肾助阳之品,增强膀胱气化作用。患妇服药旬日,浮肿减轻,腰痛好转,足心发热已除。李氏原方去柴胡、升麻,配入阿胶、鹿角霜助阳益阴之味,患妇浮肿已消,腰痛续减,守方以收全功。

五、不孕症

1. 气滞血实

一妇人,患浑身倦怠,呵欠,口干饮冷,一月不食,强之食数粒而已。有以血虚治之者,有以气弱治之者,有知为火而不知火之原者,用药杂乱,愈治愈病。自夏至冬,病觉微瘥。逮次年夏,诸病复作,甚于先年,肌消骨露。家人忧之,请予诊治。诊得三焦脉洪大侵上,脾肺二脉微沉,余部皆和平。予曰:"此肺火病也。"以栀子汤饮之,进二服即知饥喜食,旬日气体充实如常。后因久病不孕,众皆以为血虚,而用参芪为君大补之。补半月,胸膈饱胀,饮食顿减;至三月余而经始通,下黑秽不堪,或行或止,不得通利,其苦万状。予治以顺气养荣汤十数剂,一月内即有孕。

其夫曰:"荆人贱恙,自处子时至今二十载矣,幸遇君而获愈。但凡病不外乎血气,有治血者固不效,治气者亦不效,君独以火治之而效者,何也?"予曰:"尊阃之脉,左手三部和平无恙,唯右寸微沉,右尺洪大侵上,此三焦之火升上而侮金也。书曰:火与元气不两立,火盛则元气弱,元气弱则诸病生。浑身倦怠者,火耗其精神也;呵欠者,火郁而不伸也;口干饮冷者,火炽于上也;饮食不进者,火格于中也;肌消骨露者,火气销铄也。诸病皆缘于火,若不先治其火,血气何由而平?故予用山栀炒黑,以去三焦屈曲之火;人参、麦门冬收肺中不足之金;乌梅酸以收之,火热既降,金体自坚,气畅血和而愈矣。不穷其源,而拘拘于血气,何益哉?"又问曰:"病源吾知之矣。数年不孕,又何也?"予曰:"妇人之孕,在乎经调,经之不调,由于气之不顺也。众皆以为血虚而补血,若经水过期而色淡,肝脉微弱而无力,谓之血虚可也。今过期而多,每来三五日方止,其色红紫,肝脉有力,乃气滞血实也,何以谓之虚?气滞血实,而复用参、芪补之,则气愈滞血愈实,安得月水如期而孕耶?故予以调气药为主,以养血药佐之,气顺则血行,经事依期,而妊娠有准矣。向以降火为先而愈疾,今以调气为主而有胎,治法不同病源则一,何也?气者火也,气有余即是火,其病归于气郁而已,郁气一舒,火邪自退,得其病本,随手取效也。张子和云:求得标,只取本,治千人,无一损,此之谓也。"

栀子汤

山栀仁姜汁浸一宿晒干炒黑色

研极细末，用人参二分，麦冬一钱，乌梅二个，冲汤调栀仁末二茶匙服。

顺气养荣汤

当归八分	南芎六分	生地一钱二分	白芍酒炒一钱
陈皮六分	甘草五分	香附醋炒一钱	乌药五分
山栀姜汁炒五分	苏梗五分	黄芩酒炒八分	枳壳五分
青皮五分			

因大便燥结，加黄芩、枳壳，白水煎服

（明·易大艮《易氏医按》）

【按语】

《素问·阴阳应象大论》谓：“壮火食气。”精辟论述了气与火的关系。凡倦怠乏力多认为气虚所致。易氏治疗妇人倦怠，呵欠，口干饮冷，一月不食，诊得三焦脉洪大侵上，肺脾两脉微沉，辨证为肺火病，便印证了乏力也有因实火导致者。易氏对患妇开出栀子汤，旬日气体充实如常。假设易氏不知变通，一见倦怠便予补气，以气弱治之，效果不堪设想。而易氏坚持“若不先治其火，血气何由而平？”方中以山栀清三焦之火，人参、麦冬益肺阴，乌梅酸收，故能气畅血和而利于病。易氏以栀子汤治妇人气滞血实之肺火症，旬日气体充实如常。后因久病不孕，易氏仍以辨体论治，针对气滞血实，从肝论治，方用顺气养荣汤。方以四物（熟地易生地）养血理血，山栀、黄芩、生地清肝泻火，香附、陈皮、苏梗、枳壳、青皮、乌药疏理肝气。易氏认为：“妇人之孕，在乎经调，经之不调，由于气之不顺也。”气行血行，女子以肝为先天。易氏以调气药为主，以养血药，清肝药佐之。他认为前症以降火为先而愈疾，今以调气为主而有胎，治法不同，病源则一。易氏总结本案治疗心得：“郁火一疏，火邪自退，得其病本，随手取效也。”

2. 体盛不孕

一友继室夫人，身体肥盛，经候虽调，从未孕育。令仆定方而施转移化机之药，虽从古医书所未载，然可得言也。盖山之不可葬者五：童、断、过、石、独。纵有明师，无所施其翦裁。以故女之不可孕，如方书所志生禀之殊，非人工所能改移者,可不更论。若夫生禀不殊,但为形躯所累,而嗣孕终不乏者,古今来不知凡几。第夫妇之愚,天然凑合之妙,虽圣神有不能传者,所以方书缺焉未备耳!仆试言之:地之体本重厚,然得天气以苞举之,则生机不息。若重阴沍寒之区,夫日之光不显,则物生实罕。人之体中肌肉丰盛,乃血之荣旺,极为美事,但血旺易至气衰,久而弥觉其偏也。夫气与血,两相维附,何以偏衰偏旺耶?盖气为主,则血流;血为主,则气反不流。非真气之衰也,气不流有似于衰耳。所以一切补气之药,皆不可用;而耗气之药,反有可施。缘气得补则愈锢,不若耗之以助其流动之势,久而久之,血仍归其统握之中耳!湖阳公主,体肥受孕,然不能产也。进诸御医商之,得明者定一伤胎之方,服数十剂,而临产始得顺利,母子俱无灾害。盖肥满之躯,胎处其中,全无空隙,以故伤胎之药,止能耗其外之血肉,而不能耗其内之真元也。此用药之妙也。仆仿是意而制方,预为受胎之地,夫岂无术而杜撰乎!然而精诚之感,贯于金石,女之宜男者,先平其心,心和则气和,气和则易于流动充满也。其次在节食,仙府清肌,恒存辟谷。宫中细腰,得之忍饥。志一动气,何事不成耶?而且为斋心积德,以神道之教,补药饵之不逮,有不天人叶应者乎!仆于合浦求珠,蓝田种玉之举,而乐道之。

(清·喻昌《寓意草·论体盛绝孕治法》)

【按语】

喻昌对不孕症的诊治有独特见解。其友人填房身体肥盛,经候虽调,从未孕育。喻氏认为人之体中肌肉丰盛,乃血之荣旺,但血旺易至气衰,久而弥觉其偏也。喻氏强调形神同治,平衡身心。他认为此妇一切补气之药,皆不可用;而耗气之药,反有可施。缘气得补则愈锢,不若耗之以助其流动之势,久而久之,血仍归其统握之中耳。对于本案的治疗原则,喻氏提出:先平其心,心和则气和,气和则易于流动充满也;其次在节食。调整心态和减肥节食,对肥胖型不孕患者是有积极作用。至于用药,喻氏虽未载具体药味,但他强调了不可补气而用耗气,按现代观点,耗气则用祛除痰瘀湿浊之品,治疗思路是正确的。

3. 宫寒不孕

章某,女,30 岁。

1977 年 2 月 15 日初诊,结婚已 3 年,未曾孕育,月经一贯愆期。经血色黯,挟有小血块,延绵旬余方净,经后黄水较多。舌苔白,脉弦。病为肝郁脾虚,气血不调。拟疏肝理脾,调气和血。

柴胡 5g	当归 10g	川芎 5g	白芍 7g
焦白术 10g	香附 10g	阿胶 10g	苍术 7g
淮山药 10g	芡实 10g	白果仁 10g	牡丹皮 5g
泽兰 5g	茺蔚子 5g	甘草 4g	

×7 剂

1977 年 4 月 13 日复诊,此次行经量少,色黯,淋漓半月多,经后仍流黄水,小便频数。舌苔薄白,脉沉弦略涩。此乃冲任虚寒,瘀血阻滞。拟《金匮》温经汤加减。

当归 12g	炒白芍 7g	川芎 5g	吴茱萸 5g
肉桂 3g	阿胶 10g	麦冬 10g	牡丹皮 10g
法半夏 5g	西党参 10g	益母草 10g	泽兰 5g
玄胡 7g	生姜 3 片		

×2 剂

药后经净,于次年上半年生一小孩。

（何晓晖、黄调钧《赣东名医·李元馨专辑》）

【按语】

中医对不孕症病因病机的认识,认为主要是肾气不足、冲任气血失调所致。不孕症与肝郁、肾虚、痰湿内阻、瘀血阻滞、寒凝胞宫有关。本例患者,月经一贯愆期,经血色黯,挟有小血块,延绵旬余方尽,经后黄水较多。李氏据脉弦,苔薄白,先仍为肝郁脾虚、气血不调,以柴胡疏肝散配合补脾肾、调气血药治疗。二诊发现行经量少、色黯、淋漓半月多小便频数,脉沉弦略涩,认为系冲任虚寒,瘀血阻滞,改用《金匮》温经汤加减。温经汤方中吴茱萸、桂枝温经散寒,通利血脉为君药。当归、白芍、川芎、丹皮活血祛瘀、养血调经为臣药。阿胶、麦冬养阴清热,并制吴茱萸、桂枝之温燥;党参、甘草益气健脾;半夏、生姜辛开散结,通降胃气为佐药;再加益母草、泽兰、玄胡增加活血化瘀力量。以上药味共奏温经散寒、破瘀散结、养血柔肝、滋阴和中、调和营卫气血。故经调治见效,次年生一小孩。

4.肝郁不孕

杜某,女,28 岁。

1976 年 5 月 29 日,初诊。结婚 3 年未孕。经前 3～4 天乳房作胀,腰及小腹胀痛,经行则乳胀消失,血色黯红。脉弦。妇检结果为子宫较小并后倾。病属肝郁气滞,冲任瘀阻。治拟疏肝调气,活血化瘀。

柴胡 5g	香附 10g	郁金 10g	当归 10g
川芎 6g	赤芍 10g	丹参 10g	益母草 10g
泽兰 10g	三七 5g	五灵脂 10g	生蒲黄 10g
甘草 3g			

×3 剂

1976 年 6 月 2 日,二诊。经行 5 日未净,腰酸腹胀,纳食不多,大便较结。拟予疏肝理脾,调气和血。

柴胡 5g	当归 10g	川芎 6g	白芍 10g
香附 10g	牡丹皮 6g	焦栀子 10g	郁金 7g
阿胶 10g	党参 10g	白术 5g	甘草 4g

×3 剂

1976 年 6 月 28 日,三诊。临经期小腹胀痛消失,乳房胀痛及腰酸胀俱减,夜寐梦多,四肢发麻。脉仍弦。病有转机,再拟疏肝理气,活血化瘀。

柴胡 7g	当归 12g	川芎 7g	赤芍 10g
香附 10g	三七 10g	郁金 10g	玄胡 10g
茺蔚子 10g	泽兰 7g	牡丹皮 10g	焦栀子 5g
桔核 10g	甘草 3g		

1976 年 7 月 2 日,四诊。经来量少,1.5 天即净。刻下手心发烧,夜寐不安。有痔疮史多年,大便常结,时带鲜血少许。脉弦细略数。此肝血不足,冲任不充。宜疏肝理郁,滋阴养血。

柴胡 5g	当归 12g	白芍 10g	牡丹皮 10g
焦栀子 5g	郁金 7g	阿胶 12g	女贞子 10g
生地 15g	地骨皮 10g	火麻仁 10g	何首乌 10g
甘草 4g			

×7 剂

1976 年 8 月 20 日,五诊。手心稍热,夜寐微烦。脉弦。经期将届,治予疏肝理郁,化瘀通经。

柴胡 10g	当归 12g	白芍 10g	牡丹皮 10g
焦栀子 10g	香附 10g	郁金 10g	川芎 5g
玄胡 10g	益母草 12g	泽兰 10g	甲珠 10g

×7 剂

1976 年 9 月 4 日,六诊。上月经前乳房胀痛未作,经量增多,色较红,大便稍结,小便频数,白带较多。脉来濡。此气血两虚,脾肾不固。宜益气养血,补脾固肾。

党参 10g	白术 10g	淮山药 10g	芡实 10g
补骨脂 10g	菟丝子 10g	覆盆子 10g	枸杞 10g
阿胶 10g	熟地 12g	当归 10g	白芍 10g
川芎 5g			

×7 剂

1976 年 10 月 8 日,七诊。停经 41 天,食欲减退,泛泛欲呕,腰痛怕冷。脉濡滑。此早孕之征。经调治而安。于次年 7 月生一小孩。

（何晓晖、黄调钧《赣东名医·李元馨专辑》）

【按语】

肝主疏泄,包括疏泄全身气机,经带生育无不与此相关。肝气不疏则导致气机不畅,冲任瘀阻,导致不孕。本例患者结婚三年未孕,经前乳房胀闷,腰及小腹胀痛,经血黯红。李氏诊其脉弦,认为病属肝郁气滞,瘀阻冲任。他先予疏肝理气,活血化瘀;二诊以健脾、养血、滋阴、柔肝为治;最后以八珍汤、五子衍宗丸补益气血肝肾收功。肝主疏泄,肾司封藏。经李氏疏肝、养血、化瘀、补肾系列调治,肝疏肾固,精充血旺,于次年产一小孩。

六、杂病

1. 阴菌下坠

桂煜堂内人,因取乳服药,患阴菌下坠,足腹肿满。又误治半载,忽变口噤舌缩,诸医无从措手。延余诊脉,六部按之全无,似属不治。盖心主血脉,舌为心苗,有内外交绝之象。然呼吸调匀,神明未乱,面无杂色,均非死候。因原其始而求其理,妇人两乳,乃冲任所关,故乳汁与月水相应,误投下乳之药,冲任大伤,以致子宫脱出。又因误治,肾气散越而为肿满。按少阴肾脏,位虽居下,然其脉常萦舌本。今气已坠散,脉道不能上朝,故脉不至而舌本不能萦也。此际收摄之法,有断然必用者矣,遂处大剂养荣人参汤,重加鹿茸、艾叶,频进旬日,新旧诸恙,统获痊安。噫!医可不求其理哉。

(清·谢星焕《得心集医案》)

【按语】

阴菌下坠即子宫脱垂。中医称子宫脱垂为阴脱、阴挺。其病机主要为脾肾不足证引起的冲任不固,提摄无权,系胞无力。可因分娩时用力太过或久嗽不愈,或因年老久病,便秘努责。《简明医彀·阴挺》道:"盖阴挺之证,因于郁怒伤肝,积久不舒,肝气亢极,致阴中突出长数寸,痛痒水湿,牵引腰股,小便涩短。"中医子宫脱现代多用补中益气汤补气升提为治。谢氏治此案,认为是冲任大伤,致使子宫脱出,又因误治,肾气散越而为肿满,处以大剂人参养荣汤,重加鹿茸、艾叶,从气血、脾肾入手,获得痊安。

2. 痰瘀癥瘕

黄某,女,46 岁。

1971 年 9 月 20 日,初诊。1969 年经妇科检查,发现有子宫肌瘤,大如鸭蛋,腰酸肢软,小腹作胀,头昏头痛,精神郁闷,纳欲欠佳。舌苔薄白,脉来弦细。此为痰凝瘀结,颇难消散。姑以舒肝理郁,消痰软坚、活血化瘀为法。

海藻 15g	昆布 15g	苗草 10g	玄胡 10g
郁金 5g	当归 12g	赤芍 10g	川芎 5g
金铃子 10g	桔核 10g	三七 5g	海蛤壳 10g
广木香 5g	砂仁 3g		

×7 剂

1971 年 10 月 2 日,二诊。上方连服 10 剂,妇检子宫肌瘤缩小,余皆平稳。喜闻获效,再拟原方加减 7 剂。

1971 年 10 月 10 日,三诊。妇检子宫肌瘤继续缩小,唯白带增多,头昏略加,仍肢软、腰酸、纳呆,脉濡弱。正气虚弱,纯攻不耐。宜予扶正祛邪。

红枣7g	焦白术7g	炮附子7g	肉桂2.5g
当归12g	川芎7g	赤芍7g	桃仁7g
红花7g	三七7g	炮姜1g	小茴香1g
玄胡7g	制没药3g	甘草4g	

1971年10月28日，四诊。服上方10余剂，带下已止，腰酸腹胀消失，头昏大减，胃纳增进。妇检子宫肌瘤趋于消散。脉较有力。仍续原方5剂。

1971年11月3日，五诊。妇检子宫肌瘤基本消散，唯稍感头昏，余皆复常。再予原方减量。患者在安徽工作，特请假回原籍求治于先生，经治40余日，病已基本痊愈。先生嘱其带药方回去，继续服药，直至痊愈为止。

（何晓晖、黄调钧《赣东名医·李元馨专辑》）

【按语】

子宫肌瘤中医属"癥瘕"范畴，临床通过活血化瘀、疏肝通络、软坚散结等法治疗可取得一定疗效。本例患者子宫肌瘤，大如鸭蛋，腰酸肢软，小腹作胀。李氏诊其舌苔薄白，脉来弦细，辨为痰凝瘀结，颇难消散，姑以舒肝理郁、消痰软坚、活血化瘀为法。李氏遵《素问·至真要大论》"坚者削之""结者散之"之旨，选用《病医大全》四海舒肝丸加减。该丸功能理气散结，化痰消瘿，由青木香、陈皮、海蛤粉、海带、海藻、昆布、海螵蛸、黄药子组成。李氏再加以玄胡索、郁金、川芎、当归、茜草、赤芍、三七活血化瘀，金铃子、橘核、砂仁行气散结之药。患妇连服数十剂后，病大体痊愈。

3. 阴吹

傅氏妇，年逾四十。患阴吹半载，别无所苦，其夫求治于予。予未经治此病，捡方书云：是胃气下泄，阴吹而正喧，乃谷气之实也。猪发膏煎导之，果验。

猪膏半斤　　乱发如鸡子大一枚

和膏中煎之，发消药成，分作四次服，二料即愈

此古方也，用之得效。故录于此。

（清·李铎《医案偶存·杂症》）

【按语】

阴吹一证，始见于张仲景《金匮要略·妇人杂病脉证并治》，"胃气下泄，阴吹而正喧，此谷气之实也"。本病是指阴中时有排气如矢气之状，甚或带有响声的证候。现代医学多认为此病主要由阴道肌肉松弛、一些神经官能症、

阴道感染以及直肠-阴道瘘导致。阴吹的成因有虚实之别,实者多因热结肠胃,煎熬津液,致大肠津枯,血脉不利,络中血瘀。大便不下,肠腔变窄以致胃中浊气不畅,别走旁窍,发出声音,遂成正喧。阴吹虚证,多因素体脾弱,不慎卫生,复操劳过度,房事不节所致。《金匮要略》对于本病的治疗主张"膏发煎导之"。以仲景之意推之,其中胃肠枯燥性以及胃实肾虚型皆可用此方治疗。李氏通过本例验证,说明此方有效。

4. 阴痒

族某妇,常患阴痒,有时阴中痒极难忍,洗擦不已,浼荆室转还求治。余用蛇床子煎汤洗,内服六味,加龟板、鹿角,四服而愈。尝治多妇皆验。又治一少妇阴蚀,痒时如针刺虫钻,擦破流水,殊苦。以古方猪肝煮熟,削梃,钻孔数十,醮雄黄末,纳阴中良久取出,果有虫在孔内,另易一梃纳之,虫尽自愈,屡用屡验。

(清·李铎《医案偶存·杂症》)

【按语】

外阴瘙痒症是一种常见的妇科疾病,多发于中老年妇女,顽固性和难治性是外阴瘙痒症的主要临床表现,具有阵发性发作的特点,夜间病情会有所加剧,严重影响到患者的睡眠质量和生活质量。李氏治疗本例阴痒,用蛇床子煎汤洗。蛇床子有燥湿祛风、杀虫止痒作用,常用于外洗止痒。内服六味地黄丸加龟板、鹿角滋补阴血。经外内合治,四服而愈。李氏治多妇皆验。对于阴蚀阴痒,《金匮要略·妇人杂病脉证并治》说:"少阴脉滑而数者,阴中即生疮,阴中蚀疮烂者,狼牙汤洗之。"限于历史条件,本案李氏用古方猪肝雄黄末,纳阴中一法,可资参考。

5. 交肠奇症

咸丰己未治一妇,年二十余,患奇症,每当泛期,腹中痛连少腹,引入阴中,小便淋沥。其经血不行于前阴,反从后阴而行,二三日腹痛已,淋沥亦稍愈,然淋沥则常发次月当期,亦如是。余窃议此症,与交肠相似。而淋症有五,多属热;交肠症是阴阳失于传送,大小二便易位而出。若交肠然,古用五苓散,专为通前阴而设也,虽淋症亦可通用,而此症经血不行于前阴,又与交肠似是而非者也。检诸书,唯丹溪治一妇嗜酒,痛饮不醉,忽糟粕出前窍,溲溺出后窍,此则前窍患淋,后窍行经,又似可相通者也。彼用四物,加海金沙、木香、槟榔、桃仁而愈。余以此方去槟榔,加元胡、牛膝、车前、甘草梢,欲通经于前阴,兼可治淋,淋虽小效,讵经血仍复如是。再四思维,情实难解。后偶阅《伤寒集注·舒诏答门人论》云:此太阴脾气虚弱,不能统摄。少阴真阳素亏,阴寒内结,而为腹痛;侵入厥阴,则痛连少腹,引入阴中。其证总为三阴寒极,阻截前阴,经血不能归于冲任,而直趋大肠,宜用参、芪、苓、术大补中气,附、桂、姜、砂以驱少阴之寒,吴萸、川椒以散厥阴寒结,更加山药、芡实兜涩大肠,香附、万年霜引导前阴,一定之理。余始得其法,而进退之,调理数月,果经调而孕,连产二女一子。世俗所谓:"得来全不费工夫。"

此的系奇症,吾兄此方施治,立奏奇效。余亦见未到,此斯可为留心医学者,开一法门。(寿山)

（清·李铎《医案偶存·杂症》）

【按语】

明朝戴元礼撰《证治要诀·大小腑门》:"交肠之病,大小便易位而出。盖因气不循故道,清浊混淆。"本例患妇得奇症,其经血不行于前阴,反从后阴而行。李氏议此症,与交肠相似而此症经血不行于前阴,又与交肠似是而非者也。他借鉴丹溪治一妇嗜酒,痛饮不醉,忽糟粕出前窍,溲溺出后窍证治,悟及似可相通,但仿用四物汤加减未效。后又得清代舒诏《伤寒集注》启发,认为本症系阴寒内结,阻截前阴,经血不能归于冲任,而直趋大肠。李氏仿其法,用参、芪、苓、术大补中气,附、桂、姜、砂以驱少阴之寒,吴萸、川椒以散厥阴寒结,更加山药、芡实兜涩大肠,灵活进退之,调理数月,果经调而孕,后连产二女一子。应该注意的是,古称交肠之病多见于膀胱、阴道损伤后与直肠形成直肠膀胱瘘等疾病,甚或包括肿瘤扩散引起者。古人限于历史条件,无法确诊,现代则应明确诊断后进行手术或保守治疗。

第七章

盱江医学儿科医案

明代龚廷贤《小儿推拿秘旨》是我国现存最早以"推拿"命名的小儿推拿专著,也是明清时期有影响的中医儿科著作,影响波及海内外。明代著名医家万全的祖父万杏坡、父亲万筐均为豫章(南昌)儿科名医,其传承家学,博采众长,著有《育婴家秘》《幼科发挥》等儿科专著,并提出小儿的生理特点为"肝常有余""脾常不足""心常有余""肺常不足""肾常虚"的观点。在盱江医家儿科医案中,同样有诸多熠熠发光的独特经验和精辟的学术见解。

一、新生儿病

1. 胎寒不乳

余年四十二,始举长子海筹。三朝日,口不吮乳,啼声渐微,天庭、日角、人中、承浆,皆见青色,心极惊慌,邀谢先生诊视,与木香、蔻仁,煎汤调沆澄丸,入口即呕不纳,知为胎寒之极。遂以附、姜、丁、蔻、苓、半,作汤与服,见其能纳,频频灌之。啼声渐长,至半更时,藉汤药呕出稠痰一指许,则大啼数声,面青稍退。余心稍安,于房门外假寐片刻。忽闻房中儿哭声甚急,入房视之。见其面若涂朱,手如数物,此正《幼科形色赋》所谓"手如数物兮,肝风将发,面若涂朱兮,心火燃眉",急煎黄连汁,温冷与服。食顷,安神熟睡,天明视之,通面红润,啼声清亮,鲸吞乳汁,为之跃喜。弥月常以指迷七气丸及参香散,二陈加木香、白蔻,一派温药,调理得宜,幸获成人。今茁壮矣。咸丰五年夏日记。

再论此症,青遮日角,黑掩太阳,本属不治。按《形色赋》部位分注曰:日角同额也,犹日之东升,而为青色遮蔽,为木蔽阳光,病则必有疑难之虑。太阳,左右两额也。太阳为众阳之宗,属火旺夏,气色宜红,今黑色掩蔽,将有水来克火之象,定见伤残,故不治。又日角诸书皆误为口角,不知面部无口角之位,不但无此位,证亦全不符。盖小儿中气强者,唇不变色;中气虚寒者,十有九青,此为常候,非难医之证。此儿若以儿科套用苦寒、清热解毒,及追风、镇惊之药,作胎热脐风治,实难保全。然非自知医理,小心翼翼,亦难挽救也。

又常读陈复正书,谓今时禀受,十有九虚,苦寒克削,最不相宜。况婴儿初诞,如蛰虫出户,草木萌芽,卒遇暴雪严霜,未有不为其僵折者,以苦寒而入初诞之口,亦若是也。每儿三朝七日,必有肚痛,呕乳泄泻,夜啼之证,是皆苦寒伤胃之害。其孰能知之,每叹陈氏识见超迈,诚足以启发遇蒙耳。

(清·李铎《医案偶存·小儿门》)

【按语】

胎寒一疾,《幼科铁镜》描述为:"胎寒,下地之后,或半日一日内,通面皆青如靛染,口不吮乳,先有啼声,后复不啼而昏迷者是也。"可见中医之胎寒泛指胎儿出生后,在新生儿期,特别是生后1周内出现脏腑皆寒的多种临床表现,尤以面部呈现青白色,腹痛腹泻,不吮乳或呕吐,四肢厥冷为其特点。李氏遂以附、姜、丁、蔻、苓、半作汤与服,纳频频灌之,啼声渐长,至半更时,藉汤药呕出稠痰一指许,则大啼数声,面青稍退。不久忽闻儿哭声甚急,见其面若涂朱,手如数物,此正肝风将发,急煎黄连汁,温冷与服食顷,安神熟睡,天明视之,通面红润,啼声清亮,鲸吞乳汁。弥月常以指迷七气丸及参香散,二陈加木香、白蔻,一派温药,调理得瘥。

2. 婴儿脐肿

江坊东述先子方弥月,患脐肿突出,光亮如水泡,啼哭不宁,小水短少。余用杏仁、通草、紫菀(重用)、生地、竹叶、甘草等味煎服,外以二豆散敷脐四旁,小水即通,脐突略消,不二日,脐竟全收,病亦全安矣。

二豆散

红饭豆	淡豆豉	天南星	鲜白敛各一钱

（清·李铎《医案偶存·小儿门》）

【按语】

脐肿是以婴儿脐孔周围稍见红肿为主要表现的新生儿疾病。由胎毒或感染病毒引起,症见肚脐红肿、灼热、疼痛或伴有发热、恶寒、烦躁不安、啼哭口开等。治疗原则为清热解毒,散结消肿。李氏内外合治,用杏仁、通草、紫菀(重用)、生地、竹叶、甘草清热利水,化痰散结;外以二豆散敷脐四旁。服药后小水通利,热从下泄,不二日脐收告愈。

3. 婴儿脐疮

何园丁子,半周。患脐疮,出脓血,外科内服解毒汤,外用敷药月余,无效。余捡古方,用海螵蛸、干胭脂、煅龙骨,共为末,干掺。旬日而愈。

又治一儿脐疮出血,及脓,常结痂,以油润疮用螵蛸、胭脂二味研末搽之愈。

（清·李铎《医案偶存·小儿门》）

【按语】

脐疮是由于脐湿长期不愈或脐带脱落过早,摩擦损伤,感染邪毒化热生腐侵蚀脐周。症见脐部发红,甚则波及脐部周围,肿胀疼痛化浓糜烂,兼有发热,烦躁不安,治宜清热解毒。故李氏内服解毒汤,外用螵蛸、胭脂、煅龙骨三味研末搽之愈。考古方有《婴童百问》干胭脂膏,处方干胭脂、白龙骨、白矾、白石脂;《古今医统大全》干胭脂散,干胭脂、枯矾各等分组成。上两方原治耳疾流脓水。海螵蛸则有收湿敛疮作用。药用胭脂有四种:一种是红蓝花汁染胡粉而成,二是山燕脂花汁染粉而成,三是以山榴花汁做成,四是紫矿汁染绵而成。现在药店已不常用。

4. 噤口脐风

陈茗如太守长男希孟,初生三日。患噤口脐风,至三鼓时,哭声渐小,眼闭口噤,吮乳不得,以烛视之。见两眼角挨眉心处有黄色,上腭近喉咽处有一泡子,即以指甲轻轻刮破,随中指抹去恶血,并用青布蘸甘草水洗之,不可令恶血入口,入则杀人。再以抹口药擦之,与木香、白蔻各三分,煎水化下沆瀣丹。利动脏腑,二便皆通,天明啼声渐出,即能吮乳,此患立除,举家欢喜,但此儿多病,调理半周,殊费苦心,今成伟男子矣。

按《集成》陈氏曰:婴儿初生,唯脐风为恶候,其症有三:曰脐风,曰噤口,曰锁肚。虽皆脐证,而寒热各别,治者宜详。一曰脐风,由断脐后,为水湿风寒所乘,入于脐,而流于心脾,令肚腹胀满,吮乳口松,多啼不乳,此初起之时,速用火攻散之。若至气息喘急,啼声不出,或肚上青筋,吊疝作痛,此胎毒夹风邪入脏,外用火攻,内服指迷七气汤;若肚脐青肿,撮口不开,牙关紧闭,口吐白沫,爪甲青黑者,皆不治。一曰噤口,其证眼闭口噤,啼声渐小,舌上聚肉,如粟米状,吮乳不得,口吐白沫,大小便不通,此先看其上腭有点子,即以前案治法治之,其效甚捷,屡用屡验。一曰锁肚,由胎中热毒壅盛,结于肛门,大便不通。急令妇女温水漱口,吮儿之前后心,并脐下及手足心,共七处,凡四五次,外以轻粉五分,研末,蜂蜜少许,温水调服,以通为度,如更不通,以葱白三四寸长,用油抹润,轻透谷道,纳入二寸,以通为快,若至七日不通者死。

夏禹铸曰:三朝之内便是脐风,如七朝之外,定然不是。前人只曰风由脐入腹,以致撮口、噤口,并不曾说出一种理来。余思婴儿出世,剪落脐带,带口有水,风固乘水,由脐入腹,然腹与唇舌相去甚远,而唇撮舌强何故?把贼邪逆犯之理一悟,乃知风入于腹,始附于肝。肝木也,风则附木而鸣;目乃肝之窍,两眼角故有黄色。风入于肝,必逆犯乎脾,鼻准脾之属,故准头又有黄色;入于脾,必逆犯于肾,两唇肾属,故色黄口才最入于肾,必逆犯乎心,舌乃心之苗,故舌必强直,到此风火交威,亡之必矣。予悟脐风颠末至此,自问亦不自知。语曰:思之思之,鬼神通之。殆此之谓与欠脐风初发,吸乳必较前稍松,两眼角挨眉心处,忽有黄色,宜急,治之,治之最易;黄色到鼻,治之仍易;到人中、承浆治之稍难;口不撮,而微有吹嘘,犹可治也;至唇口收束锁紧,舌头强直,不必治矣。

(清·李铎《医案偶存·小儿门》)

【按语】

新生儿破伤风又称"脐风"。脐为百风总穴,五脏寒门,为人生之命蒂。凡小儿初生唯脐下关系最重。如产具不洁,外风侵入脐中或浴儿时牵动脐带,水入内生疮,客风乘虚而入,蕴蓄其毒,发为脐风,即新生儿破伤风。初生为此症最为恶候,其症有三种:脐风、噤口、锁肚。虽然都是脐症,而寒热有别,治之以辨其详。噤口脐风其症眼闭口噤,啼声渐小,舌上聚肉如粟米,无法吃奶,口吐白沫,大小便不通。脐风之治法,虽然有疏风止痉、宣通经络之药,然而患儿无法吞咽,抽搐不止,往往不能济急。李氏以外治为主,先以指甲轻轻刮破患儿上腭延喉咽处泡子,并用青布蘸,甘草水洗去 血,再以抹口药擦之,与木香、白蔻各三分,煎水化下沆瀣丹。沆瀣丹出自《幼幼集成》。由川芎、大黄、黄芩、厚川柏、黑牵牛、滑石、槟榔、枳壳、连翘、赤芍11味组成,有清热解毒、泻火导滞功效,治小儿一切胎毒、诸般风搐。本例患儿服后,利动脏腑,二便皆通,天明啼声渐出,即能吮乳,重患立除。

二、小儿惊风

1. 慢脾风候

卫庠沙无翼,门人王生之表兄也。得子甚迟,然纵啖生硬冷物,一夕吐食暴僵,不省人事。医以惊风药治之,浑身壮热,面若妆朱,眼吊唇掀,下利不计其数,满床皆污。至寓长跽请救,诊毕,谓曰:"此慢脾风候也。脾气素伤,更以金石药重伤,今已将绝,故显若干危症。本有法可救,但须七日方醒,恐信不笃而更医,无识反得诿罪生谤。"王生坚请监督其家,且以代劳,且以壮胆。于是用乌蝎四君子汤,每日灌一大剂,每剂用人参一钱。其家虽暗慌,然见面赤退而色转明润,便泻止而动移轻活,似有欲言不言之意,亦自隐忍。至第六晚,忽觉手足不宁,揭去衣被,喜吞汤水,始极诋人参之害。王生先自张惶,竟不来寓告明,任其转请他医。才用牛黄少许,从前危症复出,面上一团死气,但大便不泻耳。重服理脾药,又五日方苏。

(清·喻昌《寓意草·沙宅小儿治验》)

【按语】

患儿沙某,纵啖生硬冷物,一夕吐食暴僵,不省人事。他医以惊风治之,病情加重,浑身壮热,脸上像用朱砂化妆,眼吊唇掀,下利不计其数。喻氏诊毕,谓"此是慢脾风候也",原因为脾气素伤,更以金石药重伤,今已将绝,故显若干危症。于是用乌蝎四君汤,每剂用人参。服后面赤退而色转明润,便泻止而动移轻活,至第六晚因患儿手足不宁,揭去衣被,喜吞汤水。病家亲戚认为是人参贻害,转请他医,才用牛黄少许,从前危症复出。喻氏嘱重服理脾药,又五日方苏。此案虽然曲折,但关键是慢脾风与急惊风的鉴别诊断。喻氏坚持正确诊断并注重守用人参健脾,才使患儿转危为安。

2. 太阳伤风

熊继先乃郎,半岁,肌肤娇嫩,笑舞爱人。继先常与余言可喜。余曰:"凡娇嫩之物,最忌风霜,当预防之。"继因见其易于抚养,乃私议余言之非。一日患伤风小恙,鼻塞咳嗽。医以二陈、苏、防之属,因而得汗,即至嗽声不出,气急神扬,尚以不嗽为效,盖不知外感以有嗽为轻,以无嗽为重。又误进苏子、枳壳之属,下咽未久,忽然目珠上瞪,四肢抽掣;又误进镇惊丸。诸医见其小水短少,更与疏风之药,加入淡渗之味。继因见病急未服,危迫之顷,先自谢罪,恳余治之。遂疏桂枝附子汤与服,尔时变症愈出,忙煎灌之。一剂而风痉自止,再剂而诸恙悉痊。嗟嗟!药只一方二剂,而成功旦夕者,原有自耳,此正分经用药之妙也。仲景云:太阳病发汗,遂漏不止,其人恶风,小便难,四肢微急,难以屈伸者桂枝附子汤主之。盖此儿阳气素微,汗之有亡阳之变。夫汗为心之液,四肢为诸阳之本,小便为阳气之化,误发其汗,阳越于表,津弱于里,营卫将离,机关大乱,是皆太阳阳亡之象,亦诚危矣。欲返太阳之阳,必当循经引治,故以桂枝色赤属火入心之品,用附子以补心肾之阳;元府不密,赖白芍酸以敛之也;津弱筋急,处甘草以缓之也;营卫不谐,藉姜枣以和之也。一方之中,如此妙用,乃仲景之深心,正为太阳救逆之法。举世不察,徒事惊风之说,千中千死,执迷不悟,总由不究六经之义耳。

（清·谢星焕《得心集医案》）

【按语】

此儿原本伤风小恙，但几经误治忽然目珠上瞪，四肢抽掣。谢氏认为此为太阳病误汗之桂枝附子汤证，投入桂枝附子汤，两剂而瘥。桂枝加附子汤出自《伤寒论·辨太阳病脉证并治》，其曰："太阳病，发汗，遂漏不止，其人恶风，小便难，四肢微急，难以屈伸者，桂枝加附子汤主之。"桂枝加附子，由桂枝、芍药、炙甘草、生姜、大枣、炮附子六味药组成，即为桂枝汤加附子。此方为太阳病发汗太过，致阳虚汗漏不止，且表邪仍未解而设，以桂枝汤调和营卫，附子温经扶阳、振奋卫阳，在扶阳基础上，透邪外出或祛风解肌、调和营卫。谢氏在此治疗伤风误治变证，从而力挽狂澜。可见谢氏熟读经典，并活用于临床，取得了立竿见影之效。

3. 抽掣反张

姜德华之子，二岁，潮热不退，胸紧气促。诸医用尽柴、前、陈、半、枳、桔、芩、连之属，毫无一效。遂尔手足抽掣，角弓反张，烦扰啼哭，夜间尤甚。灯火汤药，杂投无数，皆言已成惊风必死之症。德华来寓邀治。视其体肥面白，唇焦齿燥，舌苔灰白，黏涎满布，舌尖略有红刺，胸紧气促，七窍干燥，小水短赤，大便通而不燥，潮热异常，四肢指尖微冷。细详此症，乃风、热、痰三字合为病也。览前医之药颇是，何故更加抽掣反张也？此中宜急讲矣。夫医只执迷清火化痰之方，而不知有下痰泻热之法。盖柴胡发散，而于驱风无益；陈、半、枳、桔，虽称化痰，今施风热之症，岂非愈燥痰涎乎；芩、连只能清火，却无泻热磨刮之功。延缠日久，风无出路，痰愈胶黏而热愈甚。小儿筋骨柔脆，身中风热既久，津液必然受灼，机关愈阻，经络如焚，安得不为抽掣反张耶？考古唯防风通圣散正为分清表里，兼能驱风泻热，使风乃从外解，热从下出，其痰不治自除，其风不截自止。定见如是，直许可治。姑与通圣散，开水调灌。大解一次，其哭稍定，反张略止。随进通圣散，方除麻黄、白术，加蒌仁、槟榔，二剂，遂下胶痰数块，如鸡子大，黏结腥臭异常，乃身中津液痰涎，愈蒸愈结之物也。病随药愈，众称神治。此症小儿颇多，皆由在表失表，在里失里，延缠多日，遂成此候。医者病家，多执牛黄、苏合、抱龙等丸，外用灯火乱烧，概不知此取用。余治斯疾，颇有所悟，今录之，可为小儿另开生门之法，后之幼科得览是编，未必非临症之一助云。

防风通圣散

防风	荆芥	连翘	麻黄
薄荷	川芎	当归	白芍
白术	山栀	大黄	芒硝
黄芩	石膏	桔梗	甘草
滑石	姜	枣	

（清·谢星焕《得心集医案》）

【按语】

二岁幼童潮热不退，胸紧气促。前医用解表化痰之剂，遂至手足抽掣，角弓反张，烦扰啼哭。谢氏视其唇焦齿燥，舌苔灰白，黏涎满布，舌尖略有红刺，认为是风、热、痰合而为病，应用防风通圣散分清表里，兼能祛风散热，使风从外解，热从下出，结果病随药愈。防风通圣散出自刘完素《黄帝素问宣明论方》，为解表攻里的代表方剂。谢氏通过本案治疗，总结经验，云此症小儿颇多，但由于表里处理不当，导致缠绵多日；亦不可多执牛黄、苏合、抱龙丸之类，或灯火乱烧，导致坏病。可谓语重心长，振聋发聩。

4. 胃气不和

李唯贵，举子甚迟，今春末得子，颇肥，奈乳食缺乏。夏中天气燥热，乳母不慎口腹，致儿受病，患烦渴吐泻之症。付幼科医治，通用清暑利水、生津消食之剂，病转危笃，迨至慢惊之候，目瞪声直，四处干枯。是夜来寓请救。视其气息奄奄，面唇青白，问其泻下甚稀，只是乳食入口即吐，不能少停片刻，遍身如火，指尖略冷，小水短少，口渴不止，一切败症，殊难逆挽。然此症重处，正在呕吐口渴为急，至于目瞪声直，都是津枯筋急之故。虽用生津之药，奈胃不能受，将如之何？窃舍安胃一法，决无生理。仿仲景所谓汗下后，噫气不除，食不能下者，用旋覆花代赭石汤之例。方中有赭石之重坠，乃安胃之最妙者，有旋覆花旋转于上，诚为胃虚客气上逆之症而设，合之生津解烦，允为定法。疏方与服，其吐泻烦渴略止，二剂不复吐矣。仍与安胃理脾之剂，调理而痊。后临症，此病颇多，悉以此法加减治之，皆获全安，孰谓幼科治法为易易耶？

初方

人参	白术	葛根	茯苓
麦冬	乌梅	半夏	赭石
覆花	早米		

次服

人参	白术	山药	薏苡仁
乌梅	石斛	扁豆	粉葛
地骨皮	甘草	早米	

（清·谢星焕《得心集医案》）

【按语】

　　惊风由多种原因及多种疾病所引起,以颈项强直,四肢抽搐,甚至角弓反张,或意识不清为特征的疾病。唐代以前,惊风一证多与痫证均称为"痫";宋代《太平圣惠方》开始将惊风与痫证区别开,并载有急惊风、慢惊风之病名;宋代钱乙在《小儿药证直诀》中提出了急惊、慢惊病因病机及治则治法。本例患儿因乳母不慎口腹,致儿患烦渴吐泻之症。他医通用清暑利水、生津消食之剂,病转危笃,迨至慢惊之候,目瞪声直,均为津枯筋急之故,于是仿伤寒旋覆代赭石汤之法,保留原方之人参、代赭石、旋覆花,酌加白术、茯苓健脾,半夏止呕,乌梅敛津,早米为使入脾胃。结果两剂吐止,再与安胃理脾,增加益气养阴之药味,调和脾胃而使病瘥。

5. 脾肾两败

　　聂秀章之子,三岁尚不能行,皆由体禀素弱。时值长夏,患烦渴吐泻之症。医者不究其脾胃之虚,执用外感之治,误投知、连、陈、半之属,延经十日,愈治愈危。商请于余。冒暑视之,神已大败,呼吸将绝,视其眼生翳膜,肌肤削极。吐泻交作（脾胃败也）,小水赤涩泄（多亡阴也）,口中时渴（津液亏也）,声微息促（气不相接也）,昏睡露睛（脾败不能合也）,四肢厥逆（阳气竭绝也）,手足微搐,喉内痰鸣（黏涎无统也）,脑后腹上发热（虚阳外越也）。通计诸状,皆由脾肾两败,真慢脾风症,然喜尚能饮乳不辍,但不能久乳,因其虚而乏力之故。众曰:此症患者皆死,何治之有? 余亦蹙额踌躇。然慢惊之证,固由脾肾之虚,至古人所制金石脑麝之方,后贤已辟其谬。今极重之症,非取后贤所选理中、六君之药,大剂急投,鲜克有济。遂将古方十全、理中、六君、胃关之意,加入驱风之品,酌为一方,每剂十两之重,每日夜令进三剂,缓缓与服,如灌溉之法,欲其周身空虚之地,无处不到。每药嘱其戚人聂方兄督进,毋令稍减。如此三日,败症稍回,神已渐醒。四日内,白珠赤脉贯眼,口舌糜烂,白垢满布,状似积粉,如月内小儿鹅口之形。众嗟热药之误,急欲更医。聂方兄委曲周旋,邀余再视。众持改用凉药之见。余曰:"服补剂而眼红口烂,不但世俗谓之燥,即医者亦多谓之燥矣。殊不知虚火上冲,阳气将回,游移不定,扰攘于外,尚未归宅。斯正岐伯先师所称阴病见阳者生,正属可喜。此时若改用凉药,势必前功悉废。"遂将开水拭去口中白垢,仍令原方加熟地三钱,以和其阴,再进日夜三剂。次早视之,口中润滑,眼内俱清,遂减一剂,每日令服二剂,逐日渐愈。不一月,前后共计药三十斤,肌肉充盛,遂能趋步行走,众始钦服。然余尝叹小儿之死于慢惊者,多由于此,即如此证,设认定其虚,或知其用药,而不能以重剂多剂救之,是为病重药轻,延绵复死。即进此方后,多有阳回而现阳证者,咸疑为热,稍无定见,每多意乱心迷,乃至大变其法,改用凉剂,无不立毙。余每于斯证临治之时,苦心体察,深恨世医所治小儿吐泻之证,无分寒热虚实,专守辛散清凉之药,实者侥幸得功,虚者脾肾两败,露睛厥逆,吐舌抽搐,遂曰惊风。复不分急慢虚实等情,更以凉散香疏汤药丸散灯火杂投,以致二便不禁,四肢冰冷,五脏竭绝而死。至死不明其故,良可悲也! 近时人体禀气浇薄,夏月极多此症,堪为痛心。是以愈加精研,博览古训,参以拙见,似有寸长,久欲与同道勘破,恐管窥之见,有不尽然。近年阅历稍深,凡治慢惊,悉用此法,屡验不爽。敢望同志之士,共明夏月伏阴在内之理,当先顾脾胃为主,后察其六淫兼证,战战兢兢,毋伤其正,庶几得焉。因名其方曰大回生汤。

大回生汤

专治小儿夏月吐泻及杂病,误治成慢脾风症,一切脾肾虚寒发痉惊风,实有起死回生之功。

人参	白术	黄芪	附子
枣仁	枸杞	干姜	茯苓
肉桂	丁香	白蔻	钩藤
全蝎	甘草		

用水一碗,煎至不见水,提起入夏布巾内取汁,调赤石脂,缓缓服后

如吐不止,加赭石调服,姜、夏同煎;肝木旺者,羚角汁调服;痰盛者加泡星、天麻;肾阴亏者,加熟地、枸杞,不炒;泄止厥未回者,加当归引药入于血分。服数剂后,或眼内翳膜不能退清,加冬瓜仁二三十粒,以润肝燥;小便利者去茯苓。方内只有干姜之性,取其大能补火生土,阴虚者未免有劫水之弊,用者量之。肺气虚及津不生者加五味。

(清·谢星焕《得心集医案》)

【按语】

慢脾风为小儿惊风的一种,大多由慢惊风进一步发展,严重损伤小儿阳气,出现阳气衰微的危象。20世纪80年代,日本学者Morooka首次提出"轻度胃肠炎伴良性婴幼儿惊厥"这一病名,临床以轻度胃肠炎病程中突然出现惊厥发作,无脱水和电解质紊乱征象,体温在惊厥前后均不超过38℃为特点。谢氏本案诊治,通过诸状认为皆由脾肾两败所致慢脾风,遂将古方十全、理中、六君、胃关之意,加入驱风之品,合成一方,随症加减,服药不到一月,肌肉充盛,遂能健步行走。他把方名命名为大回生汤,总结为"凡治慢惊,悉用此法,屡验不爽"。

6. 风火挟痰

喻某,女,8岁。

1974年11月8日,初诊。起病于1974年10月26日,头痛,精神不振。次日左脚乏力,午后头痛加剧。28日中午突然瘫痪在地,左手脚活动障碍,不能起立,神志尚清,约二小时后复能行走。30日又左半身不遂。11月1日至3日,左手运动基本正常,左脚力弱,但能扶行。11月4日中午1时,忽然尖叫,啼哭,呵欠连连,频频眨眼,咬唇,嘴角颤动,紧接着神志不清,双拳紧握颤抖,角弓反张,四肢抽搐,呕吐,头面大汗淋漓,不久则醒,醒后又复,反复发作历时2小时之久。从此以后,惊厥一日数发,有时小便失禁。精神渐差,时烦躁,时倦睡。到地区医院诊察,确诊为"病毒性脑炎"。刻下症:精神较差,反应迟钝,表情痴呆,左半身不遂,睡时露睛,满头大汗,食欲减退,低烧,面色无华。舌质红,苔薄黄腻,脉弦滑而数。病为外感风邪,由表入里,化热生痰,引动肝风,风火挟痰上扰,则心窍被蒙,流窜经络,则半身不遂。治宜清热化痰,平肝熄风。

黄连 5g	知母 10g	生石膏 10g	菊花 7g
双钩藤 7g	僵蚕 7g	天竺黄 7g	金银花 12g
连翘 12g	天麻 7g	蝉蜕 10 只	蔓荆子 7g
藁本 3g	白蒺藜 3g	胆南星 7g	薄荷 2.5g

×3 剂

1974 年 11 月 11 日,二诊。昨天精神较好,今忽口角右歪,左手发麻,活动障碍,片刻后口正如常,1 小时后左手麻痹较轻,但唠叨多语,打人骂人,时睡口沫,仍不能站立。守法不变。

黄连 7g	知母 10g	石膏 10g	菊花 10g
钩藤 7g	天麻 7g	黄芩 9g	生栀子 7g
胆南星 7g	天竺黄 7g	僵蚕 7g	大黄 10g
羚羊角 1.5g	蝉蜕 10 只	金银花 12g	连翘 12g

×6 剂

1974 年 11 月 18 日,三诊。药后见效,惊厥未发,精神好转,头痛已止,汗出大减,口角不歪,手麻亦愈,脚能站立,唯低烧未退。舌质红,苔黄腻,脉弦细小数。风热有减,阴伤未复。宜前法兼以酸甘化阴。

黄连 10g	生地 15g	白芍 10g	牡丹皮 5g
天麻 7g	麦冬 12g	菊花 10g	生石膏 12g
双钩藤 10g	胆南星 7g	条黄芩 10g	连翘 10g
僵蚕 10g	生栀子 9g	金银花 12g	蛇胆陈皮末 1 支

×3 剂

1974 年 11 月 20 日,四诊。低烧有减,精神尚好,说话口词清楚,两颧及口唇较红,有人扶携则行走较稳,活泼可爱,智力基本恢复正常,大便秘结。舌红,苔薄黄不腻,脉细小数。虽痰祛风熄,但邪热未尽。治予清热泻火,凉血育阴,佐以疏筋通络。

黄连 7g	生地 15g	赤芍 9g	牡丹皮 7g
生栀子 9g	条黄芩 10g	连翘 10g	生石膏 18g
知母 10g	竹叶 10g	菊花 10g	秦艽 10g
防风 10g	川牛膝 5g	大黄 5g	

×3 剂

1974 年 11 月 23 日,五诊。偶有低热,能单独走十来步远,余皆平和。治宜原方加减。

黄连 7g	生地 18g	牡丹皮 7g	生栀子 9g
金银花 12g	条黄芩 10g	玄参 12g	生石膏 18g
地龙 7g	汉犀角 5g	双钩藤 9g	竹叶 5g

×7 剂

1974 年 12 月 1 日,六诊。低烧已退,单独行走较稳,脚力渐增,食欲好转。舌质红,苔净,脉细略数。余热未尽,筋脉失养。再予育阴清热,养筋通络。

黄连 5g	生地 25g	牡丹皮 7g	生石膏 18g
知母 10g	黄柏 10g	石斛 10g	地龙 9g
双钩藤 10g	金银花 12g	玄参 12g	木通 10g
条黄芩 10g	竹叶 7g	甘草 3g	

×7 剂

1974 年 12 月 8 日,七诊。一切均已复常,唯左侧脚力稍逊。仍以原方加减,以冀全功。

黄连 5g	生地 12g	忍冬藤 15g	牡丹皮 5g
白芍 10g	莲子心 9g	麦冬 10g	防风 9g
川牛膝 5g	秦艽 7g	生栀子 5g	络石藤 10g
条黄芩 5g	地龙 7g		

×7 剂

(何晓晖、黄调钧《赣东名医·李元馨专辑》)

【按语】

患儿头痛,精神不振,突然瘫痪扑地,左手脚活动障碍,数日后神志不清,双拳紧握颤抖,角弓反张,四肢抽搐,呕吐。此后惊厥一日数发。李氏诊其脉弦滑而数,舌质红,苔薄黄腻,认为是外感风邪,由表入里,化热生痰,引动肝风,风火挟痰上扰,心窍被蒙,治用清热化痰,平肝熄风。患儿服药九剂后,惊厥未发,头痛已止,李氏考虑到其风热有减,阴伤未服,宜前法兼以酸甘化阴。随病情好转,李氏考虑到痰祛风熄,但邪热未尽,治予清热泻火,凉血育阴,佐以疏经通络,此后再予育阴清热,养筋通络,并清余热,结果一切均已复常,唯左侧脚力稍逊,李氏原方加减收全功。本证属儿科危害急症。李氏抓住主要矛盾,抽丝剥茧,层层深入,标本兼顾,祛邪不忘固本,从清热祛痰到育阴通络,善始善终。李氏治疗急重症经验,在当代仍有重要推广价值,对此类儿科急症,配合中药治疗,可转危为安,并减少热病后遗症的发生。由此可见,中医治疗急症具有临床价值。

7. 热盛动风

王某,5 岁。

1964 年 7 月 2 日,初诊。起病时突然呼喊头痛,随即发高烧,抽搐,昏睡。入院前曾经某中医诊治,服药 3 剂,昨日并加用安宫牛黄丸一颗,症情未见好转。现症身热灼手(肛温 39.8℃),神昏谵语,手足抽搐,大便 3 日未解,小溲短赤,腹部胀满,舌质红绛,舌上布满黄厚苔垢,脉洪大数实,暑湿内搏,结于肠腑,蒸酿痰浊,闭阻清窍,神明受扰,肝风煽动。急以清暑泻热,荡涤肠腑,并佐化浊开窍熄风。

大黄6g	厚朴4.5g	枳壳4.5g	大青叶10g
生石膏24g	川菖蒲3g	黄芩4.5g	石决明12g
玄明粉6g(调服)	玉枢丹0.6g(先行冲服)		

二诊。药后大便二次,下黑色粪垢甚多,臭秽异常,神志时清时糊,黄苔已退,舌质红干,乃撤去玉枢丹,改用紫雪丹,并酌加养阴清营之品。

北沙参	石决明	钩藤	大青叶
六一散	生地	麦冬	生白芍
菊花	生石膏	紫雪丹	

三诊。神识渐清,抽搐亦减,原方照服。

五诊时,除去紫雪丹,至 7 月 8 日诸症已平,愈后未留任何后遗症。

(章天生、何晓晖《赣东名医·严振声》)

【按语】

患儿壮热灼手,神昏谵语,手足抽搐,大便三日未解,小溲短赤,腹部胀满。严氏诊其舌质红绛,舌上布满黄厚苔垢,脉洪大数实,急以承气汤配祛痰、清热、熄风之味,加服中成药玉枢丹。患者服药后下黑色粪垢甚多,臭秽异常,神志稍清。然后去玉枢丹,改用紫雪丹酌配养阴清营之品,使患者神识渐清,抽搐渐平,未留有任何后遗症。由本案可以看出,中医治儿童急症,有其可取之处,效果亦佳。

三、小儿外感

1. 暑天感寒

予谕庐陵时,吉安司理毛具次公,与予相知。癸卯季夏,吉州大旱,毛公奉巡道命往百里外,请龙祷雨。其公子年十一岁,夜间忽然身发大热,头痛身痛。夜分,其夫人发捕官来请予治。时方盛暑,予初闻以为此必感暑症也,挟暑药以往。及至衙,详问其致病缘由,又细察其脉,乃知系是感寒而非感暑也,因谕以必须发汗。其母又以现今汗多为疑。予曰:"此汗不可作数,必须用药发汗方可除病。"因制发散药一大剂,令其热服出汗,至天明而身热、头痛、身痛等症尽除。再服清解药数剂,调理旬日而安。

原用发散药方

防风	羌活各六分	陈皮	甘草各三分
小川芎	白芷各四分	赤芍五分	香薷一钱一分
白干葛一钱三分	苍术	苏叶	生香附各八分

生姜三片,水一碗半,煎至八分,热服取开

（明·聂尚恒《奇效医述·治小儿暑天感寒用发散得效述》）

【按语】

寒邪致病,并无明显季节性,一年四季均可发生。早在宋代,《太平惠民和剂局方》就有名方香薷饮用治暑月感寒。本案聂氏治友人公子十一岁,暑天身大热,头痛身痛。他不囿于时方盛暑,而是详问其致病缘由,又细察其脉,得出结论为并非感暑症,而是暑天感寒,因制防风、羌活等辛温发汗之剂为主,次日身热、头痛、身痛等症尽除,再服清解药数剂,调理旬日而安。本案审因论治,因人施治,不落俗套,因能中的。

2. 夹食伤寒

袁仲卿乃郎,入水捉彭蜞为戏,偶仆水中,家人救出,少顷大热呻吟。诸小儿医以镇惊清热合成丸、散与服,二日遂至昏迷不醒,胸高三寸,颈软,头往侧倒,气已垂绝,万无生理。再四求余往视。诊其脉,止似蛛丝,过指全无。以汤二茶匙,滴入口中,微有吞意。谓之曰:"吾从来不惧外症之重,但脉已无根,不可救矣。"一赵姓医曰:"鼻如烟煤,肺气已绝,纵有神丹,不可复活。"余曰:"此儿受症,何至此极? 主人及客俱请稍远,待吾一人独坐,静筹其故。"良久曰:"得之矣。"其父且惊且喜。医者愿闻其说。余曰:"惊风一症,乃前人凿空妄谈,后之小儿受其害者,不知几千百亿兆,昔与余乡幼科争论,殊无证据,后见方中行先生《伤寒条辨》,后附痉书一册,专言其事,始知昔贤先得我心,于道为不孤。如此症因惊而得,其实跌仆水中,感冷湿之气,为外感发热之病,其食物在胃中者,因而不化,当比夹食伤寒例,用五积散治之。医者不明,以金石寒冷药镇坠,外邪深入脏腑,神识因而不清。其食停胃中者,得寒凉而不运,所进之药皆在胃口之上,不能透入,转积转多,以致胸高而突,宜以理中药运转前药。倘得症减脉出,然后从伤寒门用药,尚有生理。"医者曰:"鼻如烟煤,肺气已绝,而用理中,得毋重其绝乎?"余曰:"所以独坐沉思者,正为此耳。盖烟煤不过大肠燥结之征,若果肺绝,当汗出大喘,何得身热无汗? 又何得胸高而气不逼,且鼻准有微润耶? 此余之所以望其有生也。"于是煎理中汤一盏与服,灌入喉中,大唉一口,果然从前二日所受之药一齐俱出,胸突顿平,颈亦稍硬,但脉仍不出,人亦不苏。余曰:"其事已验,即是转机,此为食之未动,关窍堵塞之故。"再灌前药些少,热已渐退,症复递减。乃从伤寒下例,以玄明粉一味化水,连灌三次,以开其大肠之燥结。是夜下黑粪甚多。次早忽言一声云:"我要酒吃。"此后尚不知人事,以生津药频灌,一日而苏。

(清·喻昌《寓意草·辨袁仲卿小男死证再生奇验》)

【按语】

慢性疾病顾护肠胃,人所共知。危急病症病邪往往深入脏腑,阻碍脾胃,使药停于胃中不能运化,不能发挥其作用,亦是要注意的问题。喻氏治袁仲卿小男死证再生一案,帮助我们理解理中运脾的重要性。患儿偶扑水中,家人救出,少顷大热呻吟。诸小儿医以镇惊清热合成丸散与服二日,遂至昏迷不醒,胸高三寸,颈软往侧倒,气已垂绝,脉似蛛丝,过指全无。喻昌认为患儿感冷湿之气,为外感发热之病,其食停胃中者,因而不化,医者不明,以金石寒冷药镇坠,外邪深入脏腑,神识因而不清。他决定"宜以理中丸,运转前药"。于是煎理中汤一盏与服,患者大吃一口,从前所受之药一齐俱出,胸突顿平,颈亦稍硬。但仍然关疗堵塞,人亦未苏再灌前药些少,配合通腑下法,再以健旺脾中阳气,崇土为先获愈。

3.温伏潮热

陈茗如太守太少君,周岁青筋散露,面色拖蓝,形体羸软,肌肉瘰夺,囟门宽大,哭声短促,元气败极,势成险危,加以旬余潮热不退,时或往来,咳嗽呕恶,烦躁不宁,喘急气促,口渴嗜饮,唇燥缩,舌苔干白,中心略黄,小水短赤而烧,粪色老黄,明是温邪内伏。前医总是发散消导,不知温邪忌散。周龄幼稚,元气几何,能当此热邪熏蒸,阴液劫尽,以致哭无泪,鼻无涕,口干舌燥可微矣。且邪一日不除,则元气一日愈伤。东垣谓:"火与元气,不两立也。"姑议小柴胡去半夏加栝楼根、石斛、粳米,清里邪,而存阴为急务也。四月十六日案。

| 参须 | 柴胡 | 黄芩 | 栝楼根 |
| 扁石斛 | 陈粳米 | 甘草 | 淡姜渣 |

铎按:此方服一剂,潮热已减十六,并能安神,颇属投洽。而亥子交界之时,依然大潮复起,不纳乳食,气喘尤甚,大为棘手。细审此病过服表散,必伤肺气,热邪已传入手太阴经,肺气不得宣通,上焦痹塞,亟宜清降肺气。昨方虽获小效,其柴胡味薄上升,与手经不宜。十七日改用辛凉清肃上焦轻剂,仿轻可去实之法,用桑皮、地骨皮、杏仁、连翘、青蒿、知母、贝母、花粉、粳米、甘草,甚效。是夜安眠熟睡,咳喘略平,口亦不渴,是上闭已开,诸窍自爽,大有转机。十八日,去杏仁、花粉,加银柴胡、石斛,尤效。然总虑其元气大伤,未敢稳许愈期。十九日,视其神气略爽,病日减,余热未清。议清养胃阴,益土生金,兼调元气,调理半月,渐次而瘳。

自拟经验方			
山参	沙参	淮山	苡仁
石斛	贝母	百合	叭哒杏
云苓	桑叶	甘草	

湿邪内伏,愈发散则愈外越,而元气愈伤,仿轻可去实之义以治,后兼为调理元气,故无不效。(寿山)

(清·李铎《医案偶存·小儿门》)

【按语】

"潮热"一词,始见于《伤寒论·辨阳明病脉证并治》等篇。《伤寒明理论》云:"若潮水之潮,其来不失其时也;一日一发,指时而发者,谓之潮热。"本例患儿,李氏根据其临床表现,认为是温邪内伏,阴液受劫导致。他用小柴胡去半夏加栝楼根、石斛、粳米,急清里邪而存阴,此方服一剂,潮热已减十六。又接着改用辛凉清肃上焦轻剂,仿轻可去实之法,最后清养胃阴,益土生金,兼调元气,调理而愈。

4. 水枯火炎

江姓子,周岁。据病原自三四月而起,潮热蒸蒸,乍有乍无,至长夏来,日见消瘦,亦无甚剧病状,故未药治。现值立秋后十日,热渐加重,日夜啼哭,鼻孔干如烟煤,唇紫皱缩,舌绛干焦,吮乳不休,泄泻黄水,暴注下迫,指纹沉紫,已现命关。斯症蕴热已久,阴液已竭,实属水枯火炎之象。所以任吮乳汁,渴不能止,非泛泛表热之证,恐有热极风生之虑。书云:热极生风。治宜清凉生津,并宜脱去厚衣,不必过于襁褓,因天气燥热,加以厚衣襁褓,则更加其燥烦也。

洋参	麦冬	生地	石斛
丹皮	泽泻	车前	甘草
竹叶心			

(清·李铎《医案偶存·小儿门》)

【按语】

患儿素体阴虚,骨蒸潮热,立秋后热渐加重,日夜啼哭,鼻孔干如烟煤,唇紫皱缩,舌绛干焦,吮乳不休,泄泻黄水,暴注下迫,指纹沉紫,已现命关。李氏认为患儿阴液已竭,实属水枯火炎之象,急宜壮水之主,清凉生津。一方面,他用西洋参、麦冬、生地、石斛、丹皮、泽泻滋阴生津;另一方面,以车前、甘草、竹叶心清心泻火,利尿泄热,防患于未然,避免热极生风病情加重。

5. 寒伏化热

张某,4个月。

1971年11月24日,初诊。发热喘咳,入院已二天,经治未见好转,整天氧气袋不能稍离,热高39℃以上,特邀往会诊。至时患儿高烧不退,汗出淋漓,神迷嗜睡,啼哭无声,呼吸气促,痰鸣气憋,大便二天来解,舌质淡红,苔微黄腻。寒邪内伏,蕴积化热,痰浊阻窍,为正虚邪恋之候,系肺热喘嗽之变证。

拟益气固脱,清泻肺热,化痰开窍并举。

朝鲜白参4.5g	附子3g	生石膏10g	薏苡仁12g
冬瓜仁12g	川菖蒲1.2g	瓜蒌仁6g	芦根10g
郁金1.5g	胆南星2.5g	莱菔子2.5g	玉枢丹0.3g

二诊。是日进药二剂,入夜呼吸稍平,大便得解但不多,啼声稍亮,热势稍降,午夜后热度又见增,汗仍多,暂停输氧后又出现口唇发绀,症情虽略见好转,尚有反复。

朝鲜白参4.5g	附子3g	生石膏10g	薏苡仁12g
川菖蒲1.2g	杏仁6g	芦根10g	莱菔子2.5g
龙骨10g	牡蛎10g	磁石10g	代赭石4.5g
玉枢丹0.3g			

三诊。上方进服2剂。2天来呼吸渐平,已不再要输氧,热降至37.5℃,乳食较畅,夜睡亦安,唯尿赤,精神尚差,痰多涎黏。原方去玉枢丹、龙骨、牡蛎、石膏加天竺黄、旋覆花、胆南星。2剂后,病愈出院。

（章天生、何晓晖《赣东名医·严振声》）

【按语】

患儿高热不退,汗出淋漓,神昏嗜睡,啼哭无声,呼吸急促,痰鸣气憋,一片危象,系肺热咳喘变证。严氏治以益气固脱,清泻肺热、化痰开窍。全方温清并用,补泻兼施,在水剂中又配入中成药玉枢丹。玉枢丹出自北宋王璆《百选方》,又名太乙紫金丹、紫金锭,具有化痰开窍、辟秽解毒功效,凡感受秽恶痰浊之邪,升降失调,气机阻塞,均可应用。但治标之剂,中病即止。病势稍减后去玉枢丹,加天竺黄、旋覆花、胆南星等平和之剂至病愈。

四、小儿泄泻

1. 虚泻似热

予家仆一幼男,年二岁,泄泻不止。医用药不效,抱来予看。见其面赤身发热,口渴又甚。初疑其热泻,用四苓散加木通、车前子,略加姜汁炒黄连少许,一剂与之。又看其儿神气困倦,疑其未必热也,戒之曰:"此药煎熟,姑用酒杯少与半杯,若服不相宜,即止勿服,速来换药。"其儿服药半酒杯,泄不止而又呕吐。其母又抱来看,而其身热、面赤、口渴则如故也。予知其脾胃极虚,则阳气无所依而欲外散,是以身热面赤;脾胃极虚则津液内枯,是以口渴。因制参术姜桂饮与之。服一剂,而泄止;服二剂,而全安。

原用参术姜桂饮

人参五分	白术炒,七分	干姜炒	官桂各三分
白茯苓	扁豆姜汁炒	山药炒,各六分	广陈皮
熟甘草各四分			

生姜一片,去皮好胶枣一个,去核洗净,同煎

小儿虚寒吐泻,犯此症者甚多,时医见其身热、面赤、口渴,皆视为热症,而投以凉剂。其误甚矣。凉剂误投或半日,或一日,或二日,即传慢惊而死者,不可胜计。而庸医俱借口病不可治,不知其投凉实杀之也。彼且以为小儿纯阳,何虚之有?至于脾胃虚极,阳气外散,极虚似热之理,则举世执迷,致死不悟。儿童之患此症者,何其不幸也,亦可悲矣。予自悟此理,依此法活儿童甚多,难以尽述,姑举其初悟巅末,以示后云。

(明·聂尚恒《奇效医述·治小儿虚泻似热用补得效述》)

【按语】

小儿呕吐、泄泻,多由饮食或乳哺失节、寒温失调所致。胃气上逆则吐,脾运不健则泻,脾胃失调则吐泻交作。《幼科铁镜》:"若先泄后吐,面白神疲,不热不渴,额有微汗,乃脾胃虚寒也……"但临床常见寒热虚实夹杂,需结合病因、兼证等,进一步辨证治疗。本例幼童年方二岁,泄泻不止。聂氏初疑是热泻,用四苓散加木通、车前子、黄连等,泄不止而又呕吐,身热面赤、口渴如故。聂氏认为是脾胃极虚则阳气无所依而欲外散,固制姜桂饮与之,服二剂而安。聂氏审证求因,排除身热、面赤、口渴等假象,补脾益气治其本,故而见效。

2. 热泻似虚

予婢妇生一女孩,才满十个月。其姐尝抱往日中受暑气,水泻数日不止。其母不知错,说因是感寒,用苏散药不效,用分利药又不效。其泄频数,而急滑似虚。予细察详问,知其病因于受暑气也。用益元散数匙,服之少止。然其泻已久,神气困倦已极,眼皮垂而哭声不出。父母及旁人皆以为必死,不必服药矣。予曰:"但得泻止,即可望苏。"用茵陈车前益元散四钱,白滚水每次

调四分,频繁服之。服一半,而泻止六七分;服完而泻止,小便渐利,渐能饮乳,越二日而全安。

原用茵陈车前益元散方

此方治一切湿热头重遍身骨节疼痛水泻,小便不利等症。

车前子炒,研一钱　　　　茵陈研末,一钱

各成六一散二钱,如多用照等分加,共和匀,滚水调五分,一次频频服之

(明·聂尚恒《奇效医述·治小儿热泻似虚用渍凉得效述》)

【按语】

小儿泄泻应首辨虚实,并区分真假。本案聂氏拨开迷雾用茵陈车前益元散清暑利湿,即所谓的利小便以实大便之法。这是因为在中医理论中小肠的泌别清浊功能,还与尿液的量有关,所以帮助小肠恢复其泌别清浊的功能,就能正常回收水液,使其从小便排泄,最终达到实大便的目的。本案满十个月女孩,水泻数日不止,急滑似虚。聂氏细察详问,知其病因于感暑,用益元散服之少止,然其神气困倦已极。聂氏坚持此为热泻而非虚极,用茵陈、车前、益元散按热泻治,利小便即以实大便,因而泻止而安。聂氏自始至终,不被神气困倦已极假象所迷惑,坚持不用补药,专于按暑热湿盛施治,因而邪去正安。

3. 木邪克土

杨协胜之女,寒热咳嗽,腹痛泄泻。医者未知痛一阵泻一阵属火之例,木强反克之理,妄用消耗之剂,渐至面浮气促,食减羸瘦。又误用芪、术之药,潮热愈重,痛泄愈多,延绵两月。众谓童痨难治,乞余诊之。先与戊己丸作汤,二剂痛泄顿止,继以泻白散合生脉汤,二剂潮嗽皆安。

戊己丸

黄连　　　　吴萸　　　　白芍各等分

生脉散

人参　　　　麦冬　　　　五味

泻白散

见第90页。

(清·谢星焕《得心集医案》)

【按语】

肝气乘脾证指肝失疏泄,脾失健运,以胁胀作痛、情志抑郁、腹胀、便溏等为主要表现的证候,其中痛泻为其临床特征。本例女孩寒热咳嗽,腹痛吐泻,因误治渐至面浮气促,食减羸疲,潮热痛泄,延绵两月。面对此复杂病情,谢氏一方面抓住主要矛盾为木邪克土,先用戊己丸,清肝柔肝、理气开郁、痛泻止后;谢氏再以泻白散合生脉汤清肺、益气、养阴,用以除潮热咳嗽。戊己丸始载于《太平惠民和剂局方》,由黄连、制吴茱萸和炒白芍组成,三药配伍具有泻肝和胃、辛开苦降、降逆止呕止泻的功效。谢氏分步论治,层层深入,但始终不忘治病求本,最后标本同治而收全功。

4. 春伤于风

傅彩凤之子,三岁,自春至夏,肌肤熇热,形体瘦极,惨惨不乐,大便泄泻,每多鲜红。诸医用凉血之剂,泄泻愈频;又与四君子汤,潮热愈大,口愈渴。余视其惨惨不乐,似属阳气不舒,且潮热无汗,面虽白而带青,舌虽淡而颇红,再视所泄之粪,逾时变青。此必风邪郁于土中,正"春伤于风,夏生飧泄"之症。因风邪内扰,则营卫不固,而血液迸流,致阳气愈陷矣。仿经旨"下者举之"之义,与升阳益胃汤,数服而安。

升阳益胃汤(东垣)

见前 227 页。

(清·谢星焕《得心集医案》)

【按语】

升阳益胃汤出自李东垣《脾胃论·肺之脾胃虚》,全方散中有收,肺脾同调,攻补兼施,升阳益胃,外散风寒湿,内清湿热痰,兼能祛风散寒,共奏补脾益肺、除湿升阳益胃之功。据临床报道,历代医家临证运用本方治疗肺脾气虚、外感风寒湿邪,内生湿热之肺系疾病每获良效。本案三岁幼童,春伤于风,发热,便血泄泻,形体消瘦,谢氏诊此为风邪内扰,郁于土中,营卫不固,血液迸流,阳气下陷,与服升阳益胃汤,方以参、术、芪、草益气升阳,柴、陈、羌、独、防风升阳疏肺,苓、泻、连、柏降阴导湿,白芍敛阴和血,姜枣调和营卫,数剂而愈。谢氏此案治法独特,获效亦佳。

5. 脾胃阴虚

王启元之子,夏月烦渴吐泻,唇红舌赤,尿短烦躁。启元自知医理,疏就香薷、扁豆、车前、滑石、黄连一方,未服,商治于余。视其面白神慢,气急多痰,脉息微细,显系脾虚,非暑热之燥。谓曰:"分利止泄,解暑除烦,固医门之法则也,然必因人而授,因证而施。今苗窍脉色,脾胃大虚,与此法全不相涉。斯疾唇红舌赤者,津液由吐而上亏也。尿短烦渴者,津液由泄而下亏也。"与七味白术散二剂,烦渴略减;再进六神散加枸杞,十余剂而安。凡泄泻脾阴亏者,当仿此,若脾阳亏者,六神加干姜,为至稳之法,用者详之。

七味白术散

人参	白术	云苓	木香
藿香	葛根	甘草	

六神散

人参	白术	茯苓	山药
扁豆	甘草		

（清·谢星焕《得心集医案》）

【按语】

患儿夏月烦渴吐泻,唇红舌赤,尿短烦躁。谢氏没有采用患儿父亲拟订的清暑祛湿之方,认为苗窍脉色,脾胃大虚,与分利解暑不尽符合,于是改用七味白术散补脾气为主,酌加疏风、理气、祛湿之品,二剂见效。谢氏再以补脾为主之六神散加枸杞,十余剂而安。七味白术散出自宋代钱乙《小儿药证直诀》,六神散来源于宋代陈言《三因极一病证方论》,均为健脾益气之剂。在本案治疗中,谢氏善用古方,并始终根据病情,确诊为脾胃阴虚后不是一味清暑祛湿,而是顾护脾胃,扶正祛邪。他还提出,凡泄泻脾胃虚者,当仿此治。

6. 阴阳两虚

杨甸成之子,夏月发热溏泄,医治两旬,气短神倦,其热夜重日轻,其泄日多夜少,毛发枯槁,囟沉枕陷,唇舌干燥。余曰:"阴阳两虚也。"杨曰:"曾服石斛、麦冬,其泄愈多,而食不进,服人参白术之药,其烦愈重而口愈干。"余曰:"皆错也。病属阴阳两虚,药当刚柔并进。麦冬甘寒,非阳虚久泄所宜,白术苦燥,岂阴虚久渴可投?"酌为一方,连进而愈。

附方

熟地	附子	枸杞	怀山
扁豆	山萸	石脂	甘草
龙眼			

（清·谢星焕《得心集医案》）

【按语】

谢氏治疗幼儿发热溏泄,气短神倦,毛发枯槁,囟沉枕陷,唇干舌燥,其热夜重日轻,其泄日多夜少,诊为阴阳两虚。他认为药当刚柔并进,但不用麦冬甘寒,白术苦燥,顾护阴阳,仿附桂八味之熟地、附子、山药、山萸肉补益阴阳,酌加枸杞补肾,龙眼肉养血,赤石脂涩肠止泻,甘草调和诸药,连进而愈。谢氏在此提出"药当刚柔并进",其选用药味原则值得后人借鉴。

7. 肝乘痛泻

江姓子,年仅二周。中土先虚,风木掀动,面色青晦,躁烦不宁,啾唧似痛,而腹鸣,大便仍有积滞。病延一月之久,扶虚补阳不少,宜安土泄木。

沙参	芍药炒	肉桂	黄连少许同蒸
钩藤	陈皮	谷芽炒	茯苓
木瓜	甘草		

(清·李铎《医案偶存·小儿门》)

【按语】

五行之间既相互资生,又相互制约,生中有克,克中有生,相反相成,才能维持事物间的平衡协调(即五行制化)。张介宾曰:"盖造化之机,不可无生,亦不可无制,无生则发育无由,无制则亢而为害。"正常情况下,木能克土,土为木之所胜,若木气过于亢盛,对土克制太过,可致土的不足,此即为木旺乘土。本案二岁患儿,中土先虚,风木掀动,面色青晦,燥烦不宁,啾唧似痛而腹鸣。对此木旺乘土之痛泻,李氏强调宜安土泄木为治。

8. 热伤吐泻

盛氏子,年三岁。病吐泻身热不退者,五六日,小儿医初投疏解消导药不效。更医用香砂胃苓,更加烦渴。一医用七味白术散不应,以吐多,将成慢脾,拟进补脾益黄散,煎好未投。余后至,见其身热烦躁,唇红,口气蒸手,脉纹青紫,曰:"不可服此,当以凉药治之。"众医皆言吐泻多,而米谷不化,当补脾,何以用凉药?余曰:"此伤热在内也。时六月中热甚伏入腹中而令引饮,热伤脾胃,即大吐泻也。"遂与白虎汤二帖,热退七分,渴止泄减,吐逆已除,再服加参须、麦冬、竹叶、茯苓即愈。此辨色审窍,不从众论,为治之一验也。又治陈姓子,年岁半。秋月患吐泻,其症全不食,神倦睛陷,乳水入口即吐。用六君子去甘草,加藿香、白蔻、姜炒黄连,煎熟入姜汁。一剂顿止,再剂霍然。

凡治小儿吐泻之疾，须辨寒热虚实，如夏月脾虚挟热者，必用六君子汤加姜、连、竹茹，少用藿香、白蔻之类，徐徐与服，不可大急。若顿服即不纳。如实热甚者，必用白虎汤、石膏汤多效，但人多以吐泻，不敢用凉药也；如寒月用六君加干姜、砂仁、白蔻之类；或有伤食吐泻者，初服一二剂，加山楂、麦芽，决可取效。如不效者，必发慢惊而死，屡试皆应。

（清·李铎《医案偶存·小儿门》）

【按语】

李氏认为："凡治小儿吐泻之疾，须辨寒热虚实。"他提出："实热甚者，必用白虎汤石膏汤多效。"白虎汤源于《伤寒论》，由石膏、知母、粳米、甘草4味药组成，功能清热泻火生津，一般均以"大热、大渴、大汗出、脉洪大有力或滑数"（简称"四大"）为运用依据。但有学者提出，白虎汤是主治肺胃实热的平和之剂，不必"四大"症悉俱。《温病条辨·上焦篇》云："白虎慓悍，邪重非其力不能举，用之得当，原有立竿见影之妙，若用之不当，祸不旋踵。懦者多不敢用，未免坐误事机。"故有人湿温病亦用本汤。李氏指出"但人多以吐泻，不敢用凉药也"的时弊。但本案服药二帖，热退七分，渴止泄减，吐逆已除情况下，加服参须、麦冬、竹叶、茯苓顾护脾胃津液，乃至痊愈。

9. 直中阴寒

车文翰秀才乃郎，年甫二周。偶因一跌，即致寒热，啼哭不宁。群医作惊风治，辄用清热化痰、祛风镇惊，香、麝、牛黄、芩、连之属，遂至危笃，举家惊惶无措，夜半飞与相召。余至见其眼闭神呆，面色青黯，口角遮鼻准，冷唇燥裂，舌苔干白，声如鸦音，指纹沉散，脉息沉微，大便溏泄青白，小水时青时赤，虽头面上身，壮热不已，而两足冷痹，至膝腕矣。余曰："此直中阴寒症，非惊之为病。缘跌仆惊神，神移而病发也。且此儿赋禀阳虚，寒中阴分而寒热作，误投药治焉，得不成危候，且眼闭肝绝，鼻冷土败，面色青黯。"诸医谓：青为肝风，不知沉寒凝滞，亦见青黑。嘉言《色论篇》曰："寒多则凝滞，凝滞则青黑。"是寒凝于中，而形于外，显然无疑矣。涕嚏全无，唇燥自动，因溏泄下利不止，阴津已竭，不能灌溉于上也。有谓热泄者，背谬尤甚。凡热泄暴注下迫，最易辨也。奈何不察，一至于此。展转而筹，法属不治。而其家人犹坚信前医，谓是肝风惊搐，仍求镇惊丸药为治。余谓："果属惊风，频服牛黄抱龙如意等丸，何以不效？而又加剧，如此之证，如此之脉，非温理阳气，以祛阴邪，必无生机。"急与桂附理中丸一枚，约三钱，调服。方投其半（系其家人畏而不敢多进之故），则哭声微出；尽其丸，则眼神稍动。旋以回阳救急去陈、半，一大剂，频频与服。漏尽，热退神清，竟得熟睡，次早霍然而愈。斯时形气之危，万无生理，非桂、附回阳之力，何能速效如此？设或再遇前医，以热痰惊风，用寒凉香散，死不旋踵矣。次日早膳后，未及进药。家人见诸候平善，以为弗药可愈。讵复眼闭神呆，危殆如前。乃药力已过之验，再投前丸一枚，渐次就苏，仍进前方加减大剂。其家妇女，惑于群言，不肯任进，谓恐补住风也。余激谓文翰曰："病急药缓，杯水车薪，势不可治。余非愦愦之流，不肯因循误事，如信仆，自应任吾进药。倘若信若疑，余当告退矣。"文翰讦余曰："先生论证，虽然明白，但群言肝风惊搐，亦不无可疑之处。即先生力谓无风，而唇常动，何也？既无热，口鼻眼目干燥，何也？"余曰："唇口属脾，津乏脾伤，昨已言之。兹再申其理，小儿唇口干燥，不能唤水止渴，势欲引津自救，而唇动矣。既是风症挟热，进参、术、姜、附大热纯阳之剂，当变角弓反张，手足搐制，眼目直视，二便闭结，何以侵晨得此骤效。其所以复变者，药不胜病也。且大便溏泻，药水昭然，脾肾已败，虚寒何疑？喻嘉言曰：'惊风一门，古人鉴空妄谈，后世之小儿，受其害者，不知千百亿兆。'此数言总括已尽，世之儿科，不宗此旨，而擅言惊风，谬妄惑人，以夸其功，而售其术，欺心谋利也。"文翰曰："善见热投凉，人人知之，先生定见不移，必有妙理。"乃督促家人速进汤药至更后，大呕冷痰一盂，神色悠然清朗，是夜駒駒大睡，醒而烦躁思食，皆桂、附回阳，鼓舞胃气，温理中焦之效。次早改用丁蔻理中一剂，晚间进参附理阴煎，平补阴阳，后以香砂六君，调理而瘳。

满盘俱是惊风症见，孰敢认作虚寒而用辛热，独于溏泄下利青白，讨出真正消息，实是高人一等。（寿山）

（清·李铎《医案偶存·小儿门》）

【按语】

"直中"最先出现在《伤寒论》研究著作中。所谓直中，是指外邪在发病时迁入于里，起病无表证表现，与传经相对而言的一种发病方式。《医学心悟》说："凡看伤寒，以传经、直中四字为纲领……直中者，谓不由阳经传入而径中三阴者也。"本例患儿眼闭神呆，面色青黯，口角遮鼻准，冷唇燥裂，舌苔干白，声如鸦音，指纹沉散，脉息沉微，大便溏泄青白，小水时青时赤，虽头面上身，壮热不已，而两足冷痹，至膝腕，为真寒假热之证。李氏力排众议，不按惊风论治，不用牛黄抱龙丸等清热镇惊之剂，而用《伤寒六书》中回阳救急汤去陈半治之。回阳救急汤由熟附子、干姜、肉桂、人参、白术、茯苓、陈皮、炙甘草、五味子、半夏组成。本方所治证候系寒邪直中三阴,阴寒内盛,阳微欲脱所致之寒厥证。李氏凭桂、附回阳之力,患儿次早霍然而愈;再改用丁蔻理中一剂,晚间进参附理阴煎,平补阴阳,后以香砂六君,调理善后。

10. 发热泄泻

沈某,8个月。

1963年5月27日初诊。起病3天,泄泻,发热,连续打针吃药,热总不退,泻亦不止,乃来急诊。诊时热高39.2℃,面色青白,手足逆冷,便泄色黄,泻下不爽,吐物酸秽,胸窒痰多,腹部按之不软,神情疲惫,舌质淡而不嫩,指纹淡红。论证似属虚候,然高热无汗,说明正气未至溃败,能与邪争;肢凉与舌质不嫩、便黄不爽互见,其肢厥当属阳厥;胸窒痰多,腹部不软,当是膈上有痰,中焦有滞。治法应以温通脾阳与疏泄开达气机并施。

柴胡2g	枳实2g	半夏2g	青蒿2g
熟附片2g	白术2g	枳壳1.5g	旋覆花1.5g(布包煎)
茯苓1.5g	炙甘草1.5g	瓜蒌仁3g	左金丸1g(包煎)

1剂热降至38℃,手足温和,面青亦退,原方去左金丸,旋覆花,又服1剂,热退泄止,后以六君子汤以善其后。

（章天生、何晓晖《赣东名医·严振声》）

【按语】

患儿高热不退,泄泻不止,四肢厥冷。引起肢厥原因并非阳气衰弱,亦非热深厥深,乃为气机失调,阳气被遏,暂时不能发挥正常温煦作用。故严氏以四逆散调气开郁,疏畅阳气为主,配合左金丸及宣泄三焦有关药物,以温通脾阳与疏泄开达气机并施,终使热退肢温泄止。

11. 湿热伤阴

胡某,1岁。

1967年11月17日,初诊。病已5天,发热,泄泻,呕吐,住院3天,经输液等处理,症状如旧,乃转请中医治疗。现症发热不甚(肛温38.1℃),便泻黄色,如蛋花状,势如暴注,口渴特甚,饮时盈碗一饮而尽,饮毕仍手不释碗,移时又欲再饮,饮后必呕吐,随之则泻,以致次数无法统计,心烦躁扰不宁,小便半日全无,舌质干绛、无苔,指纹色紫。证属湿热泄泻,以至阴伤液耗,治以滋阴清热利湿。

猪苓5g	阿胶5g(烊化)	泽泻4g	葛根4g
炒黄芩4g	炙甘草3g	车前草5g	代赭石6g
白术3g	六一散5g(布包煎)	香连丸3g(包布煎)	

药后,是夜只泻三次,大渴大减,夜眠得安,唯尿尚短少,微作干呕。舌已转润,仍步原方加北沙参5g。

服后小便通利,大便转溏,呕止,精神好转,继以原方加减,又2剂乃愈。

（章天生、何晓晖《赣东名医·严振声》）

【按语】

患儿发热、泄泻、呕吐已五天,便下黄色,如蛋花状,势如暴注,口渴特甚,为湿热泄泻导致阴伤液耗。中医有"留得一分津液,便有一分生机"之说。所以严氏治以滋阴、清热、利湿。服药后泻渴大减。夜寐得安,舌已转润,原方加北沙参善后,得以痊愈。

五、小儿痢疾

1.脾胃虚冷

陈丹林之子,十岁。病痢发热呕恶,医以藿香正气散,二日绝粒不进,所下血多白少。诸医见血为热,又称胃火之呕,进左金、二陈之属,腹胀胸高,指尖时冷。余视其血,先下者凝黑成片,后下者点滴晦淡,知为脾胃虚冷,致阳气浮越而发热,阴气不守而下奔,中焦困乏而不纳,与干姜甘草汤。一剂呕吐,再剂胃胀已消,以早米汤亦受。更方与理中汤,发热下痢顿止。盖脾胃得权,阳气乃运,使气血各守其乡耳。

（清·谢星焕《得心集医案》）

【按语】

十岁儿童,病痢发热呕恶,所下血多白少。谢氏通过望诊,发现其血先下者凝聚成片,后下者点滴晦淡,辨为脾胃虚寒,致阳气浮越而发热,阴气不守而下奔。谢氏以干姜甘草汤呕止,胃胀消,更与理中汤,发热下痢顿止。干姜甘草汤是《伤寒论》方,由干姜、炙甘草组成,主治脾肾阳虚诸症;理中汤别名人参汤,为《伤寒论》《金匮要略》经方,温中祛寒,补气健脾,治脾胃虚寒诸证,谢氏明辨虚实寒热,温阳益气,使气血各守其乡而止吐泻。

2. 噤口童痢

吴,十二。痢经七日,两手脉息沉数而涩,口干唇燥,舌黄而干,里急后重,下痢脓血,腹痛,身痛,身热,内烦,口噤,神夺。乃湿热内蓄,气血都伤。书云:湿热伤气。气滞为痢,是滞着气血,不唯食滞一因也。且滞下之症,脉弦细涩而数。帝曰:肠澼便脓血,脉见小涩者,何如?岐伯曰:身热则死,寒则生。脉宜滑大,今身热脉小,噤口,为痢门逆候,实为可虑。勉宗古人"调气则后重自除,行血则脓血自愈"之旨。但得痛缓胃开,则是生机矣。

| 丽参 | 川连吴萸炒 | 木香 | 生芍 |
| 石连肉 | 槐花炭 | 甘草 | 黄芩 |

连进调气行血法,腹痛少缓,后重少减。虽获小效,而口噤、呕恶、不纳饮食总在险途。盖噤口痢,乃暑湿热邪,深入着腑,热气自下上冲,壅于胃口也。致口中干燥,小水全无,泉源已竭,阴液无以上承也。而下午至子,病则增剧,乃阴气消亡之征。尚未敢全投阴柔,恐生生不至,更碍于胃。仍祖丹溪参连戊己法,补虚清热,且清热即能存阴也。

丽参	川连吴萸制	生芍	木香
石斛	侧柏炭	槐花炭	银花炒
黄芩	乌梅		

连进调气行瘀,清热解毒,痛缓痢减,似有转机。讵昨夜半,陡然心腹阵痛,下痢纯血,四肢厥逆。况乎噤口,已是危险之境,今复有此逆变,势无挽救之机,碾转无可借着,免拟脾肾双投,温补真阳,候高明参服。

| 文党 | 焦术 | 姜炭 | 安桂 |
| 当归土炒 | 炙草 | 黄连炭吴萸制 | |

晨早进脾肾双补法,厥逆已回,颇属投洽,但阴气消亡,唇益燥烈。此方未敢再进。今晚姑议救阴养胃一法,务哑另请高手图治,余力不胜任也。

人参	乌梅肉	白芍	山药
熟地	麦冬炒	粳米炒	
	伏龙肝一大块,煎水澄清炆药		

下痢噤口,症已危矣。此是寒在胃,热在肠,寒热久伏而发。迨至逆变多端,救阴则亡阳,扶阳则消阴,虽偏虚亦难措手。(寿山)

(清·李铎《医案偶存·痢》)

【按语】

噤口痢亦称禁口痢,首见于《丹溪心法·痢》,指痢疾而见饮食不进,食入即吐,或呕不能食者。常见于疫毒痢、湿热痢重证,多因湿浊热毒蕴结肠中,邪毒亢盛,胃阴受劫,升降失常,或因久病脾、胃两伤,中所败坏所致。对于噤口痢的治疗,《丹溪心法》创用人参、石莲子、黄连一法,徐徐呷下。本案患儿,痢经七日,口干唇燥,舌黄而干,里急后重,下痢脓血,身痛,身热,内烦,口禁,神夺。李氏以丹溪方为基础酌加清热凉血、调气之品,又连进调气行血法。患儿服后,腹痛少缓,后重少减。李氏考虑到患儿口噤呕恶,不纳饮食,总在险途,致口中干燥,小水全无,泉源已竭。仍祖丹溪参连戊己法,补虚清热存阴,又连进调气行瘀,清热解毒之剂,痛缓痢减。但病情出现反复。李氏急投脾肾双补,厥逆已回。他最后采用救阴养胃法,气阴双补。本例症情危重,凶险多变。李氏不断调整治法,认真面对,以力挽狂澜。

六、小儿便秘

1. 气滞肠阻

吴某,男,8个月。

1963年12月3日,初诊。患儿出生后经常腹胀便秘,甚则发热,经常服泻药,或使用开塞露,或用肥皂水灌肠。曾肠梗阻1次,粪从口里吐出,经住院治疗,梗阻解除,但腹胀便秘反复不已。曾到省级医院诊治,诊为"先天性巨结肠",主张手术治疗。20天前,腹膨,二便不通,不思饮食,体温升高。经灌肠后,二便俱通,但大便不畅,量少,体温下降,不几日又复如故。刻下症:面色萎黄,烦躁哭闹不安,肚腹膨胀,可见包块,按之坚实,大便秘结,时有呕吐,尿黄。舌苔黄腻,指纹紫滞。病为气滞食积化热。宜予通腑导滞,消食化积。

槟榔 10g	枳实 10g	莱菔子 5g	青皮 5g
大黄 5g	胡黄连 5g	当归 5g	神曲 5g
杭白芍 5g	麦芽 10g	焦山楂 10g	鸡内金 5g

×3剂

1963 年 12 月 10 日,复诊。服 7 剂,大便日行 2~3 次,呈酱色糊状,量多奇臭,胃纳大增,不呕吐,亦不烦躁。黄腻苔渐化。治守前法。原方加甲珠 5g,厚朴 5g。

服药大便通畅,后坚持断续治疗达 8 年之久,终免手术之苦,喜得痊愈之功。追访 25 年,患者身强体壮,安然无恙。

(何晓晖、黄调钧《赣东名医·李元馨专辑》)

【按语】

先天性巨结肠是以部分性或完全性结肠梗阻,合并肠壁内神经节细胞缺如为特征的一种婴儿常见消化道畸形。本病特点是受累肠段远端肌间端神经细胞缺如,使肠管产生痉挛性收缩、变窄,丧失蠕动能力,粪便不能自行排出;近端肠管扩张,继发性代偿扩张肥厚。对本病治疗目前以手术方法为主,但由于手术死亡率高,并发症严重,为了寻求安全有效的疗法,对于短段巨结肠患儿采用中医药疗法,往往可取得维持排便,免于手术的良好效果。本例患儿 8 个月,出生后经常腹胀便秘,甚则发热需经常服用泻药或使用开塞露,或用肥皂水灌肠,曾有粪从口里吐出症状。在省级医院诊为"先天性巨结肠",主张手术治疗。李氏认为患儿气机不畅,食积化热,以致脐气不通,提出宜予通脐导滞,消食化积,以槟榔丸加减为治。经服七剂后,大便日行二三次,胃纳大增。此后坚持断续治疗达几年之久,终免手术之苦。随访 25 年,身体强壮,安然无恙。

七、小儿腹痛

盘肠气痛

聂秀章举子,甫及旬日,苦于啼哭不乳,或时惊怖,或时搐搦,或胸紧气急,或目瞪头摇。众云惊风之候,已服金石脑麝之药。余视之曰:误也。夫脐风一症,月内之儿固有之,但虽啼哭不乳,必兼撮口噤口之类。今儿之病,苦于啼哭不止为急,至于他证,不过时有之,所为更缓耳。尝考方书所谓口中之啼,多因腹中之痛,正所谓月内小儿盘肠气痛是也。因视其腹已果胀满,肚上青筋累累,随用灯火焠之,其哭稍定。更悟此儿因乃父秀章自患气阻之病,曾效四磨汤饮者,余前案中已发明之,斯儿亦禀受此根,仍与四磨饮以散结气。更因大便甚坚,用酒大黄水磨,以下其腹中之气,不致久羁脏腑,一服悉安。

(清·谢星焕《得心集医案》)

【按语】

小儿盘肠气痛，病名首见于《婴童百问》，又名盘肠痛、肠痛。症见小儿腹痛曲腰，叫哭不已，不乳，面色青白，两眉蹙锁，大便泻青，额上汗出等。患儿啼哭不乳，时或惊怖，或时搐搦，或胸紧气急，或目瞪头摇，多由感受风冷寒邪，或饮食当风，过食生冷，寒凝气滞，或乳食不节，饱食过度，损伤脾胃，乳食积滞，气机受阻等引起。本案中，谢氏力排惊风之论，考虑到此症多因腹中之痛，为小儿盘肠气痛，因视其腹，已果胀满，肚上青筋累累。于是，治以四磨汤散结气，因便坚加酒大黄，以下腹中之气，一服悉安。

八、小儿疳积

1. 小儿脾疳

陈茗如太守次令嫒，年四龄。疳积发热如疟，日轻夜重，头疮遍发，溃烂流脓，面目浮肿，印堂尤甚。肢体日渐消瘦，粪溏糟粕不化，肚腹膨胀。此脾虚不运而成疳积，幼科称为脾疳是也。总因杂进肥甘食物，停滞伤脾，遂致如此。昨晚进异功散加鳖甲、青蒿、胡黄连、白芍扶土抑木，加莪术、神曲以消其积。夜潮烦躁具减十六，颇属投机，宜步此意加减，总以固本为上。若但以清热解毒及作疟治，愈损元气，为可虑也。原方去莪术加鸡内金。

（清·李铎《医案偶存·小儿门》）

【按语】

疳病是由于喂养不当或多种疾病的影响使脾胃受损，气液耗伤而引起的一种内伤性病症。古代医家把疳病列为儿科四大要症（痧、痘、惊、疳）之一。对于疳病的分类，宋代钱乙认为，五脏可以反映本病的基本病位，故独具匠心对疳证命名以五脏而定，即肝疳、心疳、脾疳、肾疳、肺疳。脾疳又名肥疳。小儿出现面黄肌瘦、困倦懒言、食少纳呆、挑食、食后脘腹胀满、四肢无力、少气自汗、大便时干时稀等症状，中医称为脾疳。脾疳是脾胃消化吸收功能长期障碍形成的一种慢性疾病。清代吴瑭在《温病条辨·解儿难》中论述了疳证的病机："疳证，干也，人所共知。不知干生于湿，湿生于土虚，土虚生于饮食不节。"吴瑭认为疳证的病理机转在于脾胃不和，运化失健。历代对脾疳的治疗立足于健脾和胃，消积导滞。李氏在本案治疗中，以异功散加鳖甲、青蒿、胡黄连、白芍扶土抑木，加莪术、神曲以消其积，颇属投机，最后总以固本为上,治愈损元气。

2.脾疳虚症

上舍吴照清女,三周。头皮光急,发稀作穗,而黄唇白,日夜啼哭,腹膨脚软,间或泄泻,食饭略渣,日渐消瘦,常发寒热,某幼科谓是火积,日投黄连、吴茰、均子、芦荟、地骨皮、谷虫、神曲、槟榔,一派清火消积之类,病愈增剧。适其家尊人病,延余诊治。余见而悯之,乃谓照清曰:"君女患脾疳虚症,久则不治,奈何尚以实积治之耶? 书云:壮人无积,虚者有之。且疳热由于虚损者,十居六七由于实积者,十之二三以形体病候合参。此明系脾胃虚弱,阳浮于外也。又手足软弱,亦脾胃病也。盖脾主四肢,三岁之女,足不能立,其虚固不待言矣。"余用参、术、茯苓为君,山药、连肉为臣,木香、白蔻、陈皮、谷芽为使,白芍、石斛为佐,服十余剂,稍能纳谷,寒热悉除。后以此方进退加减,服二十余贴,不发焦烦,饮食日增,改进丽参、鹿茸、归、芪、苓、术、山药等味及制肥儿丸一料,按日饵之,肌肉日见丰厚,诸病如失。可见虚为积之本,积反为虚之标矣。

脾疳虚症,误为火积,能不加甚,案内专以参、苓、香、蔻等药,少佐以谷芽、石斛二味,即刻期而愈,孰不佩服认病之明。(寿山)

(清·李铎《医案偶存·小儿门》)

【按语】

《小儿药证直诀》云:"脾疳,体黄腹大,食泥土,当补脾。"本例患儿,头皮光急,发稀作穗,而黄唇白,间或泄泻,日渐消瘦,常发寒热。他医误诊为是火积,日投黄连等一派清火消积之类,病愈增剧。患儿脾虚之纳差、腹胀、便溏三大特征俱备。李氏认为此明系脾胃虚弱。《灵枢·经脉》篇提出"为此诸病,盛则泻之,虚则补之"。他用人参、白术、茯苓为君,山药、连肉为臣,木香、白蔻、陈皮、谷芽为使,白芍、石斛为佐,服十余剂,稍能纳谷,寒热悉除。后以此方进退加减,服二十余贴,饮食日增。最后改进丽参、鹿茸、当归、黄芪、茯苓、白术、山药等味及制肥儿丸一料善后,肌肉日见丰厚,诸病如失。李氏始终强调虚为积之本,令人信服。

3.疳热羸瘦

高姓子,年五岁。患疳热羸瘦,能食色枯,腹清泄泻,口臭齿衄,此食饮不节,停积发热,热久津干,实因积成,疳者也。陆氏谓:"疳者,干也。"此症似之,仿热者,宜用苦寒清火消积法。

青蒿	枳实	胡连	谷芽炒
山楂	白芍	陈皮	川连
泽泄	茯苓		

齿衄不已,复加咳嗽,议专清肺胃法。

生地	丹皮	黄连	杏仁
沙参	麦冬	地骨皮	桑叶

引加鸡肫皮消积,连服四贴,齿衄已止,咳嗽亦减,明是胃热乘肺之象。但腹膨而痛时作时止,痛住能食,此必因郁热挟食滞为积、为虫,是以饮食不充肌肤。病来非暴,攻之由渐,当从缓治。兹议疏通消补兼施丸方与服,但不能旦夕程功耳。

真东洋参	真冬木	云茯苓	枳实炒
川连	胡连	川楝子	白芍
均子肉	芦荟	山楂	鸡内金
右为末,水泛丸,绿豆大,每服二十九,陈皮汤下			

(清·李铎《医案偶存·小儿门》)

【按语】

祖国医学中的"疳症"。"疳"有两层含义:其一"疳者甘也",是指小儿无节制地吃肥甘厚腻,损伤脾胃,形成疳症,说明它的病因;其二"疳者干也",是指气液干涸,形体羸瘦,说明它的症状。小儿发热形瘦多渴,吃食不长肌肉者,谓之疳热。《证治准绳·幼科》:"热疳病多在外。鼻下赤烂,头疮湿痒,五心烦热,掀衣气粗,渴引冷水,烦躁卧地,肚热。"对于本案,李氏认为:此食饮不节,停积发热,热久津干,实因积成,疳者也。陆氏谓"疳者,干也"。此症似之,仿热者,宜用苦寒清火消积法。接着,根据病情变化,专清肺胃以治咳嗽,引加鸡肫皮消积。最后,考虑到"此必因郁热挟,食滞为积、为虫,是以饮食不充肌肤,病来非暴,攻之由渐,当从缓治"。李氏拟定,疏通消补兼施丸方与服,从长计议。

4. 小儿积痢

予第五儿年一岁零四个月时,因乳少吃粥饭过多成积,又因多吃面食遂成积痢。先水泄后脓血,其症极重,时已断乳,饮食少进,睡不闭目,肛门如竹筒,手指纹已过命关。明是不治症,予设法治之。用清热消积等药,缓缓用茶匙挑灌之,觉儿精神极困时,又另用人参、麦门冬煎,少少与之,以保其元气。如是调理数日,痢渐止,而渐获安。但其儿肉削如柴,调养半年始得复旧。因思世之医家、病家遇此等极危之症,又犯方书载不治之条,弃而不治,而任其毙者,不可胜计矣。因述之以镜后。

(明·聂尚恒《奇效医述·治小儿积痢危困得效述》)

【按语】

聂氏第五子食多成积痢,饮食少进,手指纹已过命关,为不治之症。聂氏标本兼治,用清热消积之药治标,又另用人参、麦冬煎汤以保其元气,而渐复安。聂氏挽狂澜于既倒,治愈小儿急重病,经验独到。他痛斥世医、病家遇此极危重之症,又犯方书所载不治之条,弃而不治,而任其毙者,因述之以镜后。这是很有意义的。

九、小儿痉病

血虚病痉

上舍黄时和女,年八岁,体质清瘦、面白。一日午饭后,猝然角弓反张,眼目翻腾,见白而不见黑,手足搐搦,痘科某作急惊风治,投丸药不效,拟进附、姜、苓、半等味。余后至,诊毕,其母呜咽向余,急求牛黄丸。余晓之曰:"毋惊惶,一剂可疗。"遂用《厥阴门》中当归四逆汤,下咽片晌,黑睛稍现,反张之状亦减,渐渐安睡,天将曙,醒唤茶饮,旋即思食。晨起诸病如失,竟勿药矣。

按:此为寒袭太阳,血虚病痉。张景岳曰:"太阳血少者,多有戴眼反张之证。"俗医称为惊风,误矣。盖太阳经脉起于目内眦、上额,由颈下背脊,至足小指。凡有血虚不能荣养经络,一著寒邪,则收引而急,理固然也。时俗不察,往往以豁痰截风之剂耗其血液,岂不悖哉。予临证有年,此证极多,误治者不少,业斯道者,最宜体会,庶免贻人夭折也。

(清·李铎《医案偶存·小儿门》)

【按语】

痉病病名始见于《五十二病方》。《黄帝内经》继承该病名并对其病因、病位进行阐发。东汉张仲景《金匮要略》论痉详细,为痉病发展奠定了坚实的基础。后吴鞠通等人通过细化病因病机、辨证论治等方面将痉病的发展推向高峰,使世人对痉病的认识日趋完善。本案李氏认为患儿病因是寒袭太阳,血虚病痉。他强调与惊风鉴别,治用经方当归四逆汤。当归四逆汤是用桂枝汤去生姜加当归、细辛、通草而成,功能温经散寒,养血通脉。凡见血虚寒滞、湿痹挛痛之证,皆可得治,故此方"血虚不能荣养经络,一著寒邪,则收引而急,理固然也"。辨症准确,用药恰从,失而使患儿晨起诸病如失,竟勿药矣。

十、疰夏

津伤疰夏

郑某,男,1岁。

1973 年 9 月 17 日初诊,发热 20 多日,午后热甚,无汗,频频饮水,尿清长,手足心发烧,食欲减退,烦躁不安,夜寐不宁。舌质红,苔少,脉数。暑热薰灼,津液耗损,邪不出表,深伏阴分。治予清暑透热,育阴凉血。

青蒿 5g	金银花 5g	连翘 5g	黄连 5g
知母 7g	白薇 5g	地骨皮 7g	生地 10g
牡丹皮 3g	鳖甲 10g	甘草 2g	

× 3 剂

药后热退身凉,渴止纳增,精神好转,夜寐亦安。

(何晓晖、黄调钧《赣东名医·李元馨专辑》)

【按语】

幼儿发育不完善,体温调节功能差,是小儿疰夏的发病原因。临床症状表现为"三多一少":多发热,多口渴,多尿;少汗。中医认为疰夏病机多为暑热伤津和阴虚津伤。李氏诊本例患儿,发热二十余日,午后热甚,无汗,烦渴,尿清长,手足心热,烦躁不安,夜卧不宁。诊得其舌红苔少,脉数,认为是暑热薰灼,津液亏损,邪不出表,深伏阴分,选方以青蒿鳖甲汤为主。青蒿鳖甲汤出自吴鞠通《温病条辨》,主治温病后期阴液已伤,余邪深伏阴分。李氏以此方再加金银花、连翘疏风清热,白薇、地骨皮退热除蒸。药后患儿热退身凉,渴止纳增而愈。

十一、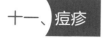痘疹

1. 痘疮狂谵

予姻邻,有周姓者,家数千金,年五十余,独有一子,年十四。乙卯年春月出痘,经六日疮已出齐,昼夜谵语不已,时或发狂欲走,常用二人按之在床。诸医用药不效,请予治之。一更往视其痘,见其痘极稠密,色颇带红,而狂谵特甚。亦疑其毒重,用酒炒芩、连、牛旁、连翘、当归、山楂之类,少加参、芪。服一剂后颇安,睡两三时不发狂谵,至五更复狂谵如故。天明予往视之,见痘色渐淡,正视验间,见其勃然揎起,如人被惊之状。予因悟曰:"此子痘虽出齐而稠密已甚,其血气内虚,不能送毒气出外成脓,毒气在内,乘虚攻忧心经;是以心神昏乱而谵语,惊悸而狂走。唯大补其血气,则血气自能逐毒出外,而狂谵自定矣。"因用内托散加减服之。初定方合药时,有一医在旁见之,心甚惊骇而不敢言,退而语人曰:"毒盛发狂而又服此热药,今日必燥热而死,此子命在须臾矣。"庸医不知其理,固宜其骇而妄言也。既而辰时服药后,即安寝半日,至未时而痘胀,目闭,神气安静,无一妄语,饮食亦少进,唯脓浆尚迟滞。仍用内托散加味,每日服二剂。服至七八剂,而浆渐满;服至十余剂,而浆满收靥矣。痘收还元后,觉有余毒身痒,服大连翘饮加减,数剂而安。

原用加减内托散

人参　　黄芪蜜炙　　当归身各一钱　　熟甘草
炒白芍各六分　官桂　　南木香各五分　　川楂肉七分
防风　　白芷　　制厚朴各四分
生姜一片, 好胶枣洗净去核一枚, 同煎

此方服一剂,而狂谵即止,后因脓浆迟滞,参、芪各加至一钱五分,又加酒炙鹿茸二钱,服十余剂而收功。

（明·聂尚恒《奇效医述·治痘疮内虚大发狂谵用补得效述》）

【按语】

内托法首见于宋代医家陈自明《外科精要》一书:"若病急而元气实者,先治其标;病缓而元气虚者,先治其本;或病急而元气更虚者,必先治本而兼以治标。""托者,起也,上也",托法旨在将毒邪由深到浅、由里及表启发透达外

出并加以驱除,此内托法的动力源泉是人体的正气。内托法还包括透托法和补托法,相应的病机均是邪气盛,透托法适用于邪盛正实者,而补托法适用于邪盛正虚者。托法一直为历代医家所重视。本案一少年,年十四岁,春月出痘,昼夜谵语不已,时或发狂欲走。聂氏起初亦疑其毒重,用黄芩、黄连、连翘、牛蒡、当归、山楂少加参芪服一剂颇安,但至五更狂谵如故。聂氏认为其血气内虚,毒气在内,乘虚攻扰心经,是以心神昏乱而谵语,惊悸而狂走,因用内托散加减服之。既而安寝半日,无妄语。乃用内托散加味,服至十余剂病愈。本案患者血气内虚,不能送毒气出外,成脓毒气在内,乘虚攻忧心经,引发狂谵,聂氏成功运用内托法取胜。

2.痘疮毒盛

予妻孙,年十六岁。乙卯春初,偶来宁化衙内暂住,忽然身热头痛。其时宁化地方多有出痘者,即用升麻葛根汤发其汗,三日内即报痘,报痘三日而呕吐不止,不能饮食,痘色紫而不显明。因制连翘牛蒡饮,服一剂即不呕吐,能进饮食,痘遂出齐起胀。痘出八九日,脓浆虽满不肯收靥,身复发热烦躁。予知其症系有余而毒气未散,与解毒药,数剂而安。

原用连翘牛蒡饮

连翘去心	前胡	紫草茸酒洗,各六分	白茯苓
制半夏各五分	牛蒡子炒熟碾碎,七分	陈皮去白	小川芎
桔梗各三分	山楂肉八分	生甘草	生黄芪各三分
人参一分半			

水一碗,满煎七分

原用解毒方

芩连酒炒,八分	花粉酒蒸,八分	前胡	牛蒡
连翘各七分	生甘草	防风	荆芥穗各三分
当归稍五分	红栀子仁炒黑,六分	赤芍	生地黄各五分

水一碗半,煎八分

以上二子出痘,年皆相若。一则大发狂谵,其症似实热,而识其病因是虚弱,纯用温补取效;一则呕吐不食,其症似虚寒,而识其病因是实热,纯用清凉取效。凡此皆非幸中,由于辨识精明,而其辨识所以能精明者,由其详于观形察色,又看其精神,而得之微茫间也。若识之不精,辨之不明,而以治后一人者治前一人,治前一人者治后一人,则此二子者皆不活矣。如此疑似之症,古人辨识不精,误投药剂,实实虚虚,以致夭折者何可胜计。予不能一一剖析,姑举此二子为式,以示后之司命者,不可不详察人之虚实寒热也。

(明·聂尚恒《奇效医述·治痘疮内实毒盛始终用清凉得效述》)

【按语】

本案连同上案,两少年出痘,年皆相若,但同病异治:一则大发狂谵,其症似实热,而识其的是虚弱,纯用温补取效;一则呕吐不食,其症似虚寒,而识其的是实热,纯用清凉取效。本案十六岁少年出痘,当时当地流行此病。聂氏先用升麻葛根汤发汗,接着用连翘牛蒡饮促痘出齐。因出齐仍发热烦躁,余毒未散,又用芩连为主的解毒方善后。考虑到痘疮内毒热盛。聂氏始终应用清凉得效。对此两例证异治异,聂氏深有体会:"凡此皆非幸中,由于辨识精明,而其辨识所以能精明者,由其详于观形察色,又看其精神,而得之微茫间也。"

十二、脱肛

1. 久泻脱肛

肖某,男,6岁。

1959年5月2日,初诊。大便溏泻已2月余,近半月来临圊,则肛门脱出,便后需平卧以按之则入,不思饮食,形体消瘦,大便时溏,日2~3次,苔白质淡,脉弱。证属中气下陷。治宜补中益气,升阳举陷。初拟补中益气汤加减。

北柴胡5g	醋升麻10g	酒当归5g	炒白术6g
北黄芪10g	西党参10g	广陈皮5g	炒枳壳6g
炒麦芽10g	粉甘草5g	罂粟壳3g	

×3剂,水煎服

外用药

| 鳖头1个 | 煅白矾1.5g | 五倍子1.5g |

共研极细末搽之

5月5日,复诊。便时仍有脱肛,大便已成形,日1次。上方见效。守方加六神曲 5g、北山楂 9g,进 3 剂外用药同上。

5 月 8 日,三诊。纳增,便时脱肛略出,但已能自行收入,守方再进 3 剂。

5 月 11 日,上证痊愈,其母感激不尽,要求取药使其儿增食长胖,后以香砂六君子汤调理 10 剂,纳大增,脱肛未见复发。

(章天生、何晓晖《赣东名医·傅思义》)

【按语】

傅氏治本例久泻导致脱肛,内外合治,取得较好疗效。内服药按常规治法,补中益气,升阳举陷,方用补中益气汤加减。外治用鳖头、煅白矾、五倍子研细末掺之。治后虽仍有脱肛,但大便已成形。按原方案再进六剂而愈。善后以六君子汤调理十剂,纳大增,脱肛未复发,疗效理想。

2. 下痢脱肛

李某,女,4 岁。

1956 年 9 月 10 日,初诊。下痢赤白,里急后重,腹痛脱肛,溲赤。舌红,苔黄腻,脉沉滑而数。湿热积滞,交阻肠中。先宜疏邪导滞。

白芍 9g	黄连 4g	广木香 3g	槟榔 5g
大黄 3g	当归 3g	北山楂 9g	甘草 2g
			×2 剂

1956 年 9 月 12 日,复诊。药后里急后重大减,脱肛亦轻。黄腻苔渐化,脉濡滑不数。病邪已十去其七,继宜疏导以祛其邪,稍佐收涩以固其脱。

白芍 9g	黄连 3g	广木香 3g	槟榔 5g
北山楂 9g	乌梅 2 枚	薏苡仁 10g	甘草 2g
			×2 剂

(何晓晖、黄调钧《赣东名医·李元馨专辑》)

【按语】

患儿四岁,下痢赤白,里急后重,溲赤,舌苔黄腻,脉沉滑而数。李氏诊为湿热积滞,交阻肠中,治疗分两步走。首先,李氏疏邪导滞,方以香连丸为主,酌加消食导滞之品。服后里急后重大减,脱肛亦轻。在病邪十去其七后,李氏继以疏导以祛其邪,稍佐乌梅收涩以固其脱,苡米健脾祛湿扶其正。治疗全程,并未加任何升提之品,因系儿童急症,邪去脱肛自愈。

第八章

盱江医学五官科医案

盱江医家,对中医耳鼻咽喉科学卓有贡献。元代临川范叔清是我国最早有史料记载从事喉科的专科医生,并有传人危亦林,开创盱江医学喉科"喉针"流派,为喉针、喉药、喉枪之肇始,受后世的推崇和沿用,如明代薛己《口齿类要》、清代张宗良《喉科指掌》、郑梅涧《重楼玉钥》、金德鉴《焦氏喉科枕秘》等均多遵其法重针治。危亦林《世医得效方》设有"口齿兼咽喉科""眼科"专卷,创立"喉风十八症"新论,对盱江喉科学派发展有重要影响,如张尘生《论喉风三十六种》、黄明生《喉风三十六种》等。此外,盱医五官科医著还有聂杏园《咽喉说》、吴志卿《牙疳疔疮咽喉秘传》、谢用章《眼喉药方录》等。同样,盱江医家的独特经验,体现在盱江各家医案中。

一、眼部疾病

1. 火衰夜盲

黄荣青,年近六旬,形体素虚,今秋忽患目视不清,至晚直不见物,来寓索补水之方。余视其面色萎黄,形容憔悴,知由忧思抑郁,损伤心脾所致。夫水仅能鉴物,而火则能烛物,今至夜不见,则无火不能烛物可知。夫心为阳而居上,心火过亢,则多妄见,心火衰微,则不能烛照,故至夜如盲也。与理中加固脂、益智,间进归脾汤数十剂,乃获复旧。

归脾汤

人参	白术	茯神	茯苓
黄芪	当归	远志	枣仁
木香	甘草	龙眼	

或丹皮、山栀、柴胡、白芍。

(清·谢星焕《得心集医案》)

【按语】

夜盲是指间或白天在黑暗处不能视物或视物不清,对弱光敏感度下降,暗适应时间延长的重症表现。多因维生素 A 缺乏所致,也有先天夜盲者。主要症状为白天视觉几乎正常,黄昏时光线渐暗则视物不清。因麻雀等某些鸟类系先天夜盲,故又名"雀目""雀盲""雀目眼"。适量补充维生素 A 可以有效地治疗因维生素 A 缺乏引起的夜盲症。我国早在唐代便已应用猪肝等富含维生素 A 的食物治疗"雀目"。《灵枢·大惑论》说:"五脏六腑之精气,皆上注与目而为之精。"视物不清与肝肾心脾关系密切。本例患者年近六旬,目视不清,夜盲不能见物。原请谢氏处索补水之方。谢氏视其面色萎黄,形容憔悴,认为由忧怒抑郁,损伤心脾所致,给予理中汤加故纸、益智,间进归脾汤数十剂取效。

2. 目赤羞明

金绍裘内人,患两目红赤,畏日羞明,左眼尤甚。延目科医治,日进清火散寒,目愈难开,饮食日减,形体日瘦,始延余治。余于目科素所未娴,谛思经旨有云:五脏精华,皆上注于目,禀气于脾。合于色脉,当推中气久虚,五脏失禀,精不注目,虚火上炎。此内因之疾,既非发散可解,更非沉寒可清,当从甘温泻火之法。授以归脾汤加柴胡、丹皮,十余剂,目赤渐退,光明如旧,且从此气充血盛,已怀孕矣。

(清·谢星焕《得心集医案》)

【按语】

目为视觉,为人体之精明、神气所注。《素问·脉要精微论》说:"夫精明五色者,气之华也。"人之视物与五脏虚实有关。本例患妇两目红赤,畏日羞明,原进清火散寒之剂,病情加重。谢氏合其色脉,推知为中气久虚,五脏失禀,精不注目,虚火上炎,乃以归脾汤加柴胡、丹皮十余剂,补养心脾,兼疏肝活络,终使目赤渐退,光明如旧。不仅目疾得以治愈,并从此气充血盛,且已受孕。

二、口腔疾病

1. 肾火齿痛

一人患齿病,每有房劳,齿即俱长,痛不可忍,热汤凉水,俱不得入,凡有恼怒,病亦如之。十年前尚轻,十年后殊甚,每发必三五日,呻吟苦状难述,竟绝欲。服补肾丸、清胃饮,俱不效。一日因疾作,七日不饮食,请予视之。诊其脉,上二部俱得本体,唯二尺洪数有力,愈按愈坚。予曰:"此肾经火邪太盛也。"以滋肾饮饵之,药入口,且漱且咽,下二盏,随觉丹田热气升上,自咽而出;复进二盏,其痛顿止,齿即可叩,遂愈,永不再作。

其人问曰:"吾病齿二十年,所试药不下百余,皆未效。君用三味而奏功俄顷,何也?"予曰:"齿属肾,诸痛属火。今诊得脉洪数有力,愈按愈坚。盖沉濡而滑者,肾脉也;洪数有力者,心脉也。肾脉不沉濡而洪数,是所不胜者侮其所胜,乃妻入乘夫,肾经中已有火邪矣。如遇房劳,则相火一动,邪火上冲,故齿长而痛也。又肾者肝之母,肝者肾之子,肝主怒,怒则气一发,则子益母气,木来生火,而火愈炽矣,齿岂不长而痛乎? 其用清胃饮者,以牙龈属阳明胃也,此唯胃脉洪数者为宜,今胃脉平和,是胃无恙,用清胃饮何益也? 非唯无益,且寒凉伤胃,反饮食不进矣。又肾主骨,齿乃骨余,肾经火盛,致令齿长,复用补阴丸治之,中有干姜等热药,以火济火,其痛愈甚。故用黄柏为君以滋肾水、泄肾火,青盐为之引,升麻升出肾经火邪。药一入口,便觉丹田火热上升,自咽而出,肾脏一清,齿自安矣,何必清胃补肾哉?"

滋肾饮

厚黄柏三钱　　　青盐一钱　　　升麻一钱

水五碗煎汤,频频漱之咽下

(明·易大艮《易氏医按》)

【按语】

中医治疗齿痛每每注意胃、肾两脏。从经脉而言,手足阳明入于龈,故实火齿痛多从胃治。因肾主骨,齿为骨之余,虚火齿痛则多从肾治。本案齿病,每有房劳即加重痛不可忍。易氏诊其脉洪数有力,愈按愈坚。他认为:濡而滑者,肾脉也;洪数有力者,心脉也。肾经中已有火邪矣。于是以滋肾饮饵之。滋肾饮药只黄柏、青盐、升麻三味。易氏以黄柏为君滋肾水,泄肾火;青盐咸入肾;升麻升出肾经火邪。他强调"肾脏一清,齿自安矣"。易氏滋肾饮可谓药简力专,颇具特色。

2. 牙紧舌胀

傅品金先生尊壶,于归后节届大暑,天气炎蒸。一日群坐中堂,忽身冷怯寒,遍体麻木,进房加衣,犹然不足,唤婢取被盖卧,遂昏迷不醒,牙紧手散,舌胀出于齿外,喉间微有曳锯声。急延乡医诊治,进姜、附之药,因牙紧未得下。复用通关散吹鼻,未能得嚏。其医见病危急,束手而去,曰:"此脱绝之症,不可救矣。"举族群集,皆曰:"今年新生一种哑症,概不可治,此病近之。"余至视之,既非木舌,又非弄舌,明是中风之病。但暗厥风痱之症,从未闻有舌胀出于齿外者。殆经所谓"廉泉穴虚,风邪上入"耶。夫廉泉,舌根小孔也,人之津唾出焉。此女必然痰涎素蓄,风从廉泉内入,内涎召外风,外风挟内涎,结聚于心胞络中。又舌为心苗，是胞络之风涎，仰从廉泉上壅，遂舌胀牙紧矣。撬齿视之，舌胀满口，黏涎壅塞，汤水难入，呼吸难通，危在顷刻，虽有神丹，其何以下？然出奇之病，非出奇之方必不能济。因自计曰："无病，忽畏寒麻木，是外风内入之征。风为清邪，清邪中上，故见牙紧舌胀之症。今病最急处，尤在上也。经曰：病之高者，引而越之，非涌剂不可。"考矾性涌吐风涎最捷，且居室易得。于是取白矾一块，开水调化，鹅翎蘸水，撬齿渗入，深探喉中。立时即呕出痰涎，舌即微缩开声，起身下床，自谓丑态难堪，盖不自知其病至斯极也。嗟乎！以几死之症，旋得回生，族众称以为神。余曰："非神术，实心术也。"然此不过暂开其闭，尚未尽扫其根。随观其舌下根两旁，竟生两小泡，状如虾眼，明若水晶。问之，别无所苦，唯是身不知热，大便数日未通，因用疏风化痰之药，比日饮食亦进。次早复身麻舌大，昏迷不苏。余至，遂与稀涎散调灌，下喉即呕，涎出即苏。惜乎未得大吐，兼之大便未通，内中必有结聚胶凝难解之涎，恐非攻剂不足以劫饮通幽。然宜温通，最忌苦寒。遂进雄黄解毒丸十粒，热水调服，连泄二次，随饮冷茶立止。自云轻快如常，遂不肯吃药。虽吐下兼用，犹然未尽病情。越数日，复发如前，仍用稀涎散调灌立苏。梳洗如旧，厚衣不除，足知风涎尚未尽扫。于是制霹雳劫巢之药频服，汗出知热，减衣而安。然舌下虾眼，犹然未除，与白矾、肉桂末放于舌下，一宿遂消。盖桂能散风，矾能散痰故耳。后因瓜果无忌，荤腥杂进，复发前疾，仍与前药而痊。细思此症固奇，而治法亦奇。因详录此案，并记其方于下。

考古简便方云：治重舌，木舌，肿满强硬，或疼不止，不能言语，宜用粗针线扎箸头上刺患处，甚者数十刺，只针舌尖及舌两傍，舌中心及舌下俱不可针，犯之令出血不止。而刺出之血，以红色者为毒轻，紫色者重，黑色者最危。仍以蒲黄研末擦舌上即消。舌或胀大肿硬，即时气绝，名为靊舌（靊，衫，入声。靊，蔽棺之饰，谓如靊之蔽棺上也）。用皂矾不拘多少，焙新瓦上，以火煅成红色为度，放地候冷，研细搽舌上立愈。重舌、木舌皆效。舌肿满不能出声，以梅花冰片研烂敷之，或以食盐、百草霜共为末，井水调敷即效。（男澍谨识）

自制霹雳劫巢汤

草乌	牙皂	麻黄	细辛
僵蚕	全蝎	南星	半夏
雄黄	姜汁	竹沥	

如便闭,加玄明粉;如口臭,加石膏;大解后,除牙皂,加白术、茯苓,以不畏寒为度。

稀涎散

皂角_{四挺,去皮弦炙}　　白矾一两

或加藜芦

（清·谢星焕《得心集医案》）

【按语】

某夫人暑月息身冷怯寒,遍体麻木,昏迷不醒,牙紧手撒,舌胀出于齿外,喉间微有曳锯声。谢氏诊为中风之病。病因为痰涎素蒂,召入外风,内外合邪,留聚于心胞络中。又舌为心之苗,胞络之风涎上壅,遂舌胀牙紧,急用白矾涌吐,立即呕出痰涎,舌即微缩开声,又用稀涎散催吐,雄黄解毒丸致泻,病者轻快如常。考虑到风痰未尽,以自制霹雳劫巢汤祛痰散饮收功。谢氏称此"此症固奇,而治法亦奇"。不妄此言。

3. 牙紧咽肿

傅妇,叶孕四月,恶寒体木,咽肿牙紧,付外科医治,内服外敷,直至声音不出,汤水难入。危急之顷,商治于余,其意中仍泥为痈毒之病,其延余者,欲决生死,非求治也。诊得脉来浮滑,身中麻木畏寒,悉是风痰为病。盖风邪中上,故多有咽喉上痹之症。此与前案治品翁内人牙紧舌胀相符。余令将外敷之药洗去,先与稀涎散,调水灌之,涎出口开。更有奇者,视其舌下另生一齿,观者数十人,咸称从未见闻。其齿大如枣核,摸之棱指,按之似痛。遂以白矾、肉桂末,点于舌下齿旁,立时取落,敲之即碎,外黄内白,遂乃开声。疏以驱风消痰之方,二剂而痊,胎亦无恙。然意谓向治品兄内人舌下之虾眼固奇,今治惠先兄室人舌下之鬼齿,则又更奇矣。究皆风涎所生,可见风无定体,其为病之变态,人难测识,类多如此。

附方

防风	荆芥	薄荷	胆星
桔梗	僵蚕	白芷	矾石
甘草	姜汁	竹沥	

稀涎散

皂角四挺,去皮弦炙　　　　白矾一两

或加藜芦

（清·谢星焕《得心集医案》）

【按语】

中医有"痰生怪病""怪病多痰"及"百病皆因痰作祟"之说。本案孕妇恶寒体木,咽肿牙紧,按毒治之,直至声音不出,汤水难入。谢氏诊脉来浮滑,确认是风痰为病,认为"盖风邪中上,故多有咽喉上痹之症"。因此,他以稀涎散调水灌,涎出口开。再疏以驱风消痰之方,二剂而痊,胎亦无恙。谢氏从痰论治本案咽肿牙紧疑难病症,收到意外效果。

4. 风火牙痈

陈某,女,51岁,住城关镇一街。

初起牙痛,发热恶寒,今已5日,左下牙龈肿大如李大,焮热坚硬,中心稍软,触之痛不可忍,间或痛如针刺,彻夜不得稍宁,饮食不进,溺赤,便结,舌质红,苔黄。为风火湿热相搏,蕴毒壅脓,发为牙痈。治以清热解毒,消痈排脓。

刺蒺藜6g	苍耳子6g	荆芥炭9g	金银花9g
皂角刺4.5g	甲珠4.5g	乳香4.5g	没药4.5g
番泻叶6g	赤芍9g	牡丹皮9g	天花粉6g
紫花地丁9g	桔梗4.5g		

口服2剂,外搽红牙药

硼砂9g	朱砂0.9g	冰片0.3g	西瓜霜3g

二诊:药后夜半痛处即溃脓,天明便泄2次,嗣后寒热渐退,肿势消退大半,并能进食稀粥。予原方去甲珠、皂角刺、番泻叶,加生地9g、玄参9g、生甘草3g,再进2剂,龈肿全消,饮食如常。

（章天生、何晓晖《赣东名医·严振声》）

【按语】

牙痈是指发生在牙龈处的痈肿,以牙龈肿痛、肿胀、溢脓为特征。本症多由秽毒积聚或风火邪毒侵袭,或脾胃炽热所引起,治疗以疏风清热、清泻胃火、消肿排脓为主,可采用内外合治方法。本案以清热解毒为主,结合消痈排脓。外搽药为硼、朱砂、冰片、西瓜霜。通过内外合治,达到了龈肿全消的良好效果。

5. 口疮赤烂

许某,男,1 个月,住大窠。

发热 2 日,口腔糜烂遍及舌、咽等部,不能吮乳,啼哭不宁,痰鸣气粗,大便溏而不爽,小便短少,舌质红,指纹深紫。心肺积热,挟胎毒蕴蒸于上,与风痰相搏所为,治以清心利尿,凉血解毒,佐以祛风化痰。

金银花4.5g	连翘4.5g	僵蚕1.5g	黄连1.2g
栀子2.4g	木通2.4g	生地2.4g	五谷虫2.4g
赤、白芍各3g	薄荷1g	六一散3g	

蛇胆川贝末 1 支(化服)

外用红口药搽口

硼砂9g	朱砂0.9g	牙硝1.5g	人中白9g
冰片0.3g	玄明粉3g		

二诊:2 剂后诸症悉减,唯尚发热,原方加青蒿,4 剂乃安。

(章天生、何晓晖《赣东名医·严振声》)

【按语】

脾开窍于口,舌为心之苗,咽为肺之门户。本例婴儿心肺积热,挟胎毒蕴蒸于上,与风痰相搏而成,口腔腐烂遍及舌、咽等部。严氏采用内外合治,以金银花、连翘、僵黄连、栀子、木通、生地、六一散等清心利尿、凉血解毒,僵蚕、蛇胆川贝末祛风化痰,又以红口药外用搽口。经内外合治,口腔糜烂告愈。最后原方加青蒿,以清余热。

6. 麻后牙疳

王某,男,3 岁,住城关镇三街。

麻疹已将收,仍持续高热,牙龈腐烂,上牙龈尽腐,一夜之间,门牙脱落二枚,唇舌糜烂,不能进食,剥指挖鼻,烦躁不安,甚或谵语,声音嘶哑,口渴,便结,溺赤,舌质红干,苔黄而粗,指纹紫滞。麻毒蕴肺,上薰于口,内扰心包,急当清泄解毒,豁痰开窍。

金银花 9g	连翘 9g	赤芍 9g	瓜蒌皮 9g
牡丹皮 4.5g	生地 9g	川贝 4.5g	玄参 9g
木通 4.5g	牛蒡子 9g	黄连 3g	番泻叶 9g
安宫牛黄丸 1 颗			

灰牙药擦牙

| 人中白 15g | 寒水石 9g | 黄柏 30g | 僵蚕 4.5g |
| 青黛 4.5g | 牛黄 0.6g | 冰片 0.5g | |

二诊:一剂后,热降至 38℃,神志见清,大便溏泄,小便增长,牙龈唇舌糜烂亦减,唯尚声哑,口渴,原方去番泻叶加黄芩 4.5g。

三诊:热避身凉,声音渐开,牙龈腐烂处渐生新肉。

连翘 9g	生地 9g	川贝 4.5g	玄参 9g
白芍 6g	北沙参 9g	丹皮 6g	金银花 9g
生甘草 3g	黄芩 4.5g	谷精草 6g	

连进 3 剂,诸症乃平。

（章天生、何晓晖《赣东名医·严振声》）

【按语】

溃疡性牙龈炎是儿童常见口腔疾病,中医称为"风热牙疳",是由胃经积热与外感风热相搏而成,或为温热病后余毒上攻所致,属实证。本例患儿麻疹并发牙疳。盖麻疹原发肺胃二经,肺与大肠相表里,热毒蕴结大肠,致大便秘结,热毒无从下泄,逆而上迫肺胃,酿成牙疳。本案病情危重,麻疹将收,持续高热,牙龈腐烂,门牙脱落,唇舌腐烂。牙疳为麻后之大症,多由阳明热毒引起,古人认为其症最危,十死七八,治疗采取内外合治。严氏急以汤剂清泄解毒,豁痰开窍,以外用药擦牙,数剂后诸症悉平。

7. 走马牙疳

游某,男,2 岁。

1965 年 8 月 2 日,初诊:麻疹收没已 5 天,发热不退,体温 39℃,上门齿动摇不固,齿龈腐烂色黑,上唇硬肿微红,唇内近齿龈处溃烂较深,有穿孔之趋势,时流紫色血水,口渴,口臭,咳嗽气促,便稀色黄,臭味异常,小便短赤。阅苔黄腻,脉数。麻毒未尽,兼感外邪,上侵口齿,而成走马牙疳。其病来势凶猛,变化迅速。清热解毒是当务之急。

黄连7g	黄芩7g	石膏15g	金银花10g
连翘10g	板蓝根7g	知母7g	生地10g
麦冬7g	芦荟4g	石斛7g	川贝母5g
杏仁6g	甘草2.5g		

×1剂

1965年8月3日,二诊。热势稍降,体温38.6℃,齿落4个,腐肉见脱,臭味略减,吐蛔两条,夜烦不寐。宜原法兼以驱虫。

黄连5g	石膏15g	黄芩7g	黄柏7g
生栀子7g	金银花10g	连翘10g	板蓝根7g
生地10g	胡黄连5g	川贝母5g	槟榔7g
使君子7g	芦荟3g		

×3剂

1965年8月8日,三诊。上方叠进5剂,发热全退,腐脱净,新肉渐生,口臭已除,咳嗽大减,下蛔数条,仍作口渴。黄腻苔渐化,脉数有减。内治同前,加生肌散外掺患处。

黄连4g	黄柏7g	金银花7g	连翘7g
板蓝根7g	生地10g	麦冬7g	石斛7g
胡黄连5g	使君子7g	槟榔7g	芦荟3g
川贝母5g	甘草3g		

×3剂

（何晓晖、黄调均《赣东名医·李元馨专辑》）

【按语】

走马牙疳是指以牙龈紫黑,腐败溃烂,甚则穿腮破唇,龈落骨暴,进展急如走马,病势速而险为主要表现的疾病。《景岳全书》即谓:"谓之走马者,言其急也,此盖热毒蕴蓄而然。"此病多因胎毒、大病后、时行疫疠,或疹痘余热未清,复感外邪,积毒上攻齿龈所致。据史料,清代同治帝即死于因天花导致毒邪内陷所致的走马牙疳。本案患儿继发于麻疹内陷,热毒上蒸,病势凶猛。

走马牙疳的治疗原则是解毒、清热、祛腐。李氏以黄连解毒汤合解毒消疳汤加减，服用五剂后患儿高热已退，腐肉脱净，新肉渐生，口臭已除，再外用生肌散掺敷，创口渐愈。李氏急挽狂澜，上下同治，内外兼施，使邪毒尽除，病得速愈。

三、咽喉疾病

1. 缠喉风

熊唯忠女，年近二十，未出阁，素无病。六月夜食新炒花生，就睡，次早日高不起。家人视之，牙紧气促，遍身大热，昏迷不醒，即遣人报知姻家。其姻王君植阶，与余相契，邀余同往。路途遥远，日晚始至，伊家已具棺殡矣。熊君邀入书室就歇，告余曰："早间遣人报请时，尚身软大热，随后身冷僵硬，两家不幸，空劳台驾，姑请歇息。"余思此症，若非虚脱，必是闭塞，因谓熊君曰："人之生死，原有定数，亦有定理。今令爱之病，揣理不明，欲为一视，以明其理。"熊君止曰："小女不幸，然劳驾远来，微礼自当奉敬，但今将殓，断不敢烦。"余曰："非为利也，不过明其死于何症耳。"于是持烛入室，去帛，谛视满面红色，鼻准尚有汗注。余曰："如此活人，何故埋之？"遂与雄黄解毒丸合稀涎散，调匀一杯，撤枕从鼻灌下，灌至一半，药从齿缝溢出，其口忽动，牙关忽开，观者大惊。复将所余之药，从口灌入，喉内有涎溢出，手足一时齐动，观者益惊。余益振发精神，仍加前药再灌，立时侧面而吐，又与前药，呕出胶痰一瓯。呻吟不已，人事始苏，然尚不能发声。时已鸡鸣，抱入卧床，嘱其开口细视，满喉胶痰，红丝绕塞，乃知缠喉风也。迨天色将晓，觅取土牛膝捣汁，调玄明粉一两，鹅翎卷出其痰，随呕随卷，乃得发声开目。与疏风清火药三剂，又频进生津药而安。是时竟羡为神，究竟不过察其情、求其理耳。

稀涎散

见前 522 页。

雄黄解毒丸

雄黄一钱　　　　郁金二钱　　　　巴霜一钱

醋糊丸

（清·谢星焕《得心集医案》）

【按语】

喉风是指发病迅速,以咽喉肿痛剧烈,饮食、呼吸困难为表现甚则危及生命的喉科危急重症。古人有"走马看咽喉,不待少倾"之说,治疗喉风乃喉科医家第一等功夫。谢星焕临证丰富,积学深思,提出救治喉风的基本思想:"治牙紧唇肿,咽喉壅塞,以及缠喉风之最急者,悉遵经旨火郁发之、甘以缓之之义。其或仓卒之际,汤药不及,用探吐法治之,然后斟酌处方,无非使风邪外达,不致内留为患。"谢氏治熊女二十岁缠喉风一症,有起死回生之妙。患者牙紧气促,遍身大热,昏迷不醒,病家已准备后事。谢氏用雄黄解毒丸合稀涎散催吐,呕出胶痰,人事始苏。嘱其开口细视,满喉胶痰,红丝绕塞,乃知是缠喉风一症,谢氏经调玄明粉、土牛膝、鹅翎催吐余痰,乃得发声开目,再与疏风清火药三剂,再频进生津药而安。

2. 咽喉肿痛

陈继曾尊堂,体素清癯,高年无病。旧冬患伤风咳嗽,疏解已痊,随患咽喉微肿,小舌垂下,盐点无益,守不服药之戒,渐至喉间窒塞,饮食维艰,始延医治。投疏风化痰之药,口舌糜烂,啜芩、连、知、梗之属,喉痛愈增,吐出蛔虫二条,人事大困,肌肤发热。医者群至,俱称风火,然见高年形衰色败,究竟不敢下手。余视牙关甚松,会厌口舌一带俱白,细思咽主胃,喉主肺,今肺家无恙,故呼吸无碍。其舌吐甚艰,是病在于咽,而不在于喉也。又赤色为阳,白色为阴,今满口色白,其为阴火明矣。若果阳火为患,咽喉出入之地,岂能久待累月乎?必高年脾胃既衰,中土聚湿,新进水谷之湿不能施化,与内中素蕴之湿,挟身中生生之气,郁蒸如雾,上冲咽嗌,故作痛楚。延于口舌则糜烂,浮于肌肤则身热,是少火变为壮火,良民变为匪类矣。奈何反进苦寒戕胃,致中土湿而且寒,故蛔虫外出,而成种种危候。急与理中丸五钱,青黛为衣,令其口含噙化。是夕咽痛减半,竟得安睡,继进连理汤数剂而安。其病愈后,同道咸议余为补医,以咽痛烂舌之症,从无参、术、干姜之治,岂知凡病有阴有阳,有虚有实,法当随症施治,岂独咽喉口舌为然哉?

(清·谢星焕《得心集医案》)

连理汤

见前 202 页。

【按语】

某妇人高年患咽喉微肿,投疏风化痰药,口舌糜烂;服寒凉泻火药,喉痛反剧。谢氏力排风火众议,见解独到。他认为患者高年脾胃既衰,中土聚湿,郁蒸如雾,上冲咽嗌导致本病。于是急与理中丸以青黛为衣,口含嚼化,当晚咽痛减半,继进连理汤数剂而安。谢氏对同行訾其为"补医"并不介意,强调"凡病有阴有阳,有虚有实,法当随症而治"。

3. 阴虚白喉

熊某,2岁,住南丰县城关镇三街。

咳嗽不爽,痰鸣气粗,烦躁不安,伴寒热,经县医院诊断为白喉,住院收治。病势较重,渐至躁扰不宁,甚则抓人,腮外颈项肿硬微红,声嘶如犬吠,痰鸣如拽锯,呼吸急迫,神情疲惫。医院劝之转省、地行气管切开手术,患者恐途中出现意外,恳求为之中医药治疗。察其喉间两侧白块满布,舌质红,苔黄腻,指纹紫,小便短赤,燥气逼人,断为阴虚风热内伏,蕴毒夹痰壅于喉间所致。病势凶险,尚须养阴清肺,解毒豁痰,能有机转,可望获救。

生地12g	玄参9g	牡丹皮4.5g	金银花9g
连翘9g	白芍9g	川贝3g	牛蒡子9g
黄连1.5g	明雄黄0.6g	牙皂0.6g	生甘草3g
保赤散4包(约合0.4g)	鲜土牛膝60g		

外用锡类散吹喉

二诊:寒热悉除,大便3次,色酱如豆瓣,气促稍平,视其喉间,白腐伪膜已见化解,舌质干粗。宜减除躁劫之品,着重豁痰解毒。原方去明雄黄、保赤散,加玉枢丹1.2g、山豆根4.5g。是夜因痰迷嗜睡,另又送服玉枢丹0.9g,六神丸10粒。

三诊:腐块伪膜渐脱,呼吸较匀,声哑渐开,腮外颈项红肿见消,看似病有转机,然外肿虽消,内毒尚盛,未可掉以轻心。乃于上方加紫花地丁6g。果然至傍晚时分,呼吸又见急促,痰鸣复剧,额汗清凉,然扪之尚粘手,口唇微紫,已临内闭外脱险境,急以原方加顶光参3g、牡蛎15g,是夜再进一剂。

四诊:白腐全化尽脱,呼吸均匀,额汗已息,夜睡安宁,精神转佳,能进饮食,唯颈项微肿,痰鸣间作。至此,病势已履坦途,予原方加射干3g。

五诊:颈项肿消,微有痰鸣,是因此症与痰饮宿疾有关之故。原方去牙皂、土牛膝,5剂乃告痊愈。

(章天生、何晓晖《赣东名医·严振声》)

【按语】

　　白喉是外感疫毒引起的急性呼吸道传染病,中医临床分为风热疫毒、阴虚燥热、疫毒化火、疫毒损心、毒窜经络数型。本案经严氏辨为阴虚白喉,病由阴虚风热内伏、蕴毒挟痰壅于喉间所致。严氏以养阴清热、解毒豁痰为治,使患儿转危为安,充分体现了中医在白喉急症治疗中的特点和优势。

4. 寒湿白喉

　　孙某,男,16 岁,南丰县人武部家属。

　　1 周前始则发音不亮,继之发热,虽经打针服药,热势不减。昨起咽痛,不能进食,欲往县医院急诊之刻,突然寒战大作,周身抖颤,经会诊确诊扁桃体白喉,特邀中医会诊。检查左右扁桃体均见白色伪膜,不易揩去,体温 40℃,唇干不红,舌上布满黄腻厚润苔,大便 3 日来解,脉形浮缓。证系寒湿互蕴成毒,非一般阴虚白喉可比,未可妄投寒凉阴遏,宜当发表,化湿,解毒。表邪外解,湿毒渐化,则有转机。

葛根 9g	金银花 9g	连翘 12g	藿香 6g
薄荷 5g	牡丹皮 9g	白芍 9g	大青叶 9g
番泻叶 9g	玉枢丹 0.9g		

　　　　　　　　　　　　　　嘱服 2 剂,外用锡类散吹喉

　　二诊:热降至 38℃,已不恶寒,伪膜面积缩小,大便仍未通,舌苔尚黄腻厚润,原方加枳壳 6g,板蓝根 12g。

　　三诊:热降至 37.1℃,伪膜渐化,舌苔亦见退减,大便畅解,能进食稀粥,原方去番泻叶,葛根再服。病已脱险,进药可缓,嘱每日服药 1 剂。

　　四诊:2 天后诊视,伪膜尽化,扁桃体已无肿大,饮食大增,且已进肉食,察其舌上尚有黄腻苔,嘱勿多食肉。原法增损,4 天后痊愈出院。

　　　　　　　　　　　　　　　　　(章天生、何晓晖《赣东名医·严振声》)

【按语】

　　白喉辨证,一般多见疫毒犯肺、疫毒化火、肺气阻遏、毒窜经络等热证,治疗上为热者寒之,但亦可见寒湿蕴毒型,症见面色苍白、精神麻木、心悸胸闷、唇干不红、舌苔厚腻等,此证则非应用寒凉所宜。严氏采用疏风解表、化湿解毒之法,配合玉枢丹,外用锡类散吹喉。服药后热退减,伪膜渐化,再经调理,痊愈出院。由本案可知,一见白喉疫毒感染,也要根据病情、体质辨证施治,证异治异,有的放矢,才能达到治疗目的。

5. 疫毒白喉

李某,女,10 岁,学生。

1975 年 10 月 5 日初诊。恶寒发热,咽喉红肿,有点状白膜,吞咽疼痛,咳声嘶哑,小溲短赤,大便稍结,脉浮数。此为白喉疫毒客于肺胃,上熏咽喉所致。用除瘟化毒汤加减治之。

粉葛根 9g	冬桑叶 10g	金银花 10g	黑玄参 10g
浙贝母 6g	枇杷叶 6g	苏薄荷 5g	淡竹叶 5g
川木通 5g	土牛膝 15g	板蓝根 10g	粉甘草 3g
			×2 剂

六神丸每次 10 粒,日 3 次。锡类散外吹喉。

水煎服 1 剂后热减,喉间白膜未再发展,2 剂服完病势大减。

再诊去葛根加芦根 15g,再进 3 剂而愈。

(章天生、何晓晖《赣东名医·傅思义》)

【按语】

白喉以发热、咽痛、声音嘶哑、憋气、犬吠样咳嗽以及咽、喉、鼻等部位黏膜出现灰白色假膜为主要特征,是外感疫毒之邪引起的急性疫病。本例患者诊为准确。本病初起为疫毒客于肺、胃,风热郁于肌表所致。故傅氏以清代耐修子撰《白喉治法抉微》之除瘟化毒汤加味,配以六神丸内服,外用锡类散吹喉。由于救治及时,短期内热退膜除而告愈。

6. 喉风急症

胡某,男,25 岁,住考坑。

初起咽喉两侧红肿、疼痛,昨起延及整个咽喉红肿灼痛,悬雍垂亦肿火,色呈鲜红,语言不清,呼吸不畅,吞咽则痛楚不堪,汤水难下,已 2 日未进点滴,伴寒热并作,心烦,口渴,大便坚结,舌苔薄黄,舌尖红,脉浮数。肺胃风热火毒搏结,壅于喉间使然,拟表里双解,佐以解毒之品。

金银花 9g	连翘 9g	防风 6g	天花粉 9g
川贝 3g	知母 9g	炒黄芩 9g	薄荷 3g
蒲公英 9g	紫花地丁 9g	赤芍 6g	青宁丸 12g(布包入煎)

外用红喉药吹喉

| 朱砂6g | 牙硝2.4g | 寒水石9g | 硼砂6g |
| 冰片0.6g | 西衣霜3g | | |

二诊:咽喉红肿略消,疼痛亦减,勉可进食,但寒热未清,原方加玄参,连进2剂。

三诊:诸症续减,吞咽自如,唯感咽喉干燥,上方去防风、青宁丸,加沙参。3天后痊愈。

(章天生、何晓晖《赣东名医·严振声》)

【按语】

风性善行而数变。风邪致病的特点是发病急骤,变化迅速。《重楼玉钥》云:"喉风诸症,皆由肺胃脏腑深受风邪,郁热风火相持,致气血闭涩,凝滞不能流行,而风痰得以上攻,结成种种热毒。"严氏对患者喉风急重症,拟表里双解,佐以解毒,以大队疏风、清热、解毒、祛痰之剂,加青宁丸内服。青宁丸为中成药,由大黄、绿豆、车前草、黑豆、半夏、香附、桑叶、桂枝、牛膝、厚朴、麦芽、陈皮等14味中药组成,有清热泻火、通便的作用。严氏同时外用红喉药吹喉,内外兼治,终致病愈。

7. 梅核气病

邹某,男,28岁。

1958年2月12日,初诊。喉中帖帖历有数载,气逆吞吐欠利,似喉中有物,吐之不出,咽之不下,咳嗽,痰白而稠,二便如常,苔薄白,脉弦。证属梅核气。治宜调气降逆,燥湿化痰。初拟半夏厚朴汤加减。

姜半夏10g	云茯苓12g	紫苏梗10g	化橘红9g
姜川朴10g	香附米10g	川郁金10g	浙贝母10g
淡生姜3片	炒枳壳6g		

2月14日,复诊。其症较减,痰减,咳亦减少,纳食不香。上方见效。守方再进4剂,水煎服。

2月18日,三诊。喉中如物若失,略咳,少痰,纳差,便溏,药见效,气得顺,痰渐化,易方以治之。

漂苍术 10g	姜川朴 6g	化橘红 6g	广木香 6g
六神曲 10g	浙贝母 10g	炒麦芽 12g	姜半夏 6g
粉甘草 5g	莱菔子 10g		

×3 剂，水煎服

后以此方加减调理 6 剂而痊愈。

（章天生、何晓晖《赣东名医·傅思义》）

【按语】

梅核气一病，最早描述见于《金匮要略·妇人杂病脉证并治》。篇中说："妇人咽中如有炙脔，半夏厚朴汤主之。"后世将梅核气归于郁证范畴，以咽部异物感，吐之不出，咽之不下，吞咽无碍为主要表现，相当于西医的慢性咽炎、咽部神经官能症或癔球症。傅氏遵古训，以半夏厚朴汤加减为治。但他用经方，不拘泥于原方，添加了香附、郁金等疏肝解郁，浙贝母、枳壳等理气化痰，神曲、麦芽、莱菔子等消食导滞，使疗效在原方基础上，得到提高。

8. 麻毒攻喉

席某，女，3 岁。

1957 年 7 月 5 日，麻疹渐收，又复现壮热喉疼。曾经他医治疗未见效果而来求治。现症：壮热嗜睡，咽喉肿痛，声音嘶哑，口舌糜烂，咳嗽气促，口渴心烦，小便短赤，大便干结，苔黄而干，舌质红，脉数。此为麻毒内陷，上攻咽喉之危象急需清热解毒，利咽消肿。

冬桑叶 6g	苏薄荷 3g	蜜银花 10g	黑玄参 9g
浙贝母 6g	淡竹叶 6g	枇杷叶 5g	生石膏 12g
大黄 5g(后下)	风化硝 5g(冲服)	板蓝根 5g	生甘草 3g

×1 剂

六神丸每次 4 粒，日 3 次

锡类散吹喉，日 4 次

7 月 6 日，复诊。热减，咽喉肿痛见轻，大便已行，仍干结难出，病有转机。仍宗前法守方 2 剂。

7 月 8 日，三诊。热退，二便已畅行，咽喉肿痛明著减轻，声音略增大。此热毒已去大半，余邪未尽，又肺胃阴伤，故改养阴利咽，清解余邪之法。

北沙参9g	麦门冬6g	冬桑叶6g	黑玄参9g
淡竹叶5g	蜜银花10g	连翘衣6g	西青果6g
浙贝母5g	生甘草3g		

药后诸证均愈。

（章天生、何晓晖《赣东名医·傅思义》）

【按语】

麻毒攻喉为麻毒过盛，热毒上攻痰热互结于喉所致，属麻疹逆证之一。由于热毒上攻，痰阻咽喉。咽喉为肺胃之门户，肺胃热毒循经上攻咽喉，故咽喉肿痛，咳声重浊。热盛炼液为痰，痰火夹毒，痹阻气道，故喉间痰鸣，甚则吸气困难；气滞血瘀，故面唇紫绀；痰热内阻，故烦躁不安。傅氏对此麻毒内陷，上攻咽喉之危象，急用清热解毒、利咽消肿之剂，并配服中成药六神丸及用锡类散吹喉。患儿用药后热减，利大小便通畅，咽喉肿痛明显好转。考虑到患儿余热未尽，肺胃阴伤，加入沙参、麦冬等养阴之品，以清解余邪，保阴生津。

9. 乳蛾急症

章某，女，12岁。

1957年4月19日初诊。发热，头痛，微恶寒，喉疼引至耳后，蛾体红肿，吞咽困难，口渴，溲赤，苔黄，脉数。本证此风热之邪犯于肺卫，与痰火结于咽喉所致。治当疏风清热，解毒利咽。投以除瘟化毒汤加减。

粉葛根10g	冬桑叶10g	黑玄参10g	炙杷叶9g
蜜银花10g	苏薄荷5g	浙贝母9g	淡竹叶6g
牛蒡子10g	粉丹皮6g	连衣翘9g	川木通6g
射干10g	粉甘草3g		

×2剂

锡类散1支，吹喉，日4次

4月21日复诊。药后热退，喉疼减轻，守方加减再进2剂而痊愈。

（章天生、何晓晖《赣东名医·傅思义》）

【按语】

小儿急性乳蛾相当于现代医学急性扁桃体炎，是儿科临床常见病、多发病。中医药治疗本病方法灵活，内外结合，手法多样，疗效可靠，具有一定优势。傅氏治疗本案患儿,以除瘟解毒汤加减,疏风清热、解毒利咽。外用锡类散吹喉。终使热退,肿痛除告愈。考除瘟解毒汤出自清代耐修子撰《白喉治法抉微》(又名《白喉忌表抉微》)。该书作者参考郑梅涧、张绍修二家治法,结合个人临证经验撰成,是治疗白喉著名专著。

四、鼻部疾病

1. 鼻渊急变

王某,女,54 岁

1964 年 8 月 12 日,初诊。猝发头昏耳鸣,吐臭脓甚多,昏倒不省人事,逾时方醒。众医不识何病,转诊于余。刻诊,右侧头痛,颈项作胀,心烦失眠,口渴。舌苔黄,脉弦数。询之以往经常鼻塞不闻香臭,头痛,浊涕甚多。今昔相参,病属鼻渊无疑。由风寒久郁化热,薰蒸清窍所致。因失于治疗,热极化火,引动肝风,而突生急变。治宜苦寒泻火,平肝息风,佐以辛散开窍。

黄连 5g	焦山栀 5g	生地 15g	辛夷 5g
苍耳 12g	薰本 5g	白芷 7g	菊花 10g
天麻 10g	蔓荆子 10g	甘草 4g	

×3 剂

复诊:头痛已失,浊涕大减,守原方再进 3 剂,并嘱其戒辛热肥甘之品。四月后来诊云:"药后病即痊愈,并未复发。"

(何晓晖、黄调均《赣东名医·李元馨专辑·五官科部分》)

【按语】

鼻渊是耳鼻咽喉科常见病、多发病,以鼻流浊涕、量多不止为特征。"渊"即深水之意,是对本病症状的形象描述。清代费伯雄《医醇剩义》说:"鼻如渊泉,涓涓流涕,致病有三:曰风也;火也;寒也。"本案风寒久郁化热,薰蒸清窍,形成鼻渊;又因失于治疗,热极生风,而突生急变,猝发头昏耳鸣,吐臭脓甚多,昏倒不省人事。李氏审因论治,治以苦寒泻火,平肝熄风,辛散开窍。三剂后头痛已失,浊涕大减。效不更方,原方再进,病即痊愈。

2. 阳虚鼻渊

余妪,年七十。患鼻渊病,数年来至夜鼻流清涕益甚,鼻中窒塞,香臭不闻,频频头痛昏晕,服参、芪、术、附补剂,则痛稍缓,一进疏风通窍则头痛愈甚,近又牙关松颓。按鼻渊由风热烁脑,而液下渗为病。经曰:"脑渗为涕。"又曰:"胆移热于脑,则辛頞鼻渊。"肺热甚则出涕,鼻为肺窍,肺气清则通,肺气热则塞。论此当必以疏风通窍清热之剂,乃为正治。今肺辛凉药增剧,又非实症,且老人头痛昏眩,多属阳虚而致。盖头为诸阳之首也,牙关为诸气之司。下颏松颓固由肺肾气虚,不能收束也。诊脉细软无力,治宜理阳益气固肾。议补中益气加附子、枸杞、沙苑、苁蓉之类,且方中有升、柴,能升清降浊,与老人鼻渊合宜,若少年体壮患此,当从实治,此乃从治之义。服至十余剂,而诸欵皆善。令其多服久服,必臻其效。唯鼻渊老恙,难望向愈,仅堪带病延年耳。

凡症有实即有虚,不必泥定鼻渊尽是阳明火动,读此可见。(寿山)

(清·李铎《医案偶存·鼻》)

【按语】

鼻渊病名最早见于内经,如《素问·气厥论篇》:"胆移热于脑,则辛頞鼻渊。鼻渊者,浊涕下不止也。"继《内经》后又有"脑漏""脑渗""脑崩""脑泻"等病名,是五官科常见病、多发病。《秘传证治要诀及类方》曰:"有不因伤冷而涕多者,涕或黄或白,或时带血,如脑髓状,此由肾虚所生。"本案为老人患者,得病数年,且头痛昏眩,牙关松颓,脉细软无力。李氏辨为阳虚鼻渊,治宜理阳益气固肾,拟用补中益气加附子、枸杞、沙苑、苁蓉。建议患者多服久服,必臻其效,唯鼻渊老恙,难望向愈,仅堪带病延年耳。并提出鼻渊论治时,结合辨体,老人体弱则宜补,而少年体壮则当从实治。临证应予借鉴。

3.鼻塞异治

何某患鼻塞,不闻香臭,已经半载,服辛散通窍之剂不少,卒不能开,求治于余。诊得肺脉浮数,是火郁清道,宜清金降火,用凉膈散加杏仁、白芷、菖蒲,数剂。火降气通,渐次而愈。又治一人鼻塞,气不通利,浊涕稠黏,屡药不效,已经年余,脉两寸浮数,亦属火郁之证。忆《类案》江氏引越人云:肺热甚,则出涕,故热结郁滞壅塞,而气不通也。投以升阳散火汤十余剂,果验;后以清肺药,调理而瘳。

(清·李铎《医案偶存·鼻》)

【按语】

肺开窍于鼻。肺气上接气道直通于鼻,构成肺系,宣肃有序。本例患者鼻塞,不闻香臭,已经半载,久服辛散通窍之剂不能取效。李氏诊为火郁清道,认为治宜清金降火,用凉膈散加味治愈。他另治一例,亦属火郁之证,但用升阳散火汤加清肺药取效。同属肺火鼻塞,李氏同中求异,疏方不同。可见其灵活运用辨证施治,力求精确,保证疗效。

4.鼻瘜塞窍

戴某,年二十六。患鼻瘜,窒塞疼痛,不闻香臭,此因过食厚味,积热于肺,日久凝滞,结成瘜肉,滞塞鼻窍,如雨霁之地,突生芝菌也。先以防风通圣散,加三棱、海藻,研末调服数剂;继投泻白散,加黄芩、杏仁、天麦门冬,十余剂。又仿韩氏以白矾末,加硇砂少许,吹其上,果渐消化,后以此法治数人悉验。

鼻生瘜肉,症不多见,此治甚善。(寿山)

(清·李铎《医案偶存·鼻》)

【按语】

鼻息肉是鼻腔、鼻窦黏膜的慢性炎症性疾病,其疾病特征是炎症黏膜上带蒂或广基的高度水肿的炎性组织。该病容易复发,在空气中污染物较多的今天,鼻腔及呼吸道疾病患病率迅猛增长。在现代,鼻息肉患者能够接受鼻内镜手术而治愈。但在古代,中药治疗是主要治疗手段。本案李氏内外治相结合,以此法治数人悉验。鉴于鼻息肉容易复发,故在现代仍有借鉴价值。